북조선 보건의료체계 구축사 II

(2012~2023)

김정은 정권의 보건의료 발전 전략

현대사 총서 065

북조선 보건의료체계 구축사 II
(2012~2023)
김정은 정권의 보건의료 발전 전략

초판 1쇄 발행 2024년 3월 29일

지은이   엄주현

펴낸이   윤관백

펴낸곳   선인

등 록   제5-77호(1998.11.4)

주 소   서울시 양천구 남부순환로48길 1, 1층

전 화   02)718-6252/6257

팩 스   02)718-6253

E-mail   suninbook@naver.com

정가 40,000원

ISBN 979-11-6068-883-2 94510
ISBN 979-11-6068-882-5 (세트)

현대사총서 065

북조선 보건의료체계 구축사 Ⅱ
(2012~2023)

김정은 정권의 보건의료 발전 전략

일러두기

- 남북은 한글 표기에 차이가 존재한다. 특히 두음법칙의 차이가 컸다. 이를 감안해 로동신문, 조선로동당, 모범로동자영예상 등과 같은 고유명사는 북조선 표현을 그대로 인용했다.
- 『로동신문』의 기사 제목은 띄어쓰기를 포함해 당시 표기를 그대로 사용했다.
- 북조선에서 주로 사용하는 용어 중에 이해에 큰 무리가 없는 표현은 그대로 사용했다. 현장감을 그대로 살릴 수 있다고 판단했다.
- 2022년 병원과 2023년 위생방역소의 명칭이 변경됐다. 변경된 명칭을 이전 시기로 소급하지 않고 당시 불렸던 명칭을 그대로 사용했다.
- 북조선은 법령이나 규정, 회의 및 대회 명칭, 고유명사 등이 긴 경우가 많았다. 문장의 혼란을 방지하기 위해 큰따옴표를 활용했다.

2020년 7월 『북한 보건의료체계 구축 과정 연구』로 박사학위를 받았다. 2021년 2월에는 제출한 학위논문을 정돈하고 추가해 『북조선 보건의료체계 구축사 I 』을 출간했다. 1945년부터 1970년까지, 약 25년을 포괄한 보건의료의 구축 과정을 정리했다. 이는 2012년 9월 대학원에서 북한학을 공부하기 시작한 지 8년 만에 내놓은 첫 번째 결과물이었다.

그리고 2024년에 북조선 보건의료와 관련한 2번째 출판물을 선보이게 됐다. 이는 2022년 통일부 신진연구자 정책연구로 「김정은 정권의 보건의료 발전 전략 연구」를 수행하면서 확보한 자료와 이를 정리 및 연구해 얻은 결과를 토대로 했다. 김정은이 집권한 10여 년 기간의 보건의료와 관련한 현황과 변화를 담았다.

2002년 민간단체의 활동가로 남북 보건의료 교류협력을 시작했고 사업 추진을 위해 2005년부터 평양 등을 방문했다. 하지만 2010년 천안함 사태로 남한의 독자 제재인 5·24조치가 취해지며 교류협력은 급격한 하향곡선을 그렸다. 저자 또한 매해 4회 이상 방문하던 평양을 2010년, 2013년 띄엄띄엄 가다가 이마저도 2018년 11월을 마지막으로 완전히 중단됐다.

방북의 횟수가 줄면서 북의 보건의료 상황을 직접 확인하던 기회도 감소했다. 또한 현 정세로는 남북의 교류협력 상황이 재개되기까지 꽤 많은 시간이 소요될 것으로 판단된다. 하지만 남북 분단의 역사에서 남북관계는 국제 정세와 남북 내부의 상황에 따라 유동적으로 변화해 왔다. 즉, 지금은 어려워도 언젠가는 남북 교류협력이 가능한 시기가 도래할 것이다. 이러한 믿음으로 북의 보건의료 연구를 지속하고 있다.

50여 차례의 방북과 20년 동안의 남북 교류협력 활동가로 살면서 느낀 점은 단 하나, 남북은 많이 다르다는 점이다. 80년 가까이 다른 정치·경제·사회체제 속에 살았으니 이는 당연하다. 오랜 기간 구축한 남북의 다른 체제는 그 안에 살아가는 사람들도 다르게 만들었다.

특히 북은 사회주의 혁명을 계속 진행 중이다. 그래서 자유보다는 평등의 가치를 우선시하고 개인주의보다는 집단주의를 지향한다. 더욱이 '조선식' 사회주의는 수령을 구심으로 움직이는 강력한 수령제로 전체 주민들에게 수령의 혁명사상으로 사고하고 움직이는 행동의 통일성을 강조한다. 이는 북측 주민들의 모든 삶에 작용했고 영향을 미쳤다. 자본주의 남한에 살고 있는 우리는 상상할 수 없는 사회이다. 이는 북의 사람들도 마찬가지일 것이다.

하지만 우리는 그동안 한민족이라는 동포로서의 동질성에 더 큰 의미를 부여했다. 그리고 어려운 동포를 도와야 한다는 당위가 앞서 남북의 '다름'을 고려하지 못했다. 언제일지 장담할 수 없으나 향후 남북의 교류협력을 다시 시작하기 위해 그리고 중단 없는 교류협력과 성과의 도출을 위해서도 남북의 차이를 서로 인정하고, 이해 및 존중하는 것이 선행돼야 한다. 이러한 차원에서 본 글에서는 '북한'을 '북조선'으로 호칭했다. 상대방의 이름을 정확하게 불러주는 것부터 시작하고자 한다.

문서를 통해 확인한 바에 따르면 김정은 집권 이후 보건의료 부문에 많은 변화가 있었다. 이 변화를 직접 현지 방문을 통해 확인할 수 있는 시기가 빨리 앞당겨지길 염원해 본다.

2024년 2월
원주시 지정면에서 엄주현

〈첨언〉

북조선은 2023년 12월 26일부터 30일까지 당중앙위원회 제8기 제9차 전원회의 확대회의를 개최했고 2024년 1월 15일에는 최고인민회의 제14기 제10차 회의를 진행했다. 이때 이전 시기와는 완전히 다른 대남 인식을 보였다. 김정은의 언사를 정리하면 '남한에서 《민주》와 《보수》를 표방하는 정권이 10여 차례 바뀌었고, 그 정부들이 내놓은 대북 및 통일 정책에 따라 교류협력을 추진해 왔으나 결과는 완전한 실패다. 실패의 원인을 발견했는데 모든 남한 정부의 일맥상통하는 하나의 공통점, 즉, 《정권붕괴》와 《흡수통일》, 《자유민주주의체제하의 통일》 기조는 한 번도 변하지 않고 이어져 왔다. 이는 하나의 민족, 하나의 국가, 두 개 제도에 기초한 북조선의 통일 노선과 완전히 상반되므로 이런 세력과는 통일이 불가능하다고 결론 내렸다. 향후 이런 세력을 화해와 통일의 상대로 여기는 그동안의 착오를 더 이상 하지 말자'라고 강조했다. 그리고 바로 이어 최고인민회의 결정으로 조국평화통일위원회와 민족경제협력국, 금강산국제관광국을 폐지했다. 남한 민간단체와 교류협력을 추진했던 대북라인을 완전히 없앴다.

평양을 다니던 시절이 주마등처럼 떠오르며 마음이 아팠다. 예상했던 것보다 더 오랜 기간 남북의 교류협력은 어려울 것이다. 그럼에도 남북의 화해와 한반도의 평화를 위해 교류와 협력 외에 어떠한 평화적인 방법이 있는지 떠오르지 않는다. 교류협력이 사라진 자리에 전쟁이 채워지고 있다. 안타깝다.

차 례

제4장 김정은 정권의 보건의료 자원의 배치

제5장 김정은 정권의 보건의료 서비스 제공 현황

제6장 김정은 정권의 보건의료에 대한 재정적 지원

제7장 결론

부록 및 참고문헌

표 목차

그림 목차

사진 목차

제1장

서론

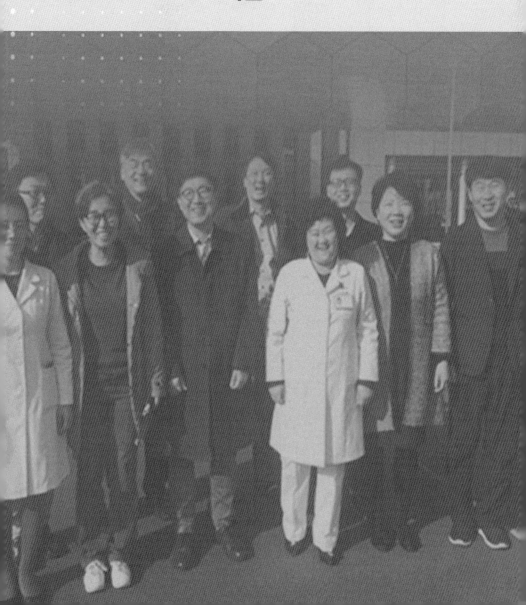

제1절 연구의 목적

김정은은 2011년 12월 김정일 사망 직후부터 북조선의 새로운 지도자로 등극했다. 그 집권 기간이 2023년 현재 10년 이상 경과했다. 이는 집권 초기 불거진 정권 안착의 불안을 넘어선 것이자 북조선 정치체제의 특성상 큰 이변이 없는 한 사망 직전까지 북조선을 통치할 수 있음을 의미한다.

남한 학계는 2021년과 2022년, 김정은 집권 10년을 맞으며 정치, 경제, 군사, 외교 등 다양한 주제로 연구 결과물을 발표했다. 하지만 보건의료 분야는 김정은 정권 10여 년의 집권 기간을 아우르는 연구가 미흡했다.

물론 김정은 집권 기간 북조선의 보건의료와 관련한 연구는 지속됐고, 그 변화와 현황을 파악하고자 했다. 하지만 동향이나 변화한 지점을 나열하는 수준에 그치는 연구가 많았다. 그렇기 때문에 변화의 의미나 배경 등 정책 도입 전반에 대한 이해에는 어려움이 있었다.[1] 또한 자료의 한계로 인해 김정은 정권의 변화보다는 김정일 시대의 현상을 짚으며 이를 이탈주민들의 증언으로 논리를 확증하는 경우가 대부분이었다.[2]

2020년 코로나19 팬데믹 기간에는 보건의료를 매개로 교류협력을 재개하려는 움직임이 있었고, 2020년 초부터 문재인 대통령이 직접 나서 이와 관련한 메시지를 내오면서 코로나19 백신을 포함한 전염성 질

---

1 신희영 등, "김정은 시대 북한 보건의료체계 동향 전달체계와 조직체계를 중심으로," 『통일과평화』 8집 2호, 서울대학교 통일평화연구원, 2016, 192·199쪽.

2 김지은, "김정은 정권의 의료법제와 실태 연구," 『국민대학교 법무대학원 통일융합법무전공 석사학위 논문』, 2019, 126쪽.

환의 물자 지원, 공동 방역 등 남북 보건의료 협력을 주제로 한 연구가 대거 발표됐다. 하지만 이 또한 교류협력의 필요성을 강조한 연구로 북조선이 취한 정책에 대한 근본적 이해를 돕는 연구는 아니었다.[3]

또한 김정은 정권이 취한 미세한 보건의료 정책의 변화로는 북조선의 심각한 보건의료 문제를 해결할 수 없고, 당 기관지를 통한 '보여주기식' 활동으로는 실질적 성과를 거두기 어렵다는 평가가 주를 이루었다. 더불어 국제사회의 강력한 대북 제재와 코로나19로 인한 국경 봉쇄 등으로 어려움이 가중될 것이라는 결론을 한목소리로 냈다.[4]

저자는 이러한 결론을 수긍하기에는 몇 가지 간과하는 지점이 있다고 판단했다. 첫째, 김정은 정권은 2016년 제7차 당대회 전까지 평양의 변화에 집중했다. 평양에 옥류아동병원 등 전문병원을 신축했고 이후 이를 모범으로 전국적인 변화를 모색하는 행보를 보였다. 더욱이 북

---

3 김종수, "포스트 코로나 시대 남북관계 추진 방향," 『세계지역연구논총』 38집 3호, 한국세계지역학회, 2020; 김호홍, "북한의 신종 감염병 대응과 남북협력 추진 방안," 『INSS 전략보고』 No.72, 국가안보전략연구원, 2020; 류지성, "남북 보건협력을 위한 법제 정비 방향– 공동 방역을 중심으로," 『보건복지포럼』 Vol. 285, 한국보건사회연구원, 2020; 주경일, "남북한 보건의료 및 방역체계에 대한 비교 연구," 『인문사회21』 제11권 2호, 아시아문화학술원, 2020; 조창익, "북한 보건의료체계의 현황과 남북한 협력의 방향 고찰," 『여성경제연구』 제17집 제2호, 한국여성경제학회, 2020; 임을출, "북한의 코로나19 대응과 보건의료 현황 및 남북협력 방안," 『KDB북한개발』 2020년 여름호, KDB산업은행, 2020; 조한범, "코로나 19와 남북보건안보공동체," 『Online Series』 CO20-04, 통일연구원, 2020; 강영실, "코로나 19에 대한 북한의 기술적 대응," 『북한경제리뷰』 2020년 9월호, KDI, 2020; 이규창 등, "감염병 공동대응을 위한 남북인도협력: 코로나19를 중심으로," 『KINU 정책연구시리즈』 20-01, 통일연구원, 2020.

4 조성은, "북한 보건의료 분야의 변화와 전망," 『보건복지 ISSUE & FOCUS』 제361호, 한국보건사회연구원, 2019, 1~3쪽; 조성은 등, 『남북한 보건복지제도 및 협력방안』, 한국보건사회연구원, 2018, 16~17쪽; 서장원, "북한 보건의료정책의 변화과정에 관한 연구 : 정책의 지속과 변화를 중심으로," 『인제대학교 대학원 보건행정학과 박사학위 논문』, 2020, 183~184쪽.

조선은 코로나19로 인해 3년 이상 국경을 완전히 봉쇄해 탈북 자체가 어려웠다. 그러므로 2016년 이후의 변화를 지방에서 탈북한 이탈주민들이 증명하기에는 한계라고 인식했다.

둘째, 보건의료 상황을 고난의 행군[5] 시기의 심각한 상태로 유지한다는 전제는 전체 인민을 동원하고 이 동원에 자발적으로 호응하게 만들어야 하는 김정은 정권의 필요성을 너무 쉽게 단정한 것은 아닌지 되묻고 싶다. 무상치료제는 자신들이 가장 내세울 수 있는 제도 중 하나이고 인민들에게 최소한의 비용으로 최대의 효과를 얻을 수 있는 친인민적 정책이다. 이를 적극적으로 활용하려는 욕구는 정권으로서는 당연하다.

셋째, 김정은 정권은 집권 10여 년을 지나며 인민들에게 약속한 행복한 미래를 보여줘야 하는 책무가 있다. 그러기 위해서는 경제발전이 절실하고 경제발전을 위한 중요한 자원 중 하나는 인구이다. 인구는 그 수, 즉 양도 중요하나 교육받은 건강한 노동력의 확보가 관건이다. 양질의 노동력 확보는 정권의 미래가 걸린 국가 차원의 중요한 문제이므로 인민의 건강을 담보하는 보건의료를 심각한 상태로 유지할 수 있는 상황이 아니다.

넷째, 2019년 12월 "정면돌파전"을 선언하며 외부의 도움 없이 모든 내부의 자원을 총동원해 자력갱생하겠다는 방향을 설정했고 현재까지

---

5   1994년 김일성 사망부터 시작한 위기 극복의 비상체제로 1994~1997년까지의 기간을 말한다. 1998년 김정일이 당·정·군의 명실상부한 최고 권력에 오른 이후 1999년부터 '구보의 행군'으로 다소 완화했다. 박후건, 『북한 경제의 재구성』, 도서출판 선인, 2015, 136쪽. 고난의 행군의 연원은 일제 식민지 시기인 1938년 12월부터 1939년 3월까지 약 100일 동안 김일성의 항일빨치산 세력들이 일본 관동군의 토벌작전을 피해 중국 길림성에서 압록강 연안까지 감행한 행군에서 따왔다. 과학·백과사전출판사, 『정치사전 1』, 평양: 과학·백과사전출판사, 1985, 34쪽.

유지하고 있다. 더욱이 유엔의 대북 제재와 3년간 이어진 코로나19 정세로 인해 보건의료 정책을 현실화하는 자금과 자원을 감당하기 어려운 상황이다. 이에 보건의료 분야의 변화가 어려울 수 있다. 하지만 이를 견디고 자력으로 버텨야 한다는 의지는 김정은 정권의 사활적인 문제로 이를 담보할 수 있는 정책을 구사할 수밖에 없는 상황이다.

한 국가의 보건의료 정책은 국민의 건강을 도모하는 일련의 조치로 국가의 중요한 의무 중 하나이다. 특히 사회주의를 지향하는 북조선은 여전히 무상치료제 실시를 주장하며 국가 주도의 보건의료 정책을 구사하고 있다. 그리고 이러한 보건의료 정책은 사회주의 국가가 대표적으로 내세울 수 있는 '자랑'이자 인민에게 제공되는 중요한 '시혜'로 강조된다.

또한 사회주의 체제는 기본적으로 집단주의와 계획경제를 내세워 혁명과 경제 성장을 도모하는 체계로 이를 성과적으로 수행하기 위해서는 건강한 인민을 재생산해야 한다. 즉, 국가 발전 동력의 중요한 자원 중 하나인 인력을 관리하고 유지해야 한다. 이는 보건의료 정책을 통해 건강한 양질의 인력 확보로 이어지는데 정권 유지를 위해서도 필수적인 활동이다. 그렇기 때문에 김정은 정권이 펼친 주요한 보건의료 정책의 파악은 정권의 관리 메커니즘을 이해하는 중요한 요소이다.

특히 김정은은 지도자로 등극한 직후인 2012년 4월 15일, 김일성 탄생 100주년 경축 열병식에 참석해 "우리 인민이 다시는 허리띠를 조이지 않게 하며 사회주의 부귀영화를 마음껏 누리게 하자는 것이 우리 당의 확고한 결심"이라는[6] 육성 연설을 통해 경제건설과 주민생활 향상 실현을 약속했다. 김정은 정권의 입장에서 주민생활 향상을 가시적으

---

6 "위대한 수령 김일성대원수님 탄생 100돐경축 열병식에서 하신 우리 당과 인민의 최고령도자 김정은동지의 연설," 『로동신문』, 2012.04.16.

로 보여줄 수 있는 대표적인 분야가 보건의료 상황의 개선이다. 보건의료 시설의 정비와 보강으로 그 변화를 확실하게 각인시킬 수 있고 보건의료 서비스 제공의 정상화는 그 혜택이 인민의 피부에 직접 가닿기 때문이다.

이에 김정은 집권 10여 년 동안 어떠한 보건의료 정책을 입안해 실행했는지 검토하고자 한다. 또한 단순한 정책의 나열이 아니라 그동안의 변화와 추진 배경을 살펴볼 것이다. 이를 통해 김정은 정권의 보건의료 발전 전략을 파악해 사망 전까지 집권할 김정은 정권이 지향하는 보건의료의 미래상을 전망하는 실마리를 제공하고자 한다. 더불어 국제사회의 대북 인도적 지원과 남북 교류협력에서 큰 비중을 차지하는 보건의료 분야에서 북조선의 필요를 정확하게 가늠하는 계기가 될 것이다. 더욱이 코로나19라는 전대미문의 보건의료 위기를 겪고 있는 상황에서 자발적 봉쇄를 취한 북조선의 움직임을 파악해 그 현실에 조금이나마 다가설 수 있길 기대한다.

제2절 연구의 범위와 방법

연구의 범위는 2012년부터 2021년까지 김정은 집권 10년을 기본적으로 상정했다. 더불어 2021년 제8차 당대회 이후 보건의료 분야의 큰 변화가 감지됐기 때문에 2022년과 2023년의 자료도 검토했다.

하지만 한 국가의 보건의료를 전반적으로 이해하고 전체적인 메커니즘을 확인하는 것은 쉽지 않으며 매우 광범위하다. 이에 세계보건기구(WHO: World Health Organization)가 제시한 '국가 보건의료체계 모형'을 토대로 연구했다.

[그림 1-1] 국가 보건의료체계 모형의 구성 요소

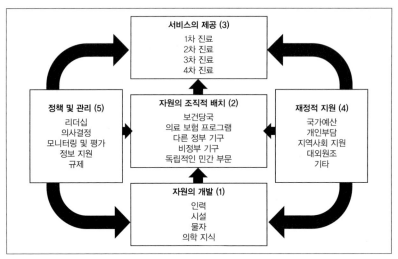

[그림 1-1] 국가 보건의료체계 모형의 구성 요소

출처: Kleczkowski BM, Roemer MI, van der Werff A., "National health systems and their reorientation towards health for all: guidance for policy-making," *World Health Organization*, 1984, p.15.

WHO의 국가 보건의료체계 모형은 5개 구성 요소, 즉 보건의료 자원의 개발, 자원의 배치, 서비스의 제공, 재정적 지원, 국가의 관리 등으로 각국의 보건의료체계 분석에 가장 기본적으로 활용하는 분석 틀이다. [그림 1-1]은 국가 보건의료체계의 5가지 구성 요소의 관계를 보여준다. 국가가 국민의 건강권 확보를 위해 관련 자원을 개발하고 이를 조직적으로 배치해 구체적인 보건의료 서비스를 제공하는 흐름과 함께 이를 정상적으로 운영하기 위한 재정적 지원과 정책 및 관리를 뒷받침하는 전체적 메커니즘이다.

하지만 5가지 구성 요소 전체를 파악하기 위한 자료 확보가 쉽지 않다. 북조선을 연구하는데 언제나 부딪치는 한계로 구성 요소 전체를 상정한 연구가 많지 않은 이유이다. 본 연구에서는 전체 구성 요소를 누락 없이 파악해 북조선의 전체적인 보건의료체계를 조망하기 위해 노력했다. 이는 국제적으로 통용되는 기준을 통해 북조선의 특수성이 아닌 보편적 상황을 이해하기 위한 일환이다.

또한 저자는 2021년 『북조선 보건의료체계 구축사Ⅰ』을 출간하며 이때에도 5개 구성 요소 전체를 파악했다. 이러한 연속성을 통해 김일성, 김정일, 김정은 집권기 전체의 보건의료 상황을 연구하는 기반을 마련하고자 했다. 이는 각 시기의 비교와 분석 등 더 깊이 있는 연구를 위한 준비 차원이기도 하다.

김정은 정권이 추진한 보건의료 정책을 확인하고 그 발전 전략을 파악하기 위한 연구방법론으로는 내재적 접근법을 활용했다. 이는 1945년 해방 이후 집권층의 변화 없이 '우리식 사회주의' 건설이라는 내재적 요구의 실현을 그 사회의 핵심적인 문제로 여전히 제기하고 있기 때문이다.[7] 이에 북조선 스스로 설정한 국가 발전 이념과 전략이 무엇인지를 파악하는 것이 선행돼야 하고 이의 고려는 필수적이다.[8]

현재 북조선 자료의 확보가 불가능한 상태이다. 남북의 교류협력이 활발했던 시기에는 남한의 보건의료인들이 직접 북조선을 방문해 관련 자료를 수집할 기회가 있었다. 하지만 2019년 2월 하노이 북미회담 실패의 여파로 남북관계가 급랭하면서 현지 방문은 불가능하다. 이에 국내에서 확보할 수 있는 원전 자료를 최대한 많이 확보하려고 노력했다. 특히 북조선 전역의 다양한 소식을 매일 보도하는 『로동신문』을 전수 조사했다.

북조선에서 발행하는 공식 문헌들은 강한 선전 및 교양지의 역할로

7   송두율, 『역사는 끝났는가』, 당대, 1995, 19~20쪽.
8   서동만저작집간행위원회, 『북조선 연구 서동만 저작집』, 창비, 2010, 101쪽.

인해 현실 반영이 어렵다는 한계는 분명하다. 하지만 그 사회의 미래 희망, 즉 가고자 하는 지향은 파악할 수 있다. 『로동신문』은 365일 발행되고 전국의 소식을 전한다. 신문이라는 매체의 특성상 모든 보도가 완전하게 허위일 수는 없다. 대부분의 기사는 가장 모범적인 사례를 알리며 이를 전국에 보급하려는 목적에 충실했다. 이와 함께 모범 사례가 만들어지기까지의 과정을 서술하며 과거의 과오와 오류 등도 언급했다. 이러한 보도를 통해 보건의료체계의 지향과 변화는 물론이고 과거의 부정적 현상도 엿볼 수 있었다. 또한 김정은 집권 이후 당원과 당조직에 대한 정비를 강력하게 추진하는 과정에서 『로동신문』의 교양지 역할을 강화했다. 이에 그 중요성은 더 커졌다. 특히 당의 정책을 가장 하부단위까지 왜곡 없이 전달하는 매개로 당 기관지인 『로동신문』을 적극적으로 활용했다.

본 글은 WHO의 국가 보건의료체계 모형 중 다섯 번째 항목인 국가의 정책 및 관리를 우선 살펴봤다. 그 뒤에 보건의료 자원의 개발, 자원의 배치, 서비스의 제공, 재정적 지원의 순서로 서술했다. 새롭게 출범한 김정은 정권이 채택한 의사결정 등을 포함한 정책을 먼저 검토하는 것이 보건의료체계 전체를 이해하는데 수월할 것으로 판단했기 때문이다.

제2장
김정은 정권의 보건의료 정책 및 관리

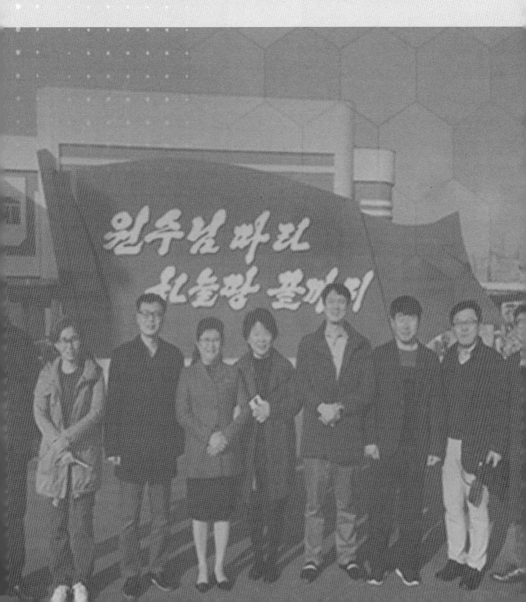

제1절 보건의료와 관련한 의사결정 개요

김정은 정권의 보건의료 전체를 이해하기 위해서 먼저 당국이 채택한 의사결정을 확인하는 것이 필요했다. 이는 그 지향을 파악하는 출발로, 『로동신문』에 보도된 결정 사항을 시계열적으로 검토했다. 북조선에서 보건의료와 관련한 방향과 정책을 제시하거나 결정하는 단위로 수령, 조선로동당, 최고인민회의, 내각 등으로 다양했다. 그리고 이 주체들이 어떠한 형식과 방법으로 의사결정을 하는지, 또한 각 단위가 어떠한 연계 메커니즘을 갖는지 확인할 수 있었다.

김정은 집권 첫해인 2012년, 보건의료 부문의 사업 전개에서 김정은이 내세운 방향은 선대 수령들의 유훈 관철이었다. 김정은은 김일성, 김정일이 바쁜 일정 속에서도 보건의료의 발전을 위해 관련 단위를 200회 이상 방문해 관심을 드러냈고 현장에서 직접 세세한 방향을 제시했음을 강조했다. 특히 아버지 김정일은 사망 직전인 2011년 10월 보건의료 부문의 개선과 강화의 방향과 방도를 밝힌 논문을 발표했다며 자신은 선대 수령들의 유훈을 기초로 보건의료에 대혁신을 일으킬 것이라고 제시했다. 그리고 그 혁신 방법으로 보건의료에 대한 국가적 책임과 보건의료 서비스 제공의 결정적 강화를 위해 국가의 정연한 지도관리체계 수립을 첫 번째로 꼽았다. 두 번째로는 전체 병원을 보건학적 요구와 최신 과학기술에 기초해 정비 및 개건, 건설하는 방향을 제시했다. 세 번째는 의약품과 의료기구 생산의 현대화와 과학화 촉진을 들었다. 넷째로는 보건의료 서비스 개선을 위한 의과학의 발전과 치료법의 과학화 보장 등을 언급했다.[1] 이러한 방향은 김정은 집권 기간 내

---

1 "유훈관철투쟁을 힘있게,"『로동신문』, 2012.01.17.

내 강조 및 반복됐다.

김정은은 집권 직후 인민들에게 사회주의 강성국가[2] 건설이라는 국가 비전을 제시했다. 사회주의 강성국가는 전체 주민이 높은 문화지식과 건강한 체력, 고상한 도덕성을 갖추고 이들이 발전된 환경과 조건에서 문화생활을 마음껏 누리는 사회주의 문명국이라고 상정했다. 그렇기 때문에 보건의료 부문도 중요한 위치를 차지했다.

새로운 지도자가 제시한 국가 비전은 인민들에게 현재보다는 나은 미래를 보장하겠다는 약속이었고 주민들의 생활 향상을 어떻게 촉진할 것인가의 방향을 보여주는 청사진이었다. 이는 인민들의 지지와 신뢰를 획득하는 방편이기도 했다. 김정은은 2012년 4월 6일 당중앙위원회 관련 책임자와 나눈 담화에서 인민의 건강개선을 위해서는 주택, 식수, 땔감 등 필수적인 문제의 해결이 우선이고 이에 관심을 돌릴 것을 피력했다. 더불어 교육, 보건 등 문화건설의 전 부문에서 혁명적 전환이 필요하다며 향후 사회주의 보건의료제도의 우월성을 발양하는 정책을 펼칠 것을 예고했다.[3]

김정은의 이 담화는 2012년 4월 13일 만수대의사당에서 개최한 최고인민회의 제12기 제5차 회의를 통해 더욱 구체화했다. 최고인민회의는 선거를 통해 선출된 대의원들이 참가했고 당과 군부 및 내각기관과 과학, 교육, 문화·예술, 보건의료 부문의 책임자들이 방청했다. 최고인민회의 진행 과정은 의장의 개회사로 회의를 시작했고 의안 결정을 위한 논의 및 최종 의안 발표, 결정된 의안에 대한 해당 책임자의 보고

---

2 강성국가는 김정일 집권기의 강성대국 대신 제시한 김정은 정권의 국가비전으로 이미 달성한 정치, 사상, 군사강국에 추가해 경제와 문명강국을 이루겠다는 목표였다. 「통일부 북한정보포털」(온라인), 검색일: 2023.10.04.
3 "김정은 위대한 김정일동지를 우리 당의 영원한 총비서로 높이 모시고 주체혁명위업을 빛나게 완성해나가자," 『로동신문』, 2012.04.19.

와 이에 대한 대의원 토론이 이어졌다. 마지막 절차로 최종 결정을 위한 전체 토론과 결정서 채택, 의장의 폐회사를 끝으로 회의를 마감했다. 회의는 대개 이틀에 걸쳐 진행됐다.

제12기 제5차 최고인민회의 의안은 첫째, 사회주의 헌법의 수정 및 보충 건, 둘째, 김정은의 최고수위 추대 건, 셋째, 내각의 2011년 사업정형4과 2012년 과업에 관한 건, 넷째, 2011년 국가예산 집행 결산과 2012년 국가예산 승인 건, 다섯째, 조직 문제 등이었다. 셋째, 넷째, 다섯째 의안은 매해 거의 고정적으로 논의하는 사항으로 1년 동안 정부가 추진한 사업 보고와 향후 1년 동안 추진할 방향을 내각총리가 보고했다. 또한 재정상은 전년도 국가예산 집행 결산과 차기년도 국가예산을 보고해 승인받는 절차를 밟았다. 조직문제는 내각 등의 정부 인사에 대한 보선, 해임, 임명 등을 결정하는 과정으로 각각의 의안은 대의원들의 논의를 거쳐 결정서로 채택됐고 법률의 효력을 가졌다.

내각총리가 발표하는 해당년도의 사업 평가 및 차기년도 추진 계획 보고는 보건의료를 비롯해 전체 사업 분야를 망라했다. 하지만 제12기 제5차 최고인민회의의 2011년 사업 평가에는 보건의료 관련 언급이 없었다. 다만 2012년 계획으로 의학을 발전시키고, 보건의료 서비스 개선 및 강화, 의약품과 의료기구 생산 증대 등을 통해 사회주의 보건의료제도의 우월성을 높일 것을 제시했다. 최고인민회의의 결정 사항은 내각이 집행해야 하는 정책이었기 때문에 보건성에서는 김정은 첫 집권기의 보건의료 과제로 최고인민회의 2012년 계획과 동일한 내용을 상정해 사업을 구체화했다.5

---

4 정형(情形)은 구체적인 형편이나 상태를 의미하는 명사. 「조선말대사전」(온라인), 검색일: 2022.10.25.

5 "조선민주주의인민공화국 내각이 주체100(2011)년 사업정형과 주체101(2012)년 과업에 대해," 『로동신문』, 2012.04.14.

김정은 집권 2년 차인 2013년 2월 11일에 당중앙위원회 정치국회의를 개최했다. 이 회의에는 당중앙위원회 정치국 상무위원회 위원들과 당중앙위원회 정치국 위원, 후보위원들이 참석했다. 그리고 당중앙위원회 정치국회의 결정서 "조선민주주의인민공화국 창건 65돐과 조국해방전쟁 승리 60돐을 승리자의 대축전으로 맞이할데 대하여"를 채택했다. 북조선은 1948년 9월 9일에 국가를 창건했고, 1953년 7월 27일을 6·25전쟁 승리일로 기념했다. 이 중요한 국가 기념일을 매개로 조선로동당은 총 10가지 사항을 결정하며 이에 매진할 것을 결의했다. 그 10개 결정 내용 중 여섯 번째가 "사회주의문명국건설에 더욱 박차를 가할데 대하여"로 교육과 보건의료, 문학·예술, 체육 등의 분야에서 추진할 내용을 담았다. 보건의료와 관련한 세부 결정 사항에는 의학 관련 정보 및 자료의 서비스망 구축과 먼거리의료봉사체계(원격의료시스템) 확립, 아동병원과 치과병원, "기능회복중심" 건설, 흥남제약공장 현대화 1단계 공사 완료 등을 포함했다. 그리고 결정서 마지막 항에 최고인민회의 상임위원회와 내각은 과업 관철을 위한 법적 및 행정적 조치의 시행을 지시했다.[6]

당중앙위원회의 결정은 최고인민회의 상임위원회와 내각이 뒷받침해 실행하는 구조로, 관련 법령은 최고인민회의 상임위원회에서 논의하고 채택해 법적으로 담보했고 최고인민회의의 법령은 내각이 집행을 맡았다. 그리고 김정은은 각 기관의 역할에 따른 절차를 집권 초기부터 이행하려는 노력과 움직임을 보였다.

당중앙위원회 정치국회의를 개최한지 한 달 뒤인 2013년 3월 31일

---

6 "조선로동당 중앙위원회 정치국회의에서 결정서 《조선민주주의인민공화국창건 65돐과 조국해방전쟁승리 60돐을 승리자의 대축전으로 맞이할데 대하여》를 채택," 『로동신문』, 2013.02.12.

에는 당중앙위원회 전원회의를 개최해 "경제건설과 핵무력건설 병진"을 국가의 전략적 노선으로 채택했다. 이 노선은 보건의료와 직접적으로 연관된 정책은 아니었다. 하지만 김정은 정권은 2017년 핵무력 완성을 선언하기까지 4년 동안 이에 집중했고 가뜩이나 부족하고 한정된 자원을 국방 부문에 사용했다는 의미를 내포했다. 그렇기 때문에 보건의료 부문의 개선을 위해 활용할 자원이 부족했고 사업 추진에 관심을 돌릴 여력이 없었다.

당중앙위원회 2013년 3월 전원회의 직후인 4월 1일 최고인민회의 제12기 제7차 회의를 개최했다. 총 8가지 의안을 상정해 당중앙위원회 결정을 뒷받침하는 법률을 채택했다. 그 내용을 보면 "자위적핵보유국의 지위를 더욱 공고히 할데 대하여", "우주개발법을 채택함에 대하여", "국가우주개발국을 내옴에 대하여" 등이었고 국가우주개발국 신설을 확정했다.[7] 김정은 정권은 당중앙위원회 회의와 최고인민회의를 그 역할에 맞게 배치해 관련 절차를 준수했다. 2013년 3월 31일 당중앙위원회 전원회의 개최를 통해 방향 설정과 정책 결정을 했고 바로 다음 날인 4월 1일에 최고인민회의를 개회해 관련 법률을 채택해 집행의 근거를 마련하며 사업을 추진했다.

2013년에 개최한 최고인민회의 제12기 제7차 회의에서 보건의료와 관련한 내용은 김영림 내각총리의 2012년 사업 평가 및 2013년 과업에 관한 보고에 담겼다. 우선 먼거리의료봉사체계가 성과적으로 실현됐다고 평가했다. 향후 계획으로는 보건 등 문화건설의 전 분야에서 새로운 전진을 이룩해 사회주의 문명국으로 나아가겠다는 기존의 입장을

---

7 "조선민주주의인민공화국 최고인민회의 제12기 제7차회의 진행,"『로동신문』, 2013.04.02.

되풀이했다.[8] 다만 내각총리의 보고 이후 평양산원을 대표한 대의원 김성희가 2012년 평양산원에서 추진한 사업에 대한 보고와 2013년 사업계획에 대한 서면 토론을 통해 대표적인 중앙급 병원인 평양산원이 2012년 어떻게 움직였는지 엿볼 수 있었다.

2012년 평양산원 바로 옆에 유선종양연구소를 건설했다. 연구소 개소 이후에 수천 명의 여성을 검진했고 수백 명의 환자가 입원 치료를 받아 건강을 회복했다. 또한 의학 연구에도 관심을 돌려 유방암 진단에서 필수적인 검사법을 완성하는 등 수백 건의 기술혁신과제를 수행했다. 이외에 평양산원은 무통분만법 적용에 성과를 보였고 이에 필요한 125종의 의약품을 직접 생산해 치료에 사용했다. 더불어 수만 명의 여성을 대상으로 의료서비스를 제공했고 세쌍둥이, 네쌍둥이를 건강하게 키워낸 것을 주요한 성과로 내세웠다. 2013년 계획으로 평양산원을 '정상' 운영하겠다는 점을 주요하게 강조하며 산모에 대한 건강관리체계를 수립하고 먼거리의료봉사체계를 통한 서비스 제공, 경영활동의 정보화와 과학화를 더욱 높은 수준에서 완성할 것을 언급했다. 더불어 유선종양검진체계 수립과 의료인들의 기술 수준과 학위 및 학직[9] 소유자 비율 증가를 목표로 제시했다.[10]

김성희의 토론에서 흥미로운 점은 평양의 대표적인 중앙급 병원인

---

8 "조선민주주의인민공화국 내각의 주체101(2012)년 사업정형과 주체 102(2013)년 과업에 대해," 『로동신문』, 2013.04.02.

9 학위란 과학연구사업에서 가치 있는 성과를 내며 사회 및 과학 발전에 공헌한 사람에게 과학 이론적 자질을 평가하는 학적 칭호. 학직이란 대학 및 과학연구기관에서 교수교양사업과 과학간부 양성사업에 복무하는 사람들에게 그의 공로와 업적을 평가하는 칭호로 교수와 부교수가 있다. 『조선말대사전』 (온라인), 검색일: 2023.10.09.

10 "평양산원을 인민적보건정책 관철의 본보기단위로 만들겠다," 『로동신문』, 2013.04.02.

평양산원조차 병원의 정상 운영을 강조했다는 점이다. 북조선 보건의료 부문의 정상화가 쉽지 않음을 보여주는 언급이었다. 그리고 건강관리체계와 먼거리의료봉사체계 등과 같은 정보화와 과학화에 성과를 내려는 움직임을 보였다. 이는 김정은이 집권 초부터 강조한 과학기술과 지식경제를 보건의료 부문에 연동해 구체적 성과를 내고자 하는 모습이었다.

김정은은 경제발전과 인민생활 향상을 실현할 방법으로 2가지를 제시했다. 하나는 장기 목표라고 할 수 있는 과학기술 발전 기조로 집권 첫해부터 지식경제, 새 세기 산업혁명 등을 언급하며 강조했다. 그리고 이의 실현을 위해서는 교육 발전을 동반해야 했기 때문에 2012년 9월에 개최한 최고인민회의 제12기 제6차 회의에서 "전반적 12년제 의무교육을 실시함에 대하여"를 법령으로 채택해 기존 11년제 무료교육을 12년으로 확대했다.[11] 과학기술의 강조는 보건의료계에서 먼거리의료봉사체계와 병원 운영의 정보화 및 과학화로 나타났다.

나머지 하나는 단기 목표로 경제와 핵무력 건설을 병진하는 노선이었다. 이는 앞에서도 언급했듯이 2013년 3월 당중앙위원회 전원회의에서 채택했고 이의 실현은 2017년 11월 29일 새벽, 대륙간탄도미사일 화성-15형 시험 발사에 성공하면서 이뤄졌다. 김정은은 "오늘 비로소 국가 핵무력 완성의 역사적 대업, 로케트 강국 위업이 실현됐다"고 선언했다.[12] 핵무력 완성 선언과 함께 김정은은 경제발전을 위해 2018년 1월부터 북미 및 남북관계 개선에 나섰다.

2014년 4월 최고인민회의 제13기 제1차 회의를 진행했다. 이 회의

---

11 「통일부 북한정보포털」 (온라인), 검색일: 2023.10.05.
12 "북 '핵무련 완성' 선언 5년…'미 보복타격'에서 '완성도'로 무게 이동," 『한겨레』, 2022.11.27.

는 5년 임기로 새롭게 선출된 대의원들의 첫 회의였고 내각을 책임지는 총리와 각 행정부의 책임자인 성(省)의 상을 결정했다. 내각총리는 최영림에서 박봉주로 바뀌었고 보건상으로 강하국을 선출했다.[13] 이 회의에서는 함경남도인민병원을 대표한 정덕영 원장이 대의원으로 토론했다. 그는 2013년에 환자 치료에 최선을 다했고 병원의 관리 및 운영에서 제기되는 문제를 자체적으로 해결하려고 노력했음을 강조했다. 환자 치료에 최선을 다한 정황으로 심각한 화상 환자를 온갖 정성으로 소생한 사례와 함경남도 내의 주요 공장 등에서의 "현장의료봉사" 전개, 난치성 질환을 고려의학(한의학) 방법으로의 해결 등을 꼽았다. 이와 함께 약초밭을 새로 조성하고 115종의 의약품을 자체적으로 생산했으며 보건학적 요구에 맞게 병원을 재건축해 수술실과 종합소독실 등을 완비했다고 보고했다. 정덕영 원장은 성과와 함께 과오도 고백했다. 한때 위생재료와 의료용 소모품 등의 부족으로 치료가 어려웠으나 물자를 자체 해결하기보다는 상부에서 공급해 주기만을 기다리는 소극성을 보였다고 언급했다. 그러면서 이러한 결점을 해소하는 동시에 다음과 같은 사업을 확실하게 전개할 것을 다짐했다. 첫째, 병원의 정상적인 관리와 운영을 개선할 것, 둘째, 먼거리의료봉사체계의 적극적인 활용으로 의학기술 보급과 환자협의진단체계의 신속성 및 과학성 보장, 셋째, 150여 건의 기술혁신과제를 수행해 환자 치료의 의학적 문제 해결, 넷째, 병원의 후방공급[14]시설인 축사와 온실 등의 구축을 통한 환자와 종업원의 식생활 개선, 다섯째, 의약품 생산기지 확충으로 의

13　"조선민주주의인민공화국 내각,"『로동신문』, 2014.04.10.

14　사회주의 국가에서 국가기관 및 협동단체들이 근로자들의 물질문화생활을 보장해 주는 사업의 한 형태로 후방공급사업에는 부식물을 비롯한 생활필수품과 노동보호물자의 공급, 편의봉사와 합숙시설, 살림집 관리 등을 포함한다. 과학·백과사전출판사,『정치사전 2』, 평양: 과학·백과사전출판사, 1985, 479쪽.

약품 생산 보장 등을 열거했다.[15]

함경남도인민병원 원장의 토론을 통해 환자 치료가 가능한 병원의 정상화를 위해 필요한 물자는 국가에 기대지 않고 스스로 해결하는 것을 모범적인 모습으로 내비쳤다. 또한 환자와 보건의료인 등의 식사 보장을 위한 관련 시설 확보에 관심이 높았다. 이 또한 병원 운영의 정상화를 위한 전제로 병원에 소속된 인력과 병원에 입원한 환자들의 먹는 문제 해결이 우선적인 과제임을 엿볼 수 있었다.

2015년 4월에 진행한 제13기 제3차 최고인민회의에서 박봉주 내각 총리는 2014년에 교육 및 보건의료 부문에서 당의 정책 수행으로 "우리식 사회주의제도의 우월성이 더욱 높이 발양됐다"고 평가했다. 하지만 2015년 계획에는 보건의료에 대한 언급이 없었다.[16] 다만 함경남도의 도당위원회 책임비서인 태종수는 대의원 토론에서 2015년 흥남제약공장을 비롯한 도내의 대상건설을 무조건 끝낼 것을 결의했다.[17]

김정은 정권은 집권 직후부터 보건의료 부문 전반의 정상화를 계획했다. 특히 과학기술의 강조와 접목으로 정보화에 관심이 높았고 이를 매개로 보건의료 부문의 관리 및 운영을 정상화하고자 했다. 또한 먼거리의료봉사체계의 구축 확대를 통해 의료진에게 의학기술을 보급하고 환자에 대한 협진이 가능한 체계를 갖추는 사업을 전개했다. 그리고 평양에 평양산원 유선종양연구소, 옥류아동병원, 류경치과병원, 류경안과종합병원 등 전문병원을 새롭게 건설해 이를 모델로 전국의 병원을

---

15 "인민들의 건강증진을 위한 치료예방사업에 힘을 넣어 인민들에게 사회주의보건제도의 혜택이 더 잘 미치도록 하겠다." 『로동신문』, 2014.04.10.
16 "조선민주주의인민공화국 내각의 주체103(2014)년 사업정형과 주체104(2015)년 과업에 대해," 『로동신문』, 2015.04.10.
17 "위대한 김정일동지의 유훈을 철저히 관철해 이 땅우에 부강번영하는 인민의 락원을 일떠세우자," 『로동신문』, 2015.04.10.

현대화하고자 했다. 하지만 그 실행은 각 해당 기관이 감당하고 책임지는 구조였다.

수령이 방향을 제시하고 조선로동당이 정책을 구체화하면 이를 최고인민회의에서 법적 효력을 갖는 법령으로 채택하는 과정을 거치며 사업의 본격적인 추진을 준비했다. 그리고 이의 집행은 내각기관인 보건성과 각 도의 당위원회 및 인민위원회가 담당했다. 이들 조직의 역할은 사업을 직접 담당하기보다는 산하의 보건의료기관들이 자력갱생의 원칙에 따라 직접 수행하도록 지시하고 독려 및 감독했다. 이에 주민들의 건강을 위해 필요한 사업, 예를 들어 약초밭을 조성해 의약품을 조달하거나 입원 환자와 의사 등에게 공급할 물자 생산을 위해 축사를 짓고 온실이나 버섯생산기지를 설치하는 등의 과제는 보건의료인들이 직접 감당하는 경우가 많았다.

북조선은 김정은의 집권 5년을 맞는 2016년 5월에 제7차 당대회를 개최했다. 이는 1980년 제6차 당대회 이후 36년 만의 행사로, 사회주의를 표방하는 국가에서 오랜 기간 당대회를 개최하지 못한 것은 비정상적 상태였다는 고백과 같았다.

사회주의 국가는·일정 시기마다 당대회를 개최해 총결기간 수행한 사업에 대한 평가와 정세를 분석했다. 이를 근거로 향후 계획 및 노선 등에 대한 설계도를 논의하고 당을 중심으로 국가를 어떻게 이끌어갈 것인가를 보여주는 청사진을 제시했다. 더불어 당대회에서 결정한 목표를 확실하게 수행하기 위해 인민경제발전계획을 수립했다. 이 계획의 수행 과정과 결과는 차기 당대회 개최 여부에도 영향을 미쳤다. 그렇기 때문에 사회주의 국가의 당대회는 그 어떠한 국가 행사보다 중요한 의미와 메시지를 담았다.

제7차 당대회 개회사는 조선로동당 제1비서 직책으로 김정은이 직접

했다. 김영남 최고인민회의 상임위원장이 사회를 보며 당대회를 이끌 집행부를 선출했다. 당대회 집행부에는 김정은을 포함해 29명을 결정했다. 또한 당대회 서기부도 선거해 7명의 당원을 선정했다. 당대회의 의안으로는 총 5건을 상정했는데, 첫째, 당중앙위원회 사업총화, 둘째, 당중앙검사위원회 사업총화, 셋째, 당규약 개정 건, 넷째, 김정은의 당 최고수위 추대 건, 다섯째, 당중앙지도기관 선거 등이었다.[18]

첫 번째 의안인 당중앙위원회 사업총화도 김정은이 직접 보고했다. 사업총화 보고는 당대회 첫째 날과 둘째 날에 걸쳐 이어졌고 북조선의 정치, 경제, 사회, 문화 등 전체 분야를 하나하나 짚으며 평가했다. 이 내용 중 보건의료와 관련한 평가는 다음과 같다.[19]

우리 당의 주체적보건사상과 정책에 의해 평양산원 유선종양연구소와 옥류아동병원, 류경치과병원을 비롯한 현대적인 의료기관들이 꾸려지고 전국적인 먼거리의료봉사 체계가 세워져 인민들에 대한 의료봉사가 개선되었습니다.

36년 동안의 평가로는 소박한 수준으로 김정은 집권 5년 동안 새롭게 건설한 평양의 주요 병원과 WHO와 협력해 추진한 먼거리의료봉사 체계 수립 등 단 두 가지를 성과로 언급했다. 이는 고난의 행군 과정을 거치며 보건의료 환경이 거의 붕괴했음을 의미했다. 그렇기 때문에 향후 5년 동안 추진할 보건의료 부문의 계획은 방대했다. 그 내용을 정리하면 다음과 같다.

---

18 "위대한 김일성-김정일주의당력사에 특기할 승리와 영광의 대회 조선로동당 제7차대회 성대히 개막." 『로동신문』, 2016.05.07.
19 "조선로동당 제7차대회에서 한 당중앙위원회 사업총화보고." 『로동신문』, 2016.05.08.

1. 수령들이 마련한 보건의료제도는 누구나 질병 치료에 근심과 걱정 없이 건강한 몸으로 일하며 행복한 생활을 누리게 하는 가장 인민적인 보건의료제도로 이를 고수할 것이고 계속 발전시킬 것이다.

2. 보건의료제도의 발전을 통해 인구의 평균수명과 전염병 예방률 등 건강지표를 선진국 수준으로 개선할 것이다. 더불어 인민에게 보다 위생, 문화적인 생활 조건과 환경을 마련하기 위해 나설 것이다.

3. 당의 예방의학적 방침을 철저히 관철해야 한다. 위생방역기관의 현대화를 전개하고 전염병 예방에 집중해 전염병의 발병률을 최대한 낮추어야 한다.

4. 의사담당구역제를 강화해 호담당의사가 각 가정과 노동 현장에 침투해 주민들과 근로자들의 연령 및 체질별 특성에 맞게 예방대책을 세우고 건강관리사업을 책임적으로 전개해야 한다.

5. 의료봉사의 질을 개선해야 한다. 현대의학의 발전 추세에 맞게 앞선 진단 및 치료법을 적극적으로 수용하고 신의학과 고려의학을 밀접히 결합하며 먼거리의료봉사체계 완비와 구급의료봉사 제공 등 보건의료 서비스의 질을 높은 수준에서 보장해야 한다.

6. 의학기술을 빨리 발전시키고 보건의료 부문에 대한 물질적 보장을 개선해야 한다. 환자 치료에 절박하게 요구되는 새로운 의학기술 분야를 개척하고 고려의학을 과학화하며 최신 의학기술을 적극적으로 수용해야 한다.

7. 제약공장과 의료기구공장 등을 현대화하고 효능 높은 의약품과 첨단의료 설비, 의료기구, 의료용 소모품 등을 원만히 생산 및 보장해야 한다.

8. 군(郡)인민병원을 해당 지역의 의료봉사거점답게 현대화하고 리인민병원, 진료소에 대한 물질적 보장을 잘해 주민들의 건강을 책임지고 수행할 수 있도록 해야 한다.

김정은이 발표한 향후 5년 동안 추진해야 할 보건의료 부문의 사업은 고난의 행군 이후 붕괴했던 보건의료체계를 다시 세우는 방향이었다. 김정은은 고난의 행군 이전인 1980년대까지 추진했던 정책 기조를 다시 열거하며 2020년까지 "국가경제발전 5개년 전략"을 제시해 사업 실행을 예고했다. 이를 통해 보건의료 부문의 양적 및 질적 성장을 동시에 추구해 잃어버린 36년의 역사를 최대한 빨리 복원하고자 하는 의지를 피력했다.[20]

---

20 엄주현, 『북조선 보건의료체계 구축사Ⅰ』, 선인출판사, 2021, 370쪽.

김정은의 사업총화 보고 이후 당대회에 참가한 대표권자들의 토론이 이어졌다. 총 3,667명이 참가했고 과학, 교육, 보건, 문화·예술, 출판보도 부문의 대표는 112명이었다. 그중 보건의료 부문을 대표해 강하국 보건상이 토론에 나섰다.[21]

강하국은 고난의 행군 시기에도 보건의료 부문에 대한 국가예산은 해마다 늘었고 단 한 개의 병원 및 진료소도 문을 닫은 적이 없었다고 회고했다. 막대한 자금이 드는 필수의약품 생산과 정기적인 예방접종, 강력한 위생방역사업 등은 정부의 특별사업으로 분류돼 중단 없이 진행했다고 주장했다. 그렇기 때문에 전 세계적으로 유행한 사스와 조류독감, 에볼라 등과 같은 전염병을 예방할 수 있었고 중앙과 지방의 위생방역기관 간에 컴퓨터망을 통한 "실시간 전염병 감시통보체계"를 수립했으며 계절성 전염병 방지를 위한 예방 접종률이 세계적인 수준이라고 밝혔다. 더불어 1980년에 비해 주민 1만 명당 의사 수는 2.1배로 증가했고 산모에 대한 해산방조율은 99%에 이르고 있다며 구체적인 지표를 제시하기도 했다. 하지만 당의 의도와 정책적 요구에 합치하지 못한 과오도 있었다며 1980년 제6차 당대회에서 제시한 고려의학과 신의학의 배합, 의학기술의 발전 등과 관련한 과업을 완수하지 못해 많이 뒤떨어진 상태이고 의약품과 의료설비 문제도 여전히 해결하지 못하고 있음을 고백했다.[22]

제7차 당대회 이후 국가경제발전 5개년 전략에 따라 보건의료 부문도 관련 계획을 수립해 사업을 전개했고 매해 최고인민회의와 당중앙위원회 회의 등을 개최해 수행한 사업들을 점검했다. 김정은 집권 첫해

---

21 "조선로동당 제7차대회에서 한 개회사,"『로동신문』, 2016.05.07.
22 "조선로동당 제7차대회에서 강하국대표의 토론,"『로동신문』, 2016.05.08.

인 2012년부터 2021년까지 개최한 주요 회의와 회의에서 언급하고 채택한 보건의료 관련 의사결정 내용은 [부록 1]에 첨부했다.

김정은 정권은 2016년 제7차 당대회, 2017년 핵무력 완성 선언, 2018년 남북 및 북미관계 개선을 위한 움직임까지 정신없이 달려왔다. 김정은은 2018년 1월 1일 발표한 신년사를 통해 대외관계 정상화를 언급했고 이를 시작으로 4월부터 남북 및 북미정상회담에 본격적으로 나섰다. 2013년 3월의 "경제건설과 핵무력 건설 병행노선" 채택과 그 이후의 과정은 2018년의 협상을 위한 발걸음이었다고 해도 과언이 아니었다.

북조선 인민은 1990년대 중반 고난의 행군을 거치며 어려움 속에 살아왔다. 그 고단함은 김정은이 집권하던 2012년에도 이어졌다. 인민들은 새로운 젊은 지도자가 이를 해소해 주길 기대했고 성공적인 결과를 희망하며 2018년 김정은의 행보를 주의 깊게 살폈다. 하지만 김정은을 위시한 집권층은 이 행보의 결과를 장담할 수 없었다. 실제로 2018년 북미 및 남북관계 재개를 위한 협상 과정에서 2017년 12월에 채택된 대북 제재 결의안 2397호의 위력을 절감했다. 그리고 그 완화도 쉽지 않음을 확인하며 인도적 차원의 교류협력도 어렵다는 현실을 실감했다. 김정은 정권은 최악의 상황을 염두에 두면서 인민의 부푼 희망을 누를 필요가 있었다. 또한 남한이나 해외의 물자 지원을 다시 받을 수 있다고 기대하는 간부들의 의존적 태도와 비주체적 인식에 경종을 울려야 했다.

결국 2019년 2월 베트남 하노이에서 열린 북미협상은 실패로 끝났다. 김정은 정권은 협상 실패 2개월 뒤인 2019년 4월 11일 최고인민회의 제14기 제1차 회의를 열었다. 이 회의에서 내각총리로 김재룡이, 보건상에는 오춘복을 임명했다.[23] 김정은은 회의에 참석해 "현 단계에서의 사회주의건설과 공화국정부의 대내외 정책에 대하여"라는 제목으로 시정연설을 했다. 인민의 대표인 대의원들에게 그간의 상황과 향후 나아갈 바를 직접 설명하고자 했다. 이 시정연설은 바로 전날인 4월 10일에 개최한 당중앙위원회 제7기 제4차 전원회의 결과를 반영한 내용이었다. 이 전원회의에서 결정한 전략적 노선은 당을 강력한 역량으로 더욱 강화 및 발전시키고 사회주의 혁명을 자력갱생으로 돌파하겠다는 방향이었다.[24]

북조선 주민들은 2012년 새로운 지도자가 등극한 직후 육성으로 한 약속, "더는 인민들의 허리띠를 조이지 않겠다"는 실현을 기대했으나 2019년 2월 북미관계 개선 실패로 약속의 실현은 요원해졌다. 더욱이 김정은의 시정연설은 김정일 집권기 내내 들었던 자주와 자력갱생을 다시 강조하는 방향이었다.

공화국정부는 경제와 국방, 문화의 모든 분야를 확고한 주체적립장에서 우리 식대로 발전시키며 남의 식, 남의 풍을 추호도 허용하지 않을것입니다. (중략) 자립경제발전의 기본담보로 되는 동력과 연료, 원료의 자급자족을 실현하기 위한 투쟁을 힘있게 전개하여야 합니다.

시정연설을 접한 인민들은 북미 및 남북관계 정상화의 실패를 확실하게 인지했고 동시에 어려움이 개선될 것이라는 희망을 접어야 했다. 김정은 정권은 이러한 현실의 주민들을 달랠 방안도 필요했고 이 역시 시정연설에 담았다. 그 하나는 인민이 불만을 마음껏 표출할 수 있는

23 "조선민주주의인민공화국 최고인민회의 제14기 제1차회의에서 국가지도기관을 선거."『로동신문』. 2019.04.12.
24 "당중앙위원회 제7기 제4차전원회의의 기본정신."『로동신문』. 2019.04.18.

대상, 즉 특권을 일삼으며 부패한 관료들과의 투쟁을 선언했다. "인민이 부여한 권한을 악용하는 특권 행위는 국가에 대한 인민들의 지지와 신뢰를 약화해 사회주의제도의 존재 자체를 위태롭게 한다"며 그 타깃을 관료들에게 돌렸다.

그리고 사회주의 국가의 주요한 인민적 혜택이자 시혜 정책인 보건의료 분야에 특별한 관심을 주문하며 무상치료제를 정상화하겠다는 의지를 밝혔다.[25] 하지만 이에 대한 발전 방향도 자력갱생이었다. 김정은 정권은 이를 실행할 보건의료인을 다시 정성의 정신으로 무장한 "붉은 보건전사"로 상정하며 1960년대 심각한 화상 환자였던 방화수 어린이를 살리며 정성의 의료인으로 탄생한 당시 보건의료인을 모범으로 내세웠다.[26] 주민과 보건의료인의 희생과 내핍을 강제하던 1960년대를 다시 소환했다.

김정은은 시정연설 이후에도 국제 정세 변화를 위해 바쁘게 움직였다. 하지만 변화의 불씨를 살리지 못했다. 북미관계 개선이 확실한 실패로 귀결되면서 2019년 12월 28일부터 31일까지 4일간 당중앙위원회 제7기 제5차 전원회의를 개최했다. 그리고 향후 자신들이 나아갈 방향으로 정면돌파전을 선언했다. 김정은 정권은 북조선의 자주권과 생존권, 발전권을 압살하려는 미국을 위시한 적대세력들과의 대결전에 맞서 전쟁 시기와 같은 사업 전개를 예고했다.[27]

김정은은 미국이 궁극적으로 자국과의 관계 개선에 의지가 없다고 결론을 내렸다. 이와 연동해 유엔의 대북 제재는 장기화할 것으로 판단

---

25 "김정은, 현 단계에서의 사회주의건설과 공화국정부의 대내외정책에 대하여," 『로동신문』, 2019.04.13.

26 "보건발전의 위력한 무기," 『로동신문』, 2019.05.15.

27 "조선로동당 중앙위원회 제7기 제5차전원회의," 『로동신문』, 2019.12.30.

하며 자력갱생에 기반해 각 방면에서 내부적 힘을 더욱 강화할 수밖에 없다고 설명했다. 흥미로운 점은 정면돌파전의 주요한 내용으로 과학과 교육, 보건의료 개선을 제시했다는 점이다. 과학은 경제발전을 견인하는 기관차였고 과학의 어머니는 교육이었으며 보건의료는 이를 실행하는 주체들의 건강을 담보하는 기제로 이를 근본적으로 개선하고 발전하는 사업에 집중해야 한다는 인식을 드러냈다. 그러면서 보건의료 부문의 물질, 기술적 토대 강화와 함께 환자 치료에 정성 강조, 선진의술을 갖춘 당의 붉은 보건전사의 양성을 제기했다.[28]

하지만 북조선은 2020년 1월 김정은이 제시한 정책적 방향을 본격화하기 직전에 코로나19 팬데믹을 대면했고 모든 사업은 코로나19에 대응하는 체계로 전환할 수밖에 없었다. 이에 2020년 보건의료 부문은 코로나19를 방어하기 위한 의사결정이 주를 이뤘다.

2020년 1월 28일, "비상설중앙인민보건지도위원회"는 코로나19의 위험이 사라질 때까지 위생방역체계를 국가비상방역체계로의 전환을 선포했다. 그리고 평양의 중앙과 도·시·군·구역에 비상방역지휘부를 조직했다. 각급 지휘부는 국경, 항만, 비행장 등 국경지점에서 검사·검역을 철저히 수행할 것, 해외 출장자와 주민에 대한 의학적 감시와 검병·검진[29]을 빠짐없이 진행해 의심자의 조기 적발과 격리 및 치료에 온 힘을 쏟을 것, 검사 및 진단시약과 치료제 확보, 대대적인 위생선전 추진 등을 결정하며 코로나19 대응에 총력전을 펼쳤다.[30]

---

28 "조선로동당 중앙위원회 제7기 제5차전원회의에 관한 보도," 『로동신문』, 2020.01.01.

29 주민들의 질병과 건강상태를 판정하기 위해 일정한 방법으로 하는 검사와 진료를 의미하는 북조선 용어이다. 대북협력민간단체협의회·엄주현, 『기후 위기와 감염병으로 읽는 남북한 교류 협력 이야기』, 열린책들×통일부 국립통일교육원, 2023, 82쪽.

30 "신형코로나비루스감염증을 철저히 막기 위한 비상대책 강구," 『로동신문』,

김정은 정권 입장에서 코로나19는 확실하게 방어해야 하는 대상이었다. 동시에 북미관계와 경제 상황 개선 실패에 따른 인민의 불평과 변화의 욕구를 잠재울 수 있는 매개라고 판단했다. 북조선 당국은 기회를 놓치지 않았고 위험을 강조하며 두려움을 조장했다. 코로나19의 방어를 인민의 생명과 안전을 지켜 사회주의 혁명을 보위하는 정치사업으로 치환했다.[31]

정면돌파전은 김정은이 자국의 내부 통치에 집중하겠다는 의미를 내포했고 코로나19 팬데믹은 내부에 신경을 쓸 수밖에 없는 조건을 형성했다. 그리고 이는 3년 이상 계속됐다. 김정은은 수시로 각종 회의를 개최하며 우선 사업을 담당하는 관료들의 변화를 추동했다. 코로나19 이전 시기에도 지도자와 당이 지시한 사업의 전개 과정에서 가장 큰 결함은 사업을 책임진 간부들의 태도와 자질, 능력 부족이었다. 이는 2016년 제7차 당대회에서도 국가 목표 완수에 심각한 걸림돌로 언급되기도 했다.[32] 하지만 이들의 관료주의와 부정부패 행위는 근절되지 않았다. 김정은은 이러한 부정적 현상을 뿌리 뽑겠다며 코로나19 팬데믹 기간을 활용해 관료를 다잡는 기회로 삼았다.

2020년 2월 27일에 진행한 당중앙위원회 정치국 확대회의의 첫 번째 안건은 "인민대중제일주의"를 철저히 구현하고 당의 대열과 전투력을 강화하기 위한 방안이었다. 구체적으로는 관료들의 특권의식, 관료주의, 부정부패 등을 집중적으로 거론했다. 부패에 연루된 당중앙위원회 부위원장들을 현직에서 해임했고 부정부패가 드러난 당간부양성기

2020.01.30.

31 "사설, 신형코로나비루스감염증을 막기 위한 사업을 강도높이 전개하자," 『로동신문』, 2020.02.01.

32 "국가경제발전 5개년전략수행을 위한 내각의 주체106(2017)년 사업정형과 주체107(2018)년 과업에 대해," 『로동신문』, 2018.04.12.

관의 당위원회는 해산과 함께 해당자를 처벌하는 등 강력한 조치를 단행했다. 김정은은 국가방역체계 내에서 그 어떠한 특권도 허용될 수 없다며 비상방역사업의 최고 책임기관인 중앙지휘부의 지휘와 통제에 모든 부문 및 단위가 무조건 복종하고 철저히 집행하는 엄격한 규율을 확립하라고 강조했다. 그리고 이에 대한 당적 장악과 보고체계 구축, 법적 감시를 더욱 강화하라고 지시했다.[33]

김정은은 자신이 지시한 사업의 진행 상황을 하나하나 점검하며 관료들이 적당히 넘어가는 현상을 간과하지 않았다. 2020년 7월 2일에 당중앙위원회 정치국 확대회의를 소집했는데, 첫 번째 안건이 6개월간 추진한 코로나19 방역사업에 대한 평가였다. 김정은은 세계적인 보건 위기 속에서도 자국 내 침입을 철저히 방어하고 안정된 방역형세를 유지 중이라고 자평했다. 하지만 주변국과 인접 지역에서 코로나19의 재감염 및 재확산 추세가 지속되고 그 위험성이 해소될 전망이 불확실하므로 자만하거나 해이함 없이 현재와 같은 최대의 경계를 유지해야 한다고 강조했다. 특히 비상방역사업이 장기화하면서 간부들이 방심과 방관, 만성화한 현상을 보이고 방역규율을 위반하고 있다며 강하게 비판했다. 코로나19 유입 위험성이 완전히 소멸될 때까지 방역조치의 완화는 상상할 수도 없고 유입되면 만회할 수 없는 치명적인 위기를 초래한다며 비상방역사업을 더욱 강화하라고 재차 언급했다.[34]

그리고 한 달도 안 돼 김정은이 염려한 위기가 발생했다. 이에 대응하기 위해 2020년 7월 25일 당중앙위원회 정치국 비상확대회의를 긴급 소집했다. 위기를 초래한 사건은 7월 19일 개성시에 탈북자가 3년

---

[33] "조선로동당 중앙위원회 정치국 확대회의 진행," 『로동신문』, 2020.02.29.
[34] "조선로동당 중앙위원회 제7기 제14차 정치국 확대회의 진행," 『로동신문』, 2020.07.03.

만에 재입북하면서 시작됐다. 재입북 탈북자를 대상으로 여러 차례 검사한 결과 코로나19 감염이 의심됐고 개성에 들어온 5일 동안 그와 접촉한 모든 주민과 그 기간 개성시를 경유한 사람들을 대상으로 검진 및 격리 조치를 취했다. 방역 당국은 이미 7월 24일 오후부터 개성시를 완전하게 봉쇄했고 구역별, 지역별로 격폐하는[35] 비상사태를 선포하는 동시에 국가비상방역체계를 최대비상체제로 이행하는 특급경보를 발령했다.[36]

이 사건은 코로나19의 긴장감을 높이는 계기가 됐다. 코로나19 팬데믹 발생 6개월을 경과하며 해이해진 상황이 완전히 반전됐다. 그리고 이러한 긴장 상황은 두 달 뒤인 9월 남한의 해양수산부 소속 서해어업지도관리단 공무원이 인민군에 의해 피살돼 불태워지는 사건으로 이어졌다.[37]

김정은 정권은 긴장감을 계속 높이며 8월에는 3차례나 관련 회의를 개최했다. 7월 25일 회의 이후 약 10일 뒤인 2020년 8월 5일에 당중앙위원회 제7기 제4차 정무국회의를 열었다. 회의의 주목적은 당의 간부사업체계를 획기적으로 개선하는 방안을 연구하고 협의하기 위해서였다. 더불어 정부기관의 주요직제 간부들이 수행한 사업에 대해 현황 점검 및 평가와 함께 미진한 부분에 대한 대책을 논의했다. 당조직과 정부기관의 관료들을 계속해서 점검하며 정비하는 모습이었다. 두 번

---

35 봉쇄는 문이나 통로 같은 것을 굳게 막아버리거나 잠그는 것, 격폐는 서로 통하지 못하고 따로따로 갈라지게 사이를 가로막는 것을 의미한다. 「조선말대사전」 (온라인), 접속일: 2022.11.05.

36 "조선로동당 중앙위원회 정치국 비상확대회의 긴급소집," 「로동신문」, 2020.07.26.

37 진창일, "굳게 문 닫힌 서해어업관리단..피격공무원 참여한 봉사단체 "월북 안 믿겨"," 「중앙일보」, 2020.09.24.

째 안건으로 국가최대비상체제의 요구에 따라 완전히 봉쇄된 개성시의 실태를 검토하고 봉쇄지역 주민들의 생활 안정을 위해 식량과 생활보장금을 특별하게 지원하는 문제를 상정해 결정했다.[38]

8월에 3차례나 회의를 개최한 이유는 홍수 피해 때문이기도 했다. 8월 13일에 개최한 당중앙위원회 제7기 제16차 정치국회의의 첫 번째 안건은 홍수로 피해를 본 인민들의 생활보장 대책에 관한 건이었다. 두 번째 안건으로 국가비상방역체계를 더욱 엄격하게 유지하고 정연한 방역사업지휘체계를 완비하는 문제를 짚었고 세 번째로 개성시를 포함해 접경지역의 봉쇄를 해제하는 문제를 논의했다. 개성시의 봉쇄는 이 회의를 통해 약 20일 만에 해제됐다.[39]

김정은 정권은 2020년 보건위기와 함께 자연재해라는 두 가지 도전에 직면해 있었다. 그리고 심각한 위기 상황임에도 불구하고 그 어떤 외부적 지원도 허용하지 않으면서 국경을 더욱 철통같이 닫아걸었다. 김정은은 코로나19로 인한 봉쇄 정책을 통해 간부와 인민의 외부 의존성을 없애는 중요한 기회로 삼았다. 코로나19 팬데믹의 정세로 외부와의 단절은 불가피했고 이는 자연스럽게 자력갱생을 이행할 수밖에 없는 환경을 조성했다. 김정은 정권은 전염병의 위험을 강하게 강조했고 당국이 펼치는 정책을 더욱 완벽하게 실행할 것으로 요구하며 끊임없이 긴장감을 높였다. 특히 2020년은 2016년 제7차 당대회 때 채택한 국가경제발전 5개년 전략이 목표로 한 마지막 해였다. 하지만 유엔 대북 제재, 남북 및 북미관계 정상화 실패, 코로나19 발생 등으로 목표 달성은 거의 불가능한 상태였다. 이를 조금이나마 만회하기 위해 "80

---

38 "조선로동당 중앙위원회 제7기 제4차 정무국회의 진행." 『로동신문』, 2020.08.06.
39 "조선로동당 중앙위원회 제7기 제16차 정치국회의 진행," 『로동신문』, 2020.08.14.

일 전투"를 추진했으나 태풍으로 인한 홍수 등 자연재해가 겹치면서 상황은 더욱 어려워졌다. 하지만 주민들은 정권을 탓할 수 없었다. 자연재해는 물론이고 대북 제재와 코로나19는 천재지변과 같은 불가항력처럼 느껴졌기 때문이었다. 오히려 김정은은 이에 적극적으로 대처하는 모습을 통해 인민을 걱정하고 사랑하는 수령으로 자리매김해 갔다.

11월 15일에는 코로나19 관련 2020년 마지막 회의인 당중앙위원회 제7기 제20차 정치국 확대회의를 개최했다. 이 회의에도 첫 번째 안건으로 국가비상방역체계를 더욱 보강하는 문제가 논의됐다. 김정은은 코로나19의 세계적 추세와 자국의 국가방역 실태를 상세히 분석하고 평가한 자료를 들이밀며 간부들의 결함을 하나하나 지적했다.[40] 김정은이 1년 내내 관료에 대한 공격을 지속한 것은 인민의 불만을 관료에게 전가하려는 의도 외에도 해이한 사업 태도의 관료들을 변화시켜야 하는 강한 필요성이 작용했기 때문이었다.

북조선은 1990년대 고난의 행군을 거치며 남한을 위시한 국제사회의 인도적 지원을 20년 이상 받은 수혜국이었다. 외부의 도움에 익숙한 의존적 의식은 '주체'와 '자력갱생' 정신으로 오래 버텨야 하는 김정은 정권과 병립할 수 없었다. 또한 관료들의 정비는 코로나19 방역을 위해서도 필요한 조치였다. 관료들의 높은 긴장 상태는 강력한 방역사업을 추진하는 동력이었고 지도자가 원하는 정책이 가장 하부단위까지 일사불란하게 전달돼 실현 가능성을 높였다. 이에 2020년에는 비리 혐의로 신의주세관을 대대적으로 조사하거나 남한 물자 수신을 시도한 평양의학대학 당조직을 공개적으로 비판하는 사건들이 벌어졌다.[41]

---

40 "조선로동당 중앙위원회 제7기 제20차 정치국 확대회의 진행," 『로동신문』, 2020.11.16.

41 문동희, "신의주 세관 관련 80名, 수용소行 예고…"살림집서 돈다발 나와","

한편 김정은 정권은 코로나19를 거치며 보건의료 부문의 물질적 토대가 심각하게 부족함을 명확하게 인식하는 계기가 됐고 이를 갖추기 위한 사업이 절실했다. 그렇기 때문에 각종 회의 때마다 병원을 비롯한 보건의료 시설의 현대화와 재건축이 끊임없이 대두됐다.

2020년 4월 12일 최고인민회의 제14기 제3차 회의에서 김재룡 내각 총리는 2020년 과업으로 첫째, 평양종합병원 건설을 비롯한 국가적인 중요한 건설대상들에 설비, 자재, 자금을 확실히 보장해 목표 날짜에 무조건 완료, 둘째, 각급 병원들을 보건학적 요구에 맞게 잘 정비, 셋째, 제약공장, 의료기구공장들의 개건 및 현대화 등을 내세웠다.[42] 그리고 이러한 방향은 2021년에도 계속됐다.

특히 2021년 1월 5일는 제8차 당대회를 개막했다. 2016년 이후 추진한 사업에 대한 세세한 평가가 이뤄졌다. 제7차 당대회는 4일에 걸쳐 진행했다면 제8차 당대회는 1월 12일까지 8일 동안 열렸다. 김정은은 5년간 추진한 사업보고를 3일에 걸쳐 총 9시간 동안 발표했다. 그리고 국가경제발전 5개년 전략이 목표에 도달하지 못했음을 스스로 인정했다. 이 전략의 실패 원인으로 미국을 위시한 적대세력의 대북 제재와 해마다 겪는 혹심한 자연재해, 그리고 코로나19의 장기화를 꼽았다. 하지만 향후 자체의 힘으로 경제발전을 지속시킬 수 있는 소중한 밑천을 마련했고 사회주의 원칙을 고수하면서 경제 전반을 재정비하고 발전시킬 수 있는 새로운 잠재력을 축적했다고 평가했다. 그러면서 향후 5년 동안의 정책 방향으로 도시와 농촌 간의 격차 해소를 내세웠다. 이는 시와 군을 거점으로 지방과 농촌의 경제발전을 동시에 도모하겠

『DAILY NK』, 2020.09.15.

42 "조선민주주의인민공화국 내각의 주체108(2019)년 사업정형과 주체109(2020)년 과업에 대해," 『로동신문』, 2020.04.13.

다는 의도였다.[43]

제8차 당대회에서 밝힌 보건의료 부문의 주요 평가로는 물질, 기술적 토대가 한층 강화됐고 코로나19를 막기 위한 선제적이며 강력한 비상방역사업으로 위생방역 부문에 정연한 사업체계와 토대가 확립됐음을 짚었다. 이와 함께 향후 보건의료사업 방향으로 사회주의 보건의료제도를 더욱 발전시켜 인민들에게 더 좋은 보건의료 서비스 제공, 병원과 제약, 의료기구공장 등의 재건축 진행, 양질의 보건의료인 양성, 그 어떤 세계적인 보건위기에도 대처할 수 있는 방역 기반의 축성 등을 제시했다. 그리고 "국가경제발전 5개년 계획"을 수행해 도농 간의 격차를 없애 사회주의 교육제도와 보건의료제도의 우월성이 인민들의 피부에 직접 가닿도록 하겠다고 약속했다.[44] 특히 보건의료계에 팽배했던 패배주의와 보신주의, "수입병"이 일부 해소돼 인민보건 강화를 위한 발판을 마련했다며 향후 추진할 국가경제발전 5개년 계획 기간에 보건의료 서비스와 의학기술 발전, 물질 및 기술적 토대 강화 등 인민보건사업 전반에 전환을 가져오겠다는 포부를 내비쳤다.[45]

당대회가 끝난 5일 뒤에 최고인민회의 제14기 제4차 회의를 개회해 제8차 당대회에서 제시한 국가경제발전 5개년 계획을 철저하게 수행하는 방안을 논의했다. 이 회의를 통해 지방과 농촌지역의 보건의료 시설 개건 및 확충을 더욱 빠르게 진행할 것을 예고했고[46] 이러한 막대한

---

43 "우리 식 사회주의건설을 새 승리에로 인도하는 위대한 투쟁강령 조선로동당 제8차대회에서 하신 경애하는 김정은동지의 보고에 대하여," 『로동신문』, 2021.01.09.

44 "조선로동당 제8차대회에서 한 결론," 『로동신문』, 2021.01.13.

45 "가장 우월하고 선진적인 인민보건으로," 『로동신문』, 2021.01.20.

46 "조선로동당 제8차대회가 제시한 국가경제발전 5개년계획을 철저히 수행할데 대하여," 『로동신문』, 2021.01.18.

과업을 맡은 보건상으로 최경철을 임명했다. 바로 직전의 보건상 오춘복은 임명된 지 2년 만에 경질됐다.[47]

내치 집중을 표방한 김정은 정권은 제7차 당대회 때와는 달리 제8차 당대회 이후 국가경제발전 5개년 계획 달성을 위해 당중앙위원회 회의를 정기적으로 소집해 각 부문을 하나하나 짚으며 추진 내역을 점검했다. 2021년의 경우 당중앙위원회 전원회의를 4차례나 진행했다. 이는 매우 이례적인 현상으로 통상 당중앙위원회 전원회의는 1년에 1~2차례에 그치는 경우가 많았다.[48]

2021년 1월의 8차 당대회와 제1차 전원회의는 국가경제발전 5개년 계획을 상정하고 향후 5년 동안 진행할 정책에 대한 논의와 결정이 주를 이뤘다. 2월에 개최한 제2차 전원회의에서는 2021년 한 해 동안 수행할 사업계획을 심의하고 결정했다. 6월의 제3차 전원회의는 2차 전원회의 이후 실행한 사업에 대한 상황을 점검했고, 마지막 달인 12월에 개최한 제4차 전원회의는 2021년 한 해 추진한 사업 전체를 평가했다.

보건의료 부문에서 2021년 한 해 중점적으로 추진할 사업으로 첫째, 도인민병원들을 현대적으로 건설하기 위한 기술적 준비를 끝내고 자재와 자금 확보 등 공사에 필요한 대책을 계획성 있게 수립할 것과 삼지연시인민병원을 본보기로 "시·군인민병원 꾸리기사업"을 추진하기로 했다. 두 번째로는 보건의료 서비스에 필요한 의약품과 의료기구를 생산 및 보장하는 것이었다. 그리고 이러한 사업을 정상적으로 추진하기 위해 셋째, 보건의료 부문의 책임자와 간부들의 막중한 사명감과 본분

47 "조선민주주의인민공화국 최고인민회의 제14기 제4차회의에서 새로 임명된 내각 성원들과 중앙검찰소 소장은 다음과 같다." 『로동신문』, 2021.01.18.

48 통일부 국립통일교육원 연구개발과, 『북한지식사전』, ㈜늘품플러스, 2021, 208쪽.

을 깊이 자각할 것을 강조했다. 네 번째로는 먼거리의료봉사체계와 주민건강관리체계, 의료봉사의 질관리체계 도입과 중앙과 도·시·군급 병원의 구급의료봉사체계 완성, 첨단 과학기술을 적극 활용하기 위한 지능의료봉사체계 구축을 강행하기로 했다.[49]

그리고 결정한 계획을 실행했는지는 1년 내내 점검하면서 성과 도출, 결함 개선 등을 즉시 파악하며 수정하는 과정을 거쳤다. 또한 회의 형식도 다양화해 관료들이 정책의 의도와 집행방안 등을 정확하게 이해하도록 시도했다. 당중앙위원회 제8기 제2차 전원회의에서는 분과별 연구 및 협의회를 진행해 연계된 사업을 수행하는 부서들을 분과로 묶어 조선로동당의 관련 책임자가 일일이 설명하고 함께 논의하는 과정을 거쳤다.[50] 더불어 단위 특수화와 본위주의에 대한 투쟁 강도를 계속 높이라고 지시해 김정은은 2021년에도 능력 없고 부패한 관료들과의 전쟁을 지속할 것임을 내비쳤다.[51]

김정은은 2021년 최고인민회의에도 직접 참석해 향후 이전과는 다른 속도와 방법으로 사업을 전개하겠다는 각오를 전했다. 최고인민회의 제14기 제5차 회의는 2021년 9월 29일에 개회했고 김정은은 회의 2일 차에 참석해 2019년에 이어 2번째 시정연설을 했다. "사회주의건설의 새로운 발전을 위한 당면투쟁방향에 대하여"라는 제목의 연설에는 보건의료와 관련한 언급이 많았다. 우선 보건의료 등 여러 부문의 사업에서 진일보한 성과를 거뒀다고 운을 뗐다. 이어서 나라의 국력을 평가하는 중요한 척도 중 하나가 문명수준이라며 이는 국가부흥과 발

---

49 "의료봉사의 과학화, 현대화수준과 보건발전," 『로동신문』, 2021.04.18.

50 "조선로동당 제8차대회 부문별협의회 진행," 『민주조선』, 2021.01.12.

51 "조선로동당 중앙위원회 제8기 제2차전원회의에 관한 보도," 『로동신문』, 2021.02.12.

전, 미래를 보여주는 징표라고 정의했다. 이를 근거로 문명수준의 지표인 과학, 교육, 보건 등 사회주의 문화를 발전시키는 것이 중요하다고 강조하면서 보건의료계의 물질, 기술적 토대 구축, 의료 서비스의 질 향상, 과학적 방역기반 수립 등을 거론했다.[52]

2021년 12월에는 국가경제발전 5개년 계획 첫해인 2021년의 사업을 평가하고 향후 대책을 논의했다. 12월 27일부터 31일까지 5일간 진행한 당중앙위원회 제8기 제4차 전원회의에서 김정은은 2021년을 엄혹한 난관 속에서 이룬 승리이자 거창한 변화의 서막을 열어놓은 계기였다고 의미를 부여했다. 김정은이 "위대한 승리의 해"라고 긍정적으로 평가한 변화로는 우선 집단주의 위력이 높아졌음을 꼽았다. 두 번째는 당의 조직 규율과 당 결정에 대한 집행력 강화 등 당풍 확립에 전환이 일어났다고 짚었다. 세 번째로는 사회주의 법률제도의 완비로 흐트러진 법질서를 회복했음을 언급했다. 이는 2020년 코로나19 팬데믹 시기부터 단 2년간 추진한 정책에 효과가 나타났다는 자신감의 표현이기도 했다. 김정은 정권은 전반적으로 변화한 토대에 기초해 2022년도 보건의료의 기본방향으로 보건의료 부문의 물질, 기술적 기반의 일층 강화와 둘째, 선진적이며 인민적인 방역 이행에 필요한 수단과 역량을 보강 및 완비하는 사업의 적극적인 추진을 제시했다. 더불어 도농 간의 격차 해소 차원에서 농촌의 생활환경을 근본적으로 변화하기 위해 교육과 보건의료 서비스 수준을 높이겠다고 밝혔다.[53]

당중앙위원회 제8기 제4차 전원회의 때 김정은이 긍정적으로 평가한 내용 중 특징적인 언급으로 법질서의 회복을 들 수 있다. 이러한 흐름

---

52 "경애하는 김정은동지께서 력사적인 시정연설《사회주의건설의 새로운 발전을 위한 당면투쟁방향에 대하여》를 하시였다." 『로동신문』, 2021.09.30.

53 "조선로동당 중앙위원회 제8기 제4차전원회의에 관한 보도." 『로동신문』, 2022.01.01.

은 보건의료와 관련한 주요한 법령을 개정 및 채택하는 현실로 나타났다. 특히 코로나19를 겪으며 관련법을 정비했는데, 2020년 전염병예방법을 개정했고 비상방역법을 새롭게 제정했다.[54] 이는 2022년 5월 비상방역법의 수정 및 보충, 의료감정법의 제정,[55] 같은 해 8월 의약품법 채택, 2023년 인민보건법과 의료법의 수정 및 보충으로 이어졌다.[56]

법령은 입법기관인 최고인민회의에서 제정해 공포했고 정령은 최고인민회의 휴회 중의 대표적인 주권기관인 최고인민회의 상임위원회가 채택해 발표했다.[57] 특히 김정은 정권은 각 기관과 조직에 관련법을 해설하는 "법무원"을 두어 채택한 법을 정확하게 지킬 것과 위법 시의 처벌 조항을 알리며 준법정신 강화를 독려했다. 김정은 집권 이후 채택하거나 수정 및 보충한 보건의료 관련 법령 현황은 [부록 2]에 실었다.

김정은 시대의 법률 제정은 이전 정권과는 다른 양상을 보였다. 법조문을 더욱 세세하게 규정했고 이를 위반한 행위에 대한 구체적인 처벌 조항을 담았다. 비상방역법의 경우 총 75조(부칙 제외) 중 제8조와 제63조부터 75조까지 총 14개 조문이 법질서 위반 시 처벌 내용이었다.[58]

김정은은 집권 초기부터 국가의 운영을 합법적 절차에 따라 수행하려 움직였다. 그 연장선에서 법률을 정비했고 이를 통해 법질서를 회복하고자 했다. 이는 김정일 시대의 비정상성을 복구하는 방법이기도 했

---

54 김수연·김지은, "「비상방역법」 제정을 통해 본 북한의 코로나-19 대응과 향후 협력 방안," 『통일과 법률』 Vol.-No.48, 법무부, 2021. 48쪽.

55 박서화, "「비상방역법」 수정·보충과 「의료감정법」 채택의 의미," 『IFES 브리프』 NO.2022-15, 경남대 극동문제연구소, 2022. 1쪽.

56 "조선민주주의인민공화국 최고인민회의 상임위원회 제14기 제21차전원회의 진행," 『로동신문』, 2022.08.08; "조선민주주의인민공화국 최고인민회의 상임위원회 상무회의 진행," 『로동신문』, 2023.03.22.

57 「조선말대사전」(온라인), 검색일: 2020.03.31.

58 「통일부 북한정보포털 북한법령정보」(온라인), 검색일: 2023.10.07.

다. 또한 관료들을 통제하는 방법의 하나였다. 법률의 미비는 그 책임을 인맥으로 적당히 회피할 수 있었고 애매한 조항을 비리에 이용했다. 하지만 법적 제재를 통한 통제의 강화는 이를 전문적으로 활용하는 관료들의 자의적 법해석 가능성을 높여 오히려 그 권한 남용의 발생을 더욱 높인다는 우려의 목소리도 존재한다.[59]

그럼에도 불구하고 김정은 정권은 매해 다양한 법령을 채택했고 동시에 이를 인민들이 정확하게 준수하는 방안도 모색했다. 2021년 10월 18일 최고인민회의 상임위원회는 정령으로 모범준법군(시·구역)칭호를 제정했다. 기존의 모범준법단위칭호와 함께 전국의 시·군·구역 등 모든 지역에도 칭호 수여를 결정한 것이다. 이 칭호의 수여를 통해 새롭게 채택한 법률이 전 사회적으로 자리 잡도록 유도했다.[60]

2020년 코로나19 팬데믹은 김정은 정권 입장에서 일정 정도 호재로 작용했다. 북미관계 개선 실패에 따른 인민들의 불만을 외부로 돌릴 수 있었고 외부의 위기는 내부를 결속하는 힘으로 작용했다. 또한 내부를 단속할 수 있는 시간을 확보했다. 하지만 3년간의 기회가 어떠한 구체적인 성과로 나타났는지는 확인이 어렵다. 의사결정을 모두 완수하기에는 김정은 정권이 쏟아낸 결정사항이 너무나 많았다. 또한 북조선의 경제 상황과 국내외적 정세를 감안하면 의사결정을 모두 실현한다는 것은 불가능했다. 실제로 김정은이 집권하자마자 가장 중요한 정책으로 내세웠던 "전반적인 12년제 의무교육제"는 2012년 9월에 열린 최고인민회의 제12기 제6차 회의에서 법령으로 채택됐으나 5년 뒤인 2017년 4월 1일에서야 전국적으로 실행했다. 또한 정책을 폈으나 애초 목

---

59 김종욱, "북한의 간료부패와 지배구조의 변동: '고난의 행군' 기간 이후를 중심으로," 『통일정책연구』 제17권 1호, 통일연구원, 2008, 391쪽.

60 "모범준법군(시, 구역)칭호를 제정함에 대하여," 『로동신문』, 2021.10.23.

표에 미치지 못한 내용으로 채워지기 일쑤였다. 12년제 의무교육을 담당할 교원들의 자질과 인식이 낮아 교육의 질을 담보할 수 없었다. 교사를 배출하는 사범대학과 교원대학은 이를 뒷받침할 수 없었고 교육 조건과 환경도 근본적인 개선을 가져오지 못했기 때문이었다.[61] 보건의료 분야의 상황도 크게 다르지 않았을 것으로 짐작된다.

2016년 제7차 당대회에서 제시한 보건의료 방향과 정책은 제대로 수행하지 못했음을 국가경제발전 5개년 전략의 실패 선언으로 확인됐다. 계획의 집행에는 큰 규모의 예산이 소요되고 이를 수행할 인력 확보와 함께 변화가 필요하다는 전체 인민들의 인식 개선을 동반해야 한다. 특히 예산 확보에 불안정한 정세가 상존하는 상황에서 계획 달성은 말처럼 쉬운 것이 아니었다. 또한 고난의 행군 시기를 거치면서 보건의료체계를 비롯한 사회 전반의 붕괴 상태를 개선하기 위해서는 더 많은 자원과 시간이 소요될 것은 자명했다.

이러한 난관에 더해 김정은 정권은 2017년 "핵무력 완성"을 선언했고 국제사회의 대북 제재 강도는 더욱 높아졌다. 강력한 대북 제재의 효과는 바로 나타났는데, 2018년 중국 수출액은 1.9억 달러로 2017년보다 88.2% 하락했다. 수입액도 33.3억 달러에서 11억이 감소한 22.2억 달러로 집계됐다. 더욱이 2020년의 북·중 무역 총액은 무역이 활발하던 2015년부터 2017년까지 평균 금액의 10% 수준으로 큰 폭으로 하락했다.[62] 보건의료 부문을 발전시킬 동력은 김정은 집권 초보다 더욱 떨어졌다고 평가할 수 있다.

---

61 "전반적12년제의무교육을 실시함에 대한 법령집행총화에 대하여,"『로동신문』, 2017.04.12.

62 최장호·최유정, "2021년 북중 무역 평가: 경제난과 무역 정상화,"『KIEP 오늘의 세계경제』 Vol.22 No.5, 대외경제정책연구원, 2022, 5쪽.

그렇기 때문에 김정은 정권은 2021년 제8차 당대회를 통해 집권 초부터 언급한 보건의료 방향과 사업을 다시 제시했다. 그리고 2022년, 2023년에 걸쳐 이전 시기와는 근본적으로 다른 변화를 모색했다. 특히 2022년 5월 오미크론 확진자 발표 이후, 병원 명칭을 모두 변경했다. 9개의 도와 평양시, 개성시, 남포시, 라선시 등 4개의 직할시에 위치한 도인민병원과 시인민병원을 함경북도종합병원, 평양시제2종합병원, 남포시종합병원 등 종합병원으로 개명했다. 또한 시·군·구역·리에 위치한 인민병원은 '인민'을 모두 삭제해 사리원시병원, 강남군병원, 장교리병원 등으로 변경했다. 이는 2022년 8월『로동신문』부터 반영됐다.[63] 북조선 내부와 통화가 가능한 탈북자를 통해 병원의 간판을 모두 교체하고 있다는 소식을 확인할 수 있었다. 보건의료 시설의 명칭 변경은 병원뿐 아니라 위생방역기관에도 적용됐다. 이는 2023년부터의 변화로 각 시·군·구역에 설치한 위생방역소는 질병예방통제소로 바뀌어 도·시·군·구역질병예방통제소로 명명했다.[64] 또한 2023년 12월에는 한 해에 이렇게 많은 보건의료 시설이 준공 및 완공된 사례가 없다며 "사회주의 보건발전의 획기적 전환기"가 도래했음을 과시하기도 했다. 이때 준공한 보건의료 시설로는 평양치과위생용품공장, 평양제약공장, 매봉산의료용소모품공장, 신의주방역의료품공장 등을 언급했다.[65]

김정은은 2019년 12월 정면돌파전 선언을 기점으로 이전 시기와 다른 환경과 의지로 보건의료 부문의 변화를 꾀했다. 집권 10여 년 동안

63 "현 방역안정담보를 위한 국가방역체계의 전일성 확고히 보장,"『로동신문』, 2022.08.05.

64 "방역강화를 위한 현실성있는 대책 강구,"『로동신문』, 2023.02.23.

65 "사회주의보건발전의 새로운 전성기를 펼쳐가시는 경애하는 총비서동지의 현명한 령도,"『로동신문』, 2023.12.12.

시행착오를 겪으며 경험을 쌓았고, 자신의 지시가 어떻게 왜곡돼 사업이 흐지부지되는지, 관료들의 성과가 얼마나 과장됐는지 명확히 인식하는 과정이었다. 2019년 북미관계 정상화 실패와 코로나19 팬데믹으로 내치의 시간이 부여되면서 대표적인 시혜 정책 중 하나인 보건의료 부문에 적극적으로 개입하며 변화를 모색했다. 특히 2024년 1월 15일 최고인민회의 제14기 제10차 회의에서 김정은은 시정연설을 통해 "전국적 범위로 확대하고 있는 '보건보험기금'에 의한 의료보장제를 정확히 편향 없이 실시할" 것을 주문했다. 이는 무상치료제를 포함한 보건의료제도에 근본적인 변화가 있음을 짐작게 하는 언급이었다.[66]

김정은 정권이 추진한 보건의료 부문의 변화가 안착했는지 또한 계획을 완수했는지의 결과는 2026년에 예정된 제9차 당대회에서 확인할 수 있을 것이다. 분명한 것은 김정은 정권은 이전 시기와는 근본적으로 다른 새로운 시도를 실험 중이었다.

제2절 의사결정 실행을 위한 지도 방법

의사결정으로 법률이나 정령 등을 채택했다고 사업이 저절로 추진되지는 않는다. 특히 인민의 대규모 동원이 사업 실행의 주요한 동력인 북조선에서는 이를 실현하기 위한 다양한 방법의 리더십 발휘, 즉 '지도'라는 절차가 필요했다.

북조선에서 지도의 정점은 수령(지도자)의 교시라고 일컬어지는 김정은의 직접적인 발언이나 노작이라는 이름의 문헌이 중요한 자리를 차

---

66 "경애하는 김정은동지께서 조선민주주의인민공화국 최고인민회의 제14기 제10차 회의에서 강령적인 시정연설을 하시였다." 『로동신문』, 2024.01.16.

지했다. 지도자의 교시는 김정은의 집권 기간이 늘면서 더 많아졌고 권력의 공고화로 더욱 강조됐다. 이는 북조선식 사회주의의 특징 중 하나로, 전체 인민은 수령 김정은의 사상과 뜻(의지), 행동을 같이하는 하나의 생명체가 될 때 강력한 힘을 발휘할 수 있다고 강제했고 그래야 최단기간에 인민이 바라는 변화와 성과를 획득해 공산주의 혁명을 완수할 수 있다는 논리였다.[67] 이에 2023년 10월 10일 조선로동당 창당 78주년을 맞으면서 북조선은 "수령의 혁명사상으로 일색화된 사상적 순결체, 수령을 유일 중심으로 결속된 조직적 전일체, 수령의 영도 아래 하나같이 움직이는 행동의 통일체"를 더욱 강하게 밀어붙였다.[68]

김정은 집권기 지도자가 일정 시기마다 언급하는 직접적 발언으로는 매년 1월 1일에 발표하는 신년사가 대표적이었다. 지도자의 신년사는 한 해 동안의 정책적 방향을 제시하는 첫 출발로 김정일 집권기에는 신년사 발표가 없었다. 하지만 김정은은 할아버지 김일성이 수행한 신년사를 재개하면서 대민 접촉면을 넓히는 통치술을 보였다. 김정은이 발표한 신년사에는 보건의료와 관련한 내용도 포함했다. 이를 정리하면 〈표 2-1〉과 같다.

〈표 2-1〉 김정은의 신년사에 담긴 보건의료 관련 내용 개요

년도	보건의료 관련 내용
2012	• 신년사 아닌 『로동신문』, 『조선인민군』, 『청년전위』 공동사설 게재. • 김정은의 첫 육성 '말씀'은 4월 15일 김일성 탄생 100주년 경축 열병식에서 한 연설. 다만 보건의료와 관련한 언급은 없었고 과거의 어려움을 인민에게 더 이상 겪게 하지 않겠다는 희망의 메시지 전달.

67 "새시대 5대당건설로선해설, 당중앙의 유일적령도체계확립의 리상적인 목표," 『로동신문』, 2023.05.27.
68 "세상에 유일무이한 불패의 당, 전도양양한 혁명적당," 『로동신문』, 2023.10.10.

년도	보건의료 관련 내용
2013	• 평양시에 창전거리와 릉라인민유원지 등 기념비적 창조물 건설, 각지에 인민의 복리증진을 위한 문화시설 많이 설치돼 면모 일신. • 사회주의 문명국 건설에 더욱 박차를 가해 21세기의 새로운 문명개화기를 활짝 열어놓아야 함. • 사회주의 강성국가는 전체 인민이 높은 문화지식과 건강한 체력, 고상한 도덕품성을 지니고 가장 문명한 조건과 환경에서 사회주의 문화생활을 마음껏 누리며 온 사회에 아름답고 건전한 생활기풍이 넘치는 사회주의 문명국을 의미. • 문화건설의 모든 부문에서 김정일이 제시한 사상과 노선, 방침을 철저히 관철해 교육, 보건, 문학·예술, 체육, 도덕 등 모든 문화 분야를 선진적인 문명강국의 높이에 올려 세워야 함.
2014	• 2013년 현대적인 의료시설들이 갖춰져 보건의료 서비스 개선. • 인민의 건강증진을 위한 치료예방사업에 힘을 넣어 사회주의 보건제도의 혜택이 더 잘 미치도록 해야 함.
2015	• 2014년 군민협동작전으로 사회주의 경제강국과 문명국 건설에서 커다란 전진, 연풍과학자휴양소 등 기념비적 창조물들을 수많이 건설. • 향후 위생방역 및 치료예방사업을 개선하고 의약품 생산 늘여야 함.
2016	• 인민들이 최상의 문명을 최고의 수준에서 누리게 해야 함. • 사회주의 보건제도의 요구에 맞게 치료예방사업을 개선해 인민들의 생명과 건강을 적극 보호, 증진시켜야 함.
2017	• 교육과 보건, 체육 부문에서도 훌륭한 성과 이룩. • 교육과 보건, 체육, 문학·예술 등 문화 분야의 모든 전선에서 새로운 혁명적 앙양을 일으켜 문명강국 건설을 앞당겨야 함.
2018	• 의료 서비스의 조건이 개선. • 의료 서비스에서 인민성을 철저히 구현하고 의료설비와 기구, 여러 가지 의약품 생산을 늘려야 함.
2019	• 사회주의 문명건설을 다그쳐야 함. 그 일환으로 인민들이 사회주의 보건제도의 우월성을 실감하게 제약공장과 의료기구공장 등을 현대화하고 보건의료기관들의 면모를 일신하며 의료봉사 수준을 높여야 함.
2020	• 신년사 없이 2019년 12월 28일부터 31일까지 개최한 당중앙위원회 제7기 제5차 전원회의에 관한 보도로 신년사를 갈음. • 『로동신문』, 『근로자』 공동논설 게재.
2021	• 신년사 없이 전체 인민들에게 새해 축하인사와 축원, 지지에 대한 감사, 인민을 위한 헌신 다짐을 담은 짧은 친필 서한으로 갈음.

출처: 2012~2021년 『로동신문』 검토해 저자 정리.

김정은이 신년사를 발표하기 시작한 해는 2013년부터이다. 집권 첫해인 2012년에는 신년사가 아닌 북조선의 대표적인 기관지인 『로동신문』,『조선인민군』,『청년전위』 등이 공동으로 발표한 사설을 게재했다. 이들 매체는 조선로동당과 인민군, 사회주의애국청년동맹에서 발행한다. 신년사는 2019년까지 이어지다가 2020년부터는 이전 해 연말에 중요한 당중앙위원회 회의를 진행하면서 다음 해 연초에 회의의 결정 사항을 보도하는 것으로 대신했다. 다만 2020년에는『로동신문』과 조선로동당의 정치이론 잡지인『근로자』공동논설을 게재해 정면돌파전은 자주권과 생존권, 발전권을 압살하려는 미국과 그 추종 세력들과의 치열한 대결전이라고 규정하며 전면전 선언을 알렸다.[69] 2022년 1월 1일에는 2021년 12월 27일부터 31일까지 진행된 당중앙위원회 제8기 제4차 전원회의에 관한 보도를 4면에 걸쳐 게재했고 2023년에는 당중앙위원회 제8기 제6차 전원회의 확대회의 소식을 5개 면을 할애해 실었다.[70]

김정은의 신년사는 1년 내내 강조됐다. 그리고 언론을 동원해 보건의료인은 물론이고 전체 인민들이 이해할 수 있도록 해설하고 강조하는 과정을 거쳤다. 특히 김정은 집권 이후 새롭게 제시한 사회주의 문명국에 대한 설명을 반복하며 그 구체적 내용과 의미가 무엇이고 현재 왜 이러한 개념이 필요한지 세세하게 알리는 홍보를 꾸준히 전개했다. 사회주의 문명국은 주민들의 건강과도 연계된 개념으로 보건의료 정책을 시행하는 보건성에서는 사회주의 문명국과 보건의료의 상관관계에 대한 논리를 제공하며 향후 이와 관련한 정책이 동반될 것을 예고했다.

사회주의 문명국은 사회주의 강성국가의 주요한 내용 중 하나로 새로

---

69 "《로동신문》,《근로자》공동론설, 백두산공격정신으로 조성된 난국을 정면돌파하자,"『로동신문』, 2020.01.21.

70 "조선로동당 중앙위원회 제8기 제4차전원회에 관한 보도,"『로동신문』, 2022.01.01; "조선로동당 중앙위원회 제8기 제6차전원회의 확대회의에 관한 보도,"『로동신문』, 2023.01.01.

운 지도자가 인민들에게 약속한 미래의 국가 비전이었다. 김정은은 강력한 국방력과 발전하는 경제를 기본 축으로 삼고 전체 인민이 높은 문화지식과 건강한 체력, 고상한 도덕성을 지니며 문명한 환경에서 문화생활을 마음껏 누리게 하겠다는 청사진을 제시했다. 그러면서 인민이 건강하지 못하면 강한 정신력과 높은 창조력을 발휘할 수 없고 맡겨진 역할을 제대로 수행할 수 없으므로 인민들의 건강한 체력 확보를 위해 현재의 보건의료 수준을 높이고 정비할 필요가 있다고 언급했다.[71]

김정은은 사회주의 문명국을 현실화하기 위해 문화 부문으로 간주하는 과학, 교육, 보건, 문학·예술, 체육, 도덕 등의 분야를 확실하게 개선하겠다는 결심을 여러 차례 밝혔다. 그리고 이는 과학과 기술의 시대, 지식경제시대로 인해 실현의 가능성은 더욱 높아졌고 비약적인 발전을 현실화할 수 있다고 자신감을 불어넣었다.[72] 사회주의 문명국 건설과 관련한 언급은 신년사를 마지막으로 발표한 2019년까지 지속됐다.

김정은의 신년사 발표와 이후 언론을 활용한 강조는 2016년까지 이어졌고 2017년에는 신년사를 강조하는 새로운 형식을 추가했다. 2017년 신년사를 발표한 이후 신년사가 제시한 과업의 철저한 관철을 위한 "당, 국가, 경제기관, 무력부문 일군연석회의"를 1월 7일과 8일 평양에서 개최했다. 이러한 변화는 2016년에 개최한 제7차 당대회 때문으로 보인다.

제7차 당대회에서 국가경제발전 5개년 전략을 채택했고 이는 차기 당대회까지 5년 동안 달성해야 하는 목표가 구체화했음을 의미했다. 이에 매해 추진할 중요한 사업을 신년사에 담아 지도자가 발표했고 이

---

71 "사회주의문명과 인민보건,"『로동신문』, 2013.01.13.

72 "우리 당의 사회주의문명국건설사상의 정당성,"『로동신문』, 2013.07.14.

를 확실하게 실현하는 방안으로 사업의 실행을 책임질 간부들을 대상으로 회의를 배치했던 것이다. 실제로 연석회의에서는 2017년을 국가경제발전 5개년 전략 수행에서 결정적 의의가 있는 해라며 계획한 목표를 확실하게 완수하기 위한 문제들을 토의했다. 우선 간부들의 태도 변화를 요구했다. 과거의 패배주의, 보신주의, 형식주의, 요령주의와 단호히 결별하고 과학적인 작전과 능숙한 지휘, 이신작칙(以身作則)의 혁명적 기풍으로 당의 구상과 의도를 관철하기 위한 투쟁에 나설 것을 강조했다. 보건의료 부문에서는 평균수명, 해산방조율, 전염병 예방률 등 보건지표를 선진국 수준으로 끌어올리고 주민들에게 더 좋은 위생문화적인 생활조건과 환경을 마련해주며 보건의료계의 물적, 기술적 토대를 개선하는 방법들을 논의했다.[73]

북조선에서 지도자가 발휘하는 리더십에는 "현지지도"라는 이름으로 지역이나 사업 현장을 직접 방문하는 절차도 존재했다. 김정은은 2012년부터 2020년까지 매해 1차례 이상 보건의료 관련 기관을 방문해 자신이 제시한 방향대로 사업을 전개하는지 확인했다. 10여 년간 진행한 김정은의 현지지도 현황은 [부록 3]에 첨부했다.

김정은이 집권 초기 방문한 보건의료 시설에는 평양산원 유선종양연구소, 대성산종합병원, 옥류아동병원, 류경치과병원 등이 있었다. 이 기관들은 김정은의 명령으로 평양에 짓기 시작한 전문병원들로, 건설 현장을 직접 방문해 건설 상황을 점검했고 공사에 참여한 인력들을 직접 대면하며 감사함을 전했다.

김정은은 전문병원 건설 현장을 여러 차례 방문해 큰 관심을 보였고

---

73 "자력자강의 힘으로 국가경제발전 5개년전략수행에서 획기적인 전진을 이룩하자,"『로동신문』, 2017.01.09.

4개 병원 모두 2번 이상 방문했다.[74] 특히 옥류아동병원과 류경치과병원은 3차례나 현지지도를 했다. 건설 중인 병원을 찾는 것은 물론이고 완공 이후에도 예고 없이 방문해 환자 진료가 정상적으로 이루어지는지 파악했다.[75] 2016년에 건설하기 시작한 류경안과종합병원도 2차례 방문해 전문병원에 관한 관심을 이어갔다.[76]

2014년 하반기부터는 병원 이외의 시설에 대한 현지지도를 시작했다. 정성제약종합공장과 보건산소공장, 묘향산의료기구공장은 2차례 방문했고 대동강주사기공장, 치과위생용품공장, 평양제약공장 등도 현지를 직접 방문했다.[77]

---

74 "경애하는 김정은동지께서 완공단계에 이른 릉라인민유원지와 건설중에 있는 평양산원 유선종양연구소를 현지지도하시였다." 『로동신문』, 2012.07.02; "경애하는 김정은원수님께서 새로 건설된 평양산원 유선종양연구소를 돌아보시였다." 『로동신문』, 2012.11.04; "조선인민군 최고사령관 김정은동지께서 인민군대에서 건설하고있는 대성산종합병원을 돌아보시였다." 『로동신문』, 2013.01.20; "경애하는 김정은원수님께서 새로 건설하고있는 아동병원과 구강병원을 현지지도하시였다." 『로동신문』, 2013.07.17; "경애하는 김정은원수님께서 완공단계에 이른 구강병원건설장을 현지지도하시였다." 『로동신문』, 2013.09.24; "경애하는 김정은원수님께서 완공을 앞둔 아동병원건설장을 돌아보시였다." 『로동신문』, 2013.10.06; "경애하는 최고사령관 김정은동지께서 대성산종합병원을 돌아보시였다." 『로동신문』, 2014.05.19.

75 "경애하는 김정은동지께서 류경구강병원과 옥류아동병원을 현지지도하시였다." 『로동신문』, 2014.03.22.

76 "경애하는 김정은동지께서 새로 일떠서고있는 류경안과종합병원건설장을 현지지도하시였다." 『로동신문』, 2016.05.27; "경애하는 김정은동지께서 새로 건설된 류경안과종합병원을 현지지도하시였다." 『로동신문』, 2016.10.18.

77 "경애하는 김정은동지께서 정성제약종합공장을 현지지도하시였다." 『로동신문』, 2014.11.08; "경애하는 김정은동지께서 정성제약종합공장을 현지지도하시였다." 『로동신문』, 2015.10.01; "경애하는 김정은동지께서 새로 일떠서고있는 보건산소공장건설장을 현지지도하시였다." 『로동신문』, 2016.05.30; "경애하는 김정은동지께서 새로 건설된 보건산소공장을 현지지도하시였다." 『로동신문』, 2016.09.15; "경애하는 김정은동지께서 대동강주사기공장을 현지지도하시였다." 『로동신문』, 2016.09.24; "경애하는 최고령도자 김정은동지께서 새로 건

김정은이 현지지도를 통해 보이는 언사와 행동은 간부와 인민들에게 지도자가 직접 보여주는 교육의 현장이었다. 김정은은 현장에 나타나 설계도면 하나하나를 체크하며 점검했다. 또한 잘못된 점은 수정을 명령했고 새로운 시도를 제안하며 과감한 변화를 요구하기도 했다. 그리고 흡족한 부문은 칭찬하며 격려를 아끼지 않았다. 2013년 1월에 방문한 대성산종합병원에서는 진료과의 간판을 국제 공용어인 영문을 함께 표기하라고 주문했다.[78] 이 소식은 전국의 병원으로 퍼져 이후 모든 병

[사진 2-1] 2013년 7월 만경대어린이종합병원 방문 당시 사진

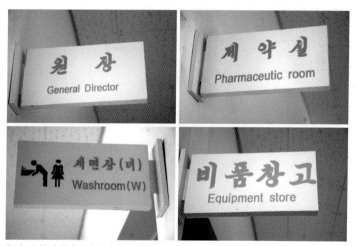

출처: (사)어린이의약품지원본부.

설된 치과위생용품공장을 현지지도하시였다." 『로동신문』, 2017.06.20; "경애하는 최고령도자 김정은동지께서 평양제약공장을 현지지도하시였다." 『로동신문』, 2018.01.25; "경애하는 최고령도자 김정은동지께서 묘향산의료기구공장을 현지지도하시였다." 『로동신문』, 2018.08.21; "경애하는 최고령도자 김정은동지께서 묘향산의료기구공장을 현지지도하시였다." 『로동신문』, 2019.10.27.

78 "경애하는 최고사령관 김정은동지께서 대성산종합병원을 돌아보시였다." 『로동신문』, 2014.05.19.

원의 간판은 영어를 함께 표기하는 계기가 됐다. 이는 2013년 7월 저자가 활동하는 어린이의약품지원본부의 평양 방문 당시 직접 목격하기도 했다. 만경대어린이종합병원은 애초에 모든 전문과가 한글로만 표기된 상태였으나 [사진 2-1]과 같이 영어와 함께 게재돼 있었다. 병원 원장은 어린이병원인 만큼 어린이들이 쉽게 파악할 수 있도록 그림까지 넣었다며 자랑했다. 김정은의 언사는 현장에 바로 적용됐다.

지도자의 현지지도 대상 기관은 전국적인 모범단위, 본보기사업장이 될 가능성이 높았다. 이유는 국가의 지원 기회를 얻을 수 있기 때문이었다. 김정은은 현지지도를 하며 현장에서 해결하기 어려운 문제를 직접 챙기는 모습을 자주 연출했다. 전문병원에 필요한 고가의 의료장비 지원을 약속했고 실제 김정은은 의료장비와 기자재를 선물했다. 병원에서는 기증받은 물자에 표식을 남겨 병원을 방문한 인민들에게 각인시켰다.

한편, 김정은은 부모와 같은 한없이 인자한 모습과는 상반되게 불같이 화를 내며 간부들을 당황하게 만들기도 했다. 2018년 7월 방문한 온포휴양소에서는 휴양소의 목욕탕이 비위생적이라고 지적하면서 이러한 환경에서 휴양생들의 치료가 되겠냐며 너절하다고 비판했다. 또한 같은 해 묘향산의료기구공장에 방문해서도 공장이 아니라 마구간과 같다며 사업을 만성적이고 무책임하게 대하는 간부들을 신랄하게 추궁했다.[79]

지도자의 현지지도는 자신의 구상을 실현하는 행보였고 지도자의 능력과 혜안을 과시하는 기회였으며 인민의 행복을 위해 헌신하는 지도자상을 구축하는 기제였다. 이에 추운 겨울이나, 뜨거운 여름, 또는

---

79 "경애하는 최고령도자 김정은동지께서 온포휴양소를 현지지도하시였다." 『로동신문』, 2018.07.17.

비가 오는 궂은날에도 인민들의 건강을 위해 건설 현장이나 관련 시설을 찾는 모습을 끊임없이 보도하며 홍보했다. 또한 간부들에게는 지도자의 행보를 본보기로 삼아 자신들이 맡은 지역의 인민들을 위해 헌신할 것을 직접 보여주며 교육했다.[80] 더불어 무책임하거나 무능력한 간부들의 사업 태도를 점검하며 긴장을 조성해 목표 완수를 강제하기도 했다.

지도자가 전국을 돌아다니는 현지지도를 했다면 내각총리 등의 지도급 인사들은 "현지요해"라는 이름으로 현장을 방문했다. 내각총리 등은 김정은의 현지지도에 동행하는 경우가 많았고 이들은 재차 현장을 방문해 지도자의 지시를 재강조하고 확인하면서 지도자의 관심사가 확실하게 추진되도록 하는 역할을 담당했다. 내각총리를 비롯한 지도급 인사들의 현지요해 현황은 [부록 4]에 첨부했다.

김정은은 코로나19가 유행한 기간인 2020년부터 2023년까지 보건의료와 관련한 기관의 현지지도는 없었다. 다만 2022년 5월 오미크론 확진자가 발생하면서 "최대비상방역체계"를 발동했고 이와 관련한 논의를 한 당중앙위원회 정치국 협의회를 마치고 김정은은 바로 평양시에 있는 약국 2곳을 방문해 의약품 공급 실태를 점검했다. 김정은이 방문한 약국은 평양시 대동강구역에 위치한 만년약국과 장생약국이었다.[81] 반면 코로나19 팬데믹 시기 내각총리 등의 현지 방문은 더 많았다. 나름의 역할 분담으로 코로나19 전염으로부터 지도자의 위험을 줄이면서 필요한 사업을 실행하는 방안이었다.

---

80 "인민의 영원한 행복을 꽃피워주시려, 다시 시작된 삼복철강행군," 『로동신문』, 2014.01.04.

81 "방문기, 어버이의 따뜻한 정 넘쳐납니다, 경애하는 총비서동지께서 다녀가신 약국들을 찾아서," 『로동신문』, 2022.05.22.

김정은의 현지지도가 국가적으로 의미가 큰 상징적인 장소를 방문해 전체적인 사업의 방향을 짚어주는 행위였다면 지도급 인사들의 현지요 해는 생산 현장 담당자들과 협의회를 진행해 구체적인 방안을 모색하 는 경우가 많았다. 그리고 대부분 원료의 수급이나 단계별 계획의 집행 상황을 짚으며 현실적인 해결 방안을 지시했다.

보건의료와 관련한 생산시설로는 제약공장이 대표적이었다. 2012년 당시 최영림 내각총리는 함흥시를 방문했고 그 지역의 대표적 기관인 2.8비날론연합기업소, 흥남비료연합기업소, 룡성기계연합기업소를 시 찰하면서 더불어 흥남제약공장을 방문했다. 이때 이 공장의 의약품 생 산 현황과 현대화 공사 상황을 점검했다.[82] 흥남제약공장은 함경남도의 도청소재지인 함흥시에 위치한 의약품 생산시설로 2014년에는 박봉주 내각총리도 방문했다. 또한 2018년부터 2021년까지 내각총리들이 빠 지지 않고 현지요해를 했다.[83] 평안북도에 위치한 신의주마이신공장도 대표적인 제약공장으로 2018년부터 지도급 인사들이 꾸준히 찾는 시 설이었다.[84] 2020년과 2021년에는 평안남도에 위치한 순천제약공장을 김덕훈 내각총리가 직접 점검했다. 의약품 생산의 확대와 원료 및 자재 의 국산화를 통해 제약공업의 자립화와 현대화를 실현하는 대책들을 강구했다.[85] 또 다른 대표적인 제약공장으로는 평양제약공장을 꼽을 수

82 "최영림총리 함흥시 경제사업 료해," 『로동신문』, 2012.05.07.

83 "박봉주총리 함흥시안의 중요공장, 기업소 현지료해," 『로동신문』, 2014.07.23; "박봉주동지 함경남도 여러 단위 현지료해," 『로동신문』, 2018.10.03; "김재룡동 지 함흥시의 여러 단위 현지료해," 『로동신문』, 2019.08.10; "김재룡동지 함경남 도의 여러 부문 현지료해," 『로동신문』, 2020.05.20.

84 "박봉주동지 평안북도 여러 단위 현지료해," 『로동신문』, 2018.12.13; "김재룡동 지 평안북도안의 여러 단위 현지료해," 『로동신문』, 2019.09.26; "김덕훈 내각총 리 서부지구의 여러 부문 사업을 현지료해," 『로동신문』, 2021.06.27.

85 "김덕훈 내각총리 여러 단위를 현지료해," 『로동신문』, 2020.12.09; "김덕훈 내각

있는데, 2018년부터 2022년까지 한 해에도 몇 차례씩 내각총리의 방문이 이뤄졌다. 당시 내각총리인 박봉주는 평양제약공장 외에도 평양치과위생용품공장과 평양전자의료기구공장도 방문했다.[86]

보건의료 물자 중 의료기구는 의료기구공장에서 생산했고 남포의료기구공장과 묘향산의료기구공장에 대한 내각총리의 현지요해가 확인됐다.[87]

지도급 인사들의 보건의료 시설에 대한 현지요해는 2014년까지 진행되다가 다시 본격화한 것은 2018년부터로 확인됐다. 이는 2016년 제7차 당대회에서 국가경제발전 5개년 전략을 채택하면서 보건의료 관련 생산시설의 건설 등이 전략에 포함된 결과였다. 내각총리 등의 현지방문이 많았다는 사실은 사업이 활발하게 진행된다는 의미와 함께 현지에 해결해야 할 사항이 많다는 2가지 의미를 내포했다. 특히 원료의 확보가 가장 큰 애로사항이었다.

한편 리더십을 발휘하는 주체로 보건의료 전반을 관장하는 행정기구인 보건성의 움직임도 빼놓을 수 없다. 보건성은 지도자의 신년사나 당대회 결정서 등과 같은 큰 틀의 방향이 제시되면 그에 맞춰 추진할 사업을 설정하고 보건의료계가 수행할 구체적인 실행계획을 수립했다.

총리 인민경제 여러 부문 사업을 현지료해," 『로동신문』, 2021.07.24.

86 "박봉주동지 평양치과위생용품공장 현지료해," 『로동신문』, 2018.02.03; "박봉주동지 평양제약공장과 평양치과 위생용품공장 현지료해," 『로동신문』, 2018.05.27; "박봉주동지 평양시안의 여러단위 현지료해," 『로동신문』, 2018.09.16; "박봉주동지 여러 단위 현지료해," 『로동신문』, 2018.11.20; "박봉주동지 여러 단위 현지료해," 『로동신문』, 2019.03.13; "김재룡동지 인민경제 여러 부문 현지료해," 『로동신문』, 2020.03.09; "김재룡동지 여러 단위 현지료해," 『로동신문』, 2020.07.07.

87 "박봉주동지 여러 단위 현지료해," 『로동신문』, 2020.03.17; "김재룡동지 여러 단위 현지료해," 『로동신문』, 2020.04.12; "김덕훈 내각총리 인민경제 여러 부문 사업을 현지료해," 『로동신문』, 2021.09.27.

보건성이 수립한 실행계획은 언론을 통해 알렸고 특히 인터뷰 형식을 많이 활용했다. 인터뷰에는 보건성 부상, 국가위생검열원 원장 등을 비롯해 고위급 보건성 간부들이 직접 출현했다. 이들이 언론에 나와 매해 발표한 보건성의 세부적 정책은 [부록 5]에 담았다.

2012년 10월에 보건성 부상 강하국을 위시해 국가위생검열원 원장 박명수, 보건성 각 부서의 국장 등이 대거 출연해 향후 어떤 사업을 전개할 것인지 발표했다. 이는 2012년 4월 13일에 개최한 최고인민회의 제12기 제5차 회의 당시 김정은이 언급한 사회주의 보건의료제도의 우월성을 높이기 위해 의학 발전, 보건의료 서비스 개선 및 강화, 의약품 및 의료기구 생산 증대 등을 기준으로 했고 보건성 책임자들은 이를 목표로 향후 추진할 구체적인 정책을 알렸다.

강하국 보건성 부상은 각종 건강지표를 최대한 빨리 세계적인 수준으로 끌어올리겠다고 목표를 제시했다. 이를 위해 보건의료계에 결정적 전환이 있어야 한다며 병원 등을 보건학적 요구에 맞게 정비 및 현대화해 치료 거점으로서의 면모를 갖추자고 언급했다. 실질적인 치료 보장 방안으로 장준상 국장은 의료인들이 복강경수술이나 유전자 치료와 같은 선진 치료법을 적극 수용해 다양하고 풍부한 치료법을 체득할 필요가 있다고 주장했다. 또 다른 보건성 부상인 김명철은 보건의료 관련 물자에 대해 상비약 및 대중약품의 생산을 늘려 필요한 수요를 맞추고 현대적인 의료설비와 기구를 보장하기 위한 혁신적 대책이 필요함을 강조했다. 더불어 박성철 국장은 보건의료 발전을 위해 관련 연구에 역량을 집중하는 사업 전개와 먼거리의료봉사체계의 완비로 가까운 시일 보건의료 서비스의 정보화 실현과 병원의 관리 및 운영에도 과학화가 필요함을 역설했다. 예방의학 부문을 담당하는 국가위생검열원의 원장 박명수는 예방의학적 방침을 관철하는 기본은 위생방역사업 강화에 있다며 위생방역체계를 정연하게 수립하고 위생방역기관의 기능과 역할을 높여 다양한 질병을 예방할 것과 특히 세계적으로 널리 퍼지고 있는 전염병들의 침습을 막기 위한 사업을 계속해서 강도 높게 전개할 것을 제시했다.[88]

김정은의 신년사가 발표된 2013년에는 보건성 간부들의 정책이 2012년과 비교해 보다 구체화했다. 보건성 국가위생검열원 박명수 원장은 평양의 16세 미만 청소년들을 대상으로 수두예방접종을 이른 시일 내에 완료하겠다고 밝혔고, 장준상 국장은 100만 명에게 보철치료를, 5천 명에게 백내장수술을 보장하겠다고 언급하는 동시에 여성들의 유방암 조기 발견을 위한 건강검진을 약속했다. 강응찬 국장은 최고 생산년도 수준을 연이어 기록하고 있는 신의주마이신공장의 성과와 경험을 전국의 제약공장에 일반화하는 사업 전개, 추출설비를 완비한 고려약공장들의 고려약 엑스 생산 정상화 추진, 전국의 의료기구공장들에서 심전계, 뇌파계, 구강종합치료기 등 의료설비와 기구 등의 생산 정상화를 언급했다. 특히 김정은 정권의 과학기술 강조 입장에 맞춰 보건의료계도 이를 접목하겠다며, 김형훈 부상은 위생방역사업의 과학화와 정보화 강력 추진, 먼거리의료봉사체계 운영의 정상화를 위한 구체적인 목표 수립, 먼거리의료봉사체계에 의한 수술지도사업 결속, 줄기세포기술과 3세대 항생제, 종합감기예방약, 생물소편기술에 대한 연구를 완료하고 지식경제시대의 요구에 맞게 의료인 및 연구사들의 자질을 높이기 위한 사업을 대대적으로 추진하겠다고 제시했다.[89]

---

88 "인민보건사업에서 새로운 전환을, 보건성 일군들과 나눈 이야기,"『로동신문』, 2012.10.31.
89 "보건사업을 새로운 높이에 올려세울 드높은 열의, 보건성 일군들과 나눈 이야기,"『로동신문』, 2013.01.13.

과학기술의 접목은 2015년에도 강조됐다. 그리고 이를 담당하는 조직은 국가과학기술위원회였다. 2015년 1월 국가과학기술위원회 간부들과의 인터뷰를 통해 보건의료 부문에서는 고려의학의 과학화를 꾀하겠다며 고려약 생산 공정의 의약품 생산 및 품질관리기준(GMP; Good Manufacturing Practice)[90] 실현, 생물소편에 의한 진단 기술과 줄기세포에 의한 재생 치료 기술의 적극 도입 등에 주안점을 두고 있음을 밝혔다. 이를 위해 현대적인 과학기술 보급 거점인 과학기술전당 건설에 심혈을 기울이고 있다고 덧붙였다. 또한 세계적인 과학기술자료를 확보해 과학 및 기술자들의 조직인 "2월17일과학자, 기술자돌격대, 3대혁명소조"의 활동을 강화하고 이들의 실력을 높이는 사업을 본격화할 것을 예고했다.[91]

보건성의 리더십은 제7차 당대회 이후 언사로 그치던 이전의 행보와 달리 구체성을 띠며 달라진 모습을 보였다. 제7차 당대회에서 채택한 국가경제발전 5개년 전략에는 보건의료계의 주요한 사업으로 "시·군인민병원 꾸리기"가 결정됐고 2016년 8월부터 집행하기 시작했다. 이를 실행하기 위해 보건성은 우선 각 부서의 간부들로 상무조직을 구성했다. 이 조직은 사업의 목표와 단계별 계획, 꾸리기 기준 등을 문서로 작성했고 사업을 실제 진행할 도인민위원회에 하달했다. 또한 수립한 단계별 계획의 진행 상황을 점검하기 위해 관련 인력을 시·군인민병원에 파견하는 동시에 병원 현대화 사업에 참고할 수 있도록 옥류아동병원 등 평양에 새롭게 건설한 병원의 건설 과정을 담은 영상물을 제공하

---

90 GMP는 Good Manufacturing Practice의 약자로 의약품 제조 및 품질관리 기준을 일컫는다. 양질의 의약품을 생산하기 위해 제약공장에서 원료의 확보, 제조, 출하 등에 이르는 전 과정에 필요한 기준을 규정한 우수 의약품 제조 및 관리 기준을 의미한다.
91 "뚜렷한 과학기술성과를 안고 10월의 대축전장으로," 『로동신문』, 2015.01.16.

기도 했다. 이 사업은 완료까지 3단계로 계획했고 사업 추진 1년이 되는 2017년 8월에 중간 평가회의를 예견했다.[92]

보건성 책임자들의 언론 인터뷰는 인민들에게 보건의료와 관련한 정책 전개를 통해 좀 더 나은 보건의료 혜택이 제공될 가능성을 알리는 홍보 효과가 있었고 보건의료계를 향해서는 해당 시기 어떠한 사업이 구체적으로 시행될지를 가늠하게 했다. 더불어 지도자를 향해 수령의 교시와 당 정책을 보건성이 앞장서 충실히 수행하겠다는 의지를 다지는 기회이기도 했다.

2017년과 2018년 보건상 부상 김형훈은 보건성 간부들이 신년사 과업 관철을 위한 투쟁에 전례 없는 열의에 충만한 상태라며 "원수님의 신년사를 자자구구 뼈에 새겨 인민에 대한 멸사복무(滅私服務) 정신을 체질화한 인민의 참된 충복, 충실한 심부름꾼으로 살려는 의지를 가다듬고 있음"을 알렸다. 이러한 자세를 바탕으로 2018년에 보건의료 서비스의 인민성을 철저히 구현하겠다며 보건의료인들이 당과 수령, 조국과 인민에 대한 충실성과 지극한 사랑 및 정성의 정신으로 인민들의 건강을 전적으로 책임지겠다고 다짐했다. 그러면서 구체적인 실행 방법으로 전국 모든 병원의 치료 조건과 환경을 본보기 수준으로 끌어올릴 것, 현직 보건의료인의 재교육 강화, 임상에서 비약물성 치료의 비중 확대 등을 제시했다. 위생방역 부문에서는 삼지연군위생방역소와 황해북도위생방역소를 표준단위로 현대화해 이를 위생방역기관의 모범으로 삼겠다는 포부를 밝혔다. 의약품은 고려약공장들의 생산 공정을 GMP화해 고효능 고려약의 개발과 생산을 거론했고 묘향산의료기구공장 등 여러 의료기구공장의 현대화로 의료기구의 질을 결정적으로

---

92 "당의 숭고한 뜻을 현실로 꽃피워간다,"『로동신문』, 2017.11.08.

높이겠다고 언급했다.[93]

지도자의 신년사 발표, 이에 대한 의미 등을 포함한 언론 및 방송을 통한 세세한 해설과 홍보, 보건의료 담당 부서의 구체적인 실행계획 제시는 하나의 패키지와 같은 절차였다. 하지만 2019년 12월 정면돌파전을 선언하고 김정은이 내치에 집중할 수밖에 없는 시간이 도래하면서 보건성을 비롯한 관료들의 몸과 마음은 더욱 바빠졌다.

김정은은 북미 및 남북관계 개선으로 경제발전을 이룩하려는 정책이 실패하자 그 책임을 관료들에게 돌렸다. 더불어 각 부서가 내놓은 정책 하나하나의 실현에 관심을 보였다. 이러한 행보는 간부에 대한 불신에서 비롯된 측면이 컸다. 2019년 12월 당중앙위원회 제7기 제5차 전원회의를 계기로 전 분야에 내재한 결함을 검토 및 분석했고 이에 근거해 본격적으로 보건성 간부들의 사업 태도에 불만을 쏟아내기 시작했다.

당시 보건의료계의 대표적 결함으로 지적된 사항은 2가지로 하나는 패배주의와 수입병에 빠져 나라의 경제 사정이 나아지거나 타국에서 설비와 의약품을 들여와야 사업 추진이 가능하다는 인식이었다. 두 번째는 많은 정책을 발표했으나 확실한 실현 없이 "빈 구호"를 요란히 외치는 형식적인 사업 태도를 지적했다. 보건성 박성철 부상 등은 2020년부터 이러한 구태의연한 사업 태도와 사상 관점에서 완전히 결별하겠다고 자아비판하며, 제약, 의료기구 및 의료용 소모품공장들에 대한 현대화의 대대적 전개, 정성의 보건의료인 양성, 선진의술 적극 수용 등을 목표로 제시했다. 그리고 각 항목에 대한 다음과 같은 구체적 방안을 내놓으며 실천을 다짐했다.[94]

93 "멸사복무," 『로동신문』, 2017.01.10; "인민보건사업에서 새로운 전환을," 『로동신문』, 2018.01.10.

94 "사상관점과 일본새에서 근본적인 혁신을," 『로동신문』, 2020.01.08.

목표 1. 제약, 의료기구, 의료용 소모품공장 개건
 - 의료기구, 제약공장의 현대화 추진
 - 의료기구공업의 본보기공장으로 전변될 묘향산의료기구공장, 평양전자의료
   기구공장, 평양제약공장, 흥남제약공장 등의 현대화 공사 완료
 - 현대적인 종합병원과 의료용 소모품공장 건설
 - 시(市)·군(郡) 내의 고려약공장 현대화 추진

목표 2. 국산화 방안 강구
 - 의료설비, 의료기구의 국산화 실현을 위해 자체의 과학기술 역량 구축
 - 첨단기술 제품생산기지 건설
 - 기술 교류 강화, 특히 개발된 시제품을 생산에 도입해 인민의 건강증진에 활
   용할 수 있는 정연한 체계 수립

목표 3. 보건의료인 정성 강조
 - 보건의료인을 대상으로 헌신적 복무 정신을 체질화하는 사업 전개
 - 당의 붉은 보건전사로 양성, 이를 위해 1960년대 의료인들의 사상을 모범으로
   강한 사상교육사업 전개(전국보건일군정성경험토론회 활용)
 - 모범적 소행의 의료인들을 찾아 이를 일반화하는 사업 추진

목표 4. 보건의료인 실력 향상
 - 의학교육에 대한 지속적인 관심, 튼튼한 기초의학 지식과 높은 임상기술을
   지닌 능력 있는 보건의료인 배출
 - 학습 열풍을 일으켜 선진 진단과 치료법을 습득하고 임상에 구현
 - 전문기술을 소유한 의료인 양성

목표 5. 보건의료 서비스의 질 개선
 - 위생방역기관들의 역할 강화를 위한 사업 전개
 - 먼거리의료봉사체계를 더욱 공고화 및 확대
 - 자체의 자원을 활용한 의약품과 의료용 소모품, 시약 생산기술 개발
 - 보건의료 서비스의 지능화 및 정보화 전개

보건성 관료들이 자아비판까지 하며 내놓은 정책은 김정은이 집권을
시작한 2012년부터 매해 제시한 사업과 대동소이했다. 몇 해 동안 같
은 정책을 되뇌었던 것은 그 방대한 사업을 실현하기에는 자원이 충분
치 않았기 때문이었다. 더욱이 보건의료는 대표적인 비생산 부문으로

인식돼 충분한 예산을 배정받지 못했다. 이에 정책의 현실화는 요원했고 관료들은 이를 추동할 동기가 부족했다. 현실이 이렇다 보니 간부는 물론이고 사업을 직접 실행하는 모든 단위에서는 적당히 시늉만 하다가 완수 보고를 올리는 경우가 많았다. 즉, 허위 보고가 비일비재했다.

평천구역은 관내의 보건의료기관 전체를 대상으로 대대적인 현대화 공사를 진행했다. 사업을 확실하게 진행한다는 명목으로 구역의 당위원회 간부들은 보건의료기관을 하나씩 맡아 사업을 추진하는 "고정담당제"를 실시했다. 하지만 정평종합진료소의 경우 매일 많은 사업을 진행했다고 실적 보고는 올라왔으나 진료소의 모습은 크게 달라지지 않았다.[95] 허위 보고의 사례로 문제는 이러한 현상이 전국적으로 횡횡했다는 점이다. 이에 김정은 정권은 2022년 "허풍방지법"을 제정해 이를 위반한 행위에 대해 처벌 규정을 명문화했다.[96]

김정은 정권은 코로나19 팬데믹으로 3년 이상 이어진 봉쇄 기간에 고난의 행군으로 붕괴한 보건의료 분야의 질서를 확실하게 회복하고자 했다. 그리고 우선 사업을 책임지고 실행해야 할 간부들의 변화를 모색했다. 이들에게 복무관점과 태도의 수정을 요구하며 관리를 본격화했다. 이전 시기 보건의료 시설의 현대화라며 외장재나 칠하는 것으로 적당히 넘기려는 태도를 하나하나 짚으며 기상을 세우기 시작했다. 이는 북조선의 사업 환경상 간부의 역할이 지대했기 때문으로 사업 실행의 우선순위를 결정하는 간부의 관점이 바꿔야 보건의료 부문에 필요한 물자와 자원을 먼저 공급할 수 있었다. 더불어 서비스를 직접 제공하는 보건의료인들의 태도에도 변화가 필요했다. 이에 보건의료인들은 의사

---

95 "자기 지역 보건사업을 전적으로 책임지는 일본새," 『로동신문』, 2020.03.30.

96 김일환, "북한 식량현황과 농업 과학기술," 『겨레하나평화포럼 발표 자료집』, 겨레하나, 2023, 24쪽.

이기 전에 "인간 사랑의 화신"으로 인간 생명의 수호자, 보호자로서의 사명을 체질화할 것이 요구됐다.[97]

보건의료 서비스 질의 개선은 의료인이 인민을 대하는 태도와 함께 선진의학 지식과 풍부한 임상경험이 담보될 때 가능했고 병원 운영의 정상화, 즉 진료 절차의 규범과 준칙을 재정립해 이에 대한 확실한 준수가 필수적이었다. 보건성은 모든 보건의료인이 철저히 구현해야 할 규범과 준칙으로 진단지도서, 치료지도서, 기술규정서 등을 정비했다. 기존 규정의 현실화와 함께 변화된 상황과 인민의 요구를 반영해 이를 갱신, 수정, 보충하는 사업을 병행했다. 그리고 이에 대한 학습을 강화해 의료인들이 진찰과 치료, 투약 행위 등 하나하나를 정한 규범에 따라 철저히 이행하도록 강제했다. 보건의료인의 모든 행위에서 임의성을 없애는 차원이었다. 여기에 더해 추진할 사업에 대해 사업계획을 명확히 수립하고 그 계획에 따라 진행할 것을 요구했고 모든 소속원은 매일 자기가 한 사업의 점검과 평가를 제도화해야 했다.[98]

그리고 2021년 제8차 당대회에서 제시한 국가경제발전 5개년 계획을 전개하면서 보건의료 정책의 구현은 더욱 구체화했다. 보건성은 2021년을 보건의료 부문의 물질 및 기술적 토대를 완비하는 도약기로, 뚜렷한 개선을 가져오는 해로 설정했다. 그리고 이의 실현은 사회주의를 옹호 및 고수하고 전진하는 정치적 문제라며 계획을 무조건 완수하겠다는 집념을 드러냈다. 설정한 사업계획은 분기별, 월별, 주별로 목표를 수립해 각 도·시·군·구역 등에 하달하는 것은 물론이고 사업 단계별로 사회주의 경쟁요강을 발표해 관련 단위가 서로 경쟁하며 사업

---

97 "사설, 인민보건사업에서 결정적전환을 일으키자," 『로동신문』, 2020.02. 23.
98 "의료봉사사업을 개선하는데서 나서는 중요한 요구," 『로동신문』, 2021.09.29.

을 추진하도록 이끌었다. 또한 2020년 완공한 삼지연시인민병원을 본보기로 내세우며 "보여주기사업"을 진행하고 1차급 시설인 리인민병원, 종합진료소, 리진료소에는 문덕군 룡중리인민병원과 양덕군 온정리진료소, 중평남새온실농장병원 등의 모범 사례를 담은 영상자료를 전달해 참고하도록 했다. 당국의 높은 관심 속에 2021년부터 전국의 도·시·군·구역인민병원의 현대화 사업이 추진됐다. 동시에 수백 개의 리인민병원, 종합진료소, 리진료소의 개선 사업도 2021년 내로 완료하고자 했다.[99]

김정은 정권은 코로나19 팬데믹 기간 이전 시기와는 분명히 다른 강도의 리더십을 행사했다. 2021년 제8차 당대회에서 채택한 의사결정을 토대로 목표 완수가 가능함을 직접 보여주려는 듯 촘촘히 움직였다. 그 결과 국가경제발전 5개년 계획의 3년 차에 접어든 2023년에 병원과 제약공장, 의료설비공장, 의료용소모품공장 등을 대대적으로 완공했다고 주장했다. 하지만 2020년 추진하다 중단한 평양종합병원의 완공 또는 개원 소식은 없었다. 필수적으로 필요한 최신의 의료장비를 대북 제재와 경제 사정으로 수급하지 못했기 때문으로 보인다. 이에 김정은 정권이 현재 추진하는 보건의료계의 발전은 질을 담보하기보다 국제 정세와 경제 상황에 큰 영향을 받지 않은 선에서 현대화하고 있으며 간부 및 보건의료인들의 정신개조에 초점을 맞춰 진행하는 것으로 짐작된다.

---

[99] "경쟁결과는 복무관점에 대한 평가로 될 것이다," 『로동신문』, 2021.05.15.

제3절 보건의료 부문의 평가 현황

WHO 국가 보건의료체계 모형의 5개 구성요소 중 하나인 보건의료 정책 및 관리는 보건의료체계가 원활하게 기능하도록 추동하는 방법의 하나로 평가를 포함한다. 특히 북조선 사회는 집단주의를 지향하면서 전체 인민을 동원해 이를 동력으로 움직이는 체제이기 때문에 인민의 적극적이고 자발적인 참여가 사업 성패를 좌우한다. 이에 사업 수행에 모범적인 개인이나 단위를 내세워 상훈을 수여해 이를 북조선 사회 전체가 본받도록 강제했다. 그리고 상훈의 수상자는 개인은 물론이고 기관이나 지역 등을 포함해 집단을 대상으로 했다.

김정은이 집권한 2012년 이후에 새롭게 제정된 상훈은 2012년 2월 3일 최고인민회의 상임위원회 정령 2150호로 제정된 김정일훈장과 김정일상(정령 제2151호), 김정일청년영예상(정령 제2152호), 김정일소년영예상(정령 제2153호) 등이었다. 이는 김정일의 70회 생일을 기념하는 차원이었다.[100]

북조선의 가장 영예로운 최고의 국가 표창은 김일성훈장이다. 김정은 정권은 김정일훈장도 김일성훈장과 함께 최고 훈장이라며 김정일의 유훈을 관철해 사회주의 강성국가 건설에 특출한 공로를 세운 간부, 인민군, 근로자와 함께 군부대, 기관, 기업소, 사회협동단체 등에 수여했다. 김정일상은 과학, 교육, 보건, 문학예술, 출판·보도, 체육 등 사회문화 분야의 발전에 기여한 인사나 조직 등에 표창했고 김정일청년영예상은 모범적인 청년 및 청년동맹조직에, 김정일소년영예상은 소년단원에게 돌아갔다.[101] 이에 보건의료계는 주로 김정일상이 대상이었다.

---

100 "김정일훈장을 제정함에 대하여," 『로동신문』, 2012.02.05.

101 "김정일상을 제정함에 대하여,": "김정일청년영예상을 제정함에 대하여,": "김정일소년영예상을 제정함에 대하여," 『로동신문』, 2012.02.05.

김정일상은 2012년 2월 9일에 첫 수상자를 발표했고 총 24명을 선정했다. 하지만 명단은 소속 없이 이름만 나열했기 때문에 보건의료와 관련한 인사가 누구이며 몇 명인지 파악할 수는 없었다.[102] 김정일상은 매해 김정일 생일인 2월 16일 광명성절을 전후해 표장했고 2017년 상훈이 제정된 5년 동안 150여 명이 수상했다. 2021년까지는 총 200여 명이 받았다. 1년 평균 20여 명에게 수여했다.[103]

국가 상훈에도 당연히 서열이 존재했다. 이를 순서대로 열거하면 김일성훈장, 김정일훈장, 노력영웅칭호, 김정일상, 김일성청년영예상, 김정일청년영예상, 명예칭호, 국기훈장 등의 순서였다. 명예칭호에는 인민과학자칭호, 인민예술가칭호, 공훈광부칭호, 공훈어부칭호 등 거의 모든 직종을 망라했다. 공훈의사와 공훈약제사칭호는 1961년 4월에 제정됐고 1968년에 공훈조산원, 공훈간호원칭호를 규정했다.[104] 김정은 집권기 『로동신문』을 통해 확인 가능한 보건의료인의 명예칭호 수상자는 〈표 2-2〉와 같다.

〈표 2-2〉 2012년부터 2022년까지 명예칭호를 받은 보건의료인 개요

수여 시기	수상 보건의료인
2013.12.	공훈간호원칭호 리춘화
2014.12.	공훈간호원칭호 최정화
2015.12.	공훈의사칭호 정석범, 현홍식, 장학성, 최순옥, 리영수, 리복남
2016.12.	공훈의사칭호 장금선, 리동운, 한혜경

---

102 "주체적인 사회주의문화건설위업 수행에 크게 공헌한 대상들에게 김정일상을 수여함에 대하여," 『로동신문』, 2012.02.14.

103 "태양의 위업 받드는 길에 빛나는 최고의 영예," 『로동신문』, 2017.02.17; "태양의 존함과 더불어 빛나는 최고영예 지난 9년간 수많은 대상들에 김정일훈장, 김정일상, 김정일청년영예상, 김정일소년영예상 수여," 『로동신문』, 2021.02.15.

104 엄주현, 『북조선 보건의료체계 구축사 I 』, 255쪽.

수여 시기	수상 보건의료인
2022.02.	공훈의사칭호 엄정남
2022.04.	공훈의사칭호 리갑련, 공훈간호원칭호 안경실

출처: 2012~2023년『로동신문』검토해 저자 정리.

명예칭호 수여식은 한해를 마무리하는 연말에 개최했다. 〈표 2-2〉
에 의하면 2017년부터 2021년까지 수상 소식이 없었다. 수상자가 있
는데 기사를 내지 않은 것인지, 아예 수여자가 없었는지 확인은 어려웠
다. 2022년에는 2월 광명성절을 맞아 라선시종합병원 원장 엄정남이
공훈의사칭호를 받았다. 또한 같은 해 3월 10일 최고인민회의 상임위
원회 정령 제882호로 공훈의사칭호와 공훈간호원칭호 대상자를 발표
했고 김일성 탄생 110주년을 맞는 4월에 의사 리갑련과 간호원[105] 안경
실에게 국가표창을 수여했다.[106]

그렇다면 명예칭호를 받는 보건의료인들은 어떤 사람이었을까?『로
동신문』에는 일부 수상자에 관한 사례를 소개해 이들을 삶을 칭송했고
동시에 일반 보건의료인들이 이들을 모범으로 자신의 삶을 변화하도록
유도했다. 2015년에 공훈의사칭호를 받은 최순옥은 평안남도 중화군
룡산리인민병원 원장이었다. 이 병원은 도시와는 멀리 떨어진 산골에
위치했으나 농촌 리인민병원의 본보기병원으로 명성이 자자했다. 그리
고 그 명성은 원장 최순옥으로부터 시작됐다. 2016년 당시 54세였던
최순옥은 20여 년 동안 이 병원에서 복무하며 어린이 사망을 완전히
없앴고 상급병원 파송률과 질병 사망률을 대폭 줄였다. 또한 다양한 난

---

105 남한은 1987년 의료법 개정으로 1988년부터 간호원을 간호사로 명칭을 변경했
    다. 하지만 북조선은 현재까지도 간호원으로 호명한다.
106 "조선민주주의인민공화국 최고인민회의 상임위원회 정령,"『로동신문』,
    2022.04.08.

치성 질환자 수백 명을 고려의학으로 완치시켰다. 이러한 최순옥의 성과 하나하나는 공훈의사칭호를 선정하는 지표로 짐작된다. 하지만 무엇보다 국가가 배치한 기관에서 오랜 기간 복무하며 수령이 제시한 보건의료 정책을 가장 앞장서 수행한 점을 높게 평가했다. 최순옥은 20여 년 전 소속원이라곤 간호원 한 사람이 전부인 시골 진료소에 책임의사로 배치됐다. 진료소에 배치될 당시 최순옥은 부푼 기대를 안고 부임했다. 하지만 진료소를 찾아오는 사람이 한 명도 없었다. 진료소 기능을 상실했기 때문으로 주민들은 멀리 떨어진 군인민병원이나 도인민병원을 찾았다. 최순옥은 주민들이 다시 찾는 진료소로 만들겠다며 낡은 진료소 건물을 허물고 새로 짓기 시작했다. 그리고 인근의 빈 땅을 일궈 약초를 심고 고려약을 만들어 환자들에게 제공했다. 환자 치료에도 정성을 쏟아 오랜 세월 고질병으로 고통을 겪던 노인을 위해 10여 년 동안 10여 리 길을 왕진하며 침과 뜸, 고려약으로 치료했다. 최순옥은 여기에서 멈추지 않고 진료소를 병원화하기 위한 목표를 세워 2008년 10월 10일 당창건 60주년 기념일에 맞춰 룡산리인민병원을 개원했다.[107]

2015년 공훈의사칭호를 받은 장학성은 2023년 8월 『로동신문』에 "조국이 값높은 칭호로 내세워준 사람들"이라는 기사에 소개됐다. 장학성은 해주시병원 원장으로 37년간 300여 명의 심각한 상태의 중환자를 비롯해 수만 명의 환자를 회복시켰다. 더불어 후배 의료인에게 인민에 대한 정성을 체질화하도록 교육해 서비스의 질을 높이는 데 기여했고 발명 및 창의고안증서 등 수십 건의 과학기술증서를 받는 데도 도움을 주었다. 또한 2022년 최대비상방역기간 적극적인 대응으로 수백

---

107 "대를 이어 수령의 유훈을 지켜가는 산골마을의 참된 보건일군," 『로동신문』, 2016.04.22.

[사진 2-2] 공훈의사칭호 룡산리인민병원 원장 최옥순의 모습

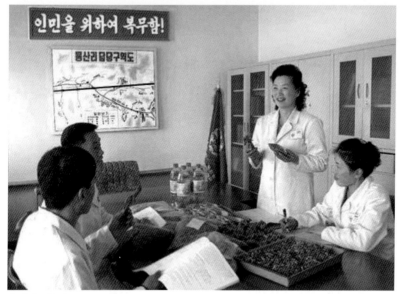

출처: 『로동신문』, 2016.04.22.

명에 달하는 "유열자"를 완치해 지역의 방역 안정에 노력했다는 공을 보탰다.[108]

2016년 공훈의사칭호를 받은 리동운은 강원도인민병원 종양예방과 과장으로 "종양세포감별진단지원체계"를 개발한 공로를 인정받았다. 이 체계는 암세포를 자동으로 감별하는 프로그램으로 약 10년 만의 성과였다. 이 프로그램은 암세포의 감별뿐 아니라 이를 컴퓨터 화면에 영상으로 띄워 의료인들이 함께 논의할 수도 있었다. 리동운은 대학의 연구사들과 함께 연구를 계속 진행해 임진단의 정확률을 80% 이상으로 높였고 강원도 내의 시·군인민병원 등에 도입해 암 질환의 조기 발견

---

108 "조국이 값높은 칭호로 내세워준 사람들," 『로동신문』, 2023.08.03.

에 기여했다.[109]

한혜경은 함흥철도병원의 정형외과 의사로 난치성 질환인 "대퇴골두 무균성 괴사"에 대한 연구와 치료를 심화시켜 수천 명의 환자를 완치한 공로로 공훈의사칭호를 받았다. 치료 성과가 뛰어났기 때문에 전국에서 많은 환자가 한혜경을 찾아왔고 특히 어린이 환자에 심혈을 기울여 어려서부터 불구로 살아갈 수밖에 없던 어린이들에게 새로운 삶을 제공했다.[110]

2022년 공훈의사칭호를 받은 엄정남은 라선시종합병원 원장으로 수십 년의 인생을 인민들의 건강증진에 바쳐온 성실하고 능력 있는 의사였다. 응급환자를 위해 자신의 피와 살을 서슴없이 제공할 정도로 환자에게 지극정성을 다했고 병원이 전국과학기술축전에서 여러 차례 1등의 영예를 거둘 정도로 의학기술 개선에도 앞장섰다. 종합실험검사설비를 비롯한 각종 의료기구를 자체적으로 만들거나 수십 종의 고려약을 직접 생산해 코로나19 시기 주민들의 치료에 적극 이바지했다. 특히 후방공급기지인 축사에서 수백 마리의 가축을 길러 종업원과 환자에게 부식을 제공하기도 했다.[111]

2022년의 또 다른 공훈칭호 대상자인 간호원 안경실은 2023년 5월 말부터 "우리 시대의 참된 보건 전사"로 일컬어지며 대대적으로 선전된 인물이었다. 안경실은 2023년 말까지도 따라 배울 보건의료인으로 회자됐다. 안경실을 통해 김정은 정권이 지향하는 의료인상을 엿보면, 첫째, 근면 성실한 보건의료인의 표상이었다. 안경실은 황해남도 은천군병원 산부인과 간호장으로 39년 동안 복무했다. 40년 가까이 현업에서

---

109 "존경받는 의료일군들, 청춘시절의 그 열정으로." 『로동신문』, 2018.01.24.

110 "천리마시대 보건일군들의 넋은 이렇게 이어지고 있다." 『로동신문』, 2017.05.23.

111 "조국의 값높은 칭호로 내세워준 사람들," 『로동신문』, 2023.09.07.

활동한다는 의미는 55세 이상부터 받을 수 있는 "연로보장"을 포기하면서 계속 복무하고 있음을 뜻했다. 이는 국가의 부담을 줄이려고 노력한 애국자의 모습과 일맥상통했다. 두 번째는 환자를 향한 지극한 정성의 모습이었다. 우선 환자들에게 피와 살을 제공하는 것은 당연했다. 안경실은 2022년 봄에도 화상 환자를 위한 피부이식에 동참했다. 당시 피부이식수술은 3차례에 걸쳐 진행했는데, 이미 이전 두 차례의 피부이식에도 참여한 상태였다. 3번째 이식에는 동료들조차 만류했으나 아직 상처가 아물지 않아 붕대를 풀지 못한 다리에서 피부를 떼어 환자에게 제공했다. 또한 환자들에게 구미에 맞는 별식을 제공하기 위해 자기 집에 돼지우리를 만들어 돼지를 사육했다. 하지만 친딸은 계모와 산다고 동네에 소문이 날 정도로 가족에게는 냉정했다. 세 번째는 후배인 새 세대 간호원을 훌륭히 키워내는 교육자로서의 역할도 담당했다. 안경실은 사상과 몸으로만 때우는 보건의료인이 아니라 실력을 갖춘 의료인을 지향했고 실력 향상에도 적극적이었다. 밤낮을 잊으며 힘들게 쌓은 의술을 후배들에게 공유하며 함께 실력을 높이려 노력했다.[112]

〈표 2-2〉에도 확인할 수 있듯이 공훈칭호를 받은 의료인은 소수에 불과했다. 이들은 오랜 기간 보건의료계에 종사했고 당시 국가 정책이 추구하는 지향을 완수하기 위해 개인과 가족을 희생하면서도 두드러진 성과를 보인 인사들로 쉽게 받을 수 있는 상훈은 아니었다.

이외에 보통의 보건의료인을 대상으로 모범노동자영예상을 수여하기도 했다. 2021년에 함경남도산원 2산과 간호장이 이 상에 이름을 올렸다. 이 간호장도 환자를 위해 헌혈, 피부이식을 한 행동과 수십 명의

---

112 "우리 시대의 참된 보건전사, 우리 당이 정성운동의 전형으로 내세워준 은천군병원 산부인과 간호장 안경실동무에 대한 이야기," 『로동신문』, 2023.05.31.

간호원을 붉은 보건전사로 양성한 점을 인정받았다.[113] 이렇게 보건의료인도 넓은 의미의 노동자로 포괄해 시상했다.

김정은 집권기에 상훈과 관련한 주요한 특징으로 보건의료인이나 보건의료기관 중에는 과학기술상에 이름을 올리는 사례가 많았다. 이는 김정은 집권 직후부터 과학을 강조하는 정책의 결과였다. 그 중 대표적인 평가가 2·16과학기술상이었다. 물론 이 상은 2003년부터 수여했기 때문에 김정은이 시작한 평가는 아니었다. 하지만 김정은 집권기에 수상자가 대폭 증가했다. 기술상의 수상 대상은 과학기술 발전과 경제 강국 건설, 인민생활 향상에 기여한 기관, 기업소, 단체와 과학자 및 기술자 등이었고 과학기술 부문의 최고상으로 간주했다. 개인상과 과제상으로 분류해 개인과 연구그룹에 수여했고 그 아래 서열인 과학기술혁신상도 함께 발표했다. 김정일의 생일인 광명성절을 앞두고 수상자를 발표했는데, 2003년부터 2014년까지 730여 명의 수상자를 배출했고 2013년과 2014년에는 각각 90여 명에게 수여했다.[114] 김정은 집권 이후 관련 수상자는 계속 늘었고 2015년 한 해에만 180여 명이 수상했다.[115]

2·16과학기술상은 2·16과학기술상 심의위원회의 결정으로 수상자를 선정했고 이를 주관하는 기관은 국가과학기술위원회를 중심으로 교육위원회, 국가과학원 등 과학기술 부문의 주요 인사들이 위원으로 참석해 결정했다.[116] 보건의료와 관련한 수상 현황은 〈표 2-3〉과 같다.

---

113 "새로운 대고조시대에 빛나는 값높은 영예," 『로동신문』, 2021.12.24.

114 "과학기술—대진군의 기관차," 『로동신문』, 2014.02.28.

115 "2·16과학기술상수여식 진행," 『로동신문』, 2015.02.11; "총진군대오의 1번수," 『로동신문』, 2015.03.01.

116 "최첨단돌파정신이 안아온 자력갱생의 열매," 『로동신문』, 2014.02.28.

〈표 2-3〉 보건의료와 관련한 과학기술상 및 과학기술혁신상 수상 현황

수여 시기 (총수상자)	수상자 및 내역
2012.02.	• 2·16과학기술상: 김일성종합대학 평양의학대학(박영주·리소영 연구사, 윤성진·최연·정순태·김영민·서유경), 항바이러스제인 인터페론 생산방법 확립 • 과학기술혁신상: 의학과학원 약학연구소(리희숙·전명애·김성순 연구사) / 강계고려약공장(박성철 지배인, 김호철 작업반장)
2013.02. (90여 명)	• 과학기술혁신상: 고려의학과학원(김영숙 연구사)
2014.02. (90여 명)	• 2·16과학기술상: 국가과학원 전자재료연구소(실장 연규정), 고성능 먼적외선복사체 • 과학기술혁신상: 김일성종합대학 평양의학대학(장창호 연구사), 인공대퇴관절 제작 및 수술법 확립
2015.02. (180여 명)	• 2·16과학기술상: 국가나노기술국, 물소독수 생산 공정 확립, 대형물소독수제조시설 연구 제작, 평양시 등 전국의 백수십 개 대상에 도입해 식수 해결 / 의학과학원 미생물연구소, 서해안 주민들의 건강증진에 이바지할 예방약을 첨단생물공학적 방법으로 개발, 생산 공정 확립
2016.03. (200여 명)	• 2·16과학기술상: 보건성 보건경영학연구소, 전국적인 먼거리의료봉사체계 수립
2017.03. (220여 명)	• 2·16과학기술상: 김책공업종합대학, 라선식(螺旋式)뇌CT 제작 / 적십자종합병원(림현단 등), 연부조직확장에 의한 성형수술방법으로 화상 및 외상 환자 치료에 기여
2018.02. (190여 명)	• 2·16과학기술상: 김일성종합대학 평양의학대학 의학과학기술교류소와 김책공업종합대학 전자공학부 공동 개발, 첨단의료설비인 눈전기생리검사기 / 옥류아동병원, 우리식 심장수술방법 확립 • 과학기술혁신상: 김일성종합대학 평양의학대학 의학과학기술교류소(림창호 소장), 2017년 국가최우수과학자·기술자로 선정
2019.02. (200여 명)	• 과학기술혁신상: 김일성종합대학 평양의학대학(전 부소장 윤원남), 산소운반용 대용혈액 개발, 2018년 국가최우수과학자·기술자로 선정
2020.06.	• 2·16과학기술상: 평양산원(홍경순 실장), 불임증 치료기술, 2019년 국가최우수과학자·기술자 선정 • 과학기술혁신상: 옥류아동병원, 건강정보 표준화에 기초한 병원정보체계 구축
2021.05.	• 2·16과학기술상: 국가과학원 기계공학연구소(조영철 실장 등), 인공수정체 생산 공정 확립 • 과학기술혁신상: 의학연구원 종양연구소, 고려약재를 이용한 분자표적 항암치료약 개발을 위한 연구
2022.03.	• 보건의료 분야는 없었고 6건의 대상 과제에 수여했다고 언급 • 최우수발명가상: 옥류아동병원(리철진 과장), 심장수술용 소모품 국산화, 심장수술법 연구 및 확립
2023.03. (50여 명)	• 2·16과학기술상: 의학연구원 종양연구소, 암치료법인 암特이면역요법 확립, 의학연구원 종양연구소 실장 리일훈 국가최우수과학자·기술자로 선정

출처: 2012~2023년 『로동신문』 검토해 저자 정리.

과학기술혁신상은 2010년에 수여를 시작했다. 이 상을 받은 대상자 중에 연구를 더욱 발전시켜 국가적으로 큰 의의가 있다고 평가되면 2·16과학기술상의 수상자가 되기도 했다. 김정은 집권기인 2015년에는 2·16과학기술상 수여 대상들 가운데 최우수과학자·기술자를 선정해 발표했고[117] 2023년 8월 현재까지 30여 명이 수상했다.[118] 또한 이와는 별도로 2021년 최우수발명가상을 제정해 4명을 선정하기도 했다. 2023년 3월에 보도한 기사에 의하면 첫 수상자 4명 중 1명이 옥류아동병원 리철진 과장이었다. 리철진은 심장수술용 소모품인 "무손상봉합침" 등 10여 개의 의료 물자를 발명하고 이를 활용한 심장수술법을 연구 및 도입한 공로자였다.[119]

김정은 집권기 과학상을 수상한 내역을 통해 보건의료계의 관심 분야를 확인할 수 있었다. 김정은 집권 첫해인 2012년의 2·16과학기술상은 첨단 생물공학기술로 항바이러스제인 인터페론의 생산기술에 혁신을 보인 평양의학대학 유전의학연구소의 연구사들이 수상했다.[120] 2014년에는 국가과학원 나노재료연구소의 "면적외선복사체" 연구그룹이 받았다.[121]

인터페론 생산은 세계 유수 제약회사의 독점기술이었으나 유전자 발현 및 단백질 재구조화 기술을 확보해 국산화했다고 주장했다. 또한 원

---

117 "과학기술로 당과 조국을 받들어나가는 첨단돌파전의 기술들," 『로동신문』, 2023.11.17.

118 "2.16과학기술상, 과학기술혁신상, 최우수발명가상에 대하여, 국가과학기술위원회 지적소유권총국 일군들과 나눈 이야기," 『로동신문』, 2023년 8월 30일.

119 "최우수발명가상 첫 수상자들," 『로동신문』, 2022.03.09.

120 "대고조시대가 자랑하는 최첨단돌파전의 기수들," 『로동신문』, 2012.12.29.

121 2014년 2월 2·16과학기술상을 발표할 때만해도 국가과학원 전자재료연구소였는데, 5월 관련 보도에서는 나노재료연구소로 변경됐다. 이 연구를 주도한 연규정의 경우도 실장에서 연구사로 직위가 달라져 있었다.

적외선복사체 개발은 이미 10여 년 전에 시작됐고 연구 시작 2년 만에 가시적 성과가 있어 김일성종합대학 평양의학대학의 집중치료실 등의 설비 현대화 때 이 기술을 활용했다고 전했다. 이를 활용한 물자의 본격적인 생산은 2008년부터로 보건의료 시설뿐 아니라 살균, 소독, 제습 등이 필요한 다양한 기관에 제공했고 그 규모가 전국의 120여 개 단위에 이른다고 밝혔다.[122]

2016년도에는 먼거리의료봉사체계를 설계해 완성한 보건성 보건경영학연구소가 수상했다. 연구진은 이 체계의 설계를 완성해 평양의 중앙병원들과 전국의 도·시·군·구역인민병원에 먼거리의료봉사망을 구축하는 데 기여하며 보건의료 서비스의 정보화 실현에 큰 성과를 거뒀다고 평가했다. 북조선 당국은 먼거리의료봉사체계를 첨단기술로 홍보하며 환자를 직접 치료하는 "직접대상 의료봉사체계"와 "간접대상 의료봉사체계"를 확립했다고 주장했다.[123]

2018년 국가최우수과학자 및 기술자로 선정된 인사는 김일성종합대학 평양의학대학 의학과학기술교류소의 전 부소장이었던 윤원남이었다. 윤원남은 공훈과학자이자 박사였고 "산소운반용 대용혈액" 개발의 핵심 인사였다. 또한 대용혈액 개발에 그친 것이 아니라 이를 공업화해 물자 생산에도 기여했다.[124]

2020년 2월에 발표한 2·16과학기술상은 평양산원 불임증치료연구실 연구사들의 불임치료기술에 돌아갔다. 이 기술의 중요한 가치는 치료에 필요한 배양액을 국산화했다는 점이었다. 그동안 불임치료에는

---

122 "최고과학기술상을 받은 고성능먼적외선복사체," 『로동신문』, 2014.05.13.

123 "뚜렷한 과학기술성과로 우리 당을 결사옹위해가는 참된 과학전사들," 『로동신문』, 2016.03.16.

124 "2018년 국가최우수과학자, 기술자," 『로동신문』, 2019.02.11.

해외의 값비싼 설비와 시약이 필요했으나 국산화로 비용을 줄였고 전국의 산원에서 시술할 수 있는 길을 열었다고 홍보했다.[125]

과학상을 받은 보건의료 관련 과제들은 단기간의 연구 결과가 아닌 장기 프로젝트였다. 그리고 중요한 발견이나 발명에 그치지 않고 이를 대량 생산해 임상에 도입하거나 현실에서 실제 활용할 수 있는 기술이 대부분이었다. 특히 전기를 절약하거나 원료를 국산화하는 기술에 큰 의미를 부여했다. 이를 종합하면 북조선의 의과학자들은 국가의 자립도를 높이기 위한 연구에 집중하면서 필요한 물자의 국산화에 도전했고 결과물을 적극적으로 활용해 북조선식 치료법 확립을 시도하고 있었다.

한편 김정은 집권기에 나타난 흥미로운 평가로 '김정은의 감사'가 있었다. 이는 국가의 중요한 사업을 성심성의껏 지원한 개인들에게 김정은이 직접 감사를 표하는 방법이었다. 감사를 받은 주민 중에는 보건의료인이 많았다. 2012년 5월 만수대지구 건설을 지원한 사람들에게 김정은이 감사를 전했는데, 김일성종합대학 평양의학대학병원 의사 한윤철과 평양시제1인민병원 의사 조명순이 포함됐다. 이들은 만수대지구 건설 야간지원돌격대원으로 직접 참여하거나 건설에 참여한 돌격대원이나 인민군을 위해 필요 물자를 제공했다.[126] 이외에도 심한 화상을 입고 사경에 처한 2명의 어린이를 기적적으로 살리거나 거동이 불편한 영예군인을 오랜 기간 돌봐주는 등 다양한 희생정신을 보여준 보건의료인에게 김정은은 직접 감사를 표했다.[127]

---

125 "우리의 기술, 우리의 힘에 대한 믿음이 안아온 창조의 열매," 『로동신문』, 2020.07.12.

126 "경애하는 김정은동지께서 만수대지구건설을 성심성의로 지원한 일군들과 근로자들에게 감사를 보내시였다," 『로동신문』, 2012.05.08.

127 "경애하는 김정은동지께서 당과 수령에 대한 끝없는 충실성을 지니고 좋은일을 한 일군들과 근로자들에게 감사를 보내시였다," 『로동신문』, 2012.10.22.

김정은의 감사 소식은 『로동신문』에 대대적으로 보도됐다. 보도 건수를 살펴보면 2012년에는 23건, 2013년 26건, 2014년 16건, 2015년 18건, 2016년 31건, 2017년 28건, 2018년 21건, 2019년 19건, 2020년 7건이었다. 2021년에는 이러한 형식의 감사와 관련한 보도는 사라졌고 이전 시기와 같이 당중앙위원회 명의로 감사를 전했다. 오히려 '지도자가 베푼' 행위에 대해 인민들이 감사하는 마음을 가질 것이 강조됐다.

지도자의 감사를 받았다는 의미는 '크나큰 영광'으로 상상 이상의 의미를 내포했다. 그리고 김정은의 감사는 국가 표창으로 이어지기도 했다. 2012년 7월 창전거리 주택지구 건설에 기여한 평양산원 의사 리금성과 고려의학과학원 연구사 전일이 김일성청년영예상을 받았다.[128] 또한 김정은이 건설에 큰 관심을 보였던 평양종합병원건설을 적극 지원한 조명진에게 노력영웅칭호와 함께 금메달 및 국기훈장 제1급을, 리용순에게는 국기훈장 제1급을 수여했다.[129]

지도자의 이름으로 직접 평가하는 방법 중 또 다른 기제는 생일상을 '하사'하는 방식이었다. 김정은은 2014년 80세 생일을 맞는 조선적십자종합병원 이비인후 및 두경부외과전문병원 원장 차원헌에게 생일상을 전달했다. 차원헌은 후보원사, 교수, 박사, 공훈의사, 김정일상계관인 등의 명칭을 받은 인사로 '혁명 전사'에게 특별히 제공하는 평가였다.[130] 2015년에는 평안남도인민병원 과장이면서 공훈의사, 박사, 부교

128 "창전거리 주택지구건설에서 로력적위훈을 세운 일군들과 근로자들에게 국가표창 수여," 『로동신문』, 2012.07.18.
129 "조명진, 리영순동지들에게 조선민주주의인민공화국 로력영웅칭호, 훈장을 수여함에 대하여," 『로동신문』, 2020.04.24.
130 "혁명전사들에게 베풀어주신 뜨거운 은정," 『로동신문』, 2014.08.31.

수인 김달영에게 70회 생일에 맞춰 생일상이 전해졌다. 김정은에게 생일상을 받는다는 것은 본인과 가족은 물론이고 집안의 큰 경사였고 대대로 자랑할 만한 큰 영광으로 간주했다.[131] 이렇게 북조선에서는 70세, 80세, 90세를 맞는 국가 상훈 수훈자에게 생일상을 전달해 사망 전까지 특별대우를 했다. 또한 이들의 사망 시에는 평양 형제산구역에 위치한 신미리애국열사능에 안치해 그 삶을 기렸다. 2020년에 의학 발전에 이바지한 조선적십자종합병원 과장 손창구의 안치식이 이곳에서 진행됐다.[132]

김정은은 일반 주민에게도 생일상을 보냈다. 그 대상은 100세를 맞는 장수자들이었다. 100세까지 생존했다는 사실은 건강한 삶을 누렸다는 의미로 북조선의 사회주의 보건의료제도 혜택의 결과로 선전됐다.[133]

이외에 보건의료 부문과 관련이 있다고 판단되는 상훈 중에는 자녀를 많이 낳은 다산모에게 수여하는 노력영웅칭호도 있었다. 2012년에 박옥단 등 7명에게 노력영웅칭호와 함께 금메달 및 국기훈장 제1급을 수여했다. 이 결정은 최고인민회의 상임위원회에서 정령으로 채택했다.[134] 이는 인구정책 중 하나로 김정은 정권도 적극적인 출산정책을 펼치고 있었다. 2021년 북조선의 출산율은 1.9명으로 인구 유지에 필요한 2.1명보다 적은 지표였다. 참고로 세계 평균 출산율은 같은 해 2.4명이고 아

131 "어머니당의 축복속에 빛나는 지식인들의 삶,"『로동신문』, 2019.10.20; "영웅의 학자와 녀성일군이 받아안은 뜨거운 은정,"『로동신문』, 2015.07.03.

132 "위대한 품속에서 영생하는 전사들의 삶,"『로동신문』, 2020.12.05.

133 "백살장수자가 받아안은 은정어린 생일상,"『로동신문』, 2012.02.22; "백살장수자가정에 넘치는 기쁨,"『로동신문』, 2012.09.30.

134 "아들딸들을 많이 낳아 훌륭히 키우고있는 녀성들에게 조선민주주의인민공화국 로력영웅칭호를 수여함에 대해,"『로동신문』, 2012.11.11.

시아태평양 지역 출산율은 2.1명이다. 남한은 1.1명이다.[135]

3명 이상의 자녀를 낳거나 입양해 키우는 다산모에게는 "다산모치료권"을 제공했다. 이는 "가족치료권"이라고도 칭했는데, 산모는 물론이고 남편과 중학교 졸업 전까지의 자녀들에게 혜택이 돌아갔기 때문이었다. 치료권에 이름이 올라 있는 사람은 누구나 "교환 병력서" 없이 1차에서 4차급 병원을 가리지 않고 보건성 산하의 모든 병원에서 우선적으로 치료받을 권리가 있었다.[136] 이뿐 아니라 다산모에게는 식량과 주택 등을 보장했고 마지막 자녀가 고급중학교를 졸업할 때까지 특별보조금 지급, 자녀들의 직업기술학교 우선 추천권 등의 혜택이 있었다. 또한 직장 여성의 경우 휴직을 요구할 때 무조건 승인해야 했고 은퇴연령인 55세가 되면 근속기간과 관계없이 연로보장 혜택을 받을 수 있었다.[137] 다산모치료권은 김정은 집권기에 제공되기 시작한 것으로, 2019년 5월 2일의 『로동신문』 기사에 몇 해 전부터 발급되고 있다고 밝혔다.

북조선에서의 평가는 김정은 집권기에도 개인적 평가보다 조직이나 지역 등의 집단적 평가가 더 많았다. 이는 집단주의를 지향하는 국가의 특성에 따른 결과였다. 대표적인 상훈으로 "26호모범기대영예상"과 "3대혁명붉은기"를 들 수 있다. 이는 최고인민회의 상임위원회 정령으로 결정했다.

26호모범기대영예상은 1961년 김정일이 김일성종합대학 재학시절 평양방직기계제작소(현재 평양방직기계공장)에서 생산 실습에 참여하는

135 "유엔인구기금 "북한 출산율 1.9명"..."북한 여성 신체 자율권 침해 받아"," 『VOA』, 2021.04.15.

136 "그 품을 떠나 우린 못살아," 『로동신문』, 2019.05.02.

137 "북, 다자녀세대에 다산모 치료권 등 혜택," 『통일뉴스』, 2023.04.28.

과정에서 연유했다. 당시 김정일은 자신이 맡은 26호 선반을 새 기계처럼 관리하며 생산시설의 설비관리 중요성을 알렸고 김정일의 모범을 따라 기관의 설비관리를 잘하는 조직을 선정해 이 상을 수여하기 시작했다.[138]

김정일은 2011년 3월에 "강성대국건설대전의 요구에 맞게 26호모범기대 창조운동을 새로운 높은 단계에로 발전시킬데 대하여"라는 교시를 발표하면서 자신이 직접 발기한 이 운동을 다시 내세우며 생산조직의 정상화를 꾀했다. 이후 전국의 조직들은 이 상을 목표로 사업을 전개했고 10여 년간 약 1,400개의 단위에서 26호모범기대영예상(2중, 3중 포함)을 수상했다. 특히 이 운동의 시초 기관인 김일성종합대학 경제학부와 평양방직기계공장 공구직장은 김정일의 교시에 적극 호응하며 전면에 나섰고 2021년 3중 26호모범기대영예상을 수여받았다.[139]

26호모범기대영예상은 김정은 집권기에 평가의 기준이 달라졌다. 단순한 설비의 정비뿐 아니라 생산 공정과 경영관리의 정보화를 실현하고 새로운 기술혁신안을 창안 및 도입해 설비의 성능을 높인 대상들을 높이 평가했다. 과학기술을 활용한 생산 현장의 혁신이 필요했기 때문으로 이 운동을 통해 공장들은 자동화, 정보화 등을 포함한 현대화와 함께 관련 설비를 확충했다. 그렇기 때문에 통합생산관리시스템 구축이 중요한 평가 항목이었다. 더불어 설비관리와 함께 기관의 환경개선도 평가했다. 이에 잔디밭을 조성하거나 도로포장, 건물의 도색 등도 실시했다.[140]

138 "26호선반을 마음속에 소중히 안고 살자," 『로동신문』, 2016.05.05.

139 "대중적설비관리운동의 생활력 과시," 『로동신문』, 2021.03.30.

140 "26호모범기대창조운동을 힘있게 벌려 이룩된 성과," 『로동신문』, 2014.12.21.

김정은 정권이 26호모범기대창조운동을 본격화한 시점은 2016년으로 26호모범기대영예상을 수여한지 55주년이 되던 해였다. 이를 기념하며 조선직업총동맹 제7차 대회와 조선농업근로자동맹 제8차 대회를 개최했고 김정은은 이 대회에 서한을 보내 26호모범기대창조운동을 적극적으로 전개하자고 제시하면서 촉발했다. 김정은의 제안에 맞춰 2017년 10월 12일 최고인민회의 상임위원회는 정령으로 3중 26호모범기대영예상을 채택했고 전국적으로 이 운동을 전개했다. 3중 26호모범기대영예상은 2중 26호모범기대영예상을 쟁취한 단위 중에 지식경제 시대의 요구에 맞춰 생산설비와 생산 공정의 현대화를 수준 높게 실현하고 과학적인 경영관리체계를 확립해 생산의 확대, 발전에 기여한 단위에 표창할 계획이었다.[141]

2012년부터 2021년 10년 동안 26호모범기대영예상을 수상한 보건의료기관은 [부록 6]에 첨부했다. 3중 26호모범기대영예상을 처음으로 수여 받은 보건의료기관은 2021년 조선적십자종합병원의 심장전문병원과 외래종합진료소였다. 이후 매해 3중 영예상을 발표했고 2022년에는 조선적십자종합병원 신경전문병원 컴퓨터단층촬영장치(CT)와 국가과학원 생물공학분원 미생물유전자공학연구소, 국가과학원 생물공학분원 동물유전자공학연구소가 획득했다. 2023년에는 신의주제약공장 항생소직장, 의학연구원 종양연구소, 김책공업종합대학 나노물리공학연구소 등이 수상했다. 또한 김정은 집권 이후 평양에 신설한 전문병원의 경우 2016년에 준공한 류경안과종합병원은 2020년에, 2013년에 개원한 옥류아동병원과 류경치과병원은 2021년에 26호모범기대영예상에 이름을 올렸다.

---

141 "3중26호모범기대영예상을 제정함에 대해," 『로동신문』, 2017.10.16.

김정은 정권은 26호모범기대창조운동 외에도 1975년부터 시작한 3
대혁명붉은기쟁취운동도 재점화했다. 이는 3대혁명붉은기쟁취운동 발
단 40주년을 맞은 2015년 11월 20일 제4차 "3대혁명붉은기쟁취운동
선구자대회"에서 가시화됐다. 이때에도 김정은은 서한을 보내 "혁명발
전의 요구에 맞게 3대혁명붉은기쟁취운동에서 근본적인 전환을 일으
키자"며 혁명 승리를 위해 이 운동만큼 실효가 크고 위력적인 운동은
없다고 단언했다. 그러면서 이를 다시 본격화해 모든 성원을 혁명가로
준비시키고 정치 및 군사적 진지를 철옹성같이 다지며 경제 강국과 문
명국 건설을 다그쳐 사회주의 강성국가를 수립하자고 호소했다.[142]

2015년에 3대혁명붉은기쟁취운동을 본격화한 것은 각 단위의 당조
직이 활발하게 움직일 준비를 한다는 의미와 함께 당에 의한 지도를 더
욱 강화할 것임을 내포했다. 북조선의 대표적인 대중운동인 3대혁명붉
은기쟁취운동의 목표는 궁극적으로 사회주의의 완전 승리와 온 사회의
주체사상화 달성에 있었다. 그리고 그 실현을 위해 전 주민 및 조직을
사상, 기술, 문화의 3대 혁명으로 이끄는 방식이었다. 통상 북조선 당
국은 이 운동을 당대회나 당창건 기념일 등 주요한 국가 행사 전까지
설정한 목표를 완수하기 위한 수단, 즉 경쟁을 촉발하거나 사회적 분위
기를 고조하는 목적으로 활용했다.[143] 이의 활용은 김정은 정권도 마찬
가지였다. 2016년 36년 만에 당대회를 개최하면서 이 운동을 재개해
전체 당조직과 당원들의 사상, 기술, 문화 수준의 상태를 점검하고자
했고 당 정책을 대대적으로 선전하면서 당원들의 상태를 업그레이드하

---

142 "김정은, 혁명발전의 요구에 맞게 3대혁명붉은기쟁취운동에서 근본적인 전
화를 일으키자, 제4차 3대혁명붉은기쟁취운동선자대회 참가자들에게 보낸
서한," 『로동신문』, 2015.11.21.

143 "사회주의의 전면적발전에 관한 사상의 기본요구," 『로동신문』, 2021.12.04.

는 기회로 삼았다.[144]

　2012년부터 2023년까지 김정은 정권에서 보건의료기관에 수여한 3
대혁명붉은기 현황은 [부록 7]에 담았다. 3대혁명붉은기의 최고 단계
라고 할 수 있는 3중 3대혁명붉은기를 쟁취한 보건의료기관으로는
2012년 보건성 제약공업관리국 종합약국, 2015년 보건성 1월25일제작
사, 강계고려약가공공장, 2020년 순천시약공장, 2021년 토성제약공
장, 2022년 신양군영예군인고려약공장 등이었다. 이 기관은 모두 의
약품이나, 시약을 생산하는 기관으로 김정은 집권 기간 관련 물자들의
판매가 본격화되면서 운영의 정상화를 이루었고 이는 조직의 활성화로
이어진 결과로 판단된다. 3대혁명붉은기 또한 3중 칭호를 수여받기는
쉽지 않았다. 2015년의 경우 붉은기를 쟁취한 400개 기관 중 3중 칭호
는 7개에 불과해 약 2% 수준이었다.[145] 토성제약공장은 2016년에 2중
붉은기를 쟁취한 이후 5년 만인 2021년에야 3중 붉은기를 받았다.[146]

　생산단위를 대상으로 하는 평가 중에는 공동순회우승기라는 상훈도
있었다. 이 우승기는 최고인민회의 상임위원회에서 정령으로 결정하는
26호모범기대영예상과 3대혁명붉은기와는 달리 당중앙위원회, 최고인
민회의 상임위원회, 내각 등 3자의 공동명의로 수여했다. 공동순회우승
기는 인민경제계획을 수행하는 기업 중, 계획을 가장 모범적으로 완수
한 단위를 대상으로 선정해 다음 해인 3월이나 4월에 시상했다. 2017년
까지는 "선군봉화상 쟁취를 위한 사회주의 경쟁 공동순회우승기"라는
명칭을 사용했고 2018년부터는 단순히 "사회주의 경쟁 공동순회우승
기"라고 명명했다. 이러한 명칭 변경은 2016년 제7차 당대회 이후 이전

144　"세폭의 붉은기 높이 날리며 당을따라 끝까지," 『로동신문』, 2015.11.17.
145　"거세차게 타오른 대중운동의 불길," 『로동신문』, 2015.12.21.
146　"대중운동의 불길속에 늘어나는 3대혁명선구자대오," 『로동신문』, 2021.11.18.

정권인 김정일 시대에 강조하던 '선군'을 삭제한 결과였다.

보건의료기관 중에는 제약공장, 고려약공장, 의료기구공장 등 보건의료 관련 물자를 생산하는 기관들이 대상이었다. 2012년부터 2023년까지 우승기를 받은 보건의료 관련 생산기관의 내역은 〈표 2-4〉에 담았다.

〈표 2-4〉 사회주의 경쟁 공동순회우승기 수상 보건의료기관 현황

수여 시기	수여 기관
2012.03.	강계고려약공장, 개성영예군인의료기구공장, 경성영예군인주사약공장, 신의주마이신공장, 평양제약공장, 함흥영예군인교정기구공장, 흥남제약공장 등 총 423개 단위 중 7개
2013.03.	개성영예군인의료기구공장, 신의주마이신공장, 장수고려약공장, 평양제약공장 등 총 388개 단위 중 4개
2014.02.	개성영예군인의료기구공장, 신의주마이신공장, 장수고려약공장, 평양예방약공장, 평양전자의료기구공장, 흥남제약공장 등 총 344개 단위 중 6개
2015.03.	개성영예군인의료기구공장, 신의주마이신공장, 평양전자의료기구공장 등 총 322개 단위 중 3개
2016.03.	강계고려약공장, 개성영예군인의료기구공장, 개성인삼가공공장, 단천시약공장, 평양전자의료기구공장 등 총 305개 단위 중 5개
2017.03.	경성영예군인주사약공장, 남포의료기구공장, 단천시약공장, 신의주마이싱공장, 장수고려약공장, 정주예방약공장, 평양전자의료기구공장 등 총 448개 단위 중 7개
2018.03.	강계고려약공장, 경성영예군인주사약공장, 장수고려약공장 등 총 350개 단위 중 3개
2019.03.	장수고려약공장, 정주예방약공장, 평양전자의료기구공장, 평양치과위생용품공장 등 총 315개 단위 중 4개
2020.04.	강계시고려약공장, 정성제약종합공장, 정주예방약공장, 평양치과위생용품공장 등 총 308개 단위 중 4개
2021.04.	강계시고려약공장, 국가과학원 미생물학연구소, 정주예방약공장, 평양치과위생용품공장 등 총 204개 단위 중 4개
2022.04.	국가과학원 미생물학연구소, 남포의료기구공장, 정주예방약공장, 조선고려약기술사, 평양치과위생용품공장 등 총 298개 단위 중 5개
2023.04.	국가과학원 미생물학연구소, 남포의료기구공장, 정주예방약공장, 조선고려약기술사 등 총 280개 단위 중 4개

출처: 2012~2023년 『로동신문』 검토해 저자 정리.

김정은 집권 첫해인 2012년에는 388개 단위가 인민경제계획을 모범적으로 수행해 공동순회우승기를 받았다. 그중 4개의 보건의료기관인 개성영예군인의료기구공장, 신의주마이신공장, 장수고려약공장, 평양제약공장을 포함했다. 장수고려약공장을 제외한 3개 기관은 2011년도에도 우승기를 받은 공장으로, 계획 완수를 달성한 모범적인 기관은 연이어 좋은 평가를 받기도 했다. 하지만 보건의료 관련 기관은 적게는 3개, 많아 봐야 7곳 수준으로 전체 공동순회우승기를 획득한 기관의 2%를 넘지 못하는 미약한 수준이었다.[147]

〈표 2-4〉에 의하면 공동순회우승기를 받는 대상 기업이 점점 줄어드는 것을 확인할 수 있다. 김정일 사망 해인 2011년에는 423개였던 것이 2012년부터 2019년까지 300여 개 수준에 머물렀고 2020년부터는 200여 개로 감소했다. 다만 당대회를 개최한 2016년과 2021년에는 계획 완수를 강조하는 당국의 움직임에 따라 기업이 영향을 받으면서 2017년 448개, 2022년 298개로 다른 시기에 비해 증가했다. 하지만 감소 경향은 분명했다. 이는 김정은 집권 이후 평가 기준을 강화했을 가능성도 존재한다. 하지만 근본적 원인은 2017년 12월 결정된 유엔 안전보장이사회의 대북 제재 결의안 2397호의 영향과 코로나19 팬데믹으로 인한 국경 봉쇄에 따른 결과였다. 원료 수급의 불가능으로 계획 완수가 어려운 환경이 조성됐기 때문으로 전반적인 북조선 경제의 불안을 대변하는 지표였다.

이러한 환경 속에서 김정은 정권은 2023년에는 10대 최우수기업을 선정해 발표하기도 했다. 이는 제8차 당대회 때 채택한 국가경제발전 5개년 계획 목표를 달성하는 방법으로 도인민위원회 등이 선발한 40

---

147 "모범적인 단위들에 선군봉화상쟁취를 위한 사회주의경쟁공동순회우승기 수여," 『로동신문』, 2012.03.28.

여 개의 기관 중 10개를 최종 선택해 제시했다. 보건의료기관으로는 신양군영예군인고려약공장을 포함했다. 선정된 기업체는 국가에 많은 양의 생산물을 보장하면서도 공업총생산액과 종업원 일인당 생산액, 평균 보수 수준이 높은 기업, 2022년에 인민경제계획을 초과 수행한 기업, 자체적으로 생산 토대를 구축하고 제품의 질을 높여 인민들에게 인기가 높은 기업들이었다. 김정은 정권은 이 10대 최우수기업 선정을 해마다 발표하겠다고 예고했다.[148]

김정은 정권은 제7차 당대회를 계기로 '쟁취운동'이라고 명명한 다양한 대중운동을 벌렸다. 이는 기본적으로 경쟁을 고취하는 방법으로 집단적 평가를 확대하는 경향을 보였다. 김정은은 일정 계기마다 이를 본격화하면서 주민들을 동원했다.

우선 모범준법단위칭호쟁취운동을 들 수 있다. 이 운동은 국가의 법질서를 명확히 세우고 준법 기풍 확립에 모범을 보인 단위들이 대상이었다. 2007년 2월 제4차 전국법무일군대회를 계기로 시작했고 2년 뒤인 2009년 당시 천리마제강연합기업소 강철직장, 사리원시 미곡협동농장 청년작업반 등 5개 단위가 처음으로 수여받았다. 김정은 집권 이후에는 2017년 10월 제6차 전국법무일군대회를 개최하면서 다시 본격화했고 2020년에는 약 2,000개 단위가 모범준법단위칭호를 받았다.[149] 보건의료기관 중에 모범준법단위칭호를 받은 조직은 [부록 8]에 첨부했다.

또한 과학기술 강화 정책에 따른 대중운동인 "모범과학기술보급실쟁취운동"도 전개했다. 이 운동은 김정은의 교시인 "공장, 기업소, 협동

---

148 "인민경제계획수행과 경영관리에서 모범적인 단위들을 10대최우수기업으로 선정," 『로동신문』, 2023.10.02.
149 "모범준법단위칭호쟁취운동의 생활력 과시," 『로동신문』, 2020.08.14.

농장들에서 과학기술보급실을 개설해 근로자들이 누구나 현대 과학기술을 배우고 현실에서 제기되는 문제를 과학기술의 힘으로 풀어나가는 사회적 기풍을 확립하자"는 언급에서 시작됐다. 북조선 당국은 이를 통해 과학기술 발전과 함께 전민 과학기술 인재화를 달성하고자 했다. 김정은의 언급 이후 조선로동당은 조선직업총동맹에 모범과학기술보급실쟁취운동과 관련한 요강을 하달했고 이후 각 기관에는 원격강의실, 전자열람실, 도서열람실, 화상회의실 등을 갖춘 과학기술보급실을 대대적으로 설치하기 시작했다.[150]

보건의료 시설 중에는 2018년 6월 삭주군의약품관리소와 2019년 5월 함경북도의약품관리소가 쟁취했다. 2021년 평양치과위생용품공장는 과학기술보급실 구축과 운영을 통해 관련 지식의 확보로 제품의 질을 높이고 생산과정에서 제기되는 문제 해소에 큰 의의가 있었다고 평가했다.[151]

모범과학기술보급실쟁취운동과 연계되는 대중운동으로는 모범기술혁신단위칭호쟁취운동도 있었다. 이 운동은 조선과학기술총연맹이 주관하는 대중적 기술혁신운동으로 생산 공정을 현대화, 정보화하고 설비 및 자재의 국산화 실현에 성과를 거둔 단위에 수여했다. 그렇기 때문에 모범기술혁신단위칭호를 받기 위해서는 과학기술보급실 설치를 당연시했다. 이 운동은 김정일 집권기에 진행했던 모범기술혁신공장(직장·작업반)칭호쟁취운동을 김정은 시대에 맞게 변형한 것으로 2013년에 시작했다. 하지만 사업의 본격화는 2016년 제7차 당대회 이후였다. 제7차 당대회 전인 2015년까지는 모범기술혁신단위칭호를 쟁취한

---

150 "당의 전민과학기술인재화방침의 생활력 과시," 『로동신문』, 2018.06.03.
151 "직맹조직들에서 모범과학기술보급실쟁취운동 활발히 전개," 『로동신문』, 2021.05.17.

기관은 132개에 불과했다. 2021년 11월에 발표한 자료에 의하면 8년 동안 1,480여 개였다고 밝혀, 2016년부터 2021년까지 1,000여 개 단위 이상 확대했음을 확인했다.[152]

보건의료기관 중에는 2017년에는 덕천고려약공장이 칭호를 받았고,[153] 2018년에는 평양제약공장,[154] 2021년에는 평양고려약공장이 3중 모범기술혁신단위칭호를 받았다. 3중 모범기술혁신단위는 전체 수여받은 91개 기관 중 9개에 불과했다.[155]

이외에도 지방예산제모범칭호, 체육단위칭호, 사회주의애국림칭호 등 다양한 부문의 대중운동을 전개해 당국이 추진하는 정책을 관철하는 방법으로 활용했다. 지방예산제모범칭호는 지방예산 수입을 늘리려는 의도로 각종 서비스를 제공하는 기관과 물자를 생산하는 공장 및 기업소 중에 운영 활성화를 통해 수입을 대폭 증가한 대상들에게 수여했다. 체육단위칭호쟁취운동은 체육활동을 활성화해 조직원들의 건강 개선에 기여한 단위가 수여 대상이었다.[156] 2021년도에 대관군의약품관리소가 체육단위칭호를 쟁취했고 다양한 체육 소모임을 조직해 그 운영을 활발하게 전개한 결과였다. 이 활동으로 소속 인력들의 체육 열기가 높아졌고 한 가지 이상의 체육기술을 보유하는 애호가들이 증가했다고 의미를 부여했다.[157]

152 "당의 과학기술중시사상의 정당성과 생활력에 대한 뚜렷한 증시," 『로동신문』, 2021.11.11.

153 "세차게 타번지는 대중적기술혁신의 불길," 『로동신문』, 2014.02.28.

154 "당의 과학기술중시로선의 정당성과 생활력의 뚜렷한 과시," 『로동신문』, 2018.08.10.

155 "모범기술혁신단위들이 늘어난다," 『로동신문』, 2021.03.06.

156 "체육단위칭호쟁취운동 더욱 고조되는 모범," 『로동신문』, 2019.04.03.

157 "올해 410여 개 기관, 기업소, 공장들이 모범체육단위의 영예를 지니였다," 『로동

2021년 제8차 당대회를 거치면서 김정은 정권의 평가 대상은 개별 조직이나 단위에서 행정구역으로 확대하는 모습을 보였다. 이는 2021년 9월 28일 최고인민회의 제14기 제5차 회의에서 시·군발전법을 채택하면서 본격화했다. 시·군발전법 제3장과 4장에는 도·시·군·구역 간 경쟁과 부문 간 경쟁을 독려하는 내용을 담았고 모범지방공업군, 지방예산제모범군, 모범삼림군, 모범교육군, 모범보건군 등의 칭호쟁취운동 전개를 규정했다.[158] 이에 따라 2021년 10월에 최고인민회의 상임위원회 정령으로 모범준법군(시·구역)칭호와 모범원림군(시·구역)칭호를 제정했다.[159] 모범준법군(시·구역)칭호는 기존의 모범준법단위칭호를 전국의 시·군·구역 등 행정구역으로 확대한 것으로 김정은 집권기 제일 먼저 칭호를 받은 지역은 평안북도 창성군이었다.[160]

물론 모범산림군칭호은 2015년에 결정되는 등 2021년 전에도 다양한 부문의 '모범군' 쟁취운동을 정령으로 채택해 전개했다. 또한 김일성, 김정일 집권기에도 같은 명칭을 제정해 수여한 적도 있다. 모범준법군(시·구역)칭호의 경우 1984년 1월 당시 중앙인민위원회 정령 제841호로 제정했고 2021년 10월 같은 칭호가 결정되면서 효력을 정지하는 절차를 거치기도 했다.

김정은 정권의 행정구역을 대상으로 하는 다양한 평가 기제의 활용은 지방 발전을 위한 방안이었다. 각종 칭호쟁취는 전국적인 경쟁을 촉발했고 당이 제시한 정책을 대대적으로 홍보하며 현실화하는 주요한

　　신문』, 2021.12.25.

158　이해정, "김정은 시기 북한의 지방경제 활성화 정책 분석과 시사점," 『북한경제리뷰』 2022년 12월호, KDI, 2022, 53~54쪽.

159　"모범준법군(시, 구역)칭호를 제정함에 대하여," 『로동신문』, 2021.10.23.; "모범원림군(시, 구역)칭호를 제정함에 대하여," 『로동신문』, 2021.10.23.

160　"평안북도 창성군에 모범준법군칭호 수여", 『로동신문』, 2021.11.04.

매개였다. 행정구역별로 정책 목표 달성을 위해 새로운 목적의식과 경쟁의식을 부추기는 동시에 이를 매개로 체제를 결속하고 주민들의 노력을 총동원하고자 했다.[161]

김정은을 포함한 북조선 지도자들은 행정단위에 수여하는 상훈이 지역 발전에 중요한 동기로 작용한다고 판단했다. 국가가 원하는 기준을 정하고 이에 도달한 지역에 다양한 칭호를 수여해 이를 전국으로 확대하면 국가의 지향을 완수할 수 있다고 인식했다. 이에 황해북도 연탄군은 2018년에 지방예산제모범군, 모범지방공업군, 모범체육군, 모범교육군, 모범축산군칭호를 쟁취하며 가장 선진적인 지역으로 홍보됐다.[162]

김정은 정권은 제8차 당대회 이후 행정단위를 중심으로 하는 발전 방향을 확실하게 추진하기 위해 사회주의 건설의 지역적 거점을 강화한다는 명목으로 2021년 3월 3일부터 6일까지 제1차 시·군당책임비서 강습회를 개최했다. 김정은이 직접 참가했고 개강사를 통해 구체적인 사업 방법을 지시했다. 강습회에는 도·시·군의 당책임비서와 도당위원회의 해당 부서 간부들이 참석했다. 이러한 형식의 강습회는 처음으로 시도한 것으로 지도자가 관련 사업을 직접 챙기겠다는 의지를 보여주는 행보였다. 김정은은 전국이 균형적으로 동시 발전하기 위해 시·군당 사업의 혁신이 필요함을 재차 강조하며 당중앙위원회가 당 정책 수행에 대한 집행 상황을 평가한 시·군별 순위를 발표하겠다고 예고했다.[163] 동시에 순위를 결정하는 평가 지표도 세세하게 밝히며 부문별,

---

161 남성욱 등, "북한 행정구역 개편의 함의와 행정통합에관한 연구," 『통일정책연구』 제27권 1호, 통일연구원, 2018, 20쪽.

162 "기행, 어디서나 울리는 한목소리-자기 힘이 제일이다," 『로동신문』, 2018.01.17.

163 "사회주의건설의 지역적거점들을 강화하기 위한 중요한 전환의 계기 제1차 시, 군당책임비서강습회 개강, 조선로동당 총비서이신 경애하는 김정은동지께서 개강사를 하시였다," 『로동신문』, 2021.03.04.

항목별 평가 지표를 설정해 각각에 점수를 부여해 이를 종합하겠다고 언급했다.[164]

모범지역 선정에는 보건의료와 관련한 부문도 당연히 존재했고 2018년부터 모범보건군칭호쟁취운동을 전개했다. 이 운동 역시 1962년 김일성이 발기한 모범위생군창조운동이 시원이었다. 김정일 집권기에는 시대의 요구에 맞게 모범보건군칭호쟁취운동으로 개선했고 이를 김정은이 받아 계속 추진했다. 이 운동은 해당 지역의 주민을 조직, 동원해 치료 및 예방사업과 위생문화사업에서 집단적 혁신을 이룩하자는 대중운동이었다.[165]

김정은은 주민들의 건강증진 및 건강보호를 위한 보건의료의 중요성을 강조하며 모범보건군칭호쟁취운동을 더욱 발전시키자고 호소했다. 그리고 모범보건군칭호쟁취를 위한 장기적 목표와 단계별 목표를 설정하고 이를 기관, 기업소, 협동단체와 주민을 발동해 결의 조항을 확실하게 집행할 것을 교시했다. 동시에 운동의 진행 상황을 하나하나 점검 및 평가하고 긍정적 경험을 일반화해 심화해 나갈 것을 주문했다. 이를 위해 각 지역의 당 및 인민위원회 담당자들은 보건의료기관을 하나씩 맡아 모범보건군칭호쟁취운동 판정 요강을 조항별로 따져가며 실행해 나갔다.[166]

2023년에 모란봉구역이 모범보건구역칭호를 쟁취했다. 모란봉구역의 사례를 통해 칭호 획득 과정을 이해할 수 있었다. 모란봉구역은 평양의 23개 구역 중 하나로 모란봉구역의 당책임자는 모범보건구역칭호

---

164 "교육사업에서 어느 도가 앞서나가고있는가," 『로동신문』, 2019.08.26.

165 "모범보건군칭호쟁취운동은 인민보건발전의 위력한 추동력," 『로동신문』, 2018.05.05.

166 "인민보건발전과 모범보건군칭호쟁취운동," 『로동신문』, 2019.12.21.

쟁취를 위한 대중운동 전개를 결심하면서 우선 구역의 보건의료 상황을 점검했고 심각한 문제점을 발견했다. 일신했다는 보건의료기관은 크게 개선되지 않았고 양질의 서비스를 보장하지 못하는 기관이 많았다. 이러한 현실을 분석한 결과, 당국에서 평가한다고 강조하면 실적이 오르다가 시일이 지나 관료들의 관심에서 멀어져 보건의료인들에게만 맡겨놓으면 중단하는 사례가 반복됐다. 이에 모란봉구역에서는 매월 1회씩 보건의료사업 진행 현황을 평가하는 회의를 진행하면서 각 보건의료기관을 담당한 간부들의 사업실적과 잘잘못의 원인분석, 성과를 낼 수 있는 대책 마련 등을 심도 있게 논의했다. 책임기관의 관심은 사업 담당자의 태도 변화로 이어졌고 담당한 보건의료기관에 대한 책임감을 높였다. 보건의료기관의 건설은 물론이고 환자 치료에 필수적인 의료설비의 부속품 확보에도 환경의 유불리를 따지던 과거의 모습에서 벗어나 능동적으로 대처하는 긍정적 모습으로 변했다.[167]

한편 모범보건구역칭호의 평가 항목으로는 보건의료기관 건물의 현대화와 의료시설의 확충 현황, 의약품 및 의료기구 생산시설의 현대화 및 생산 정상화 상황, 주민건강관리정보체계와 같은 정보화 구축 실현 등을 포괄했고, 이와 함께 보건의료기관에 대한 당 및 행정기관 간부의 담당제 실시, 보건의료인들에 대한 생활 보장 및 자질향상 정도도 평가 항목에 포함했다.

김정은은 북조선 전체의 시·군 행정구역이 200여 개이므로 그 책임자가 200분의 1을 확실하게 발전시킨다는 마음가짐으로 사업을 추진해 성과를 내라고 강조했다. 특히 시·군은 지방 경제발전의 지역적 거점인 동시에 정치적 거점으로 보건의료사업을 지도하는 단위였다. 당

---

167 "지역의 보건발전을 위해 틀어쥔 두가지 문제, 모범보건구역칭호를 수여받은 모란봉구역일군들의 사업에서," 『로동신문』, 2023.05.27.

의 노선과 정책은 시·군의 당조직 및 행정조직을 거쳐 산하 단위와 지역 주민에게 전달되고 집행했기 때문에 중앙과 지방, 도시와 농촌 간의 연계를 담당하는 중간 매개자로서 역할을 담당했다.[168]

하지만 각 도와 시·군들의 발전 정도는 심각한 차이가 존재했다. 김정은 정권은 집권 직후부터 인민생활 향상을 제시하며 변화를 약속한 이상 농촌을 비롯한 지방의 주민들에게도 실질적인 개선의 모습을 보여줘야 했다. 그 차이를 두고서는 평등과 집단주의를 지향하는 당국의 원칙과 정책이 설득력을 갖지 못할 가능성이 컸다.

> 특정한 부문에서의 성과에 대하여 자화자찬하면서 모든 부문을 다같이 발전시키는데 박차를 가하지 않고 인민들에게 실지 혜택을 주지 못하면 혁명신념이 흔들리게 되고 사회주의진지에 만회할수없는 공백이 생기기 마련이다. (중략) 앞선 단위들은 특정한 어느 한 부문이 100m 앞서나가는것보다 전반이 다같이 손잡고 10m 전진하는 것이 더 중요하다는 것을 깊이 명심하자.[169]

김정은 정권은 2019년 12월 정면돌파전을 선언하면서 인민들을 달래야 했고 북조선의 가장 약한 고리라고 할 수 있는 지역적 격차를 더 이상 방관할 수 없었다. 또한 대북 제재와 코로나19로 자력갱생이 유일한 탈출구인 김정은 정권의 입장에서 지방의 주민과 자원을 총동원하기 위해도 지방의 변화는 필수적이었다. 이에 그 갭을 줄이려는 시도로 분야별 칭호쟁취운동에 적극적으로 나섰고 2023년 현재에도 이를 평가해 공개하며 경쟁을 부추기고 있었다.

---

168 "론설, 시, 군의 발전이자 국가의 부흥이다," 『로동신문』, 2021.03.28.
169 "론설 우리식 사회주의의 전면적발전을 이룩해나가자," 『로동신문』, 2021.10.30.

제4절 비판 및 규제

국가의 의사결정을 실행하는 동력으로 상훈을 통한 긍정성을 내세우는 방법과 함께 부정적 측면을 지적해 수정하는 비판과 규제의 방식도 존재한다. 하지만 북조선에서 간부나 보건의료인의 개인적 일탈이나 저항에 관한 소식을 공식 문헌에서 발견하기란 쉽지 않다. 이는 강압적 처벌을 표면적으로 금지하고 규율을 지키도록 서로 통제하는 방법을 주로 활용하는 사회 분위기 때문이다. 즉, 일탈 등은 개인의 문제가 아니라 그 조직과 구성원 전체의 문제로 인식했다.[170] 또한 당의 결정을 관철하기 위한 북조선의 전통적인 사업 방법으로 "긍정감화교양"을 장려했다. 이는 사업 추진 과정에서 나타난 인민들의 아름다운 소행, 긍정적 모범, 확실한 성과 등을 드러내 이를 하나의 기풍으로 만들어 전체로 확대하는 방법이었다.[171] 인민의 자발성 발휘는 비판보다 긍정적 측면의 부각이 더 효과적이라는 인식이었다.

그럼에도 불구하고 『로동신문』에는 현재의 성과를 강조하기 위해 과거에 추진한 사업 방법 등에 대한 오류를 언급하면서 비판의 목소리가 자연스럽게 드러났다. 또한 김정은 등장 이후 거침없는 비판의 목소리를 그대로 언론에 싣기도 했다. 그리고 그 비판의 대상은 주로 사업을 책임지는 간부들을 향하는 경우가 많았다.

특히 보건의료 부문은 심각한 붕괴 상태였고 김정은이 집권한 2012년에도 고난의 행군 여파가 완전히 가시지 않은 상황이었다. 젊은 지도자

---

170 조정아, "북한 중등학교 규율과 '반학교문화'," 『교육사회학연구』 제14권 제1호, 한국교육사회학회, 2004, 125쪽.

171 "긍정감화교양의 실효를 높여," 『로동신문』, 2023.12.09.

는 이를 개선하기 위해 흐트러진 질서를 바로잡아야 했다. 하지만 사업 추진 과정에서 많은 문제점을 대면했다. 관료와 보건의료인들은 "발등에 떨어진 불끄기식" 또는 "땜때기식"으로 사업을 대했다.[172] 당국이 하달한 사업을 일관적이고 꾸준히 추진하는 것이 아니라 적당히 눈치를 보며 시늉만 하는 형식적인 사업 태도가 팽배했다.

사업을 책임진 간부의 입장에서는 사업을 적극적으로 추진할 수 없는 이유가 한두 가지가 아니었다. 간부들은 보건의료사업뿐 아니라 할 일이 너무 많았다. 더욱이 이를 진행할 자금이나 노동력, 자재 및 기자재 등 모든 것이 부족한 상황이었다. 이에 대해 김정은은 투철하지 않은 간부의 복무관점을 지적하며 조건과 상황을 탓하는 소극성과 남의 힘에 기대 적당히 넘기려는 비주체적이고 비자발적인 태도라고 비판했다.[173]

김정은은 이러한 간부들의 복지부동 상태를 직접 목격하기도 했다. 그 현장은 2018년과 2019년 연이어 방문한 묘향산의료기구공장이었다. 이 공장은 김정은 집권 직후부터 보건의료 부문의 본보기로 내세워져 당국에서 공들여 건설한 공장이었다. 또한 표준 건축물로 설정해 최상의 질을 보장한다고 기회 있을 때마다 강조하던 시설이었다. 하지만 김정은이 직접 본 공장의 현실은 의료설비를 정상적으로 생산할 수 있는 상태가 아니었다. 김정은은 이를 마구간과 같은 수준이라고 질타했다. 결국 인민군까지 동원해 새롭게 건설을 지시했다. 하지만 마감단계에 이른 공장을 다시 방문했을 때에도 건물의 마감공사가 부실한 상태였다. 지도자가 불같은 화를 내고 새로운 지시를 했으나 관료들은 경각심을 갖지 않았고 김정은이 기능공의 추가 동원까지 직접 챙겨야 할

---

172 "지역의 보건발전을 위해 틀어쥔 두가지 문제, 모범보건구역칭호를 수여받은 모란봉구역일군들의 사업에서,"『로동신문』, 2023.05.27.

173 "멸사복무의 관점만 투철하면 길이 열린다,"『로동신문』, 2019.11.22.

정도로 책임감도 높지 않았다. 김정은은 자신의 지시가 제대로 먹혀들지 않은 상황과 간부들의 만성적이고 실무적인 일처리 태도를 확실하게 경험했다. 문제는 김정은과 일상적으로 논의하는 당중앙위원회 책임간부들조차도 사업 태도에 큰 차이가 없다는 현실이었다.[174]

김정은은 이를 자신이 집권한 지 10여 년이 지났으나 보건의료 부문에서 이렇다 할 진전이 없었던 원인으로 여겼고 그 책임을 조선로동당의 인민관으로 철저하게 무장하지 못하고 멸사복무 관점이 투철하지 못한 간부와 담당자에게 전가했다.[175] 이러한 인식 아래 김정은은 2020년 7월 2일에 개최한 제7기 제14차 당중앙위원회 정치국 확대회의에서 관료들이 인민 위에 군림하고 인민의 이익을 침해하는 행위에 대해 용납하지 않겠다고 포문을 열었다. 이전 시기에도 관료주의 등을 비판하기는 했으나 2020년부터는 적당히 넘어가지 않겠다는 입장을 확고히 했다. 그리고 구체적인 사례를 들어 비판의 타깃을 명확히 했다. 우선 당중앙위원회 간부와 당간부 양성기관의 책임자들을 대상으로 삼았다. 이들의 비당적 행위와 세도, 특권, 관료주의, 부정부패 등을 하나하나 거론하며 공개했다. 세도와 관료주의, 부정부패와의 전면전을 선포하며 끝장을 볼 때까지 강도를 높이겠다는 의지를 분명히 했다.[176]

또한 심각한 비리를 저지른 인사에 대한 처벌을 집행하며 언사에 그치지 않고 실행에 옮겼다. 이는 2020년 11월 15일에 개최한 당중앙위원회 제7기 제20차 정치국 확대회의를 통해 드러났다. 이 회의에서는

---

174 "경애하는 최고령도자 김정은동지께서 묘향산의료기구공장을 현지지도하시였다," 『로동신문』, 2019.10.27.

175 "멸사복무의 관점만 투철하면 길이 열린다," 『로동신문』, 2019.11.22.

176 "사설, 인민을 위하여 멸사복무하는 조선로동당의 혁명적본태를 확고히 고수해 나가자," 『로동신문』, 2020.03.05.

교육기관을 비롯해 사회 전반에서 나타나고 있는 비사회주의적 행위들을 분석한 자료를 공개했다. 이때 평양의학대학 당위원회가 신랄한 비판에 직면했다.[177]

관료들이 고쳐야 할 태도로는 당회의에서 결정을 채택한 직후에는 호들갑을 떨며 들끓다가도 얼마 못가 언제 그랬냐는 듯이 식어버리는 "오분열도식 태도", 사업을 추진하다 안 되면 할 수 없다는 식의 안일하고 해이한 "건달식 작풍"과 완만성 등을 거론했다. 그리고 이에 대한 강도 높은 점검 및 지도와 함께 깐깐한 평가를 끈질기게 추진해 그 뿌리까지 완전히 뽑겠다고 경고했다. 보건의료 부문에서는 방역사업을 추진하면서 "설마", "이쯤하면"이라는 그릇된 관점을 근본적으로 없앨 것과 방역사업을 만성적으로 대하는 해이한 현상, 적당히 사업을 추진하는 형식주의적인 태도에 대한 강한 투쟁을 예고했다.[178]

김정은이 파악한 또 다른 문제점은 허위 보고였다. 묘향산의료기구공장의 경우, 김정은이 현장을 방문하기 전에는 의료장비와 의료기구, 의료용 소모품 등 140여 개 품목에서 계획지표를 완수했고 이를 전국 보건의료기관에 공급했다고 대대적으로 보도됐다.[179] 하지만 이는 부풀려진 보도였다. 공장은 당국이 설정한 목표를 달성하기 위해 물자의 질은 무시하고 수량만 맞추거나 수량 자체도 서류상으로 적당히 완수 보고를 올렸을 개연성이 컸다. 김정은은 이러한 허위 보고 행태를 없애기 위해 허풍방지법을 제정했다.

2022년 5월 31일 최고인민회의 상임위원회 정령 972호로 제정한 허

177 "조선로동당 중앙위원회 제7기 제20차 정치국 확대회의 진행," 『로동신문』, 2020.11.16.
178 "지도와 총화를 강화하는것은 당회의결정관철에서 나서는 중요한 요구," 『로동신문』, 2020.09.25.
179 "제힘을 믿고 일어설 때 불가능이란 없다," 『로동신문』, 2016.07.20.

풍방지법은 총 제5장 49조로 구성됐고 양곡 유통 및 식량 생산량 통계를 엄격하기 관리하기 위한 목적으로 채택했다. 하지만 제4장에 사회 전반에서의 허풍방지를 규정하고 있어 농업 부문뿐 아니라 전 분야에 전용되는 법이었다. 그리고 허풍의 개념으로는 통계 숫자의 정확성과 과학성을 보장하지 않고 숫자의 확인 없이 접수하거나 허위 숫자를 눈 감아 주는 행위와 저질의 불합격 제품을 계획수행에 포함해 평가하는 행위를 포괄했다.[180] 통계의 과장 및 축소 등의 폐해를 근본적으로 차단하고자 한 조치였다.

한편 김정은 집권기에 일반 보건의료인에게 제기한 비판은 환자를 냉담한 얼굴로 대하거나 짜증이 섞인 목소리로 환자를 무안하게 하는 등 실망을 안겨주는 모습이었다. 특히 진료소와 같이 가장 말단의 보건의료기관에서 이러한 현상이 많았다. 당국은 그 원인으로 의료인들이 실력이 없기 때문이라고 판단했다. 실력이 없음을 오만한 태도로 덮으려는 꼼수라는 것이었다.[181]

『로동신문』 기사에는 보건의료인의 정성 속에는 친절한 언어 예절도 포함된다거나 보건의료인의 언사는 그가 지닌 사상과 지식수준뿐 아니라 정신 및 도덕적 풍모를 나타낸다며 변화를 주문했다. 더불어 주민들의 목소리를 인용해 친절하고 예의 바른 보건의료인을 훌륭한 의료인이라고 치켜세웠고 심지어 의료인의 친절에 감동하기도 했다.[182] 환자를 위해 헌혈과 피부이식까지도 제공하는 보건의료인을 내세우는 이면에는 환자를 대하는 태도조차 불성실한 보건의료인이 존재했던 것이다.

---

180 "北 전사회적으로 '허풍'에 강력 대응…'허풍방지법' 전문 입수," 『동아일보』, 2022.11.12.

181 "선차적인 관심을 돌려야 할 사업," 『로동신문』, 2020.02.23.

182 "정성은 언어례절에서부터," 『로동신문』, 2019.03.11.

제5절 소결

북조선 보건의료 부문의 의사결정은 수령, 조선로동당, 최고인민회의, 내각 등에서 결정했다. 수령이 방향을 제시하면 당에서는 그 방향 실행을 위해 필요한 사업을 결정하고 최고인민회의는 이를 법적으로 담보하기 위한 법령을 채택했다. 내각에서도 보건의료와 관련한 정책 수행에 필요한 행정 조치를 내리기도 했다.

김정은 집권 첫해에 보건의료 부분의 발전 방향으로 내세운 것은 선대 수령들의 유훈 관철이었다. 김정은은 이에 기초해 보건의료에 대혁신을 일으킬 것이라며 다음 4가지를 제시했다. 첫째, 보건의료에 대한 국가적 책임과 보건의료 서비스의 강화를 위해 국가 차원의 지도관리 체계의 수립, 둘째, 전체 병원을 보건학적 요구와 최신 과학기술에 기초해 정비, 개건 및 건설, 셋째, 의약품과 의료기구 생산의 현대화와 과학화 촉진, 넷째, 보건의료 서비스 개선을 위한 의학과학의 발전과 치료법의 과학화 보장 등이었다. 이는 집권기간 내내 강조했으며 반복적으로 언급했다.

김정은 집권 이후 의사결정에서 중요한 변화는 당과 최고인민회의 등 권력기관의 역할과 그에 따른 절차를 확실하게 이행하려는 움직임이었다. 당중앙위원회의 각종 회의에서 결정한 내용은 입법기관인 최고인민회의에 상정해 관련 법령을 채택한 이후 사업 수행을 본격화했다. 절차의 정상화는 당대회의 재개로 이어졌다. 김정은 집권 5년째를 맞는 2016년에 제7차 당대회를 개최했고 이는 1980년 제6차 당대회 이후 36년 만에 열리는 행사였다. 제7차 당대회가 열리고 5년 뒤인 2021년에는 제8차 당대회를 진행했으며 2026년 제9차 당대회를 예고했다. 당대회 재개 이후부터 보건의료 부문을 포함해 전 분야의 개선 사업을 계획에 따라 수행했다.

김정은 정권은 2018년 남북 및 북미관계 개선을 시도하기도 했다. 하지만 2019년 2월 하노이의 북미정상회담 결렬로 실패를 겪었다. 북미관계 개선의 지렛대로 활용하기 위해 집권 초부터 경제발전과 핵무력을 병진하는 노선을 채택해 2017년 핵무력 완성을 선언하기까지 이에 매진했던 김정은 정권은 미국과의 협상 실패로 기존의 정책적 방향을 대거 수정할 수밖에 없었다.

변경된 노선은 2019년 12월 제7기 제5차 전원회의를 통해 정면돌파전으로 명명됐고 내부의 자원을 총동원해 자력갱생을 통해 변화를 이끌겠다는 의지를 천명했다. 이러한 자발적 자력갱생의 자급체제는 바로 연이어 등장한 2020년 1월의 코로나19 팬데믹으로 선택의 여지없이 3년 이상 이어졌다.

코로나19는 북미관계와 경제 상황의 개선 실패에 따른 인민의 불평을 잠재우는 매개로 활용됐다. 또한 관료를 비롯한 전체 주민들을 대상으로 이전 시기와 같은 해이하고 의존적인 태도를 뿌리 뽑는 기회의 시간을 제공했다. 더불어 코로나19로 인해 자신들의 보건의료 부문의 현실이 얼마나 문제가 많고 심각한지 그 부족함을 명확하게 인식하는 계기가 됐다.

김정은 정권은 2021년 제8차 당대회에서 이전에 수립한 국가경제발전 5개년 전략을 실패로 인정하고 새로운 국가경제발전 5개년 계획을 내세워 보건의료와 관련한 사업을 다시 추진했다. 보건의료에 근본적 변화를 모색할 시기라고 인식하며 금연법, 비상방역법, 의료감정법, 의료법, 의약품법, 인민보건법, 전염병예방법 등의 법률을 정비했고 70년 이상 변화가 없던 병원과 위생방역소의 명칭을 완전히 변경했다.

이와 함께 보건의료 시설을 새롭게 건설하는 동시에 의약품과 의료설비, 의료용 소모품을 생산하는 공장의 대대적인 준공 소식을 전했다.

한편 채택한 의사결정은 저절로 이행되지 않는다. 이를 실행하도록 북조선은 '지도'라는 절차가 존재했다. 지도는 리더십의 다른 표현으로 리더십을 발휘하는 주체로는 수령이라고 일컬어지는 김정은과 내각총리 등 고위급 관료, 보건의료 전반을 관장하는 행정기구인 보건성을 꼽을 수 있었다.

우선 지도의 정점은 교시라고 표현되는 김정은의 직접 발언과 논문 등 다양한 형식의 문헌이 중요한 매개였다. 그중 대표적인 형식으로 김정은은 2013년부터 김일성이 시작한 신년사 발표를 재개해 한해의 방향을 제시했다. 신년사는 2019년까지 이어지다 2020년부터는 이전 해 연말에 당중앙위원회 전원회의를 개최하고 그 결과를 1월 1일에 보도하는 것으로 대신했다. 매해 1월 1일 공개하는 신년사와 당중앙위원회의 결정은 그 해에 반드시 관철할 중요한 목표를 담았고 1년 내내 강조했다.

김정은의 지도는 2016년과 2021년의 당대회 개최와 5년 동안 추진할 국가경제발전 5개년 전략 및 계획을 채택하면서 더욱 강화됐다. 당대회에서 제시하고 계획한 목표의 완수는 수령의 리더십에 달려있었다. 특히 2019년 정면돌파전 선언과 2020년 코로나19 팬데믹을 거치며 국내외의 정세가 변함에 따라 김정은은 내치에 집중할 수 있었고 사업 하나하나 또한 당대회를 거치면서 지도의 절차와 방법은 더욱 세세하게 설정됐다. 더욱이 코로나1나를 챙기며 변화를 모색했다.

수령은 리더십을 보여주는 방법으로 현지지도를 행했다. 김정은은 코로나19 발생 전까지 매해 보건의료와 관련한 기관을 1차례 이상 방문해 자신이 지시한 방향대로 사업을 전개하는지 확인했다. 김정은이 집권 초에 신축하기 시작한 평양의 전문병원들의 경우 2차례 이상 방문할 정도로 관심이 높았다. 수령이 현지지도를 통해 보여주는 언사와 행동은 간부는 물론이고 인민들에게 직접적인 영향을 미쳤다. 김정은의 한마디로 모든 병원의 진료실 간판을 영어와 함께 병기하도록 고쳤고 수령의 뜻을 제대로 이해하지 못하는 현장 간부는 즉시 교체됐다. 또한 현지지도 대상 기관은 전국적인 본보기로 내세워질 확률이 높았다. 현지지도는 단순히 현장 방문에 그치는 것이 아니라 그 기관이 풀기 어려운 가장 어려운 문제를 해결하는 역할도 담당했다.

정책 발현하기 위한 또 다른 지도의 방법에는 수령 외에 내각총리 등의 관료들이 수행하는 현지요해도 존재했다. 내각총리 등은 김정은의 현지지도에 동행하는 경우가 많았고 이후 이들은 다시 현장을 찾아 김정은의 지시를 재강조하며 지도자의 관심사가 확실히 추진되도록 노력했다. 특히 코로나19 유행 시기에는 김정은을 대신해 이들이 현지를 방문하며 사업을 챙겼다.

보건의료 전반을 관장하는 행정기구인 보건성도 의사결정의 실행을 위한 움직임을 보였다. 보건성 각 부서 담당 책임자들은 연초에 인터뷰 형식을 빌려 어떤 사업을 추진할 것이고 이 사업이 왜 중요한지를 설명했다. 보건성 관료들은 당대회를 거치면서 제시하는 정책을 더욱 구체적으로 설정했다. 하지만 코로나19로 인해 보건의료 부문은 대응할 문제와 추진할 사업이 많았고 이를 성과적으로 추진하기 위해서는 관료들의 사업 태도와 사상 관점을 바꿀 필요가 있었다. 이에 일반 보건의료인까지 포함해 보건의료계 전체가 변화를 겪었다. 이러한 움직임은 자발적으로 국경을 폐쇄한 3년 내내 이어졌다.

국가가 구축한 체계나 의사결정을 원활하게 실행하기 위해서는 긍정성을 평가를 하는 방법과 부정적 측면을 드러내는 비판과 규제의 방식을 잘 배합해서 활용해야 한다. 북조선은 개인의 일탈 등을 조직과 구성원 전체의 문제로 인식했고 사업을 추동하는 전통적 방법으로 긍정적 모범을 드러내 이를 전체로 확대하는 방법을 활용했다. 그렇기 때문에 상훈을 통한 평가가 훨씬 많았다.

김정은 집권기에 새롭게 제정한 상훈으로는 김정일훈장과 김정일상, 김정일청년영예상, 김정일소년영예상 등이 존재했고 2012년 김정일의 70회 생일을 맞아 채택했다.

보건의료인에게 최고의 상훈은 명예칭호로 각 직역에 공훈칭호를 붙여 수여했다. 그 내역을 살펴보면 2013년에 공훈간호원칭호로 리춘화, 2014년에는 같은 칭호로 최종화가 수상했다. 2015년, 2016년에는 공훈의사칭호로 총 9명의 의사가 수여받았다. 2022년에 2명의 의사가 공훈의사칭호를, 1명이 공훈간호원칭호를 받았다. 공훈간호원칭호를 받은 안경실은 2023년 말 현재까지 "우리 시대의 참된 보건 전사"로 불리며 전체 보건의료인들이 "따라 배울 모범"으로 회자됐다. 공훈칭호를 받은 보건의료인들은 20년 이상 보건의료계에서 종사했고 국가 정책이 추구하는 지향을 완수하기 위해 개인과 가족 등의 희생을 당연시했으며 구체적인 가시적 성과를 나타낸 인사들이었다.

김정은 집권기 상훈과 관련한 가장 두드러진 특징은 과학기술상 수상자를 많이 배출한 점이었다. 이는 집권 초기부터 과학기술을 강조하는 정책을 펼친 결과였다. 대표적인 과학기술상으로 2·16과학기술상, 과학기술혁신상 등이 있었고 2015년에는 2·16과학기술상 수여 대상자들 가운데 최우수과학자·기술자를 선정해 발표했다. 2021년에는 이와는 별도로 최우수발명가상을 제정하기도 했다.

보건의료계에서 받은 과학상 내역으로는 항바이러스제인 인터페론 생산, 고성능 원적외선복사체 연구, 먼거리의료봉사체계 수립, 라선식

(螺旋式)뇌CT 제작, 불임증 치료기술 확립, 인공수정체 생산 공정 확립 등이었다. 수상한 과제들은 단기간의 연구 결과가 아닌 장기 프로젝트였다. 또한 발견이나 발명에 그치는 것이 아니라 실제 생산해 임상에 도입한 유용한 기술이 대부분이었다. 특히 전기를 절약하거나 원료를 국산화하는 기술에 큰 의미를 부여했다.

개인을 대상으로 한 상훈 중에 특이한 부문이 '김정은의 감사'였다. 국가의 중요한 사업을 성심성의껏 지원한 개인들에게 김정은이 직접 감사를 표했다. 그중에는 보건의료인이 다수 포함됐다. 지도자의 감사를 받았다는 의미는 '크나큰 영광'으로 국가 표창으로 이어지기도 했다. 하지만 이러한 형식은 해를 거듭하면서 감소했다.

김정은의 이름으로 직접 제공되는 평가로는 '생일상의 하사'가 있었다. 70세, 80세, 90세를 맞는 국가 상훈 수훈자에게 생일상을 전달해 사망 전까지 특별대우를 했다. 일반 주민에게도 생일상을 보냈는데 그 대상은 100세를 맞는 장수자들이었다. 100세까지 생존했다는 사실은 건강한 삶을 누렸다는 의미로 사회주의 보건의료제도가 제공한 혜택의 결과로 해석했다.

이밖에 보건의료와 관련한 상훈으로 3명 이상의 자녀를 낳거나 입양한 다산모 여성을 대상으로 노력영웅칭호를 수여했다. 그리고 이들에게는 다산모치료권을 제공했다. 이 치료권은 어머니는 물론이고 중학교 졸업 전까지의 자녀와 남편까지 혜택이 돌아갔다. 북조선 전역의 병원에서 우선 치료가 보장됐고 식량과 주택도 먼저 배정했다. 또한 자녀가 고급중학교를 졸업할 때까지 특별보조금을 지급했고 자녀들의 직업기술학교 우선 추천권도 보장했다. 직장 여성의 경우 휴직을 요구할 때 무조건 승인해야 했고 은퇴 연령인 55세가 되면 근속기간과 관계없이 연로보장을 받을 수 있었다.

북조선은 개인에 대한 다양한 평가가 존재했으나 무엇보다 집단에 대한 평가가 더욱 많았고 주를 이루었다. 이는 집단주의를 지향하는 국가의 특성에 따른 결과였다. 김정은 정권은 이전 정권부터 이어 오던 집단적 평가를 일정 계기를 맞아 다시 재개했고 대표적인 상훈으로 "26호모범기대영예상"과 "3대혁명붉은기"를 들 수 있다. 그리고 이 상훈은 26호모범기대창조운동과 3대혁명붉은기쟁취운동 등과 같은 대중운동을 동반했다. 김정은 정권은 2016년 제7차 당대회를 앞두고 이 대중운동을 추진하며 설정한 목표를 완수하기 위한 경쟁을 촉발하고 사회적 분위기를 고조하는 목적으로 활용했다.

26호모범기대영예상의 최고 단계인 3중 26호모범기대영예상은 2021년부터 배출됐고 조선적십자종합병원의 심장전문병원과 외래종합진료소가 받았다. 이후 2023년까지 매해 보건의료기관을 포함해 수여했다. 3중 3대혁명붉은기는 2012년 보건성 제약공업관리국 종합약국, 2015년 보건성 1월25일제작사, 강계고려약가공공장, 2020년 순천시약공장, 2021년 토성제약공장, 2022년 신양군영예군인고려약공장 등이 수상했다.

김정은 정권은 이외에도 '쟁취운동'이라고 명명한 다양한 대중운동을 전개했다. 모범준법단위칭호쟁취운동, 모범과학기술보급실쟁취운동, 모범기술혁신단위칭호쟁취운동 등을 들 수 있으며 지방예산제모범칭호, 체육단위칭호, 사회주의애국림칭호 등 헤아릴 수 없을 정도로 각 분야의 모범을 설정해 이를 쟁취하라고 독려했다. 이 밖의 보건의료기관을 대상으로 하는 집단적 상훈으로 "사회주의 경쟁 공동순회우승기"도 있었다. 이는 국가 계획을 수행하는 기업 중 계획 완수에 가장 모범적인 단위를 대상으로 했다. 이에 제약공장, 고려약공장, 의료기구공장 등 보건의료 관련 물자를 생산하는 기관들이 대상이었다.

2021년 제8차 당대회를 거치면서 김정은 정권의 평가 대상은 개별 조직이나 단위에서 행정구역으로 확대하는 모습을 보였다. 이는 제8차 당대회 때 도시와 농촌 간의 격차 해소를 정책적 방향으로 제시했고 이를 현실화하는 방법으로 시·군발전법을 채택하면서 본격화했다. 시·군발전법에는 도·시·군·구역 간 경쟁과 부문 간 경쟁을 독려하는 내용을 담았고 모범지방공업군, 지방예산제모범군, 모범삼림군, 모범교육군, 모범보건군 등의 칭호쟁취운동 전개를 규정했다.

김정은을 포함한 북조선 지도자들은 행정단위에 수여하는 상훈이 지역 발전에 중요한 동기로 작용한다고 판단했다. 국가가 원하는 기준을 정하고 이에 도달한 지역에 다양한 칭호를 수여해 이를 전국으로 확대하면 국가의 지향을 완수할 수 있다는 인식이었다. 모범군칭호쟁취운동에는 보건의료 부문의 변화를 모색하는 "모범보건군(구역)"도 포함했다. 북조선의 시·군 행정구역은 지방 경제발전의 지역적 거점인 동시에 정치적 거점으로 보건의료사업을 지도하고 책임지는 단위였다. 이에 김정은은 200여 개의 시·군 책임자가 200분의 1을 확실하게 발전시킨다는 마음가짐으로 사업을 추진하면 전국의 보건의료 부문이 발전할 수 있다는 논리로 사업을 독려했다.

결국 사업을 담당하는 관료들의 역할이 중요했다. 하지만 이들의 사업 태도와 사상 관점에는 문제가 많았고 김정은이 간부들의 복지부동 상태를 직접 목격하기도 했다. 김정은의 집권이 10여 년을 경과했으나 보건의료 부문에서 이렇다 할 진전이 없었던 원인으로 조선로동당의 인민관으로 철저하게 무장하지 못하고 멸사복무 관점이 투철하지 못한 간부와 담당자를 지목했다. 관료들이 고쳐야 할 태도로 각종 결정서 채택 직후에는 호들갑을 떨며 들끓다가도 얼마 못 가 언제 그랬냐는 듯이 식어버리는 "오분열도식 태도"와 안일하고 해이한 "건달식 작풍", 적당히 사업을 추진하는 형식주의 등을 거론했다. 김정은 이에 대한 강도 높은 점검 및 지도와 함께 깐깐한 평가를 끈질기게 추진해 그 뿌리까지 완전히 뽑아버릴 것이라고 경고했고 특히 2020년 코로나19 팬데믹으로 자발적 봉쇄 기간을 적극적으로 활용해 간부들에 대한 강력한 비판을 통해 변화를 강제했다.

제3장
김정은 정권의 보건의료 자원 개발 현황

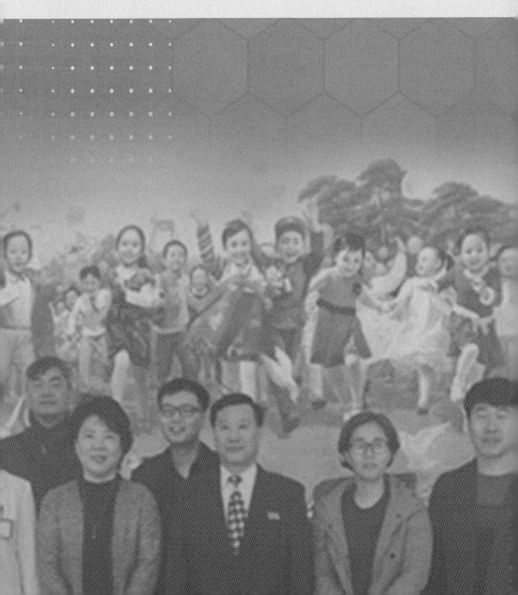

1. 기존 보건의료인에 대한 재구축 현황

북조선은 보건의료인을 "보건일군"이라 칭한다. '일군'이라는 용어는 다중의 의미를 내포하는데, 말 그대로 일을 성실하게 잘하거나 능숙하고 솜씨 있게 처리하는 사람을 뜻한다. 이와 함께 일정한 부문에서 사업하는 사람을 통칭하기도 하고 일정한 분야를 책임진 지휘 성원, 즉 간부라는 의미도 갖는다.[2]

보건일군으로 통칭하는 보건의료인은 인간의 생명과 건강을 보호 및 증진하는 역할에 복무하는 사람으로 의학대학, 의학전문학교, 간호원학교 등에서 교육받고 해당 검정시험을 거쳐 기술자격증을 취득한 인력들이다. 이들 교육기관은 주간 교육뿐 아니라 통신이나 야간 교육과정을 통해 인력을 배출한다. 보건일군 기술자격에는 의사, 약제사, 준의, 조제사, 간호원, 보철사 등으로 분류할 수 있다. 이들은 중등교육 이상을 받는 지식인이자 국가의 보건의료 정책과 건강 및 예방 상식 등을 주민들에게 직접 설명하고 변화를 이끌면서 자연스럽게 간부의 역할이 부여된 직종이기도 하다. 그렇기 때문에 당국은 보건의료인이 갖추어야 할 중요한 자질로 가장 먼저, 당과 수령에 대한 끝없는 충실성을 꼽았다. 두 번째로 인민에 대한 열렬한 사랑과 환자에 대한 지극한

---

1 제3장의 글 중 일부 발췌해 세종연구소가 발행하는 『국가전략』 제29권 2호 2023년 여름호 "김정은 정권의 보건의료 자원 확보 방안 연구"와 한국수출입은행의 『수은 북한경제』 2023년 가을호 신진논단 "북한 먼거리의료봉사체계(원격의료시스템)의 구축과 활용에 관한 연구" 제목으로 논문을 게재했음을 알린다. 게재 논문을 다듬고 추가해 본 3장에 담았다.

2 『조선말대사전』(온라인), 검색일: 2022.10.15.

정성의 마음이 중요했다. 세 번째 덕목으로는 선진의학기술을 갖춘 높은 실력의 소유자여야 했다.[3] 전문가로서의 실력이나 능력보다 정치, 사상적인 측면을 더욱 강조했다.

김정은 집권 이후에도 보건의료인의 자질에 대한 강조 순서는 다르지 않았다. 하지만 이러한 강조는 1958년 북조선 사회가 사회주의 개조를 완료한 이후 계속 이어온 조치라 특별하다고 할 수 없다. 오히려 김정은 정권은 집권 초기부터 최신의 의학기술을 빠르게 받아들여 다양한 치료법을 도입하라고 자주 요구했다. 동시에 보건의료 활동 전반을 정규화 및 규범화하는 질서 회복을 강조했다.[4]

(1) 선진의술에 능통한 실력의 보건의료인

북조선은 1990년대 고난의 행군을 거치며 해방 직후부터 구축한 보건의료체계의 정상 가동이 중단됐다. 이는 당국 스스로 잘 알고 있는 사실로 고난의 행군 이전 시기로 되돌려 비정상적인 상황을 빠르게 해소할 필요가 있었다. 하지만 이를 실현하기 위한 환경이 2000년대를 넘어서까지 조성되지 못했다. 이러한 가운데 2012년 집권한 김정은은 과학기술과 지식경제를 모토로 내세웠고 보건의료계는 과학기술로 무장한 실력의 보건의료인을 새 정부의 변화 징표로 삼았다.

이에 『로동신문』에는 실력과 능력이 출중한 보건의료인들을 모범으로 내세우며 이와 관련한 보도가 많았다. 그리고 보건 당국은 보건의료인들이 실력을 향상하고 담보할 수 있는 정책 및 행사를 전진 배치해 동참하도록 이끌었다.

---

3 백과사전출판사, 『광명백과사전 5』, 평양: 백과사전출판사, 2010, 702쪽.
4 "높은 목표, 불같은 열정, 보건일군의 풍모와 자질을 소유하도록," 『로동신문』, 2012.01.17.

우선 각급 병원에서는 "자질향상계획서"를 소속 보건의료인 전원에게 제출하게 했다. 이를 원장 등의 간부들이 검토해 실행 여부를 관리 및 감독하는 정책을 폈다. 이러한 자질향상계획서 운영은 보건 당국 차원의 지시 사항이었고 전국적으로 시행했다. 물론 처음부터 당국의 정책이 일사불란하게 추진된 것은 아니다. 보건의료 상황의 비정상적인 상태는 30여 년 가까이 뾰족한 해결책 없이 이어졌기 때문에 북조선의 보건의료인은 그 현실에 맞춰 적응하며 살아가고 있었다. 이에 초반에는 자질향상계획서에 큰 의미를 두지 않았고 이전에 제출한 내용과 별 차이 없이 작성하는 경우가 비일비재했다. 하지만 김정은 정권은 각급 병원의 당조직을 전면에 내세워 이를 현실화하는 방안을 찾기 시작했다.

당조직의 정비는 김정은 집권기 2차례의 당대회를 매개로 추진됐다. 사회주의 국가에서 일정 기간마다 당대회를 개최한다는 것은 국가 운영을 계획에 따라 전개한다는 의미로 5년마다 수립한 계획을 완수하기 위해 당조직과 당원들의 활동을 강화하고 정상화하려고 시도했다.

집권당인 조선로동당은 제7차 당대회에서 국가경제발전 5개년 전략을, 제8차 당대회에서는 국가경제발전 5개년 계획을 발표해 중장기 계획에 따라 보건의료사업을 추진했다. 이 계획을 완수하기 위해 당원과 후보당원의 규모를 대거 확대했다. 제7차 당대회의 경우 그 숫자가 360만 명이었고 제8차 당대회에서는 617만 명으로 추산됐다.[5] 617만 명이면 전체 인구 2,600만 명의 23.7%를 차지하는 규모이다. 당원의 확대는 필연적으로 당조직의 정비를 동반했고 보건의료계도 개별 보건

5 안경모, "정치제도화론을 통한 당-국가체제 정상화론의 재검토 : 김정은시대 북한정치 변화를 중심으로," 『국가안보전략연구원-북한연구학회 공동학술회의 자료집』, 2022년, 32쪽.

의료인의 변화를 추동하기 위해 우선 당조직을 움직였다.

김정은 정권이 제시한 국가 정책 실현을 위해 각 병원의 당조직은 협의회를 조직하고 목표를 설정했다. 그리고 수립한 목표의 실행 여부를 점검하고 평가하면서 인력 관리를 강화했다. 남포시인민병원의 보건의료인들은 매월 전공지식과 인접 분야의 지식, 외국어 등의 학습 현황을 점검받았고 시험을 통해 평가했다. 그리고 시험 성적은 병원 게시판에 공개해 긴장감을 높였다.[6] 이러한 노력은 소속 의료인들의 실력 향상과 더불어 병원의 운영과 환경, 보건의료인의 태도 등 전반에 걸쳐 변화를 가져왔다. 배천광산병원의 소속 보건의료인들은 현대적인 의료 설비와 의약품 등을 자체적으로 생산 및 보장하려 움직였고 종전 같으면 응급조치 이후 상급병원으로 이송했을 중증 상태의 광산 노동자를 직접 담당해 건강을 회복시키는 사례가 늘었다. 이와 더불어 "급성출혈성부인질환"과 같은 난치성 질환과 뇌혈관 계통 질병, 허리통증 환자를 고려의학적 방법으로 완치하는 등 다양한 성과를 가져왔다.[7] 김정은 정권은 보건의료인들의 실력 및 자질향상 강조를 통해 환자 치료와 병원 운영의 정상화를 꾀했다.

또한 보건 당국은 의료인의 실력을 높이는 방안을 모색했다. 보건의료인들이 노력한 결과를 보여줄 수 있는 장을 마련하고 이를 고무하는 방법이었다. 그 대표적인 행사로 "전국보건부문 과학기술성과전시회"와 과학기술토론회 등을 들 수 있다. 보건의료인들은 이러한 행사에 참여해 발표와 토론을 하며 자신의 지식을 공유했고 우수한 성과에 대해 당국은 발명 및 창의고안증서를 수여해 그 공을 인정했다. 그리고 관련 연

---

6 "자질향상을 첫째가는 사업으로," 『로동신문』, 2017.08.14.
7 "다시 세운 자질향상목표," 『로동신문』, 2013.05.21.

구는 학위 취득으로 이어졌다. 이러한 사업들은 자질향상계획서와 연동된 사업으로 통상 1년 단위로 수립하는 자질향상계획서에는 행사 참여와 학위 취득 등의 내용을 담았고 병원에서는 전체 보건의료인들과 논의해 실력 향상에 필요한 사업과 행사 등을 배치하며 권장했다.[8]

황해남도산원에서는 산원 당조직을 내세워 보건의료인의 실력 제고가 왜 필요하고 어떤 능력을 갖춰야 하는지에 대한 교육을 우선해서 실시했다. 그리고 병원 간부들부터 먼저 학위와 학직 획득에 관심을 돌릴 것과 과학기술토론회 및 전시회와 같은 다양한 행사에 적극적으로 참여하도록 추동했다. 그 결과 마취수술과 과장 박혜경의 경막외 마취에 의한 무통분만법 임상연구가 과학기술토론회에서 좋은 평가를 받았다. 병원의 모범사례가 탄생하면서 동료 의료인들은 새로운 치료법 도입에 너도나도 나섰고 동시에 그 치료법에 맞는 의료기구 등을 직접 제작하거나 필요한 약물을 개발하기도 했다. 또한 이러한 변화를 지속하기 위해 병원은 필요한 도서와 실험설비 등을 제공하며 독려했다. 더불어 보건의료인 하나하나의 활동에 대해 일일이 점검하고 평가하며 강제하는 방법도 병행했다. 평가 항목에는 선진적인 치료법 활용 정도, 학위 및 학직 소유자 증가율 등을 포함했다. 이러한 평가는 개별 병원 차원에 그친 것이 아니라 전국의 모든 기관을 대상으로 했기 때문에 보건 당국이 각급 보건의료기관을 점검 및 평가하는 항목이기도 했다.[9]

보건의료인의 자질향상 평가는 전시회 및 토론회 등의 참여와 이를 통해 받는 증서, 각종 소논문의 발표와 학위 획득도 연계됐기 때문에 보건의료인들은 이에 관심이 높았다. 함흥정형외과병원 소속 의료인들

8 "가설, 착상발표회를 적극 장려하여,"『로동신문』, 2014.05.30.
9 "실력이자 실적,"『로동신문』, 2013.01.31.

은 2017년 상반기에만 80여 건의 소논문을 제출했고 여러 명의 학위 취득자를 배출했으며 각종 과학기술축전과 전시회 등에 참가해 받은 증서만 해도 백여 개가 넘었다.[10] 이렇듯 해를 거듭하며 수치로 환산한 정량적 평가를 보편화했다.

특히 보건의료인의 학위 취득이 붐처럼 일었다. 2017년에는 평양의 중앙병원이나 의학연구기관의 인사들이 아니라 지역 인민병원 의료인도 하나둘 학위를 취득했다. 물론 구역인민병원에서 의학박사를 배출했다는 사실이 언론에 보도될 정도로 흔한 일은 아니었다. 그 대표적인 인물로 평양시 동대원구역인민병원 의사 렴은희가 소개됐다. 렴은희의 전문 분야는 담낭염과 담석증, 담도내회충증 등 소화기계통이었다. 신의주의학대학을 졸업하고 박사원을 거쳐 학위를 취득했다. 렴은희의 아버지도 인민군 군의로 복무한 보건의료인으로 렴은희는 아버지가 사망 전까지 연구하던 "가온산소치료법"과 고려약을 이용한 소화기계통 질병 치료법을 이어서 연구했다. 계속된 연구 끝에 "닫긴 조종에 의한 소화기 질병치료장치와 방법", "전자기파와 가온산소효과를 결합한 담석증치료장치"를 완성했다. 그리고 관련 치료기구를 제작했으며 이 기구들로 발명증서와 "새기술등록증"을 받았다. 이 여세를 몰아 연구 결과를 임상에 적용해 얻은 성과로 논문을 제출했고 석사학위를 받았다. 렴은희가 완성한 가온산소치료법은 김정은 집권 이후 보건산소공장이 건설되면서 치료 효과를 더욱 높였고 의학계의 주목을 받았다. 렴은희는 2017년 4월 김일성 탄생일인 태양절에 의학박사 학위를 수여받았다.[11]

학위 취득자가 늘면서 렴은희와 같은 여성박사의 배출도 늘었다.

---

10 "자질향상사업에서 중시한 문제," 『로동신문』, 2018.03.03.
11 "인민들의 사랑을 받는 참된 보건일군," 『로동신문』, 2017.10.02.

2010년부터 2020년까지 10여 년간 350여 명의 여성이 학위를 받았다. 보건의료인 중에는 손상된 얼굴의 피부를 성형하는 방법으로 환자 치료에 성과를 거둔 림현단 조선적십자종합병원 미용외과 과장과 운동선수들의 운동성 외상의 발생 원인과 진단, 치료에서 제기되는 문제를 해결한 안정희 평양체육단 부단장을 포함했다.[12]

학위를 강조하는 분위기는 심지어 20대에 박사학위를 소지한 의료인도 탄생하게 했다. 의학연구원 어린이영양관리연구소의 실장 방유일은 고급중학교를 졸업한 이후 바로 평양의학대학에 입학해 20대에 박사학위 소지자가 됐다.[13] 방유일의 사례를 통해 어린 나이에도 연구소의 실장으로 배치될 정도로 학위가 중요한 인센티브로 작용하고 있었다.

김정은 집권 직후부터 보건의료인들이 선진의학기술을 확보하고 이를 연구해 학위 취득이 가능했던 것은 인터넷망의 활성화로 관련 자료를 접할 기회가 수월했기 때문이었다. 김정은 정권이 과학기술과 지식경제를 모토로 내걸며 추진했던 정책 중 하나가 각지에 도서관과 과학기술보급소를 설치하는 것이었다. 이 기관들은 내부 인터넷망인 인트라넷을 활용해 평양의 과학기술전당과 네트워크로 연결해 관련 자료를 공유했다. 해외의 선진의학 자료는 정권에 위협이 되지 않는 유용한 정보로 국가는 자료를 대량으로 확보해 공개했고 새로운 지식에 목말랐던 보건의료인들은 이를 적극적으로 활용했다. 황해남도인민병원 의사 김철민은 병원에 설치된 전자도서실의 열성적인 독자로 밤을 새워가며 선진의학 자료를 탐독했다. 전자도서실은 빠른 기간 의료인들의 의학

12 "지난 10년간 수백명의 녀성박사가 나왔다." 『로동신문』, 2020.08.01.

13 "뚜렷한 생의 자욱, 빛나는 위훈, 청년과학자가 터친 격정." 『로동신문』, 2020.04.02.

적 자질을 높여주는 '학교' 역할을 담당했다. 김철민은 확보한 외국의 자료로 연구하고 결과물을 과학기술축전과 과학기술성과전시회 등에 제출했다. 이렇게 받은 증서만도 10여 건에 이르렀다.[14]

과학기술전당을 통해 각급 병원에 보급한 자료는 해외 자료들이 많았고 이에 대한 번역이 필수적으로 필요했다. 병원에서는 번역을 위해 의사들에게 주별 또는 월별로 번역 과제를 제시해 해결했다. 번역과 함께 과마다 번역한 해외 의학 논문을 토의하며 임상에 활용하는 방안도 모색했다. 이런 구체적인 계획에 따라 진행한 연구나 도서의 번역은 임상 수준은 물론이고 외국어 실력을 높이는 효과적인 방법이었다.[15] 이러한 환경으로 인해 국외 자료를 원활히 활용할 수 있는 외국어 능력자가 주목받았다. 평양의학대학 약학부 강좌장이자 교수, 박사인 유순철은 5개 어종의 외국어가 가능했고, 김만유병원 신경내과연구실 연구사인 오은철과 류경안과종합병원의 방신혁은 30대 초반의 의사로 4개 국어에 능통했다.[16]

김정은 정권은 보건의료인들의 변화를 추동하기 위해 당시 모범적이라고 할만한 보건의료인을 내세우기도 했다. 2013년에 제시한 의학자로는 70세가 넘은 평양시제2예방원의 계수웅 박사와 단나무(아로니아)의 약리작용을 연구해 "단나무열매주사약"을 생산한 김일성종합대학 평양의학대학 기초의학부 실장이자, 교수, 박사인 심영률,[17] 대동강고려약공장의 김명옥 등이었다. 김명옥은 자국의 약초를 활용해 부작용이 적은 고단위 항생물질을 연구하고 개발한 의사였다.[18] 계수웅은 간

---

14 "전자도서실의 열성독자가 되어,"『로동신문』, 2021.07.05.
15 "자질향상사업에서 중시한 문제,"『로동신문』, 2018.11.14.
16 "높은 리상을 지니고 꾸준히 노력할 때,"『로동신문』, 2020.04.30.
17 "백두산시초에 비껴흐르는 애국자가정의 충정의 세계,"『로동신문』, 2013.12.01.
18 "탐구의 길에 바쳐가는 순결한 량심,"『로동신문』, 2013.12.22.

염 예방 및 치료에 공이 큰 인물로 40년 동안 보건의료계에 몸담고 있었다. 그는 2000년대 중반 고려의학과학원에서 평양시제2예방원으로 옮기면서 간염 예방 및 치료에 필요한 참고서 집필을 위한 연구에 돌입했고 관련 참고서를 출판해 큰 반향을 일으켰다. 또한 참고서 출판에 그치지 않고 전국을 돌아다니며 관련 강의를 통해 자신의 연구를 공유했다. 그리고 간염 검사 및 치료에 필요한 약초 연구로 6개월이라는 짧은 기간에 임상을 거쳐 치료법 및 검사방법을 확립하는 성과를 이룩했다. 이 치료 및 검사법은 2013년 전국의학과학토론회에서 1등으로 평가됐다.[19] 북조선 당국이 내세운 의학자들은 많은 연배에도 새로운 영역에 도전해 보건의료계에 필요한 연구 성과를 낸 인사였고 자국에서 확보가 가능한 천연자원을 활용해 인민의 건강에 필요한 제품 생산에 토대를 마련한 연구자들이었다. 계수웅, 심영률, 김명옥 모두 약초, 즉 고려의학 활용에 기여한 보건의료인이었다.

2018년에는 70여 년의 보건의료 역사에서 뚜렷한 업적을 남긴 의학자들을 소개했다. 먼저 홍역 백신을 처음으로 만든 후보원사, 교수, 박사인 유숙근의 삶을 조명했다. 유숙근은 김일성훈장 수훈자, 노력영웅, 인민과학자 타이틀의 소유자였다.[20] 이와 함께 김일성상계관인이며 원사, 교수, 박사인 김종희의 삶도 보도했다. 김종희 또한 수의예방약과 전염병 진단에 필요한 의약품을 연구해 전염성 질환 퇴치에 공이 큰 학자였다.[21] 이 과학자들의 강조점은 모두 해방 직후 활동했던 인사

19 "참된 의학자의 삶은 무엇으로 빛나는가," 『로동신문』, 2013.11.30.
20 "공화국력사에 뚜렷한 자욱을 남긴 지식인들, 나라의 보배과학자 유숙근," 『로동신문』, 2018.05.06.
21 "공화국력사에 뚜렷한 자욱을 남긴 지식인들, 대국적인 수의학자 김종희," 『로동신문』, 2018.05.20.

로 연구의 환경이나 조건이 심각하게 열악한 상황이었음에도 인민의 건강 개선에 한 생을 바치며 보건의료계에 큰 획을 긋는 연구 성과를 가져왔다는 점이었다. 이러한 사례를 제시하며 김정은 정권은 보건의료인을 향해 현재의 어려움에 매몰되지 말고 더욱 애국심을 발휘하라고 강제했다.

김정은 정권의 강제로 2016년 제7차 당대회를 거치며 능력 있는 보건의료인들이 구체적으로 등장하기 시작했다. 이를 정리해 [부록 9]에 첨부했다. 이들의 사례를 통해 현재 북조선에서 실력을 갖춘 보건의료인의 모범상을 확인할 수 있었다. 첫째, 최신의 또는 선진적인 의학기술을 습득해 임상에 적극적으로 도입하는 모습을 보였다. 둘째, 선진 기술을 활용한 진단과 치료에 필요한 의료기구와 도구 등을 직접 창안하고 고안해 스스로 만들어 사용했다. 셋째, 의약품은 자국에서 확보할 수 있는 약초 등 천연자원을 활용해 생산한 고려약이 대부분이었다. 즉, 진단은 신의학적 방법으로 치료는 고려의학 방법을 동원했다. 넷째, 성과를 얻은 활동은 논문 제출, 학위 취득, 발명증서 및 특허증 수령 등으로 이어졌고 환자에게 사용할 수 있는 구체적인 제품의 개발과 생산을 목적으로 했다.

하지만 『로동신문』에 제시된 모범은 우수한 능력과 성과를 보여준 특별한 사례로 일반 보건의료인들이 따라 하기에는 분명한 한계였다. 보통의 보건의료인은 자신이 맡은 담당구역 주민들에게 의료 상식을 제공하고 처치가 가능한 환자를 치료하거나 치료가 어려운 중환자들은 상급병원으로 파송하는 것으로 자기 책임을 다한다고 생각했다. 그리고 병원이 이 정도만 운영돼도 다행이었다. 많은 병원은 낙후한 상태로 겨울에는 입원이 불가했고 의사의 진단 이후에는 무료로 처방할 의약품이 없는 경우가 비일비재했다. 이러한 현실은 2020년에도 별반 다르지 않았다. 이렇게 다수의 보건의료기관이 기본적인 물질적 조건을 갖추지 않았음에도 우선해서 보건의료인들의 자질향상과 실력을 강조한 것은 보건의료 부문의 정비 차원으로 보건의료인들의 관리에 본격적으로 나서겠다는 선제적 행보이자 의지의 표현이라고 해석할 수 있다.

특히 전국적으로 숫자가 가장 많은 진료소 및 리인민병원에서 활동하는 보건의료인에 대한 정상화가 시급했다. 2017년 북조선 보건성과 WHO, 유엔아동기금(UNICEF: United Nations Children's Fund), 유엔인구기금(UNFPA: United Nations Population Fund)이 공동으로 작성해 발표한 자료에 의하면 2014년 기준으로 보건의료기관의 총수는 9,076개였고 그중 1차급 보건의료 시설은 6,263개였다. 그리고 여기에서 활동하는 호담당의사는 4만 5천 명으로 한 명의 의사가 130여 명의 주민을 담당했다.[22]

〈표 3-1〉 보건의료 시설 분류와 개수

보건시설	수(2014년)
중앙 및 도병원(3차 계선)	135
군 및 리병원(2차 계선)	1,694
종합진료소 / 진료소(1차 계선)	6,263
위생방역소	235
예방원	55
요양소	682
수혈원	12
총계	9,076

출처: 조선민주주의인민공화국 보건성 등, 『조선민주주의인민공화국 보건부문발전 중기전략계획 2016-2020』, 2017, 35쪽 〈표 4〉 재인용.

---

22   조선민주주의인민공화국 보건성 등, 『조선민주주의인민공화국 보건부문발전 중기전략계획 2016-2020』, 평양: 조선민주주의인민공화국 보건성, 2017, 35쪽.

호담당의사는 주민들과 수시로 대면했고 숫자도 많았기 때문에 이들의 역할을 우선 정상화해야 했다. 그래야 다수 주민에 대한 보건의료 서비스 제공이 가능했고 그 혜택을 피부로 느끼며 새로운 정권의 변화를 실감하게 할 수 있었다. 하지만 이들의 의술은 인민들에게 인정받지 못하는 실정이었다. 2014년 함흥시 동흥산구역 양지종합진료소의 의사 엄성혁은 왕진을 청하는 전화를 받고 환자 집으로 달려갔다. 환자는 위급한 상태였다. 하지만 이 의사는 중증의 환자를 치료해 본 경험이 없어 환자를 상급병원으로 이송하기에 급급했다.[23] 평양시 모란봉구역 성북종합진료소의 의사 리춘실의 상황도 비슷했다. 리춘실은 며칠 전 자신이 치료한 환자가 증상이 심해져 가족의 부축을 받으며 상급병원에 가는 도중에 마주쳤다. 의사는 자신에게 왕진 요청을 하지 그랬냐고 물으니, 가족은 진료소에서는 치료하지 못할 것 같은데 수고 끼칠 필요가 있느냐며 지나쳤다.[24]

주민들은 가장 가깝게 만날 수 있는 보건의료인들에게 큰 기대가 없었다. 의료인들도 자신의 역할을 최소한으로 설정하며 적당히 자리를 지켰고 이러한 상황을 당연하게 받아들였다. 하지만 김정은 집권 이후 보건의료인들의 실력을 강조하면서 1차 보건의료기관의 의료인들도 방관만 할 수 없었다. 그리고 보건 당국도 이들의 변화를 위해 다양한 방법을 제시했다. 먼저 병원과 진료소에서는 소속원의 실력 향상을 명분으로 "기술학습의 날" 운영을 재개했다. 또한 담당 지역 주민들에 대한 파악을 다시 전개하며 주민들의 질병 양상을 조사했다. 일부 열성적인 의료인 중에는 관련 의학 도서를 공부하고 연구했으며 상급병원의 의

---

23 "호담당의료일군의 본분을 지켜,"『로동신문』, 2014.06.04.
24 "주민들의 사랑받는 의료일군들,"『로동신문』, 2014.11.30.

료인들을 찾아다니며 질환에 관해 묻고 토론하며 배우기도 했다.[25]

통상 1차급 병원의 보건의료인들은 치료보다 예방 활동이 중심이었기 때문에 거창한 실력이나 성과를 요구하지 않았고 약간의 성실성만으로도 양해되는 분위기였다. 하지만 입원 치료가 많은 2차급 이상의 보건의료기관 의료인들은 자질향상을 강하게 요구받았다. 그러나 이는 단기간에 해결할 수 있는 문제는 아니었다. 함흥정형외과병원은 의료인의 자질향상을 위한 강조가 몇 해째 이어졌으나 새로운 치료법을 현실에 적용하기까지는 시간이 필요했다. 그리고 임상에서의 성과도 일부 과나 몇몇 의료인들의 범위를 벗어나지 못했다. 이를 해소하기 위해 병원에서는 의사, 간호원, 간병원 등 소속원 전원이 참여하는 가설 및 착상발표회를 해마다 진행했고 새로운 가설 및 착상안이 발표되면 임상 경험이 많은 의료인과 공동연구를 독려했다. 물론 이렇게 도출한 연구 결과는 평양이나 도(都)에서 개최하는 전시회 등에 출품하도록 장려했다.[26]

김정은 정권은 집권 초반부터 2016년 제7차 당대회 전까지 2차급 이상의 병원에서 종사하는 인력의 실력 향상에 초점을 맞춰 강조했고 2021년 제8차 당대회를 거치며 차츰 1차급 시설의 의료인들로 대상을 확대했다. 환자를 가장 먼저 접하는 진료소의 특성상 의료인들은 어떠한 상황에도 능숙하게 대처할 수 있게 다방면으로 준비가 필요하다는 논리였다. 그 일환으로 평성시 양지종합진료소는 모든 호담당의사가 기본적인 외과치료기구를 갖추고 외과 처치가 가능하도록 기술학습 시간을 통해 교육했다. 또한 전자도서실을 설치해 필요한 의학지식을 습득하는 기회를 제공했다.[27] 더욱이 제8차 당대회에서 향후 도시와 농촌

25 "호담당의사들의 역할을 높여,"『로동신문』, 2014.03.06.
26 "가설, 착상발표회를 적극 장려해,"『로동신문』, 2014.05.30.
27 "호담당의사들의 역할을 높인 보람,"『로동신문』, 2018.03.26.

간의 격차 해소 정책을 대두하면서 농촌의 리진료소 현대화와 함께 의료인들의 기술 향상을 더욱 강조했다.

특히 2021년 6월, 북조선 당국이 유엔에 제출한 자발적 국가 검토 보고서(VNR : Democratic Peolpe's Republic of Korea Voluntary National Review On the Implementation of the 2030 Agenda)에 의하면 보건의료 부문의 가장 큰 숙제로 인력 부족을 들었다.[28] 이는 단순한 인력의 양을 의미하는 것은 아니다. 북조선은 국제사회에 주민 대비 보건의료인의 비율이 동남아시아지역에서 제일 높은 국가라고 주장했다.[29] 결국 주민들에게 양질의 서비스를 제공할 수 있는 실력을 갖춘 인력이 부족하다는 의미로 이를 해소하는 것이 김정은 정권의 중요한 과제임은 틀림없었다.

(2) 성실하고 헌신적인 정성의 보건의료인

보건의료인의 의술 향상은 구호와 의지만으로는 실현이 어렵다. 이를 위해 시간과 물적 자원의 투입이 필요했다. 하지만 북조선의 경제 상황에서 적극적인 자원의 투자는 한계였다. 이에 북조선 당국은 뒤떨어진 보건의료인들의 실력을 보완하는 자질로 성실성을 강조했다.

성실성의 징표로 김정은 정권은 30년, 40년 동안 배치된 보건의료 기관에서 꾸준히 복무한 보건의료인들을 내세우며 모범으로 삼았다. 남포시제3예방원 원장 한태실은 약 40년간 보건의료계에 몸담은 여성으로 단발머리 처녀 시절부터 흰머리가 내린 현재까지 "누가 보건 말

---

28 DPRK. Democratic People's Republic of Korea Voluntary National Review on the Implementation of the 2030 Agenda. Pyongyang: National Partners in the Democratic People's Republic of Korea, 2021, p. 20.

29 조선민주주의인민공화국 보건성 등, 『조선민주주의인민공화국 보건부문발전 중기 전략계획 2016-2020』, 35쪽.

건, 알아주건 말건" 환자 치료를 담당했다.[30] 특히 복무기간 결근 없이 현장을 지킨 인사를 높게 평가했다. 보건성 구강종합병원 과장 지룡환은 37년의 복무기간 동안 한 번도 결근하지 않았다. 그는 60세가 넘은 현재에도 새로운 보철기술을 연구하고 임상에 도입해 환자 치료를 담당하고 있었다. 그리고 치료에 요구되는 각종 의료기구는 직접 제작해 활용했다. 더불어 병원 보철과에 배치된 후배들을 실력 있는 치과의사로 양성하는 교육도 맡는 등 성실한 보건의료인의 전형이었다.[31]

오랫동안 현장을 지킨 성실한 보건의료인들은 그 분야의 명의로 명성이 자자한 경우가 많았다. 함경남도 영광군 신덕리진료소 의사 원홍영은 30여 년 전 군 복무를 마친 이후 함흥의학대학 구강학부를 졸업하고 이 진료소에 배치됐다. 오랜 기간 치료하며 주민들에게 보철치료를 잘한다는 소문이 났고 신덕리 주민은 물론이고 인근의 영광군과 함흥시에서도 일부러 찾아오는 환자가 많았다.[32]

또 다른 성실한 보건의료인의 사례로는 선뜻 가기 힘들거나 어려움이 예상되는 부문에 진출한 의료인들이었다. 그리고 의료인이 꺼리는 대표적인 시설로 예방원을 거론했다. 예방원은 결핵이나 간염과 같은 전염성 질환을 치료하는 기관으로 보통의 의사와 간호원은 배치를 부담스러워했다. 황해북도 승호군에 위치한 한 예방원에서 일하는 의사 허금성은 3대를 이어 예방원 의사로 복무 중이었다. 개성시의 예방원 의사 박찬섭과 황해남도제3예방원 실장 리명남도 가족들도 꺼리는 환자들을 맡아 성의껏 치료를 담당했다.[33]

30 "보답의 한마음안고 서른아홉해." 『로동신문』, 2015.09.23.
31 "한 의료일군에 대한 추억." 『로동신문』, 2015.05.13.
32 "존경받는 보건일군." 『로동신문』, 2015.11.28.
33 "보건부문의 어려운 초소를 지켜." 『로동신문』, 2019.12.14.

『로동신문』 보도에는 탄광병원에서 장기간 복무하는 보건의료인들에 관한 기사가 많았다. 탄광병원 또한 보건의료인들이 그리 선호하지 않는 시설이었다. 탄광병원은 사고가 잦았고 중환자가 발생할 확률이 높았다. 그래서 현지 의사들은 현장에 접근해 진료했고 탄부들이 일하는 깊은 지하 막장에서 함께 생활하며 치료를 맡았다. 그래서 탄광병원의 보건의료인 중에는 의사로 배치되기 전에 탄광 노동자로 일했던 사람들이 많았다. 순천시의 직동탄광병원 원장 려제범이 대표적 인물로 탄광의 굴진공 출신이었다. 탄광 노동자였기 때문에 동료의 어려움을 누구보다 잘 이해했고 그들의 건강을 위해 헌신할 수 있었다. 려제범은 이러한 과정을 거치며 의사에서 과장으로 결국 원장까지 역임하게 됐다.[34] 이렇게 김정은 정권이 집권 초기부터 어려운 환경에서 장기간 자기 자리를 묵묵히 지킨 의료인을 모범으로 내세운 것은 특별한 의도가 있었다. 즉, 고난의 행군 시기를 거치며 자신의 영달을 위해 다른 분야를 기웃거리지 않고 꾸준히 현장을 지킨 인력에 대한 칭송의 일환이었다.

한편 성실성과 함께 보건의료인의 자질에서 빠질 수 없는 항목은 환자 치료에 정성을 쏟는 헌신성이었다. 그리고 그 정성의 표현은 21세기에도 여전히 환자에게 자신의 피와 피부를 제공하는 모습이었다. 평원군인민병원에 인민군 장교의 다섯 살 난 아들이 화상으로 긴급 후송됐다. 이 어린이를 살리기 위해 5차례에 걸쳐 700여㎖의 피를 수혈했고 피부이식수술을 위해 보건의료인과 군인 가족들이 피부를 제공했다.[35] 자강도인민병원에서는 입원한 내무군 군인을 살리기 위해 보건의

---

34 "우리라는 값높은 부름속에," 『로동신문』, 2015.11.06.
35 "일심단결의 화원에 펼쳐진 감동깊은 화폭," 『로동신문』, 2013.05.24.

료인뿐 아니라 병원에 실습 온 간호원학교 학생들과 강계의학대학 교원 및 학생 등이 피부이식에 동참했다. 총 110여 명이 4차에 걸쳐 3,800여㎠의 피부를 제공했다.[36] 또한 강원도인민병원 일반외과 의사인 위경심의 경우 10여 년의 세월 동안 환자를 위해 피부를 떼어낸 자리가 무려 50곳이 넘었다.[37]

하지만 이러한 행위는 이미 1960년부터 이어진 것으로 어제오늘의 행동이 아니었다. 그 모태가 된 사건은 심각한 화상 환자였던 방하수 어린이를 살린 경험이었다. 이 어린이는 화상을 입고 흥남비료공장병원에 후송됐고 어린 환자를 살리기 위해 흥남비료공장병원 의료인과 이 병원에서 실습하던 함흥의학대학 학생들이 피와 살을 환자에게 제공해 결국 소생시켰다. 김일성은 어린 환자를 직접 만나 "이 애가 공산주의자들의 살을 떼어 받았냐"며 방하수를 살린 보건의료인들을 진정한 공산주의자라고 치켜세우며 붉은 보건전사 탄생을 기뻐했다. 그리고 이들을 '정성의 의료인'으로 명명했다.[38] 이후 북조선의 보건의료인들은 이들을 따라 국가가 바라는 붉은 보건전사가 돼야 했다.

북조선은 1958년 사회주의 개조를 완료했다. 이는 생산수단의 사적소유를 철폐하고 국가(전 인민적) 또는 협동적 소유로 전환됐음을 의미했다. 이에 모든 보건의료 시설과 의료인들은 국가 소속으로 재편됐고 개인이 운영하는 병원은 완전히 사라졌다. 당시 집권 세력은 사회주의 개조 완료 이후 사회주의 혁명의 다음 단계로 진입하기 위해 전 인민을

---

36 "《세상에 이렇게 아름다운 사람들이 어데 있겠습니까!》,"『로동신문』, 2013.05.30.

37 "강원도정신은 어떤 참된 인간들을 키워내는가,"『로동신문』, 2021.11.08.

38 엄주현, 『북조선 보건의료체계 구축사 I』, 468쪽; "당의 보건정책관철의 초석-투철한 인민관,"『로동신문』, 2019.11.02.

대상으로 새로운 인간형의 개조가 필요하다고 인식했다. 이러한 환경에서 정성의 의료인이라는 공산주의 인간형이 탄생했다. 당시 김일성은 환자 치료에 보건의료인의 정성이면 못 고칠 병이 없다며 인민들에게 헌신하는 의료인의 배출을 지속해서 강조했다.

[사진 3-1] 퇴원하는 방하수 어린이와 보건의료인들의 모습

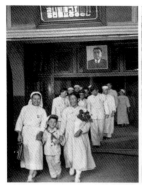 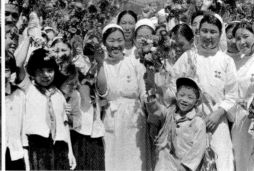

출처: 『로동신문』, 2021.06.08.   출처: 『로동신문』, 2023.10.23.

이탈주민의 증언에 따르면 북조선 보건의료인의 헌혈이나 피부이식 행동은 보건의료인의 당연한 임무로 여겨질 정도로 오랜 기간 내재화된 행위라고 한다. 이러한 모습이 일반화한 배경에는 모든 인민이 당과 국가에 충성심을 강요받는 상황에서 자신의 충성심을 증명할 기회가 거의 없는 보건의료인이 내세울 수 있는 유일한 행동이라는 의견이었다. 그리고 이조차도 보건의료인 누구나 발휘할 수 있는 행동은 아니었는데, 환자와 혈액형이나 피부조직의 유형이 일치해야 제공할 수 있기 때문이었다.

이러한 1960년대의 전통을 김정은 정권은 다시 불러냈다. 김정은 또한 보건의료인의 지극한 정성에 높은 의학기술, 즉 과학을 결합한다면

난치성 질병은 물론이고 불치병도 해결할 수 있다는 김일성과 비슷한 논리를 폈다. 그리고 정성의 보건의료인을 다시 살려내기 위한 다양한 방법을 구사했다. 김만유병원은 긍정기록부를 운영했다. 긍정기록부에는 의료인들의 실력 향상 정도는 물론이고 환자에게 어떤 정성을 기울였는지도 자세히 담았다. 이 병원 순환기내과의 경우 긍정기록부의 운영을 '정상화'했는데, 의료인이 발휘하는 긍정적인 소행들을 일별, 시간별로 상세히 기록했다. 입맛을 잃은 환자에게 의사가 집에서 직접 마련한 별식을 가져다준 사실, 담당의를 도와 자진해 밤을 새워 응급환자를 간호한 의료인 등을 거론했다. 물론 선진 치료법과 새로운 의학기술을 도입한 성과도 포함했다.[39] 또한 의료인의 헌신성을 주민들이 발굴해 세상에 적극적으로 홍보했다. 정성스러운 치료를 받은 환자와 가족들은 『로동신문』이나 거주지역 당조직의 책임자, 또는 치료받은 보건의료기관의 당조직 등에 자세히 알렸다. 이는 의료인에게 감사를 전하는 의미와 함께 인민에게 정성을 쏟으면 자신의 행실이 외부에 소개될 수 있음을 뜻하기도 했다.[40]

보건의료인의 헌신성은 해를 거듭하면서 더욱 강조됐다. 특히 8차 당대회를 전후해 정성의 의료인이 탄생했던 1960년대와 당시 의료인들을 호출해 진정한 정성의 의료인이 어떠한 모습이었는지를 반복해서 제시했다. 예를 들어, 방하수 어린이의 치료를 담당했던 간호원 기고문을 게재해 당시 어떠한 일들이 있었는지 상세히 알렸다.[41] 그리고 당시 보건의료인들을 아예 "천리마 시대 보건의료인들"이라고 명명하며 이를 모범으로 보건의료인들의 변화를 종용했다. 그 모범 중 대표적인

---

39 "긍정기록부에 비낀 헌신적복무정신," 『로동신문』, 2021.02.07.

40 "사회주의화원속에 꽃펴나는 아름다운 이야기," 『로동신문』, 2021.04.08.

41 "사회주의 우리 집은 인간사랑의 대화원," 『로동신문』, 2021.04.14.

인물로 2019년 당시 80세를 앞둔 평양의사재교육대학의 노교수인 최정심을 소개했다.

최정심은 1961년 20대 초반의 나이에 노력영웅이 됐다. 그녀는 1년제 조산원학교를 졸업하고 강원도 회양군인민병원의 조산원으로 복무하기 시작했다. 1958년 사회주의 개조 완료 선언 이후 북조선 당국은 인민들에게 보건의료 혜택을 질적으로 확대할 목표를 내세웠고 그중 하나가 모든 산모의 해산을 전문가가 돕도록 하겠다는 것이었다. 이 정책을 가장 모범적으로 수행한 보건의료인이 최정심이었다. 그녀는 일별, 월별, 분기별로 계획을 세워 자신과 함께 사업을 전개할 위생열성자를 양성했고 그 인원이 80여 명에 달했다. 해산방조대원 또는 위생열성일군으로 명명한 이들과 함께 자신이 담당하는 읍내 59개 인민반의 각 가정을 방문해 보건의료와 관련한 해설과 간담회 등을 900여 회나 개최했다. 또한 매주 수요일을 임신부들의 진찰일로 정해 정기검진을 진행했다. 이러한 사업의 결과 1959년 1·4분기 동안 144건의 해산을 담당하며 해산 방조 계획을 100% 완수했다.[42]

최정심의 업적은 김일성이 참석한 전국보건부문일군열성자회에서 직접 발표됐고 김일성은 "만약 보건일군들이 다 이 동무와 같이 인간에 대한 지극한 정성을 가지고 사람들의 병을 고쳐주는 동시에 군중을 인내성 있게 교양한다면 모든 군중을 모두 당 주위에 더욱 튼튼히 묶어세울 수 있다"며 칭찬했다. 그리고 그 자리에서 당원으로 받아줄 것과 노력영웅칭호 수여를 지시했다. 이후 최정심은 탄탄대로를 걸었다. 당원은 물론이고 평양의학대학에 입학했고 졸업 후에는 강계의학대학병원에서 산부인과 의사로 활동했다. 또한 1980년 평양산원이 개원할 때

---

42 "대중의 두터운 신망과 사랑 속에서," 『로동신문』, 1959.04.21.

[사진 3-2] 천리마시대 보건의료인의 전형으로 소개된 최정심

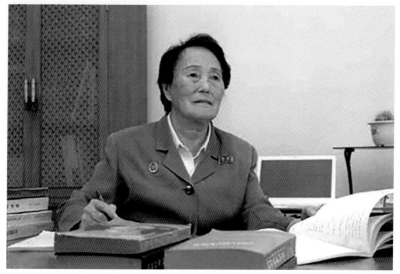

출처: 『로동신문』, 2018.09.13.

는 3산과 과장으로 임명되기도 했다. 최정심은 평양산원에서 연로보장 나이인 55세가 될 때까지 복무했고 이후 여생을 조산원으로 일하던 회양군인민병원에 다시 돌아와 진료와 함께 산부인과 관련 서적을 집필하며 소일하던 중 2007년 평양의사재교육학교 교단에 서게 됐다. 학생들을 가르치며 많은 도서 집필과 수십 건의 논문을 발표하며 77세에 박사학위를 받고 창의적인 교수법 개발에 기여한 공로로 "10월8일모범교수자"의 영예도 지니게 됐다.[43]

최정심은 시기마다 당국의 정책을 가장 앞장서 실천한 인물이었다. 그 모범적 행위와 충성심에 국가는 최상의 혜택을 제공했다. 김정은 정권은 이러한 인사들을 소개하며 보건의료인의 변화를 이끌고자 했고

---

[43] "천리마시대 영웅의 일편단심," 『로동신문』, 2018.09.13.

주요한 타깃은 김정은과 연배가 비슷한 젊은 보건의료인이었다. 특히 사회주의애국청년동맹 소속의 의료인을 앞세워 공산주의 인간형, 붉은 보건의료인이 될 것을 강제하며 그들이 '낡은 세대'를 이끌어야 한다고 강조했다. 이러한 당국의 정책에 화답하는 사례가 하나둘 나타나기 시작했다. 함경북도인민병원 초급청년동맹위원회 위원장 리영일 등 140여 명의 청년들은 심한 화상으로 사경을 헤매는 환자에게 피부를 이식했다. 이 사실은 물론 『로동신문』에 게재됐고 평양시제2인민병원, 사리원시제1인민병원, 함흥시 흥덕구역 은덕산업병원 등의 청년동맹 조직으로 퍼져나가 비슷한 헌신성을 보였다. 또한 자강도 고풍군 룡대리 모봉진료소의 젊은 간호원 윤수정은 몸이 불편한 영예군인과 결혼하며 평생을 영예군인의 건강을 책임지는 혁명의 길동무가 될 것 다짐하기도 했다.[44]

김정은 정권이 젊은 세대를 겨냥해 변화를 모색한 이면에는 이들의 사상교육이 절실했기 때문이었다. 북조선은 고난의 행군을 거치며 당의 권위가 많이 떨어진 상태였고 강력한 사상교육을 추진할 환경이 아니었다. 이를 해소하는 동시에 다시 당에 충실한 인민들로 돌려세우기 위해 당국은 사상교육이 필요했다. 그리고 사상교육이 시급하면서도 교육 효과가 바로 나타나는 젊은 층을 타깃으로 삼았다. 이에 북조선의 젊은 보건의료인들은 인민에게 헌신하는 붉은 보건전사로의 재탄생을 위해 과거 60년 전 선배들이 행했던 행동을 답습하고 있었다.

보건의료인을 대상으로 헌신성을 특별히 강조하기 시작한 시기는 정면돌파전을 결정한 2019년 12월 당중앙위원회 제7기 제5차 전원회의였다. 2019년 2월 하노이 북미정상회담 실패 이후 붉은 보건의료인을 강

---

44 "당이 벽을 울리면 강산을 진감시키는 청년전위의 기상 힘있게 과시," 『로동신문』, 2021.07.17.

제할 수 있는 내치의 시간이 부여되면서 김정은 정권은 보건의료 부문의 사업체계와 규율 및 질서를 엄격하게 적용할 것을 예고했다. 그리고 이는 2018년 당국이 추진한 국제관계 개선에 큰 기대를 하던 인민들의 실망을 달래기 위해서도 필요한 조치였다. 김정은은 인민들에게 사회주의의 대표적 시혜 정책 중 하나인 무상치료제의 확실한 개선을 제시하며 정면돌파전의 내용으로 보건, 과학, 교육으로의 돌파를 언급했다.[45]

또한 정면돌파전 선언 직후인 2020년 1월 코로나19 팬데믹 상황은 보건의료에 집중할 수밖에 없는 환경을 조성했다. 코로나19로 인해 국가의 방역체계를 비상방역체계로 전환하면서 보건의료인들은 국가의 지시를 일사불란하게, 그리고 무조건 관철하는 자세를 요구받았다. 이는 자연스럽게 흐트러졌던 보건의료계의 질서를 확립하는 계기가 됐다. 그리고 당국은 이를 십분 활용했다.

김정은은 이를 실현하는 방법으로 자신이 직접 주재하는 회의를 수시로 개최해 국가의 지시 사항 집행을 하나하나 확인했다. 동시에 간부들의 해이한 태도를 강하게 비판하며 묵과할 수 없는 행동을 보인 이들에게는 직위해제 등 강력한 처벌도 동원했다. 또한 일부 보건의료인 속에는 여전히 사회주의 보건의료제도의 이미지를 흐리는 현상이 적지 않다는 인식을 드러내며 "자기 인민을 사랑하지 않고 헌신적으로 복무하려는 정신이 없는 사람은 환자 치료에 정성을 쏟아 부을 수 없으며 그런 사람은 의학기술이 아무리 높아도 보건의료 부문에서 일할 자격이 없다"고 일갈했다.[46] 이러한 보건의료계를 향한 집중적인 관심은 자발적으로 봉쇄 정책을 취한 3년 내내 지속됐고 당중앙위원회는 2020년

---

45 "사설, 인민보건사업에서 결정적전환을 일으키자,"『로동신문』, 2020.02.23.
46 "뜨거운 인간애는 의료일군들이 갖추어야 할 정신도덕적풍모,"『로동신문』, 2020.01.25.

한 해에만 코로나19 등 보건의료와 관련한 의제로 9차례나 회의를 개최하며 보건의료인을 비롯한 보건의료계 전반의 변화를 추동했다.[47]

더욱이 제8차 당대회를 거치며 '붉은 보건의료인'으로의 개조를 더욱 확실하게 그리고 체계적으로 수행하려는 움직임을 보였다. 우선 당국은 당과 국가가 바라는 모범상을 끊임없이 제시했다. 2021년 내내 1950년 6·25전쟁 당시 전우와 환자에게 피와 살, 목숨까지 내준 인민군 군의와 어떤 시기보다 당 정책에 충실했던 1960년대를 천리마 시대라고 상기하며 보건의료인들에게 그 당시처럼 살고 있는가를 묻고 또 물었다.[48] 그리고 2022년 공훈간호원칭호를 받은 안경실을 "우리시대의 참된 보건전사"로 내세우며 모든 보건의료인에게 안경실의 모범을 따르라는 운동을 2023년 내내 펼쳤다. 안경실의 모범 사례가 기사화된 이후 이 기사를 교재로 전국의 병원은 안경실을 따라배우자는 각종 모임을 개최했다.

북조선의 보건의료인들은 2019년 북미관계 개선 실패와 더욱 강화된 대북 제재의 현실, 거기에 세계적인 감염병 위기까지 겹친 심각한 환경 속에서 다시 자발적 자력갱생의 자급체제를 강요받으며[49] 국가의 부족한 자원을 온몸으로 대신하는 중이었다.

---

47 2월 27일 당중앙위원회 정치국 확대회의, 4월 11일 당중앙위원회 정치국회의, 7월 2일 당중앙위원회 제7기 제14차 정치국 확대회의, 7월 25일 당중앙위원회 정치국 비상확대회의, 8월 5일 당중앙위원회 제7기 제4차 정무국회의, 8월 13일 당중앙위원회 제7기 제16차 정치국회의, 8월 25일 당중앙위원회 제7기 제17차 정치국 확대회의, 9월 29일 당중앙위원회 제7기 제18차 정치국회의, 11월 15일 당중앙위원회 제7기 제20차 정치국 확대회의를 개최했다. 조선화보사, 『조선』 2020년 12월호, 평양: 조선화보사, 2020, 3쪽.

48 "당의 보건정책관철에서 나서는 중요한 문제-헌신적복무정신과 높은 실력," 『로동신문』, 2021.05.10.

49 이정철, "사회주의 북한의 경제동학과 정치체제," 『서울대학교대학원 정치학박사학위논문』, 2002, 73쪽.

[사진 3-3] 류경안과종합병원 간호원들의 모임

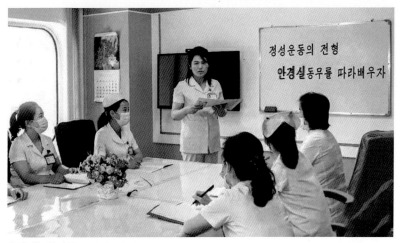

정성운동의 전형
안경실동무를 따라배우자

출처: 『로동신문』, 2023.06.13.

한편 『로동신문』에서 언급한 보건의료 직역은 대부분 의사와 간호원이었다. 하지만 북조선에는 이들 외에도 준의, 약제사, 조제사, 조산원과 렌트겐기수(엑스레이 기사), 치과보철사, 안과기공사, 안마사, 마취사, 체육치료방법사 등의 다양한 직종이 존재했다.[50] 다만 이들과 관련한 보도는 거의 없었다. 특히 의학전문학교 졸업생 중 준의자격증을 취득한 준의에 대한 보도는 전무했다. 준의는 의사가 부족한 기관에서 주로 활동하던 인력으로 관련 보도가 없는 것은 의사 수요가 늘면서 점차 없애는 방향의 정책이 추진된 결과로 판단된다.

간호원을 부각한 기사들의 대부분은 의사보다 더욱 큰 희생정신의 화신으로 그렸다. 하지만 김만유병원이나 평양산원, 조선적십자종합병원 등 평양의 중앙급 병원에서 근무하는 간호원들은 의술을 높이기 위해

---

50 백과사전출판사, 『광명백과사전 5』, 평양: 백과사전출판사, 2010, 701~702쪽.

노력했다. 조선적십자종합병원 마취 및 집중치료과 간호원은 심장외과 수술을 담당했기 때문에 언제나 책을 손에서 놓지 않고 열심히 학습했다.[51] 중증 환자가 많은 중앙급 병원에서는 간호원 또한 숙련된 기술을 요구했기 때문이었다.[52]

약제사는 조제사와 함께 병원의 약국이나 제약공장, 의약품관리소와 같은 약무기관에서 의약품의 생산과 제제(製劑), 조제를 맡아 수행하는 인력으로 투약을 포함한 의약품 공급 관리를 담당하는 직종이다. 약제사는 의학대학의 약학부 또는 약학대학 졸업자였고 조제사는 의학 및 약학전문학교의 교육과정을 마쳐야 했다. 약제사 등은 신약제사(신약조제사)와 고려약제사(고려약조제사)로 구분했으나[53] 보도된 인력의 대다수는 수입 원료를 적게 사용하면서 자국 내에 흔한 약초와 열매를 활용해 수요가 높은 의약품 생산에 복무했다.[54]

조산원은 북조선에서 여전히 중요한 역할을 맡고 있는 직종이다. VNR에 의하면 2020년 기준으로 간호원 및 조산원 수가 인구 1천 명당 44명으로 상당히 많은 수가 활동했다. 참고로 의사 수는 1천 명당 38명이었다.[55] 조산원은 주로 지방의 진료소를 중심으로 그 지역 임산부와 산모들의 건강과 어린이 및 영아의 영양상태를 관리하는 역할을 담당했다.[56] 하지만 보도에는 조산원으로 보건의료계에 배치된 이후 현재는 산부인과 의사로 활동하는 평강군인민병원 산부인과 과장 김춘옥

---

51 "사회주의보건제도를 빛내여갈 불같은 열정안고," 『로동신문』, 2018.03.30.

52 "불같은 사랑으로 새겨가는 헌신의 자욱," 『로동신문』, 2017.08.30.

53 백과사전출판사, 『광명백과사전 5』, 702쪽.

54 "성실한 의료일군," 『로동신문』, 2012.06.27.

55 DPRK. *Democratic People's Republic of Korea Voluntary National Review on the Implementation of the 2030 Agenda*, 2021, p. 57.

56 "조산원의 수첩," 『로동신문』, 2020.07.23.

이나 앞서 언급한 노력영웅 최정심과 같은 인사가 부각되는 경우가 많았다.[57]

이외에도 간병원에 대한 소식도 실렸다. 간병원은 김일성 집권기에도 활동하던 인력으로 거동이 불편한 환자들 곁에서 도움을 주면서 환자에게 공급되는 물자를 관리하는 역할을 담당했다. 개천시인민병원에서 수십 년간 환자를 돌본 간병원 변명희의 경우 전국보건일군정성경험토론회에서 자신의 사례를 발표할 정도로 간병원 또한 중요한 인력으로 인식했다. 하지만 변명희가 간병원으로 일하게 된 배경을 살펴보면 특정한 교육이 필요한 직종은 아닌 것으로 보인다. 변명희는 결혼 전에 건설 현장의 혁신자로 당원까지 된 인물이었다. 결혼하고 평안남도 개천시로 이전하면서 시에서 가장 어렵고 힘든 부문에 배치해 달라고 담당자에게 요청했고 이때 제안된 직업이 시인민병원의 간병원이었다. 처음에는 너무나 평범한 일이라 실망했으나 중독성 쇼크 환자 10명의 간병을 맡으며 의료인들과 함께 밤도 새우고 환자 목욕과 세탁을 도맡아 하며 모든 환자가 완치되어 퇴원하는 경험을 통해 의미 있는 역할임을 인식하게 됐다. 하지만 간병원은 인기 있는 직종은 아니었는데, 이를 선뜻 나서서 하겠다는 사람이 많지 않았다.[58]

2. 보건의료인 양성과 재교육 현황

김정은 정권에서 기존 보건의료인은 성실성, 헌신성과 함께 선진의술을 갖춘 실력 있는 인력을 높이 평가했으므로 새로운 의료인력 배출

---

57 "당의 보건정책을 관철하는 길에서 40여 년을 변함없이," 『로동신문』, 2020.05.30.
58 "신념과 량심으로 이어온 참된 삶," 『로동신문』, 2019.12.21.

에 대한 정책도 살펴봐야 했다. 특히 과학기술과 지식경제의 강조는 교육 개혁을 동반했기 때문에 관련 정책에도 많은 변화가 있었다. 이 시기 『로동신문』에는 보건의료인 양성기관으로 의학대학, 약학대학, 간호원학교 등을 거론했고 그 현황은 다음과 같다.

〈표 3-2〉 김정은 집권기 『로동신문』에 언급한 의료인 양성기관 현황

NO.	지역	의료인 양성기관(언급 시기)
1	평양시	김일성종합대학 평양의학대학(2012.~2019.09.) 평양의학대학(2019.10.~2023.)
		김형직군의대학(2013.~2014.) 림춘추군의대학(2022.)
		평양시의학대학(2019.~2023.)
		평양의사재교육대학(2016.~2023.)
2	남포시	남포의학대학
3	평안북도 신의주시	신의주의학대학(2012.~2015.04. / 2020.~2023.) 평북종합대학 의학대학(2015.5.~2019.)
4	평안남도 평성시	평성의학대학
		평안남도간호원학교
5	황해북도 사리원시	사리원의학대학(2012.~2015.06.) 황북종합대학 강건의학대학(2015.07.~2019.) 강건사리원의학대학(2020.~2023.)
		사리원고려약학대학
6	황해남도 해주시	해주의학대학
7	함경북도 청진시	청진의학대학
		함경북도간호원학교
8	함경남도 함흥시	함흥의학대학
		함흥약학대학(2014.~2015. / 2019.~2023.) 함흥화학공업종합대학 약학대학(2016.10.)
9	자강도 강계시	강계의학대학
10	양강도 혜산시	혜산의학대학
11	강원도 원산시	원산의학대학

출처: 2017~2021년 『로동신문』 검토해 저자 정리.

북조선의 의학대학은 각 지역에 필요한 보건의료인은 자체적으로 키워낸다는 원칙에 따라 9개 도(都)와 도급 행정구역에 상응하는 4개 직할시 중 평양시와 남포시에 설치했다. 간호원학교의 경우 평안남도와 함경북도간호원학교의 기사를 확인했다. 하지만 기사에는 간호원학교가 도마다 위치한다고 언급하고 있어 간호원학교 또한 9개 도와 도급 행정구역에 배치했을 개연성이 크다.[59] 실제로 간호원 출신 이탈주민의 증언에 따르면 간호원 양성기관으로 의학전문학교의 간호학과와 각 도의 도간호원학교, 군단위 행정구역에 도간호원학교 분교가 있으며 군인 간호원을 양성하는 간호원양성소가 있다고 한다. 간호원학교의 교육 기간은 2년, 군부대 간호원양성소의 경우 6개월이었다.[60]

의학대학이나 간호원학교 외에도 의료인을 양성하는 기관으로는 준의를 양성하는 의학전문학교가 존재했다. 김정은 집권 초기인 2012년에 해주의학전문학교가, 2013년에 신의주의학전문학교 및 혜산의학전문학교가 3대혁명붉은기를 수상했다는 기사를 게재했다.[61] 더불어 신의주의학전문학교가 평북종합대학 의학대학에 편입돼 의료기술학부로 개편했다는 소식도 접했다.[62] 준의는 3년 과정인 의학전문학교를 졸업한 뒤 의사가 부족한 보건의료 시설에 배치하는 인력이었다. 하지만 의사 수요가 늘면서 준의 양성을 줄이는 추세였고 김정은 집권기에는 의

59 "경쟁열을 고조시킨 류다른 총화모임, 보건성 직업기술교육강습소 일군들의 사업에서," 『로동신문』, 2019.01.28.

60 하경대, "북한 간호교육은 남한 간호조무사 수준," 『의사신문』, 2019.02.01.

61 "모범적인 단위들에 3중3대혁명붉은기, 2중3대혁명붉은기, 3대혁명붉은기를 수여함에 대하여," 『로동신문』, 2013.01.04;"모범적인 단위들에 3중3대혁명붉은기, 2중3대혁명붉은기, 3대혁명붉은기를 수여함에 대하여," 『로동신문』, 2013.04.14; "모범적인 단위들에 3중3대혁명붉은기, 2중3대혁명붉은기, 3대혁명붉은기를 수여함에 대하여," 『로동신문』, 2013.09.09.

62 "독자의 편지," 『로동신문』, 2018.10.21.

학전문학교를 의학대학의 의료기술학부로 이관하며 변화를 도모하고 있었다.[63]

〈표 3-2〉에 의하면 김정은 집권기에 의학대학의 명칭에도 많은 부침이 있었다. 북조선 최고의 의학대학인 평양의학대학의 경우 2019년 9월까지 김일성종합대학 평양의학대학이라고 칭했다. 평안북도 신의주시에 소재하는 신의주의학대학은 2015년 5월부터 2019년까지 평북종합대학 의학대학이었다. 황해북도의 의사 양성기관인 강건사리원의학대학은 사리원의학대학, 황북종합대학 강건의학대학을 거쳐 2020년부터 강건사리원의학대학으로 안착했다. 북조선의 대표적인 약학대학인 함흥약학대학도 2016년에 함흥화학공업종합대학 약학대학으로 잠깐 불리다가 2019년부터 다시 함흥약학대학으로 변경됐다. 인민군 군의를 양성하는 기관으로 평양에 김형직군의대학이 존재했는데, 2022년 기사에는 림춘추군의대학으로 게재돼 이 또한 명칭을 변경한 것으로 보인다.[64] 새로운 대학도 눈에 들어왔는데, 평양에 평양의학대학과는 별개로 평양시의학대학이 존재했다. 2019년의 기사에 의하면 이 대학은 평양의료기술대학을 전환한 것으로 의학부와 위생학부를 설치했다. 하지만 교육 기간과 다른 학부의 개설 여부 등은 확인할 수 없었다.[65]

김정은 집권기에 의학교육 부문의 변화가 많았던 것은 2012년 9월에 기존의 11년제 무료교육을 12년제 의무교육으로 확대하면서 교육체

---

63 백과사전출판사, 『광명백과사전 5』, 702쪽.

64 "경애하는 김정은동지께서 조선인민군 군의부문 전투원들앞에서 하신 연설," 『로동신문』, 2022.08.18.

65 "교육체계를 더욱 완비하여 시대가 요구하는 실천가형의 인재들을 기워내자," 『로동신문』, 2019.08.09.

계 전반을 완비하는 사업을 전개했기 때문이었다. 그 영향으로 의학대학에도 다양한 변화의 시도가 있었다. 부문별, 지역별 종합대학을 설치하고 운수, 농업, 의학기술 등 직업기술대학의 면모를 일신하는 정책을 수행했다. 그 과정에서 대학의 명칭이 일부 바뀐 것으로 짐작된다.[66] 또한 대학의 분류를 중앙대학, 사범대학, 교원대학, 도급대학, 직업기술대학, 공장대학으로 나뉘었고 중앙대학으로는 평양시에 위치한 김일성종합대학, 김책공업종합대학 등과 함께 평양의학대학을 거명했다. 청진의학대학, 신의주의학대학, 원산의학대학 등은 도급대학으로, 이외에 직업교육을 중점에 둔 직업기술대학으로 의학전문대학을 포함했다.[67]

보건의료인 양성기관의 명칭 변경은 이전 시기에도 빈번했다. 사리원고려약학대학은 창립 초기에는 사리원동약단과대학이었고 이후 장수약학대학으로, 사리원고려약학단과대학을 거쳐 현재에 이르렀다. 또한 함흥약학대학은 1968년 10월 함흥시 회상구역 정성동에 함흥고려약학대학을 설립했고 함흥약학대학으로 변경했다가 1990년대 함흥고려약학대학으로 재개칭했다. 그리고 잠깐 함흥화학공업종합대학 약학대학으로 불리다가 2019년부터 함흥약학대학으로 다시 불려졌다.[68]

교육기관에 "항일혁명투사"로 일컬어지는 인사들의 이름을 붙이기도 했다. 이는 자라나는 새 세대에게 투철한 혁명의식으로 무장한 혁명가들을 내세워 학생들 또한 혁명가로 키워내려는 목적에서였다. 1990년 10월에 신의주제1사범대학을 차광수대학(현재 차광수신의주제1사범대학)

---

66 "교육발전을 위한 기틀," 『로동신문』, 2019.08.09.

67 "전국대학들의 2019년 교육총화회의를 놓고," 『로동신문』, 2020.02.10.

68 이혜경, "북한의 약사교육 시스템과 시험제도(국가면허) 연구," 『한국임상약학회지』 제25권 제4호, 한국임상약학회, 2015, 217쪽.

으로 개칭을 시작하면서 다른 대학도 오중흡청진사범대학, 장철구평양
상업대학, 최희숙함흥교원대학 등으로 명칭을 변경했다.[69] 김정은 집권
기에는 사리원의학대학에 항일혁명투사의 이름을 넣어 강건사리원의학
대학이 탄생했고 김형직군의대학을 림춘추군의대학으로 변경했다.

의학대학의 명칭과 함께 학부 변경도 확인했다. 〈표 3-3〉에는 『로
동신문』에 언급한 각 의대와 약대 내의 학부 현황이다. 기사화하지 않
은 학부가 있으므로 실제로는 더 많은 학부가 존재할 것이다.

〈표 3-3〉 『로동신문』에 언급한 의대와 약대의 학부 현황

NO.	대학명	학부
1	평양의학대학	고려의학부, 교육학부, 기초의학부, 약학부, 원격교육학부, 위생학부, 임상제1의학부, 임상제2의학부, 치과의학부
2	평양시의학대학	의학부, 위생학부
3	남포의학대학	제1의학부
4	신의주의학대학	약학부, 위생학부, 의료기술학부, 제2의학부, 치과의학부
5	평성의학대학	의사재교육학부, 제1의학부, 제2의학부, 제3의학부
6	강건사리원의학대학	고려의학부, 약학부, 의료기술학부, 임상의학부
7	해주의학대학	제2의학부
8	청진의학대학	고려의학부, 위생학부, 제1의학부, 제2의학부, 치과의학부
9	함흥의학대학	제1의학부, 제2의학부
10	함흥약학대학	약제학부, 의료기구학부, 합성제약공학부
11	강계의학대학	고려의학부, 약학부, 제1의학부, 제2의학부

출처: 2012~2021년 『로동신문』 검토해 저자 정리.

의학대학에는 의학부, 고려의학부, 위생학부, 치과의학부, 약학부를
기본으로 두었다. 의학부의 경우, 평양의학대학과 강건사리원의학대학
에는 '임상' 명칭을 붙였고 그 외 의대는 제1~제3의학부라고 명명했다.

---

69 "숭고한 혁명적의리에 떠받들려 영생하는 삶," 『로동신문』, 2020.08.15.

특히 평양의학대학은 의학교육의 원종장이라고 불리는 만큼 학부와 관련한 기사가 많았고 타 의대에는 없는 학부가 개설돼 있었다.

학부의 대표적인 변화로는 첫째, 2016년부터 기존의 구강학부를 치과의학부로 변경했다. 이에 2013년 평양에 개원한 류경구강병원은 류경치과병원으로 바꿨고 전국의 구강병원을 일제히 치과병원으로 불렀다.

두 번째 변화는 일부 의학대학을 종합대학으로 편입하면서 자연적으로 학부에도 영향을 미쳤다. 이 또한 2016년을 전후한 변화였다. 황북종합대학은 이전의 사리원지질대학을 모체로 강건의학대학, 공업대학, 고려약학대학, 리계순제1 및 제2사범대학, 교원대학 등 황해북도에 소재한 각종 대학을 포괄했다. 각 대학의 유능한 교원 강의를 황북종합대학 산하의 모든 학생에게 제공했다. 또한 교원과 연구사들의 과학연구를 종합적으로 계획해 종합대학 산하의 대학과 공유하면서 분산적이고 중복된 연구로 인한 인력과 시간을 절약해 연구 역량을 강화한다는 명목을 내세웠다.[70] 이러한 과정에서 평북종합대학 의학대학에 신의주의학전문학교를 포괄하며 의료기술학부를 새롭게 설치했다. 하지만 이 시도는 2019년 9월까지였고, 10월에 종합대학 환원 조치에 따라 다시 종합대학 산하에서 벗어나 개별 의학대학으로 전환됐다. 이때 김일성종합대학 평양의학대학을 평양의학대학으로 변경해 현재에 이르고 있다. 평양의학대학이 김일성종합대학의 단과대학으로 편입된 것은 김정일 집권기인 2010년 5월이었다.[71]

세 번째 변화는 대학의 교원과 연구사의 자질향상을 위해 주요 대학에 교육학부를 개설했다. 이는 2019년 12월 당중앙위원회 제7기 제5차 전원회의 이후의 변화였다. 교육학부 개설은 학생을 가르치는 교원

---

70 "지역별종합대학의 특성을 살려," 『로동신문』, 2017.05.05.
71 "[김연호의 모바일 북한] 평양의학대학 1," 『rfa | 자유아시아방송』, 2023.10.09.

의 재교육 차원으로, 교육학부에서는 대학의 신임 및 현직 교원과 연구사에게 필요한 다양한 교육 제공과 생산 현장에서 필요한 연구를 위해 "현장파견사업"을 담당했다. 또한 세계적인 과학기술이나 교육 발전 추세를 따라잡기 위한 외국어 교육을 맡았다. 교육학부는 평양의학대학에도 개설했다.[72]

교육학부가 대학 교원의 재교육을 담당했다면 기존 의사들의 재교육을 담당하는 대학과 학부도 따로 존재했다. 평양의사재교육대학과 평성의학대학 의사재교육학부를 들 수 있다. 평성의학대학 의사재교육학부는 호담당의사를 위한 이동강의를 진행했다. 의사재교육학부 또한 선진의술 교육과 외국어 강의에 중점을 뒀는데 해외의 선진기술을 확보하기 위해 외국어 실력이 중요하게 대두됐기 때문이었다. 외국어 강의는 다매체편집물(멀티미디어콘텐츠) 등을 활용해 평면적이고 단순한 교육을 지양하고자 했다.[73] 의사재교육학부는 2022년 1월부터 각 도에 의사재교육강습소를 설치하며 변화를 보였다. 이 강습소는 각 도 산하의 보건의료기관에서 활동하는 의료인을 대상으로 실력 제고에 필요한 교육을 담당하는 기관으로 설정했다. 기존에는 평성의학대학 의사재교육학부와 같이 의사들의 재교육은 각 도의 의학대학이 담당하는 구조였다. 하지만 2022년부터 의대에서 분리해 독자적인 강습소를 설치한 것으로[74] 의학대학의 의사재교육학부를 해체했다고 짐작된다. 하지만 각 도의 강습소도 평양의사재교육대학에서 개발한 전자강의안과 프로

---

72 "교육혁명은 교원혁명이다. 교원진영강화에 선차적인 관심을!," 『로동신문』, 2020.02.19.

73 "의사재교육이 철저히 림상실천에 이바지되도록," 『로동신문』, 2020.03.07.

74 "각지에서 의사재교육 적극화," 『로동신문』, 2023.05.06.

그램으로 원격교육을 시행했고[75] 관련 강의안과 교재, 참고서들을 배포해 참고하도록 했다는 보도를 통해[76] 재교육과 관련한 일원화 원칙에 따라 보건의료인의 재교육사업의 정점에는 평양의사재교육대학이 위치함을 확인할 수 있었다.

넷째 변화로는 원격교육학부의 개설을 들 수 있다. 이 학부는 평양의학대학에도 설치됐다. 원격교육학부를 처음으로 설립한 대학은 김책공업종합대학으로 2010년이었다. 과학기술을 강조하는 김정은 정권이 들어서면서 원격교육은 더욱 확대됐다. 특히 2014년 8월 30일 김정은이 담화를 통해 원격교육을 통한 고등교육을 강조하면서 전면화했고 2020년 4월 12일에는 최고인민회의 제14기 3차 회의를 통해 원격교육법을 채택하며 원격교육 추진에 대한 법적 토대를 마련했다. 이는 분산된 원격교육을 체계화, 제도화해 "전민과학기술인재화"의 새로운 동력으로 활용하려는 시도 중 하나였다.[77]

북조선은 김정은이 집권을 시작한 2012년을 할아버지 김일성 탄생 100주년이자 자체 연호인 "주체 100년대"를 시작하는 해로 설정했다. 동시에 경제발전과 인민생활 향상을 목표로 제시했고 이를 달성하기 위한 선행 조치로 교육 발전을 언급했다. 특히 새 세기 산업혁명, 지식경제시대의 비전은 과학기술로 무장한 인재 육성을 필요로 했고 후진적인 교육계의 변화를 시작했다. 2012년 9월, 12년제 무료교육제를 법령으로 채택하며 교육체계 개편을 본격화했다. 의학교육 부문에서는

---

75 "북한, 각 시도 '의사재교육강습소' 설치...올해 1월부터 운영," 『SPN 서울평양뉴스』, 2022.09.26.
76 "의사재교육의 질적수준이 개선된다," 『로동신문』, 2022.07.04.
77 사진환, "북한의 원격교육 동향," 『북한포커스』, KDB 미래전략연구소, 2020, 6~7쪽.

줄기세포, 인간게놈, 분자생물학 등을 교육 내용에 반영해 교육 수준을 높이겠다는 방향을 설정했고 과학연구을 위한 실험실습실 현대화, 교원의 자질향상, 시험방법 개선, 교육 정보화 완성, 원격교육의 규모와 내용 확대 등을 목표로 했다.[78]

김정은 정권은 교육계의 질적 발전을 위해 특히 정보화에 관심이 높았다. 이는 컴퓨터와 인터넷, 네트워크 등을 활용한 "망통신"의 정보기술에 기초한 새로운 교육형식을 의미했다. 이를 위해 기술적으로는 교육분야에 디지털화, 멀티미디어화, 네트워크화, 지능화를 꾀해 교재의 전자화, 교육자원의 공유화, 교수법의 개성화, 학습활동의 협조화, 교수 관리의 자동화, 교육환경의 가상화 등을 실현하고자 했다.[79]

2016년 제7차 당대회를 계기로 교육체계 완비를 국가계획에 포함해 사업을 전개했다. 교육체계 완비의 구체적인 사업 내용으로는 첫째, 주입식 교육을 탈피해 응용·실천 능력을 최대한 높이는 체계 구축을 포함했다. 둘째, 중등일반교육에서 수재교육과 일반교육을 동시에 중시하는 정책과 고등교육에서는 유능한 학술형 및 실천형 인재의 대량 양성을 언급했다. 세 번째는 학제와 학부, 학과와 강좌들을 정비해 연속교육체계의 구축을 담았다. 넷째, 중요대학들을 해당 분야의 학술, 정보 및 자료 서비스, 원격교육 기능이 가능한 중심기지로 건설하고자 했다. 다섯째는 교육과 과학연구, 생산이 하나로 밀착된 산·학·연 체계의 구축과 여섯째, 일하면서 배우는 체계의 규모 확대로 전민과학기술인재화 실현, 일곱째, 인민들이 고등교육을 받을 수 있도록 중요대학에 원격교육체계를 구축하겠다고 밝혔다.[80]

---

78 "혁명인재육성에서 새로운 전환을," 『로동신문』, 2012.01.07.

79 "세계교육발전의 방향—창조형의 인재양성," 『로동신문』, 2019.12.08.

80 "교육발전을 위한 기틀," 『로동신문』, 2019.08.09.

이를 실현하기 위해 김정은 집권 초기에는 교육기관의 시설과 건물의 현대화부터 시작했다. 2012년 김일성종합대학 평양의학대학에 의학계의 원격교육센터 구축을 시도했고 함흥의학대학에는 도서관 건립을 통해 교육 조건 및 환경 개선을 꾀했다. 더불어 지식경제시대를 준비할 창조형 인재를 양성하기 위해 교육 정보화의 기틀 마련에도 관심을 보였다.[81]

먼저 평양의학대학은 2013년 7월 19일에 김일성종합대학 평양의학대학 도서관을 준공했다. 의대 도서관에는 전자열람실, 다매체열람실, 원격강의실, 학술교류실 등을 설치해 첨단과학기술 습득에 필요한 조건을 충분히 갖췄다고 자평했다.[82] 이 도서관의 건설은 2010년 11월 23일 김정일이 대학을 방문하면서 시작됐고 이를 이어 김정은은 의학 정보와 관련한 자료기지 구축과 구축한 자료를 병원이나 진료소 등에서 자유롭게 활용하도록 인터넷망 체계의 수립을 지시했다. 지도자의 지시를 반영한 도서관은 필요한 자료를 컴퓨터로 검색했고 도서관 안내 및 새로운 자료의 소개를 터치스크린으로 볼 수 있었다. 총 5층으로 된 건물에는 60석의 전자열람실 및 정보봉사홀, 수백 대의 컴퓨터를 갖춘 원격강의실, 학생열람실 등을 갖춰 한 번에 약 500명이 이용할 수 있었다. 이로써 국제적인 학술교류가 가능한 "의학과학기술보급기지", "의학과학정보중심"을 건설했다고 홍보했다.[83]

81 "현지지도단위들이 앞장에 섰다." 『로동신문』, 2012.01.26.
82 "김일성종합대학 평양의학대학 도서관 준공식 진행." 『로동신문』, 2013.07.20.
83 "당의 은정속에 마련된 현대적인 의학과학기술보급기지." 『로동신문』, 2013.08.17.

[사진 3-4] 새롭게 준공한 평양의학대학 도서관 외관 및 내부 전경

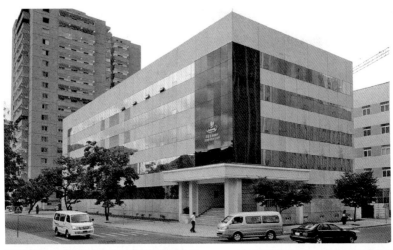

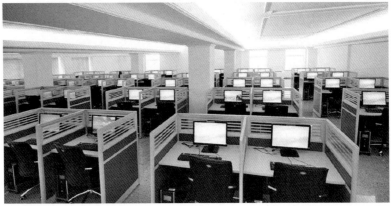

출처: 『로동신문』, 2013.08.17.

2012년 함흥의학대학도 도서관을 건설 중이었다. 당시 건물은 외부 미장공사를 마쳤고 내부 미장 작업을 막바지 단계에서 진행하고 있었다.[84] 더불어 과거 고장으로 이용하지 못하던 실험실습 설비와 기구 등

---

[84] "현대적인 도서관건설 힘있게 추진,"『로동신문』, 2012.07.14.

을 수리, 정비하면서 설비들을 컴퓨터와 결합해 새로운 설비로 갱신하는 사업을 동시에 진행했다.[85]

2014년 평성의학전문학교의 경우에는 몇 해 사이 강의실, 기숙사, 실습실 등을 현대화해 학교 구내가 몰라보게 달라졌다.[86] 청진의학대학은 2017년부터 대학 건물을 새롭게 건설하기 시작해 2018년 8월에 5층짜리 강의동을 완공했다.[87] 평안남도간호원학교도 마찬가지 움직임을 보였다. 학교를 새 세기의 요구에 맞게 2층으로 된 학교 건물을 새로 짓기 시작하면서 도서실과 실습실, 실험실 등을 일신했다. 그 결과, 컴퓨터를 활용한 디지털 저작물인 멀티미디어콘텐츠를 이용해 강의를 진행했고 교육의 질이 자연스럽게 높아졌다고 주장했다.[88]

컴퓨터 등 다양한 설비를 갖춘 강의실과 실험실을 정상적으로 운영하기 위해서는 전기문제 해결이 필요했고 대학은 태양열 에너지를 적극적으로 활용했다. 신의주의학대학은 청사별로 태양열 전지판을 설치하고 이를 대학 전체에서 이용하는 "전원공급체계"를 구축했다. 수십 개의 태양열 전지판과 축전지, 직류·교류변환기 등을 갖춘 기계실을 건설해 대학에 필요한 전기를 확보했다. 이렇게 국가전력망에서 공급하는 체계와 태양광 등을 활용한 자체적 발전 체계 모두를 활용하는 방법을 "2중 전원체계"라며 장려했다.[89]

교육환경의 변화는 자연스럽게 새로운 교수법을 요구했고 교원들은 선진적인 교수법을 찾아 강의에 적용해야 했다. 이는 교원들의 자질향

85 "유훈관철을 생명선으로 틀어쥐고 새로운 비약에로," 『로동신문』, 2018.06.27.

86 "뜨거운 헌신이 안아온 열매," 『로동신문』, 2014.01.13.

87 "새 교사건설에서 발휘된 정신력," 『로동신문』, 2019.03.16.

88 "교육의 정보화실현에 더욱 박차를," 『로동신문』, 2012.01.22.

89 "대학에 새로 생긴 작은 《발전소》," 『로동신문』, 2016.01.25.

상과 연동됐고 이 문제 해결이 자연스럽게 대두됐다.[90] 하지만 교원들의 자질향상은 단기간에 이룰 수 없었고 당국은 교육 내용의 실용화, 종합화, 현대화를 목표로 교원들에게 강의 내용과 형식 등의 혁신을 촉구하며 변화를 이끌었다.

함흥의학대학의 외과학총론강좌와 호흡기내과학강좌를 담당한 교원들은 학생의 인식 능력과 창조적 응용력을 높일 수 있는 다양한 교육법을 시행해 높은 평가를 받았다. 이 강의 형식을 의대 전체 강좌에 적용했다. 함흥의학대학은 이 사업을 대대적으로 추진하기 위해 "따라앞서기, 따라배우기, 경험교환운동"을 전개했고 3,000여 건의 강의안이 실용화, 종합화, 현대화되는 성과를 이뤘다. 특히 강의안은 전자식 강의안이 대세였고 교원들은 컴퓨터와 네트워크에서 구동할 수 있는 멀티미디어콘텐츠 제작을 위해 노력했다.[91]

북조선의 대학 교원들은 그동안 교수안을 완전히 통달해 강의를 설득력 있게 전달하는 것에 주안점을 뒀다. 하지만 이는 과거의 낡은 방법으로 치부됐다. 새 시대의 요구, 즉 창조적 인간형 육성이라는 목표에 맞는 강의안을 만들어야 했다. 새로운 강의안은 학생의 역할을 보다 높여 그들이 주동적인 학습자, 탐구자가 될 수 있도록 교육하는 방안을 강구했다.

평양의학대학에서는 "새 교수방법창조열풍"을 대중운동으로 전개했다. 이는 강좌별, 학문별, 학부별로 모범적인 교원을 선발해 그들의 교수법을 심의했고 우수한 평가를 받은 교수법을 전체 대학으로 일반화하는 과정이었다. 이를 위해 대학의 책임자들은 매주 2회 이상 교수 참

---

90 "간호교육에서 전국적인 본보기를 창조하기까지," 『로동신문』, 2017.11.13.
91 "교육내용의 실용화, 종합화, 현대화를 다그쳐," 『로동신문』, 2016.09.23.

관을 진행해 우수 교수법을 적극적으로 찾았고 새로운 교수법이 전체 강의에 철저하게 구현하는지 점검했다. 특히 이 운동의 성패는 평가의 정확성에 있다고 판단해 오래전부터 시행하던 점수제를 더욱 세분화했고 새로운 교수법 탐구와 연구 등의 항목에 더 큰 비중을 두도록 변경했다. 또한 교수안 통달 경연, 교수 요강과 교수안 전시회 등 다양한 형식과 방법을 동원해 교원의 자질을 높이려고 시도했다.[92]

지방 의학대학도 새 교수방법창조에 뛰어들었다. 함흥의학대학은 모든 강의를 토론식으로 전환했다. 또한 전체 강좌에 가상환자진찰체계를 도입했고 전공강좌의 실습에 가상인체실습모형을 이용하도록 권장했다. 청진의학대학은 새 교수법 도입을 위해 프로그램 개발이 가능한 역량 확보에 주력했다.[93] 새로운 교수법 도입에 필요한 프로그램 개발 및 제작 역량은 청진의학대학의 우수한 교원과 박사원생들을 대상으로 했다. 이들의 안목을 넓히기 위해 전국의 중요한 교육기관에 참관을 보내거나 세계적인 교육 발전 추세와 관련한 정보를 제공해 참고하도록 했다.[94] 평성의학대학은 수술화상원격교육실에서 평안남도인민병원의 수술실과 손소독실, 도산원의 수술실을 네트워크로 연결해 실시간으로 영상을 시청하는 체계를 구축했고 해당 병원들과 연계해 수술시간에 맞춰 강의를 진행했다.[95] 강계의학대학에서는 교원들이 사람 모형을 컴퓨터와 연결해 침(針)의 각도, 깊이, 정확도 등을 자동으로 평가할 수 있는 실습기자재를 제작해 강의에 활용했다.[96]

---

92 "교육의 질을 높이는데서 중시한 문제," 『로동신문』, 2018.04.09.

93 "발전하는 시대와 교육학적요구에 맞게," 『로동신문』, 2020.06.15.

94 "개발력량의 주동적인 역할과 협조를 강화하여," 『로동신문』, 2020.06.08.

95 "현대적인 수술화상원격교육실이 꾸려졌다," 『로동신문』, 2019.08.19.

96 "실험실습설비와 기재를 자체로," 『로동신문』, 2019.10.19.

북조선 당국은 교육 프로그램이나 교수법을 개발한 교원을 대상으로 "10월8일모범교수자"로 선발하거나 "새 교수방법등록증"을 발급해 그 노력을 평가했다.[97] 또한 전국의 교원들을 대상으로 교수경연대회를 개최해 경쟁을 부추기기도 했다.[98]

대학 교원들의 자질향상에는 외국어가 필수 항목이었다. 이는 외국어로 된 선진의술과 교육 발전 추세자료에 접근하기 위해였다. 함흥의학대학은 화요일을 "원서 번역 지도의 날"로 정해 강좌의 담당 교원과 외국어 실력이 높은 교원이 함께 학급을 맡아 집중적으로 교육했다. 대학 내의 노력과 함께 2017년부터는 인트라넷 국가망을 통해 전국적인 외국어 경연대회 체계를 구축해 다른 대학과 경쟁하며 실력을 키우는 방법도 동원했다. 전반적인 외국어 강조는 교원이 외국어로 강의할 수 있는 수준을 요구했고 대학에서는 이를 위해 외국어 학습 자료를 제공하고 그 학습 상황을 매일 점검했다. 또한 외국어 교원은 아침마다 출근하는 교원들과 간단한 회화로 하루를 시작했고 전날 수행한 과제를 확실하게 이해했는지 파악하며 외국어 학습을 생활화하도록 도왔다.[99]

김정은 정권이 집권 초기부터 수행한 교육체계 개선 및 완비는 궁극적으로 학술일원화와 원격교육이 가능한 교육환경 구축에 있었다. 이는 도농 간의 격차가 큰 현실에서 지역적 편향을 타파하는 동시에 전국적으로 교육의 질을 높이는 방법이라고 인식했다.

학술일원화사업은 2014년 9월, 10년 만에 개최한 "전국교육일군대

---

97 10월8일모범교수자는 2002년 김정일의 삼지연군 소재 무봉중학교 현지지도를 기념해 교수, 교양 부문에서 우수한 능력을 인정받은 대학과 학교 교원에게 수여한 칭호였다. "북한 올해 '10월8일모범교수자' 다수 배출," 『SPN 서울평양뉴스』, 2021.12.26.

98 "교육조건과 환경개선에 큰 힘을," 『로동신문』, 2018.03.06.

99 "유훈관철을 생명선으로 틀어쥐고 새로운 비약에로," 『로동신문』, 2018.06.27.

회"에서 김정은이 처음으로 언급하며 본격화했다. 김정은은 고등교육의 발전을 위해 대학을 종합대학으로 개편하고 이를 일원화하는 방향으로 나아가야 한다고 제시했다. 이 사업은 각 도의 모든 의학대학이 평양의학대학의 학술일원화체계에 연계돼 과목별로 교육 내용을 일원화하는 방법이었다. 가장 실력이 높고 우수한 경험을 보유한 평양의학대학의 교육 내용과 교수법 등을 지방 의대에 도입해 활용하겠다는 의미였다.[100]

학술일원화사업의 정점에는 평양의학대학이 있었다. 이에 평양의학대학은 의학교육 부문의 학술, 정보 및 자료 서비스, 원격교육센터로서 역할을 담당할 수 있도록 사업을 펼쳤다. 이 사업은 2015년 7월에 시작해 2016년에는 본격적인 실천 단계에 접어들었다. 평양의학대학 교원들이 오랜 기간 연구하고 노력한 성과를 국가망에 탑재해 이를 도 의학대학에서 활용했다. 2016년 말까지는 100여 개 과목의 일원화 실현이 목표였다. 그 과정에서 3월 말에 평성의학대학에서 일반기초과목에 대한 첫 강습을 개최했다. 4월에는 남포의학대학과 평성의학대학에서 전국의 10여 개 의학대학 교원 수백 명을 대상으로 50여 개 임상 과목에 대한 강습회를 열었다. 강습회에서는 과목강습, 교재토론, 보여주기 등 다양한 형식과 방법을 활용했고, 특히 100여 개 과목에 관한 교수 내용의 실용화, 종합화, 현대화를 실현한 경험과 다매체편집물을 이용한 전자교수안을 발표해 주목을 끌었다. 또한 가장 우수한 12건의 교수법을 소개했고 최신의 과학기술 추세에 대한 강의도 23차례나 진행했다. 이 강습회는 단순한 발표에 그치지 않고 교원들 간의 집중적 토론을 전개했고 도의학대학에 필요한 동영상과 다매체편집물, 전자교

---

100 "교육수준을 높이기 위한 적극적인 노력," 『로동신문』, 2020.05.06.

재, 교육지원 및 모의실습프로그램, 교과서와 참고서, 최신 과학기술 자료, 실습지도서 등 방대한 양의 자료들을 제공했다.[101] 평양의학대학의 전자강의안은 해를 거듭하면서 증가했고 2020년에는 170여 개 과목 5천 4백여 건에 달했다.[102]

또한 김정은 정권은 2017년을 "과학교육의 해"로 명명하며 고등교육의 발전을 더욱 확대하기 위한 정책을 펼쳤다.[103] 2017년은 김일성의 노작 "사회주의 교육에 관한 테제"를 발표한 지 40주년이 되는 해였고, 12년제 의무교육을 위한 준비를 완료하고 전국적 차원에서 전면적인 실시를 예견한 시기였다.[104] 여기에 발맞춰 평양의학대학은 교육의 일원화와 원격교육의 본보기로 자리매김하기 위한 사업을 전개했다.

평양의학대학 도서관에는 강의실만 한 크기의 특별한 방을 개설했고, 방음장치를 설치한 강의실에서 전자칠판과 전자교탁, 투영기와 카메라, 컴퓨터 등을 활용해 강의 동영상을 제작했다. 강의에 생동감을 불어넣기 위해 성능 좋은 카메라를 여러 방향에 배치했고, 전자교탁을 활용해 출연자의 모습과 음성, 강의자료 등이 국가망에 정확히 전송하도록 했다. 전자칠판과 투영기로는 국가망에 접속한 각 의학대학 관계자의 모습과 음성, 자료 등을 가감 없이 전달할 수 있었다.[105]

전자강의안과 동영상을 제작할 설비의 구축과 함께 첨단의학과 관련한 자료 확보에도 적극적으로 나섰다. 평양의학대학이 2017년에 확

---

101 "의학교육의 일원화 적극 추진,"『로동신문』, 2016.04.30.
102 "전자직관물제작을 통하여 얻은 실리,"『로동신문』, 2020.04.01.
103 "주체과학교육의 최고전당이 나아갈 앞길을 밝힌 불멸의 지침,"『로동신문』, 2017.09.27.
104 "교육사업에서 이룩된 주목할만 한 성과들,"『로동신문』, 2017.12.12.
105 "교육의 일원화를 위한 훌륭한 본보기 창조,"『로동신문』, 2017.06.14.

보한 자료는 1만 3천여 건에 달했고 이를 해당 교수안에 반영해 의견을 수렴했다. 의견을 반영한 최종 교수안은 평양의학대학 도서관에 갖춘 설비로 전자강의안을 완성했고 3만 9천여 건에 이르렀다. 완성한 전자강의안은 김일성종합대학 산하의 타 단과대학 관계자들에게 발표해 자문을 받았다. 마지막 단계로 평양의학대학에서 제작한 최종 전자강의안을 국가망에 올려 10여 개 의학대학 교수들에게 시연하는 협의회를 개최했고 토론과 자료를 주고받으며 최종 점검하는 과정을 거쳤다.[106]

평양의학대학의 사업이 큰 성과를 가져온 것은 사실이나 현실에서는 많은 시행착오를 겪었다. 가장 큰 문제는 의학교육의 특성을 고려하지 않고 당시 가장 앞선 다른 계열 대학의 연계 프로그램을 그대로 활용하면서 여러 가지 허점이 드러났다. 결국 정보화에 필요한 각종 프로그램을 다시 개발할 수밖에 없었다.[107]

학술일원화사업은 원격교육 시스템의 운영 상황이 나아지면서 확대됐다. 대학에서의 원격교육은 원격교육대학을 설립해 추진했고 평양의학대학은 학부에 원격교육학부를 두어 실행했다. 첫 원격교육생 입학은 2010년으로 김책공업종합대학 원격교육대학에서 교육을 시작했다. 이 대학의 입학생은 공장과 기업소 등의 노동자가 대상이었고 컴퓨터망을 통해 교육했다. 대학의 원격교육은 생산 현장에서 제기되는 과학·기술적 문제들을 풀면서 이론과 실천을 겸비한 기술인재 양성을 목표로 했다. 원격교육대학의 학과목 수와 지원자는 해마다 증가했다.[108]

---

106 "온 나라에 세차게 타번지는 만리마속도창조의 불길," 『로동신문』, 2017.06.22.
107 "이렇게 사색하고 실천할 때 당의 교육혁명방침관철에서 만리마를 탈수 있다." 『로동신문』, 2017.07.19.
108 "과학기술인재양성의 원종장이 근로자들을 찾아간다," 『로동신문』, 2014.03.20.

김책공업종합대학 원격교육대학은 2015년 10월에 첫 졸업생 110여 명을 배출했다. 이를 통해 교육과정이 5년이었음을 확인할 수 있었다. 2015년 4월에는 1,280여 개 공장·기업소 일군과 노동자 8,000여 명을 원격교육체계에 망라했고[109] 9월에는 1,550여 개 기관으로 늘었다.[110]

원격교육의 가장 큰 장점은 중앙대학의 유명 교수 강의를 누구나 필요한 시간에 접속해 청취할 수 있다는 점이었다. 원격교육을 위해 공장이나 기업소는 컴퓨터와 이어폰, 마이크 등을 갖춘 원격교육실을 따로 마련했다. 노동자들은 업무가 끝난 뒤 원격교육실에 들러 수강했다. 수강 과정에서 의문 사항이 생기면 바로 컴퓨터 대화창에 입력했고 응답은 강의 교수가 일괄적으로 답을 달아 전송하는 시스템이었다.[111] 특히 의학대학의 원격교육은 해당 지역의 병원 등과 연계를 맺어 수시로 실습이 가능한 체계를 구축하고자 했다. 그리고 교수들의 강의를 컴퓨터와 네트워크로 제공받아 의료인들의 의술을 높이는 것이 중요한 목표였다. 이를 성과적으로 수행하기 위해서는 실시간 질의응답체계의 구축이 시급했다. 이는 학생들이 직접 강의를 듣는 것과 다르지 않는 환경을 제공하려는 시도였다.[112]

한편 과학교육의 해라고 상정한 2017년에 시행한 중요한 변화로는 대학입학시험의 정보화였다. 입학시험을 컴퓨터로 시행했다. 물론 종전에도 컴퓨터에 의한 대학입시를 도입했으나 일부에 한정한 시범조치였다. 이를 2017년에 전국으로 확대했다. 대학입학원격시험체계로 입학생을 선발하면서 공정성과 객관성, 과학성을 담보하게 됐다고 평가

---

109 "지식경제강국건설에 이바지할 불같은 열의," 『로동신문』, 2015.04.27.

110 "원격교육실현에서 이룩한 자랑찬 성과," 『로동신문』, 2015.09.10.

111 "유명한 교수의 제자들," 『로동신문』, 2014.03.20.

112 "더욱 개선되는 원격교육체계," 『로동신문』, 2021.11.02.

172 북조선 보건의료체계 구축사 II (2012~2023)

했다. 2017-2018학년도 대학입학원격시험에는 전년도에 비해 약 2배에 달하는 단위가 참가했다. 각 도의 도(道)도서관에는 다른 지방의 중앙대학에 추천된 수험생들이 시험을 봤고, 도내의 대학에서는 그 지역의 수험생들이 원격시험에 응시했다. 대학입학원격시험에는 시험봉사프로그램, 채점프로그램 등 10여 개의 다양한 프로그램을 포함했다. 시험은 교종별로 수십 개 학과목의 문제자료 데이터베이스에서 시험문제를 자동 출제해 수험생들이 풀었고, 바로 채점해 성적을 공개했다. 성적은 교육위원회와 해당 대학에 즉시 전송됐다. 교육 당국은 수험생의 입학과 학부 배치를 본인의 성적과 지망에 따라 공정하게 진행하면서 실력을 중심으로 객관적인 선발이 가능하다고 의미를 부여했다. 또한 지방 수험생들은 거리가 먼 해당 대학에 가지 않고도 본인이 거주하는 지역에서 입학시험에 응시할 수 있어 입시생과 학부모의 불편을 최소화했다고 홍보했다.[113] 이 대학입학원격시험체계의 명칭은 "탐구"였고 교육위원회 원격시험연구소에서 개발했다. 이 체계는 2017년 10대 최우수 정보기술제품으로 선정되기도 했다.[114]

김정은 정권은 교육 발전을 추동하는 방법으로 사회주의 경쟁을 적극 활용했다. 각지의 대학과 학교에서는 "따라앞서기, 따라배우기, 경험교환"을 전개하며 단위별, 지역별로 어느 단위가 가장 잘했는지 평가받았다. 이를 위한 경쟁요강도 새롭게 마련했다. 중요한 평가 기제로는 교원 진영의 강화 정도, 교수 내용 및 방법의 혁신 현황, 학생들의 학습열의 수준, 교육 조건과 환경 개선 상황 등이었다. 이를 종합해 대학별 순위를 발표했다.[115]

113 "인재선발과 대학입학원격시험," 『로동신문』, 2017.05.05.
114 "집단주의위력이 안아온 알찬 열매," 『로동신문』, 2017.10.12.
115 "사회주의경쟁열풍을 더욱 세차게," 『로동신문』, 2018.06.25.

대학과 학교의 서열을 정하는 "판정사업"은 1년 내내 이어졌다. 2019년의 사례에 의하면, 1월에는 각 도의 교육 현황에 대한 순위를 판정했고, 5월에는 초등 및 중등교육 부문에서 교원들의 교수법 자질을, 고등교육 부문은 대학 교육 내용의 실용화, 종합화, 현대화의 현황을 평가했다. 그 결과 평양시 1등, 평안북도 2등, 평안남도가 3등을 차지했다. 교수 부문의 평가 항목으로는 교원의 충분한 교수준비, 능란한 교수활동, 선진적이고 독특한 교수법 등을 거론했다. 6월에는 초등 및 중등교육 부문에서 본보기학교 건설과 어린이교통공원 건설 정형을, 교원 양성 부문은 학위·학직 소유자 확보 현황과 대학건설 정형을, 고등교육 부문에서는 상반기 교과서 및 참고서 보장 정형, 학위·학직 소유자 확보 정형, 과학기술연구과제 수행 정형, 과학기술 홈페이지 이용과 과학기술 자료기지 운영 정형 등에 대해 판정했다. 교수, 박사, 부교수, 석사 등 학위·학직 소유자를 많이 배출한 평양건축종합대학이 1등을 했다. 7월에는 외국어 교원들의 외국어 실력과 학생들의 수학 및 외국어에 대한 실력을 평가했고 평양시가 1등, 황해남도가 2등, 3등은 개성시에 돌아갔다.[116] 이 밖에도 대학의 평가 항목에는 박사원 입학률도 포함했다.[117]

원격교육 확대와 교육의 일원화로 대표되는 김정은 정권의 교육 발전 정책은 2020년 코로나19 팬데믹으로 인해 그 필요성이 더욱 높아졌다. 북조선의 학기 시작은 4월 1일부터였다. 하지만 2020년에는 전염병 전파를 막기 위해 모든 학교의 수업을 중단했고 방학을 연장했다.

---

116 "당정책관철을 위한 도들사이의 경쟁소식, 따라앞서기, 따라배우기, 경험교환운동의 불길을 세차게 지펴올리자, 교육사업에서 어느 도가 앞서나가고있는가, 지난 5월, 6월, 7월 도별교육사업판정순위를 놓고," 『로동신문』, 2019.08.26.
117 "사범교육의 질제고에서 중시해야 할 문제," 『로동신문』, 2020.07.29.

이에 학생들의 실력을 높이기 위해 실정에 맞는 방법을 동원했고 대부분 원격교육을 활용했다. 김일성종합대학은 기숙사생들을 대상으로 기숙사학습실에 구축한 네트워크 학습체계를 이용해 학부별, 학년별 학과경연을 진행했다. 학년별로는 사회과학 부문과 자연과학 부문으로 분리해 컴퓨터응용, 고등수학, 외국어 등의 과목을 선정해 경연을 펼쳤고, 학년별, 학부별 순위를 발표하는 동시에 학생 개개인의 성적을 컴퓨터로 게시했다. 또한 원격교육학부에서는 외국어 다매체편집물을 제작해 기숙사가 아닌 집에서 생활하는 학생들에게 국가망 주소를 공유해 외국어 학습을 진행했다.[118]

코로나19 팬데믹 기간이던 2021년은 원격교육을 시작한 지 10년이 되는 해였다. 김정은 정권은 평범한 근로자가 일하면서 배우는 체계에 망라돼 대학생으로 현대적인 과학기술을 습득하면서 지식근로자로 양성되고 있음을 홍보했다. 그러면서 궁극적으로 전민과학기술인재화의 실현에 다가서고 있다고 평가했다.[119] 구체적인 사례로 황해제철연합기업소에서는 김일성종합대학, 평양의학대학, 김책공업종합대학, 평양기계종합대학 등에 소속된 노동자대학생이 100여 명에 달했다.[120] 또한 남포시에 살던 최성혁은 원격교육체계를 통해 남포의학대학에 입학하기도 했다. 최성혁은 고도 근시로 태어나 15세에 완전히 시력을 잃은 시각 장애인이었다. 그럼에도 중학교를 졸업한 뒤 장애인을 위한 공장에 배치돼 6개월 동안 점자 교육을 받았고 18세에는 보건성 산하의 의학과 관련한 학교에 추천돼 2년간 공부하고 졸업과 동시에 남포시고려

---

118 "실력향상사업을 방법론있게," 『로동신문』, 2020.03.30.

119 "지식형근로자들이 늘어난다," 『로동신문』, 2021.11.11.

120 "학습열풍으로 들끓는 철의 기지," 『로동신문』, 2017.01.22.

병원에 일하던 상태였다.[121]

코로나19 팬데믹 기간 원격교육은 기존 보건의료인의 재교육에도 적극적으로 활용됐다. 비상방역체계가 장기화하면서 관련 인력의 교육이 필요했고 보건성과 평양의학대학 원격교육학부는 이들에게 필요한 지식을 임의의 시간과 장소에서 습득하도록 원격재교육체계 완비를 추진했다. 이 체계로 관련자는 필요한 학과목을 선정해 시간과 장소에 구애받지 않고 강의를 수강했다. 2022년 4월부터 5월까지 수백명의 방역인력을 교육했고[122] 8월 말까지는 교육생이 수천 명으로 증가했다.[123]

제2절 보건의료 시설

북조선은 보건의료 시설을 크게 위생방역기관, 치료예방기관, 여성·어린이보호기관, 약무기관, 법의감정기관으로 분류한다. 위생방역기관은 위생적인 환경 유지 및 개선과 전염병을 미리 막기 위한 사업을 조직하고 집행하는 기관이다. 치료예방기관은 병에 걸린 환자들을 찾아 의료대책을 제공하는 시설로 결핵이나 간염 등 전염성 질환을 담당하는 예방원을 포함한 병원과 진료소, 요양소 등을 일컫는다. 치료를 담당하는 치료예방기관도 예방의학적 방침을 철저히 관철할 의무가 있었다. 여성·어린이보호기관은 여성 및 어린이를 대상으로 건강관리와 전

---

121 "사회주의요람속에서 꽃피는 복받은 삶," 『로동신문』, 2018.04.04.

122 "방역일군들을 위한 원격재교육이 심화된다," 『로동신문』, 2022.05.27.

123 "방역일군들의 실력제고를 위한 원격재교육 활발히 진행," 『로동신문』, 2022.09.07.

문적인 서비스를 제공하는 기관으로 산원, 소아병원, 아동병원, 탁아소, 육아원 등을 포괄한다. 약무기관은 의약품의 확보, 검정, 공급 및 관리를 맡아 수행하는 기관으로 평양의 중앙과 각 도 및 직할시, 시·군·구역의 의약품관리소와 의약품검정원(검정소) 등이 있다. 이외에 법의감정원도 보건의료기관 중 하나인데, 형사법 및 민사법에 기초해 해당 대상에 대해 법의감정을 맡아 수행하는 기관으로 정의했다. 또한 병원 형태로는 중요한 전문과를 갖춘 종합병원과 단일한 장기 및 계통 질병만을 취급하는 전문병원으로 분류했다.[124]

본 저서에서는 치료를 담당하는 병원과 진료소 등의 보건의료기관과 예방의학을 담당하는 위생방역소, 의약품의 유통을 책임지는 의약품관리소를 중심으로 김정은 시대의 변화를 살펴봤다.

1. 병원 확충 현황

(1) 김정은이 건설한 평양의 전문병원

보건의료 부문에서 김정은이 집권 초에 한 약속인 주민들의 삶의 질을 개선하기 위해서는 보건의료 시설의 정비와 보강이 먼저 필요했다. 시설의 변화는 눈에 확실히 각인되고 서비스는 피부에 와 닿기 때문이다. 이를 위해 김정은 정권은 평양에 전문병원 건설을 시작했다.

가장 먼저 준공한 보건의료기관은 평양산원 유선종양연구소로 2012년 10월에 준공했다. 이 연구소 건설은 2011년 11월 6일 김정일이 여성들에게 다양하고 전문적인 서비스를 제공하는 새로운 종합병원 건설을 당부한 유훈이 계기가 됐다. 2012년 2월 착공했고, 전체 면적 8,500여

---

124 백과사전출판사, 『광명백과사전 5』, 698~699쪽.

㎡에 건축면적은 1,974㎡였으며 건물에는 유선촬영실, 렌트겐(엑스레이) 촬영실, 항암치료실, 물리치료실, 채혈실, 초음파실, 수술실 등과 같은 진단 및 치료실과 수십 개의 입원실을 갖췄다. 이 기관의 건설에는 인민 군을 동원했고 한 달 만에 골조공사를 끝내고 6월에는 기본공사를 마칠 정도로 건설 속도는 빨랐다.[125] 준공식은 당창건 기념일인 10월 10일 이틀 전에, 그리고 착공한 지 8개월 만인 10월 8일에 개최했다.[126]

김정은은 건설 현장에 방문해 공사 현황을 직접 점검했다. 2012년 7월 초의 현장 방문 때, 유선종양연구소를 건설하는 이유에 관해 "연구를 위한 연구소가 아니라 여성들이 유방암 등 관련 질병에 걸리지 않도록 예방과 치료 대책을 세우는 곳"이라며 병원 건설의 의의를 자세히 설명했다. 동시에 건축공사의 중요성을 재차 강조하며 임상경험이 풍부하고 능력 있는 의사들과 연구사들을 연구소에 배치할 것, 유방암 치료에 필요한 첨단설비를 갖출 것 등을 지시했다. 그러면서 연구소를 세계적 수준에서 건설하자고 독려했다.[127]

평양산원 유선종양연구소의 건설은 직전 수령인 김정일의 유훈을 집행한다는 명목과 함께 새로운 지도자가 밝힌 인민생활 향상의 약속을 이행한다는 의미도 내포했다. 더불어 새로운 지도자의 집행력을 확인하는 계기였다. 연구소 준공까지 8개월밖에 걸리지 않았고 김정은은 2차례나 현장을 방문했다. 그리고 당창건 기념일까지 완공할 것을 지시하며 이에 필요한 설비들의 보장도 약속했다. 김정은은 실제로 내부 벽면을 채울 고급 벽지, 최신식의 엑스레이, CT 등 의료장비를 제공하며

---

125 "결사관철의 기상 나래친다," 『로동신문』, 2012.07.17.

126 "어머니당의 은정속에 솟아난 현대적인 의료봉사기지," 『로동신문』, 2012.10.09.

127 "경애하는 김정은동지께서 완공단계에 이른 릉라인민유원지와 건설중에 있는 평양산원 유선종양연구소를 현지지도하시였다," 『로동신문』, 2012.07.02.

약속을 지키는 모습을 보여줬다.[128]

김정은의 관심 속에 건설된 평양산원 유선종양연구소는 이후 중요한 참관 장소로 활용됐다. 우선 2012년 11월에는 제4차 전국어머니대회에 참석한 대표들이 방문했다.[129] 또한 평양 주재 대사관과 국제기구 대표부에서도 같은 해 12월에 참관했다. 참관자들은 최상의 설비를 무상으로 이용해 치료받는 모습에 부러움과 감동을 숨기지 않았다고 대대적으로 홍보했다.[130]

평양산원 유선종양연구소 건설 이후 2013년에는 인민군 전용 시설인 대성산종합병원을 필두로 옥류아동병원, 류경치과병원을 개원했고 2016년에는 류경안과종합병원을 완공해 환자 치료를 시작했다. 그리고 완공하지는 못했으나 2020년 평양종합병원 건설을 추진하기도 했다. 김정은이 신축한 병원들은 평양 대동강구역의 문수거리에 집중해 위치했고 김정은은 이를 일명 병원촌, 병원거리라며 만족감을 표했다.[131] 김정은 집권 직후부터 신축한 전문병원의 세부적인 현황은 〈표 3-4〉와 같다.

---

128 "뜨거운 은정속에 일떠서는 사랑의 집," 『로동신문』, 2012.09.26.
129 "제4차 전국어머니대회 대표들 당창건기념탑, 평양산원 유선종양연구소 참관," 『로동신문』, 2012.11.19.
130 "여러 나라 대사관.국제기구대표부 녀성들 평양산원 유선종양연구소 참관," 『로동신문』, 2012.12.21; "꾸바대사관 성원들 평양산원 참관," 『로동신문』, 2013.01.05; "광명성절경축 재일본조선인대표단 여러곳 참관," 『로동신문』, 2013.02.22; "주체사상국제연구소 리사장 평양산원 유선종양연구소 참관," 『로동신문』, 2013.02.24; "먼거리의료봉사에 관한 세계보건기구 동남아시아지역 기술협의회 참가자들 평양시내 여러곳 참관," 『로동신문』, 2013.08.03; "세계보건기구대표단 여러곳 참관," 『로동신문』, 2013.10.18; "앙골라의사협회대표단," 『로동신문』, 2014.08.17; "여기가 녀성들의 천국이다. 감상록에 비낀 부러움과 경탄," 『로동신문』, 2015.03.07.
131 "경애하는 김정은원수님께서 완공단계에 이른 구강병원건설장을 현지지도하시였다." 『로동신문』, 2013.09.24.

〈표 3-4〉 김정은 집권 직후 신축한 전문병원 현황 개요

기관명	개원일 및 김정은 방문 현황	기관 규모 등 개요
평양산원 유선종양 연구소	• 2012.02. 착공 • 2012.10.08. 준공식 • 김정은 2회 현장 방문	• 건축면적 1,974㎡, 연건축면적 8,500여㎡ • 유선촬영실, 렌트겐촬영실, 항암치료실, 물리치료실, 채혈실, 초음파실, 수술장 등 진단 및 치료실과 수십 개의 입원실 등 설치 • 다목적 렌트겐, CT, 유선촬영기, 유관내시경, 유선조직절제기와 초음파진단기, 심전도 등 완비
대성산 종합병원	• 2013.03.07. 개원 • 김정은 2회 현장 방문	• 연건축면적 10만여㎡, 3개 병동으로 구성 • 실험과, 렌트겐과, 내시경과, CT과, 종합수술장, 집중치료실, 마취소생과, 기능진단과, 초음파과, 화상외과, 구강외과, 안과, 사지외과, 입원실 등 설치
옥류 아동병원	• 2013.03. 착공 • 2013.10.13. 개원식 • 김정은 2회 현장 방문	• 연건축면적 3만 2,800여㎡, 전체 6층 • 각종 치료 및 처치실과 수술실, 입원실, 입원한 어린이들이 공부할 교실과 놀이장, 휴식장도 설치 • 다목적 렌트겐과 CT, 구강종합치료기 완비
류경 치과병원	• 2013.03. 착공 • 2013.10.13. 개원식 • 김정은 2회 현장 방문	• 중앙홀, 관통홀, 구급치료실, 재료준비실, 약국, 상점(1층), 외과, 내과, 소아과치료실(2층), 구강종합치료기 30대(1일 300여 명 치료 가능)
류경안과 종합병원	• 2016.03. 착공 • 2016.10.30. 개원식 • 김정은 2회 현장 방문	• 8층의 입원실 병동, 4층의 외래병동으로 설계 • 옥상에는 정원 조성 • 실내온도는 지열로 보장
평양 종합병원	• 2020.03.17. 착공식 (김정은 참석) • 김정은 2회 현장 방문	• 건설연합상무를 조직해 병원 건설 추진 • 20층 규모로 입원병동과 외래병동으로 설계 • 지열냉난방 시스템 구축 • 병원 내 네트워크 및 인터넷망 설치 • 2020년 8, 9월 태풍으로 병원 건설 중단

출처: 2012~2021년 『로동신문』 검토해 저자 정리.

김정은은 병원 건설 현장을 수시로 찾아 관심을 드러냈고 세세하게 지시하며 자신의 구상을 실현하도록 적극적인 자세로 임했다. 2013년 1월 대성산종합병원을 찾은 김정은은 "약내주는 곳"이라고 쓴 간판을 보고 "우리글과 함께 국제 공용 표기도 함께 해주는 것이 좋겠다"고 언

급하며 국제적 감각을 드러내기도 했다.[132] 또한 대성산종합병원의 현판 준공식은 2013년 6월 10일에 진행했고 현판은 김정은의 친필로 애정을 보였다.[133] 김정은은 같은 시기인 2013년 10월에 준공식과 개원식을 개최한 옥류아동병원과 류경치과병원도 완공단계에 이른 9월과 10월에 방문했다. 병원 전체를 점검한 뒤 만족감을 표했고 병원 이름도 직접 명명했다.[134]

지도자의 관심이 높았던 만큼 병원 건설 속도는 빨랐다. 옥류아동병원의 경우 3월 착공식 이후 두 달 남짓한 짧은 기간에 기초 콘크리트공사를 마쳤고 두 달 후에는 골조공사도 마무리했다. 구강병원도 3월 착공했고 6월에 골조공사를 약 3개월 만에 완료했다. 김정은은 병원 건설을 7개월 내인 당창건 기념일까지 완공하길 기대했다. 지도자의 기대에 부응하기 위해 당과 최고인민회의, 내각 등은 이를 현실화할 수 있는 법적, 제도적 장치를 마련하며 조직적으로 움직였다.[135] 특히 병원을 빨리 완공할 수 있었던 중요한 배경에는 자원을 집중적으로 배치했기 때문이었다. 2016년 5월 류경안과종합병원을 찾은 김정은은 건설 자재가 원활하게 수급되지 못해 공사속도가 늦다는 것을 확인한 뒤 국가적인 중요 건설 대상의 자재를 먼저 돌려쓰도록 지시하는 등 목표한 시일에 완공하도록 관심을 이어갔다.[136]

---

132 "조선인민군 최고사령관 김정은동지께서 인민군대에서 건설하고있는 대성산종합병원을 돌아보시였다," 『로동신문』, 2013.01.20.

133 "경애하는 최고사령관 김정은원수님께서 친필해 보내주신 《대성산종합병원》 현판준공식 진행," 『로동신문』, 2013.06.11.

134 "경애하는 김정은원수님께서 완공단계에 이른 구강병원건설장을 현지지도하시였다," 『로동신문』, 2013.09.24; "경애하는 김정은원수님께서 완공을 앞둔 아동병원건설장을 돌아보시였다," 『로동신문』, 2013.10.06.

135 "세상에 내놓고 자랑할만 한 손색없는 병원으로," 『로동신문』, 2013.08.04.

136 "다심한 사랑은 하나의 형성안에도," 『로동신문』, 2020.07.12.

김정은이 주도해 건설한 병원들은 인민에게 사회주의 문명을 누리게 하려는 지도자의 열정이자 은혜로운 사업으로 두고두고 회자됐다.[137] 특히 김정은이 2013년 7월 옥류아동병원과 류경치과병원을 방문했을 당시 많은 비가 오는 가운데 현지지도가 이뤄졌다. 궂은 날씨에 험한 건설장을 찾은 새로운 지도자의 행위는 집권 10년 내내 소환돼 "인민의 행복을 꽃피워 주기 위한 고귀한 행동"으로 미화했다.[138] 이외에도 김정은이 건설한 병원은 평양을 방문하는 지방의 주민들과[139] 해외 방문객들에게 중요한 참관지였다.[140] 더불어 병원 건립 사실을 전 세계

137 "거창한 전변을 안아오는 비범한 령도,"『로동신문』, 2013.11.07; "위대한 당의 령도따라 선군조선의 일대 번영기를 열어온 뜻깊은 한해,"『로동신문』, 2014.12.31.

138 "인민의 영원한 행복을 꽃피워주시려 다시 시작된 삼복철강행군,"『로동신문』, 2014.01.04; "인민대중제일주의의 빛나는 력사를 펼쳐주시여,"『로동신문』, 2015.01.14; "끝없이 이어지는 사랑의 길,"『로동신문』, 2016.09.03; "친어버이심정,"『로동신문』, 2018.04.11; "인민의 리익을 최우선, 절대시하시며 건설장을 찾으신 사연,"『로동신문』, 2018.05.10; "인민의 행복을 꽃피우시는 길에서 찬비는 내려도,"『로동신문』, 2019.11.11; "평범한 하루에 비낀 위대한 인민사랑, 후대사랑의 세계,"『로동신문』, 2020.03.23; "사랑의 결정체,"『로동신문』, 2020.11.25; "슬하의 천만자식을 보살피시는 따사로운 손길,"『로동신문』, 2021.03.21.

139 "조선인민군 수산부문열성자회의 참가자들 현대적인 의료봉사기지들 참관,"『로동신문』, 2013.12.29.

140 "일본국회 참의원 의원일행 평양시내 여러곳 참관,"『로동신문』, 2013.11.07일; "주조 여러 나라 대사관, 국제기구대표부 녀성들 옥류아동병원 참관,"『로동신문』, 2013.12.20; "광명성절경축 재일본조선인대표단 여러곳 참관,"『로동신문』, 2014.02.20; "메히꼬로동당대표단 만경대 방문, 여러곳 참관,"『로동신문』, 2014.04.17; "태양절경축 재일본조선인대표단 여러곳 참관,"『로동신문』, 2014.04.22; "조선민주주의인민공화국창건 66돐경축 재일본조선인축하단 여러곳 참관,"『로동신문』, 2014.09.25; "몽골국가대회의 대표단 여러곳 참관,"『로동신문』, 2014.09.30; "세계보건기구 동남아시아 지역사무소 소장일행 여러곳 참관,"『로동신문』, 2015.10.21; "유엔아동기금 동아시아 및 태평양지역사무소대표단 옥류아동병원 참관,"『로동신문』, 2016.07.16; "세계보건기구 부총국장일행 만경대 방문, 여러곳 참관,"『로동신문』,

국가의 언론이 보도했다며 이를 다시 자국 내 언론에 기사화해 지도자를 선전하는 수단으로 이용했다.[141]

북조선은 해방 직후부터 1차에서 4차급 병원으로 이송하는 체계를 구축했다. 1차급 치료는 행정구역상 농촌의 리(里)와 도시의 동(洞)에 설치한 진료소와 병원이 담당했다. 입원 환자 치료가 가능한 2차급 시설은 농촌의 군(郡)과 도시의 시 및 구역인민병원으로, 보통의 환자들은 2차급 병원에서 완치하는 경우가 대부분이었다. 하지만 2차급 시설에서 완치가 어려운 중환자는 3차급 병원으로 이송했고 각 도와 직할시의 인민병원이 담당했다. 만약 3차급 시설에서도 완치가 힘든 경우 평양의 4차급 중앙병원이나 전문병원으로 이송했는데[142] 김정은은 평양의 전문병원 건설을 집권 초에 추진한 것이다.

김정은은 병원 건설을 통해 보건의료와 관련한 자신의 지향과 능력을 인민들에게 보여주는 계기로 삼았다. 더불어 평양의 전문병원 신축으로 다양한 메시지를 전달했다. 첫째, 선대 수령의 유훈을 관철하는 모습이었다. 이는 정책의 연속성을 보여주며 할아버지와 아버지의 보건정책이 이어질 것이라는 점을 분명히 했다. 둘째, 친인민적 모습의 새로운 지도자로 부각했다. 인민들의 건강을 염려해 대규모 병원 건설

2016.11.30; "유엔아동기금 부집행국장일행 옥류아동병원 참관,"『로동신문』, 2018.06.21; "문재인대통령의 부인이 옥류아동병원과 김원균명칭 음악종합대학을 참관,"『로동신문』, 2018.09.19; "국제당뇨병련맹대표단 평양시내 여러곳 참관,"『로동신문』, 2019.05.06.

141 "현대적인 설비를 갖춘 류경구강병원 로씨야통신이 보도,"『로동신문』, 2014.01.29; 《조선어린이들의 천국》 웰남인터네트 옥류아동병원을 소개,"『로동신문』, 2014.02.18; 《조선식사회주의병원을 찾아서》 중국에서 옥류아동병원과 류경구강병원을 소개,"『로동신문』, 2014.02.22; "위대한 사랑의 화원, 행복한 조선의 어린이들 국제사회계가 격찬,"『로동신문』, 2015.06.01.

142 엄주현,『북조선 보건의료체계 구축사 I』, 219~220쪽.

을 우선 시작한 지도자의 이미지는 주민들에게 향후 좀 더 나은 삶이 기다리고 있음을 기대하게 했다. 셋째, 사업의 집행력과 추진력을 보여줬다. 대규모의 전문병원을 약 7개월 만에 완공했다. 새 지도자로의 부각을 위해 얼마나 빠른 속도를 강제했는지 짐작할 수 있었다. 또한 김정은은 각 병원의 건설 현장을 2차례씩 방문해 추진 현황을 직접 점검하며 사업 집행을 이끌었다. 필요한 설비의 보장을 약속 및 제공하며 말만이 아닌 행동을 통해 신뢰를 갖게 했고 건설 노동자들을 독려하며 대민 접촉을 넓혔다. 네 번째로는 완공 병원들은 김정은 시대의 대표적인 건축물로 선전되며 중요한 참관 장소로 활용했다. 특히 2018년에는 북조선을 방문한 남한 인사들에게도 빠지지 않고 보여주는 등[143] 현지를 방문하는 외국인이 꼭 찾는 장소였다. 이를 통해 폭압의 독재자가 아닌 정상적인 지도자라는 이미지를 심는 데 일조했다.

김정은은 2020년 코로나19 팬데믹 상황 속에서도 평양종합병원 건설을 추진했다. 평양종합병원 건설은 코로나19 때문에 시작한 것은 아니었다. 건설 결정은 코로나19 발생 전인 2019년 12월 말로, 정면돌파전을 제시한 당중앙위원회 제7기 제5차 전원회의의 결정이었다. 당시 평양종합병원을 조선로동당 창건 75주년을 맞는 2020년에 국가가 최우선으로 건설할 대상으로 선정했다. 김정은은 2020년 3월 17일 개최한 병원 착공식에 참석해 긴 연설을 하며 인민에게 선진적인 보건의료 서비스의 제공은 조건과 환경이 어떠하든 국가적인 최우선의 중대사라고 강조하는 동시에 병원 건설 과정에서 획득할 결사 관철의 정신과 빠른 건설 속도를 모든 부문에 파급하자고 호소했다. 더불어 전 세계를 향해 북조선의 정면돌파전과 자력갱생의 본때를 보여주자고 독려하며

---

143 "음악 전공 김정숙·리설주, 옥류아동병원 등 '미소 동행'," 『한국일보』, 2018.09.18.

자신들을 적대시하는 세력들에게 정권과 인민의 단결력을 증명하겠다
는 의도를 숨기지 않았다.[144]

> 겹쌓인 애로와 격난을 뚫고 수도의 한복판에 솟아오르게 될 평양종합병원은 적대세
> 력들의 더러운 제재와 봉쇄를 웃음으로 짓부시며 더 좋은 래일을 향하여 힘있게 전진
> 하는 우리 조국의 기상과 우리 혁명의 굴함없는 형세를 그대로 과시하는 마당이 될것
> 입니다.[145]

　김정은은 당중앙위원회 제7기 제5차 전원회의 전에 보건의료 부문
의 실태를 전면적으로 분석 및 평가했고 수도인 평양조차 온전한 현대
적인 보건의료 시설이 없음을 가슴 아프게 비판했다며 솔직한 심정을
피력했다. 그러면서 2020년 많은 건설을 예정하고 있으나 모두 뒤로
미루더라도 평양종합병원을 10월 10일까지 완공하겠다는 결심을 내비
쳤다. 또한 평양종합병원 건설을 준비하며 이미 각 부문의 담당자들이
세계적으로 우수한 병원 등을 참관한 사실과 이에 기초해 설계가 진행
중이라는 언급과 함께 착공식 참석은 계획에 없었으나 자신의 강한 의
지를 인민에게 알리기 위해 참석했음을 강조했다.[146]
　평양종합병원 건설은 코로나19가 기승을 떨치는 시기였음에도 불구
하고 병원 완공을 위해 국가 전체가 들썩였다. 그만큼 건설 속도는 빨
랐다. 그 주요한 움직임과 건설 과정을 정리하면 다음 표와 같다.

144　"10월의 대축전장을 향하여 완강히 돌진하자!,"『로동신문』, 2020.04.17.
145　"승리의 선언,"『로동신문』, 2020.03.30.
146　"당창건 75돐을 맞으며 평양종합병원을 훌륭히 건설하자,"『로동신문』,
　　　2020.03.18.

〈표 3-5〉 평양종합병원 건설 현황

보도 날짜	내용
2020.03.28.	김재룡 내각총리 순천세멘트연합기업소 방문해 평양종합병원 등 중요 대상 건설 현장에 시멘트 보장 문제 논의
2020.03.31.	박봉주 당중앙위원회 정치국 상무위원회 위원, 김재룡 내각총리가 함께 평양종합병원 건설 현장 방문해 건설장비, 자재, 설비 등 정시 보장을 위한 실무대책 논의
2020.04.02.	3월 말 기초굴착 63% 이상 추진, 기초 콘크리트공사 동시 진행
2020.04.09.	4월 6일 기초굴착공사 20여 일 만에 완료
2020.05.23.	전체 콘크리트공사 76% 돌파, 20층에 달하는 2호 입원병동 골조공사 완료
2020.06.09.	전체 콘크리트공사 90% 돌파, 2호 입원병동과 2구역 외래병동 골조공사 결속, 3·4구역 외래병동 골조공사 마감단계 진행 중
2020.06.20.	입원병동 5-2호 동과 외래병동 2·3·4구획의 골조공사 결속, 외부 미장공사 80% 돌파
2020.07.02.	한 달 남짓 기간 전체 외벽 미장작업 96% 완료, 내부 및 외부공사 본격 진행, 입원병동 5-2호 동의 창문틀 설치 빠른 속도로 진척 중
2020.07.06.	4월부터 병원의 지능화, 정보화 추진을 위해 국가과학기술위원회와 보건성을 위시해 김일성종합대학, 평양의학대학, 리과대학 등의 각지 대학과 연구기관, 병원 등의 권위 있는 과학자와 기술자, 보건의료인, 박사원생 등으로 구성된 추진 역량 조직, 이 조직은 의료봉사의 지능화, 정보화를 위한 기술과제서 작성 및 총설계도 완성해 개발에 돌입
2020.07.09.	박봉주 당중앙위원회 정치국 상무위원회 위원 평양종합병원 건설 현장 방문해 점검
2020.07.10.	5월 25일부터 시작된 전력 및 체신계통 외부망 하부구조물공사 결속, 지열냉난방체계 확립을 위한 하부구조물공사 본격적 추진, 지열수침강정공사 진행 중
2020.07.13.	외래병동 2·3·4구역과 입원병동 5-2호 동 지붕 방수공사 완료, 창문틀 설치 90% 돌파, 외벽 축조와 보온재 및 철망 콘크리트공사 마감단계 진행 중, 전력 및 체신계통 외부망 하부구조물공사 결속, 보건성은 병원 운영을 위한 인적·물적 준비 박차, 의학자와 과학자 대열을 튼튼히 꾸리고 병원의 관리 및 운영에 필요한 의료인·기술자·기능공들을 양성하기 위한 실습과 기술기능전습 조직, 전문의들을 체계적으로 양성하는 실무대책 수립, 의료봉사의 지능화, 정보화를 위한 준비에도 진척, 병원 운영에 필요한 의약품과 소모품, 각종 설비들을 확실하게 보장하기 위한 계획 추진 중
2020.07.18.	침강정공사 본격 추진, 1호 침강정 굴착공사 완료, 지열냉난방체계 확립을 위한 지열수관공사 결속, 전력 및 통신케이블 등 공사 완료, 오수와 우수, 살수관로공사 완료, 지하층 인조석 바닥 미장과 연마공사 완료, 단열창 설치 80% 돌파, 외벽 축조와 보온재 붙이기 및 철망 콘크리트공사 결속

보도 날짜	내용
2020.07.20.	김정은 현장 방문, 어려운 환경 속에서 건설이 빠른 속도로 진척됨을 높이 평가, 동시에 '지원사업'을 명목으로 주민들에게 부담을 지우고 있는 현상을 강하게 비판
2020.08.09.	오수, 우수흄관 설치와 살수관 증설 등 외부 시설공사 완료, 지붕 방수작업과 외부 미장공사 완료, 1호와 2호 침강정 콘크리트공사 결속, 전력 및 체신계통 공사에서도 뚜렷한 실적, 병원 주변의 살림집 및 봉사건물의 외부 개작공사 본격 추진, 전력계통 구성을 위한 배전반 설치와 케이블 설치 본격 추진 중
2020.08.18.	완연한 병원 자태 드러남, 병원 인근의 살림집 및 봉사건물의 외부 개건공사 본격 추진, 의료 서비스 전 과정을 지능화, 정보화하기 위한 준비 적극 추진 중
2020.08.20.	병원 인근 살림집의 외벽 미장공사 마감단계 진척, 살림집 지붕개조와 봉사건물 외부 개건공사 추진 중, 살림집 외벽 미장공사 95% 이상 추진, 살림집 지붕개조와 신설 지지벽 골조 콘크리트공사 진척 중, 외벽 미장작업 진행 중, 인근 봉사건물에 대한 철거 마감단계 진행 중
2020.08.23.	8월 초부터 외부 미장이 끝난 입원병동과 외래병동의 외벽타일공사 진입, 8월 초까지 병원 조경에 필요한 나무 확보 추진, 조경에 필요한 부식토 마련 중
2020.08.25.	김덕훈 내각총리 건설 현장 방문해 상황 점검
2020.09.13.	외벽 타일공사 마감단계 진입, 여러 외부시설물 건축공사도 본격 진행, 액체산소탱크 설치를 위한 구조물 골조공사와 방수 미장공사 결속, 내·외부 미장작업도 완료, 병원 주변 살림집 및 봉사건물 외부 개건공사 계속 추진, 살림집 외벽 미장공사가 성과적으로 결속, 모든 시공단위가 일제히 외벽 타일공사에 진입, 봉사건물에 대한 철거 결속, 봉사건물 개건을 위한 기초 굴착과 기초 콘크리트공사 추진 중, 병원 조경을 위해 확보한 금잔디 심기 진행, 옥상 조경도 계획대로 추진

출처: 2020년 『로동신문』 검토해 저자 정리.

2020년 9월 13일에 실린 평양종합병원 건설 소식은 8월 23일의 보도 내용과 큰 차이가 없었다. 그리고 9월 13일 보도를 마지막으로 평양종합병원과 관련한 소식은 실리지 않았다. 다만 2021년 1월 제8차 당대회의 당 중앙검사위원회 사업총화보고 당시, 평가 기간 당의 재정은 인민의 복리증진을 위한 사업에도 지출됐다며 여명거리와 삼지연시, 어랑천발전소, 원산갈마해안관광지구 등과 함께 평양종합병원을 거론했다.[147] 또한 같은 해 1월 말 보건성 관료의 인터뷰 기사에서 평양종합병원건설을 계속 추진하고 있다고 밝혔다.[148] 그 외에는 김정은의 인민들에 대한 사랑의 증거로 예시될 때 가끔 언급했고 2024년 3월 현재까지 병원에 대한 완공이나 준공 소식은 없었다.[149]

결국 평양종합병원 건설로 국제사회의 대북 제재를 무색하게 하겠다는 김정은의 희망은 이루어지지 않았다. 이는 2020년 여름, 북조선을 강타한 태풍 바비와 마이삭의 영향 때문이었다. 태풍으로 인해 함경도 지역이 심각한 피해를 봤고 이를 타개하기 위해 김정은은 평양의 당원 전체를 소집해 재해 지역으로 파견하면서 평양종합병원 건설은 중단됐다.[150] 또한 코로나19로 인해 국경을 폐쇄하면서 병원에 필요한 의료장비 등의 수급도 어려웠다. 이는 유엔 대북 제재와 관련한 문제로 외부에서 확보할 수밖에 없었던 최신식의 의료장비는 사전에 유엔 면제 절차를 밟아 승인 뒤에나 북송할 수 있었다. 하지만 승인도 어려웠고 완공 목표로 내세웠던 10월 10일 전에 물자가 도착하기는 불가능했다. 이렇게 평양종합병원은 김정은 정권의 의지와 달리 대북 제재와 코로나19, 자연재해라는 '3중고'를 뚫지 못했다.

---

147 "조선로동당 제8차대회에서 조선로동당 중앙검사위원회 사업총화보고," 『로동신문』, 2021.01.10.

148 "혼심을 다 바쳐 실질적인 전진을 이룩할 불갈은 열의," 『로동신문』, 2021.01.26.

149 "어머니 우리 당의 숙원," 『로동신문』, 2021.05.14; "숙원 안고 이어가시는 위민 헌신의 길," 『로동신문』, 2021.07.06; "위대한 그 리상 천만심장을 울린다," 『로동신문』, 2021.11.06.

150 "경애하는 최고령도자 김정은동지께서 수도 평양의 전체 당원들에게 공개서한을 보내시였다," 『로동신문』, 2020.09.06.

(2) 전국 차원의 병원 정비 현황

김정은 정권은 평양에 건설해 개원한 전문병원들을 새 시대의 표준이자 사회주의 문명국을 향해가는 모범적인 건축물로 홍보했다. 이에 이후 새롭게 건설하거나 현대화하는 병원은 이를 모델로 삼아야 했다. 그리고 북조선 전역은 병원의 개보수가 붐처럼 진행됐다. 물론 그 추진은 김정은이 제시한 정책적 방향에 맞춰져 있었다.

보건의료기관 현대화의 첫 번째 방향은 과학기술의 접목과 활용이었다. 당국은 이를 통해 보건의료인의 실력을 향상할 수 있다고 판단했고 향상된 실력은 보건의료 서비스의 개선으로 환원된다고 인식했다. 두 번째 방향은 보건의료 서비스를 정상적으로 제공할 수 있는 보건의료 시설의 구축이었다. 이에 환자나 병원 소속 보건의료인에게 제공해야 할 물자의 공급이 가능하도록 관련 시설의 정비를 추진했다. 산원 중 가장 먼저 리모델링 성과를 보인 평안북도산원은 축산시설을 확보해 산모들에게 필요한 영양식을 정상적으로 공급했다. 그리고 겨울에도 따뜻한 병실에서 아침저녁 더운물을 사용하면서 치료받도록 했다.[151] 자강도의 경우 도당위원회의 지도하에 자체의 힘으로 마련한 수천m의 천을 강계은하피복공장에 보냈고 환자복을 만들어 도인민병원, 도소아병원, 도산원 등에 공급하기도 했다.[152]

김정은 집권기에도 병원을 찾는 사람이 그리 많지 않았다고 인정할 정도로 어려움에서 벗어나지 못한 비정상적인 상황이었다. 이를 정상화하기 위해 평안남도고려병원은 환자가 많지 않은 원인을 파악했다. 첫 번째 원인은 보건의료인들의 실력이 낮다는 평가였다. 두 번째는 서

---

151 "녀성들의 정다운 친정집으로," 『로동신문』, 2012.10.31.
152 "인민보건제도의 우월성을 높이 발휘," 『로동신문』, 2015.02.20.

비스를 제공할 수 있는 조건과 환경을 충분히 갖추지 못했기 때문이었다. 평안남도고려병원은 우선 입원실에 보온장치와 상하수도 설비의 설치를 시작했다.[153] 평안남도제3예방원에서도 환자 치료에 필요한 수십 가지의 의약품을 자체적으로 생산, 보장하는 시설을 갖추었고 축사와 버섯생산기지를 건설해 확보한 부식물을 국가공급 규정대로 환자들에게 보장하는 사업을 추진했다.[154] 축사, 온실, 버섯생산기지, 양어장 등의 확보는 환자뿐 아니라 병원에 소속된 인원들에게도 필요한 물자를 공급하는 중요한 사업이었다.[155]

세 번째 정책적 방향은 자력갱생 정신을 발휘해 보건의료인들은 자체적인 역량과 노동력으로 병원을 현대화해야 했다. 당국은 보건의료인들이 직접 병원을 재건축하는 과정을 통해 소극적인 태도를 버리고 주민에게 보건의료 서비스를 적극적으로 제공하는 계기로 삼고자 했다. 남포시산원은 불과 반년 남짓한 기간에 자체의 힘으로 치료실과 종합수술실 등의 재건축을 완료했다. 놀라운 점은 이 산원의 경우 구성원 대부분이 원장을 포함해 여성이었다. 이전 시기에는 긴급하게 동원되는 사업이 제기될 때면 상부에서 대신해 주기를 은근히 바라는 것이 예사였고 이러한 태도가 습관처럼 굳어 있었다. 하지만 이러한 폐해를 확실하게 탈피하기 위해 당원들을 동원한 정치사업과 책임자들의 솔선수범을 통해 변화를 가져왔다. 3층 외벽공사를 진행할 때 의료인들은 미장공사 경험이 부족하다며 전문기능공들을 데려오자는 의견을 제기했으나 산원 당조직의 여성 책임자는 직접 미장 도구를 들고 공사를 추진

153 "의료봉사의 질개선에서 중시한 문제," 『로동신문』, 2018.12.29.
154 "치료조건과 환경개선사업을 방법론있게," 『로동신문』, 2018.11.24.
155 "당의 보건정책을 관철하는 길에서, 멸사복무정신으로 온넋을 불태우며," 『로동신문』, 2019.12.30.

하는 모범을 보였다. 그러면서 조건을 내세워 한발씩 물러서면 남을 의지하는 나쁜 버릇이 다시 자란다고 강조했고 스스로의 힘을 믿자며 동참을 호소했다.[156] 황해남도소아병원의 의사와 간호원들도 병원 증축을 위해 6천여 장의 벽돌을 단 6일 동안에 만들었고 8천여 장의 기와를 직접 생산하기도 했다.[157] 또한 자강도 희천시의 장평리인민병원도 채 10여 명이 안 되는 구성원과 대다수가 가정주부라는 조건에도 각자 장만한 자금과 물자로 강추위와 싸우며 통나무를 베어 끌어다 병원을 재건했다.[158] 이렇게 북조선의 보건의료인들은 낮에는 의사와 간호원으로, 업무 이외의 시간에는 건설 노동자가 됐다. 자체적인 노력으로 현대화했다고 『로동신문』에 보도한 병원의 현황은 [부록 10]에 첨부했다.

하지만 자체적인 자원으로 진행하는 병원 현대화가 정상적으로 추진될 리가 없었다. 특히 노동 강도와 업무의 특성상 보건의료 인력 대부분은 여성이었고 이들의 열정에 기댄 변화에는 한계가 분명했다. 이에 김정은 집권 초기에 추진한 평양의 전문병원 건설과 이를 본보기로 삼아 전개한 병원의 현대화는 보건의료 분야의 실질적인 변화를 모색했다기보다 정치적인 상징의 의미가 더 컸다. 그렇기 때문에 현장, 즉 각급 병원에서도 현대화 실현에 적극적으로 대응하기보다 시늉에 그치는 경우가 많았다.

보건의료 시설의 복구와 정비를 본격화한 시점은 제7차 당대회를 개최하며 장기 계획인 국가경제발전 5개년 전략을 채택하면서 부터였다. 2016년 8월부터 "시·군인민병원꾸리기사업"을 시작했다. 김정은은 제7차 당대회에서 군인민병원을 해당 지역의 의료거점으로 상정해 개발

---

156 "관점이 바로서야 옳은 방법론이 나온다." 『로동신문』, 2018.12.26.
157 "후대들에 대한 뜨거운 사랑으로." 『로동신문』, 2019.03.16.
158 "제손으로 안아온 소중한 결실." 『로동신문』, 2019.07.12.

하고 리인민병원과 진료소에 대한 물질적 보장을 확실히 전개해 주민들의 건강을 책임지고 돌볼 것을 제시했다. 지도자의 교시는 곧 실행에 옮겨져야 했고 이를 담당한 보건 당국은 지역별로 본보기를 정하고 "병원 꾸리기 기준"을 수립한 뒤 책임자들을 현지에 파견했다. 김정은 정권이 수립한 병원 현대화의 목표는 우선 철저하게 보건학적 요구에 맞게 진행하도록 기준을 높이는 것이었다. 당시 내세운 보건학적 요구로는 외부 차단, 내부 격폐, 선 편리성, 선 하부구조 구축의 원칙 등을 거론했다.[159] 또한 우수한 지역을 발굴하고 경쟁을 유도하면서 사업이 실질적으로 진행되도록 관심을 높였다. 보건성은 시·군인민병원꾸리기의 기준을 포함한 요강을 하달해 이 요강에 따라 보건의료 시설을 설계하고 시공하도록 제시했으며 매해 각 단위에서 추진한 현황을 파악하고 완수한 상황을 점검했다.[160]

보건성이 세세한 기준을 제공한 이유는 이전의 경험으로 산하 병원의 호응이 높지 않았기 때문이었다. 북조선에서 각급 병원의 현대화는 각 지방의 당조직과 인민위원회가 책임을 지고 추동해야 했다. 하지만 이를 책임진 담당자들에게 병원의 현대화는 현실적으로 쉬운 문제가 아니었다. 우선 이를 수행하기 위한 자원이 부족했다. 이와 함께 간부들은 보건의료를 대표적인 비생산 분야로 인식하며 최우선으로 추진할 사업으로 인식하지 않았다. 함경남도 신포시의 당위원회는 2017년 시인민병원 건물을 재건축할 목표를 수립했으나 논의 과정에서 다른 추진할 사업도 많으니 병원 현대화는 일부 손보는 수준에서 진행하자고 결론을 냈다. 이러한 결정의 밑바탕에는 지방병원이니 예전처럼 적당

---

159 "보건부문의 물질기술적토대 더욱 강화," 『로동신문』, 2017.05.10.
160 "인민에 대한 헌신적복무정신을 지니고 이들처럼 보건사업을 책임지자," 『로동신문』, 2018.08.05.

히 하면 된다는 속내가 깔려있었다. 그렇기 때문에 여러 차례 병원을 개선했으나 그때마다 벽체 도색 또는 비가 새는 낡은 지붕을 수리하는 수준에 그쳤고 전반적인 병원 실태는 크게 달라지지 않았다. 또한 간부들은 대상자에게 호소하거나 과업을 주는 식으로 말로 때우는 경우가 많았다.[161]

책임자들이 소극적 태도를 보인 원인은 당국이 제시한 목표를 현실화하기에는 사업이 워낙 방대하고 손 댈 곳이 많았기 때문이었다. 강원도에 위치한 통천군인민병원은 두 달 남짓 기간에 종합수술실을 개선했다. 그런데 며칠 후 병원 목욕탕 건설이 제기됐다. 이는 반대에 부딪혔는데, 병원은 2016년부터 병원 현대화에 나서면서 수천㎡에 달하는 외래병동과 입원병동의 외부 벽체를 재시공했고 무더운 8월에는 수십 명을 동원해 3일에 걸쳐 천 수백㎡나 되는 구내 포장을 마쳤다. 또한 2017년에는 병원 내부의 조명등 교체와 창가에 화분을 장식하는 환경 미화도 추진했다. 2년간 현대화 사업이 이어졌으나 목욕탕 건설이라는 새로운 사업이 제기됐으니 반가울 리 없었다. 더욱이 현대화에는 의사 등 내부인원과 그 가족들을 동원했기 때문에 이를 지속하기가 쉽지 않았다.[162]

그럼에도 이러한 어려운 상황을 거치며 많은 병원을 새롭게 건설 또는 개선했다. 당국은 병원 현대화가 성사될 수 있도록 관료들을 추동했고 관료들은 보건의료인을 자극하기 위해 다양하게 움직였다. 그리고 다음과 같은 비슷한 행동 패턴을 보였다. 강원도인민병원은 몇 해 전 낡은 건물을 헐고 입원병동부터 새롭게 건설하기 시작했다. 이는 김정

---

161 위 기사.

162 "군안의 주민들이 정담아 부르는 우리집," 『로동신문』, 2018.11.29.

일의 현지지도 40주년을 기념하면서 2013년까지 입원병동 건설을 끝마칠 계획이었다. 병원 소속 보건의료인들은 업무가 끝나는 저녁이면 누구나 건설 현장에 달려 나와 힘을 보탰다.[163] 하지만 현대화는 지지부진했다. 이러한 상황을 반전한 것은 2018년 김정은이 원산시를 방문하며 강원도 인민의 건강증진을 위해 강원도인민병원에 현대적인 의료설비 제공을 약속하면서부터였다. 그 약속은 2019년 9월에 이행돼 병원에 필요한 의료설비 일식이 도착했다. 이를 계기로 병원의 환경과 치료조건을 실질적으로 개선할 수 있었다.[164]

강원도인민병원 간부들은 지도자들의 현지 방문 등 특별한 계기를 활용해 병원 현대화라는 국가 정책에 부응하려 움직였다. 나름 큰 포부를 갖고 지엽적 개선이 아니라 병원을 부수는 큰 공사를 단행했다. 하지만 건설은 소속 보건의료인들에게 맡겨졌다. 보건의료인을 추동하기 위해 김정일까지 끌어와 완수를 다그쳤으나 좀처럼 속도가 나지 않았다. 병원의 실질적 변화는 김정은이 보내주겠다고 약속한 보건의료 물자가 공급되면서 실현 가능했다. 결국 자발성을 결여한 피동적인 인원을 움직이기 위해 지도자, 당의 결정 등에 특별한 의미를 부여해 각종 전투로 이끌었으나 눈에 보이는 자원의 투입 없이는 정책의 현실화는 요원했고 실패를 반복하는 악순환을 되풀이했다.

하지만 김정은 정권은 정책 실현이 지지부진한 원인을, 인민을 위한다거나 당의 뜻을 받들겠다고 말만 앞세운 간부들의 태도와 사상 관점에서 찾았다. 그리고 2016년 제7차 당대회를 통해 간부들의 문제적 행동을 송두리째 뿌리 뽑겠다는 의지를 내보였다.[165] 또한 2019년 2월 북

---

163 "입원병동건설 적극 추진," 『로동신문』, 2013.05.07.

164 "의료봉사사업에서 전환을," 『로동신문』, 2020.01.25.

165 "우리 당 보건정책을 꽃피우는 뿌리로," 『로동신문』, 2020.03.19.

미정상회담 실패 이후 내치에 집중할 시간이 얻은 김정은은 간부들을 본격적으로 단속하기 시작하며 보건의료 관련 사업도 집권 초기 레토릭으로 그치던 정책을 하나하나 챙겼다. 그 결과 확실하게 사업 추진의 속도가 빨라졌다. 신포시인민병원은 착공 이후 6개월 만에 그 면모를 일신했고 평강군인민병원은 3개월 만에 리모델링을 마쳤다.[166]

함경남도 신포시인민병원의 현대화 과정은 하나의 전형적인 모범사례였다. 신포시 당위원회는 병원 개선을 위해 능력 있는 일군들로 "건설지휘부"를 조직해 사업을 추진했다. 우선 단계별 목표를 수립하고 건설에 필요한 인력을 동원하기 위한 조직사업을 전개했다. 동원된 인력은 돌격대원, 여맹돌격대, 보건일군돌격대원 등이었고 이들에게 업무를 분배해 밤낮없이 공사를 추진했다. 시의 책임자들은 자주 건설 현장을 찾아 돌격대원들과 함께 노동하며 제기되는 문제들을 적시에 풀어주었고 사기를 북돋웠다. 특히 보건성에서 하달한 "시·군인민병원 꾸리기 기준 요강"에 따라 진행하는 것을 철칙으로 삼았다. 병원은 착공 6개월 만에 완료됐다. 신포시인민병원은 2017년 전국적으로 시행한 "시·군인민병원 꾸리기 판정총화"에서 지방병원 가운데 가장 좋은 평가를 받았다.[167]

또한 병원 현대화를 시작했으나 오랜 기간 완수하지 못하던 병원들이 빠르게 완료돼갔다. 김정은 집권 이전에 병원을 헐어 건설을 추진했던 강원도인민병원은 2020년에 개건을 완료했다. 2016년 연건평 4,500㎡의 외래병동을 새로 건설할 목표를 내웠던 평안북도인민병원은 2021년에 재건축 마감 소식을 전했다.[168]

---

166 "인민의 웃음을 지켜간다는 자각안고," 『로동신문』, 2018.06.04.
167 "시인민병원을 훌륭히 개건," 『로동신문』, 2018.01.21.
168 "치료조건과 환경개선에 힘을 넣어," 『로동신문』, 2016.08.01.

도(都) 차원에서 진행하던 병원 현대화를 가장 속도감 있게 진행한 지역은 황해북도였다. 2018년 황해북도에 위치한 병원 등의 현대화 소식은 여러 차례 전해졌다. 이때 거론한 병원으로는 황해북도제3예방원, 황해북도고려병원, 송림시인민병원, 상원군, 연산군, 승호군, 린산군, 신평군, 신계군, 연탄군의 군인민병원 등이었고 서흥군의 범안리인민병원을 비롯해 사리원시, 평산군 내의 인민병원들과 도급병원, 산업병원이 재건축 중이었다. 황해북도 도당위원회는 우선 도내의 능력 있는 간부들로 보건기관 현대화를 위한 지휘부를 꾸렸고 지휘부 성원들이 목표를 현실성 있게 수립해 매주, 매월마다 그 집행 상태 및 현황을 평가했다. 이와 함께 모범사례를 직접 보여주거나 병원 현대화의 필요성에 관한 실무 강습을 진행해 사업을 적극적으로 추진할 수 있는 분위기를 조성했다. 또한 병원의 재건축 현장에 책임자가 매주 1차례 이상 방문해 부족하거나 어려운 문제를 해결하면서 맞춰갔다.[169]

병원 현대화는 건물 개선과 함께 운영의 정상화에 필요한 시설 확보도 포함했다. 모든 시·군인민병원에 실험실과 실험기자재가 갖춰졌고 이동식 엑스레이를 설치했다. 더불어 수술실 무균화와 의약품을 생산할 수 있는 생산설비를 들여놓았다. 특히 입원 환자에 대한 부식물 공급을 정상화하도록 후방공급기지, 즉 가축우리, 버섯생산기지 등의 설치에 공을 들였다. 그리고 병원뿐 아니라 각종 보건의료 시설 전체가 현대화 대상이었다. 황해북도는 병원과 함께 황해북도위생방역소, 의료용산소공장, 도의약품관리소와 시·군의약품관리소 등을 현대화하기 시작했다.[170] 황해북도의 상황은 전국적 현상으로 라선시는 2017년까

---

169 "보건기관들을 현대적으로 개선," 『로동신문』, 2018.11.26.
170 "보건사업개선에 큰 힘을 넣어," 『로동신문』, 2018.02.28.

지 근 70개나 되는 병원 등의 면모를 새 세기의 요구에 맞게 일신했다고 보도했다.[171]

하지만 수치는 숫자일 뿐 그 질과 현실은 괴리가 컸다. 즉, 당국이 강조한 만큼 병원 현대화는 순조롭지 않았다. 이는 2021년 제8차 당대회에서 5년간의 성과가 미미함을 자인하며 또 다시 향후 5년 동안 추진할 계획으로 보건의료 시설의 현대화를 강조하는 모습에서 그 현실을 엿볼 수 있었다. 또한 현대화한다며 착공식 소식을 대대적으로 홍보했으나 완공 소식이 없는 경우가 많았고 병원 건물을 완공했더라도 실제 환자들이 이용하기까지는 긴 시일이 소요되는 상황이 비일비재했다.[172] 더불어 사업을 잘 추진했다고 평가받은 대상조차 현장의 현실은 언론 보도와는 완전히 다른 경우가 많았다. 묘향산의료기구공장의 사례가 대표적이었다.

묘향산의료기구공장은 치료기관은 아니지만 환자 치료에 필요한 의료설비를 생산하는 공장으로, 최신의 의료기구를 대량으로 생산하겠다는 목표로 김일성이 직접 발기해 1972년 4월 10일 완공했다. 당시 준공식에 김일성이 직접 참석할 정도로 유서 깊은 기관이었다.[173] 김정은 집권기에는 현대적인 의료설비를 대대적으로 생산한다고 여러 차례 언급했고 2015년 1월에는 생산설비의 CNC(Computer Numerical Control)화를 끝내기 위해 정초부터 혁신을 일으키고 있다고 소개되는 최첨단의 시설이었다. 2016년에는 의료장비, 의료기구, 의료용 소모품 등 140여 개의 계획지표를 완료해 전국의 보건의료기관에 공급했다고 칭송받았다.[174]

171　"자기 지역의 보건사업을 책임지고 떠밀어주자,"『로동신문』, 2017.05.13.
172　"인민의 참된 심부름군-《우리 군당위원장》,"『로동신문』, 2017.02.01.
173　"보건사업에서 새로운 전환을,"『로동신문』, 2015.01.06.
174　"제힘을 믿고 일어설 때 불가능이란 없다,"『로동신문』, 2016.07.20.

하지만 2018년 8월 김정은의 공장 방문으로 그동안의 성과가 의심됐고 문제가 산적해 있음이 드러났다. 김정은 정권은 2016년 제7차 당대회에서 의료설비 확보를 위해 주요 공장의 현대화를 계획했고 이에 대한 방침을 여러 차례 하달했다. 그리고 언론 보도에는 정부의 계획이 정상적으로 수행되는 듯했다. 김정은은 제7차 당대회 이후 2년간 추진한 결과를 확인하기 위해 묘향산의료기구공장을 방문했다. 그러나 묘향산의료기구공장에 직접 발을 디딘 김정은의 눈에는 이 공장이 정상적으로 보이지 않았다. "의료기구공장이 아니라 좋게 말하면 농기계 창고이고 정확히 말하면 마구간을 방불케 한다"며 이러한 환경에서는 현대적인 의료기구를 절대 생산할 수 없다고 불같이 화를 냈다. 김정은은 자신의 눈을 의심하며 "공장의 문턱부터 시작하여 눈앞에 보이는 현실이 현대화가 진행 중인 공장이 맞긴 맞는지, 당에서 경종을 울린지 2년이 됐는데 도대체 무엇을 개건하고 현대화하였는지 알 수 없다"며 실망감을 감추지 않았다. 덧붙여 "공장의 일부 건물들은 2015년에 보수한 것으로 보고받았는데 벌써 왜 이렇게 한심한 상태가 되었는지 모르겠다"며 "보건성 의료기구공업관리국을 비롯해 보건의료 전반이 벌써 몇 해째 틀어박혀 동면(冬眠)하면서 빈구호만 웨치고 있는지 모르겠다"며 자신의 지시가 현실화하지 않았음을 한탄했다. 김정은은 아예 공장을 새로 건설할 것을 지시하며 공사는 인민군대에, 공장에서 필요한 생산설비는 군수공장이 맡으라고 명령했다. 또한 조선로동당 중앙위원회와 해당 부문의 책임자들을 포함한 "지도소조"와 "건설상무"를 조직해 공장에 파견했다. 김정은은 약 1년 만인 2019년 10월 다시 공장을 찾아 만족감을 표했으나 동시에 공장의 마감공사에 기술자를 동원하지 못한 현실을 지적하며 기능공의 추가 동원까지 자신이 직접 해야 하느냐고 분노했다.[175] 김정은은 당중앙위원회 간부들이 여전히 사업을 만성적이고 실무적으로 대하고 있다고 판단했고 지시한 사업이 정상적으로 추진되지 않은 원인을 간부들에게 돌리며 자신과 손발을 맞추지 못한다고 답답해했다. 이러한 우여곡절 끝에 묘향산의료기구공장은 2020년 10월 4일 준공식을 개최했다.[176]

묘향산의료기구공장의 사례는 특수한 현실이 아니었다. 당국이 설정한 정책을 실행하는 하부단위에서는 적당히 시늉만 하다가 완수 보고를 올리는 경우가 많았다. 그리고 사업 집행 완료에만 의미를 두는 경향이 강했는데, 완료 보고 이후에 정상적으로 운영되는지는 관심 밖이었다. 북조선에서 이러한 현상이 얼마나 비일비재하고 문제가 심각했던지 2022년에는 "허풍방지법"을 채택해 허위 보고에 대한 처벌 규정을 명문화하기도 했다.[177]

지도자의 교시를 하늘 같이 대해야 한다고 말은 하지만 실제로는 현장의 처지에 맞게 사업의 변경이 불가피했다. 지도자의 교시는 현장까지 전달되지 않았고 하부단위로 사업을 전달하는 과정에서 많은 변형을 겪었다. 하지만 이러한 결과는 부족한 자원으로 사업을 완수해야 하는 실무자의 입장에서는 자연스러운 현상이었다. 또한 지근거리에서 김정은과 논의하며 사업 결정을 함께 한 간부들조차 지도자의 의도를 이해하지 못하는 경우가 많았다. 그리고 이는 단기간에 개선될 수 없었고 쉽게 고쳐지지 않았다. 2020년 7월 김정은은 평양종합병원 건설장

---

175 "경애하는 최고령도자 김정은동지께서 묘향산의료기구공장을 현지지도하시였다." 『로동신문』, 2019.10.27.

176 "당의 은정속에 개건현대화된 묘향산의료기구공장 준공식 진행," 『로동신문』, 2020.10.05.

177 김일환, "북한 식량현황과 농업 과학기술," 24쪽.

을 방문해 공사장을 돌아보며 건설 노동자들의 노고를 치하하면서 어려운 환경임에도 건설을 빠르게 진척하고 있음에 만족감을 표했다. 하지만 평양종합병원 건설을 책임진 "평양종합병원건설련합상무"로부터 공사 전반에 대한 구체적인 보고를 청취하는 과정에서 건설 예산을 정확하게 수립하지 않고 필요한 설비와 자재 보장을 각종 지원사업이라는 명목으로 인민에게 부담을 전가하고 있음이 드러났다. 김정은은 이를 호되게 질책했다. 김정은은 이를 그대로 둘 경우, 인민을 위해 병원 건설을 결정한 당의 구상과 의도가 왜곡되고 당의 의미지에 심각한 타격이 될 것을 염려했다. 이에 그동안 진행한 평양종합병원 건설 상황을 전면적으로 재검토하고 책임자 전부를 교체했다.[178]

평양종합병원 건설의 결정은 코로나19 팬데믹이 도래하기 전인 2019년 12월 당중앙위원회 제7기 제5차 전원회의에서였다. 미국과의 관계 개선이 실패한 이후 장기간의 버티기 전략인 정면돌파전을 선언한 이 회의에서 김정은은 자국의 세계 유일무이한 최강의 무기가 '당과 대중의 일심단결, 혼연일체'라고 강조했다.[179] 하지만 간부의 관료적 태도와 인민에게 계속해서 부담을 전가는 행위로는 최강의 무기인 일심단결을 도모할 수 없었다. 이에 정면돌파전을 선언하며 인민을 달래는 방법으로 사회주의 시책, 즉 무상치료와 무료교육의 정상화와 이를 과학기술로 실현하겠다는 정책을 제시했다. 이는 곧 인민생활의 향상을 가져오는 조치로 실질적 혜택을 인민에게 제공하는 정책을 통해 국내외의 어려운 상황을 돌파하겠다는 의지를 피력했다. 이를 위해 가장 먼저 추진했던 사업이 평양종합병원 건설이었다. 하지만 평양종합병원

178 "경애하는 최고령도자 김정은동지께서 평양종합병원건설현장을 현지지도하시였다."『로동신문』, 2020.07.20.
179 "조국의 부강번영을 위한 길에서,"『로동신문』, 2023.11.12.

건설을 담당한 간부들은 이전과 마찬가지의 방식과 태도로 사업을 추진했고 현장을 찾은 김정은은 정권의 생사 여부가 달린 중차대한 문제로 인식하지 못한 관료들을 대면했던 것이다. 김정은의 평양종합병원 건설 현장 방문 이후 김재룡 내각총리를 바로 경질했고 후임으로 김덕훈을 임명했다.[180] 그만큼 문제가 심각하다고 판단했다.

또한 당국의 정책을 제대로 수행하지 않은 사실은 2020년 코로나19 팬데믹을 거치며 더욱 확실해졌다. 북조선의 코로나19 대응은 완전한 봉쇄가 유일했다. 이는 김정은 집권 10년 동안 추진한 보건의료사업이 무용지물이었다는 방증이었다. 김정은 정권은 정치적으로 또한 현실적으로도 보건의료 부문의 근본적인 변화를 모색할 결정적 분기점에 도달했다고 판단했다.[181] 그리고 국경을 폐쇄한 3여 년의 코로나19 팬데믹 기간을 활용해 보건의료 분야를 정비해 나갔다.

우선 병원 현대화 사업을 적당히 흉내만 내는 조직과 책임자에 대한 비판을 한동안 지속했다. 2019년 12월 평양시 선교구역당위원회는 구역인민병원 리모델링을 "땜때기식"[182]으로 추진한 일부 책임자들을 신랄하게 비판하는 "당·행정 책임자 및 담당자 모임"을 진행했다. 이 회의를 통해 향후 국가의 정책 수행을 소홀하게 대할 수 없음을 분명히 했다.[183]

---

180 "박봉주부위원장과 김덕훈총리 탄소하나화학공업창설을 위한 대상건설장을 현지료해," 『로동신문』, 2020.08.25.

181 최성경, "통일 대비 탈사회주의 체제전환국가의 보편적 건강보장에 관한 법제도 연구", 『연세대학교대학원 보건학 박사 학위 논문』, 2018, 25쪽.

182 구멍이 난데를 좇아가며 땜을 때어 메우듯 문제가 제기되는 곳을 분주히 뒤좇아 다니며 지도하는 방식을 의미한다. 『조선말대사전』 (온라인), 검색일: 2022.10.24.

183 "전적으로 책임지는 립장이 중요하다," 『로동신문』, 2019.12.15.

[사진 3-5] 삼지연시인민병원 내·외부 전경

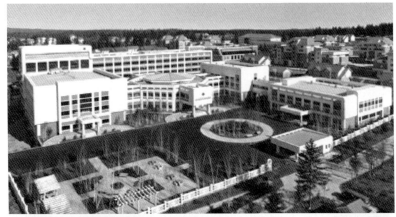

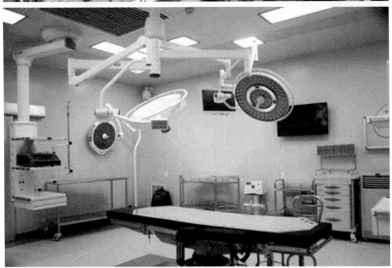

출처: 『로동신문』, 2020.12.02.

또한 2020년 10월 삼지연군인민병원을 개원해 지방인민병원의 표준
및 본보기로 삼을 것을 제시했다. 김정은은 삼지연군인민병원 건설 이
유를 "맥을 못 추고 동면하는 보건의료 부문에 경종을 울리기 위해 당

이 마음먹고 지은 병원"이라며 새로운 시대의 보건학적 요구를 완벽히 구현했다고 언급했다.[184] 삼지연군은 2020년 삼지연시로 행정구역을 변경해 삼지연시인민병원으로 명칭이 달라졌다.[185] 삼지연시는 김정은이 야심차게 건설한 계획도시로 2018년 3월부터 본격화해 2021년 11월 완공했다. 김정은 정권은 백두산을 끼고 있는 도시의 특성에 맞게 산간의 이상(理想) 도시, 사회주의 이상촌을 모토로 개발했고 이를 지방 도시 건설의 본보기로 삼고자 했다. 삼지연시는 도시 전체를 교양, 군급(郡及)기관, 살림집(주택), 지방공업, 상업·봉사, 체육·문화, 교육·보건, 관광 등의 구획으로 구분해 관련 시설을 설치했다. 교육·보건 구획 내에 삼지연시인민병원이 위치했다.[186]

지방의 표준모델로 설정한 삼지연시인민병원은 겨울에도 치료와 입원이 가능할 정도로 온도가 알맞았다. 또한 병원 시스템을 컴퓨터 네트워크로 운영해 전자병력서를 활용했다. 이는 당연히 먼거리의료봉사실도 갖췄다는 의미로 평양의 중앙병원과 영상전송체계로 연결해 수시로 협의해 진찰했다. 의사협의실이 딸린 종합수술실에는 현대적인 의료설비와 함께 공기소독기, 자외선 소독시설 등을 완비한 상태였고 엑스레이실에는 첨단의 엑스레이 장비를 설치했다. 이외에도 각종 검사설비, 복부초음파, 심전도, 위내시경 등을 개비한 상태였다.[187] 병원 개원 이

184 "언제나 백두산을 마음에 안고 사는 온 나라 인민의 기쁨, 삼지연시인민병원 개원식 진행,"『로동신문』, 2020.10.16.

185 "격정에 겨워 터치는 고마움이 목소리,"『로동신문』, 2020.02.16.

186 "경애하는 최고령도자 김정은동지께서 삼지연군안의 건설장들을 현지지도하시였다,"『로동신문』, 2019.10.16; "혁명의 성지에 인민의 리상향을 펼친 고결한 충성의 서사시,"『로동신문』, 2021.12.21.

187 "방문기 당의 은정속에 일떠선 백두산기슭의 현대적인 의료봉사기지,"『로동신문』, 2020.12.02.

후 약 6개월 동안 1만 4천여 명의 환자에게 의료 서비스를 제공했고 200여 건의 크고 작은 수술을 진행했다.[188]

2021년 김정은 정권은 8차 당대회를 거치면서 보건의료 혜택이 언사에 그치는 것이 아니라 주민들의 피부에 닿게 하겠다며 다시 보건의료 시설의 현대화 전개를 천명했다. 이는 제8차 당대회의 정책적 방향인 도농 간의 격차를 줄이는 문제와 연동하면서 향후 지방병원의 신축 및 리모델링에 더욱 적극적으로 나설 것을 예고했다.

지도자의 관심과 당국이 사업에 본격적으로 뛰어들면서 그 변화는 이전 시기와 달랐다. 그리고 다양하고 새로운 시도를 보였다. 제8차 당대회를 개최한 2021년 한 해에만 4차례의 당중앙위원회 전원회의를 개최해 각급 병원의 현대화 현황을 세세하게 평가했다. 강원도는 2021년 6월 첫째 주에 도내의 전체 리인민병원을 83%, 종합진료소 78%, 리진료소는 71% 선에서 개건 및 현대화를 완료했다.[189] 보건성은 1차에서 4차까지 병원별로 건설에 필요한 "기술과제서"를 작성해 하달하며 단계별, 연차별 계획에 따라 진행했는지 확인했다.[190] 또한 각 도의 당위원회와 인민위원회의 책임자들은 산하의 시·군인민병원꾸리기를 정상적으로 추진했는지, 기술과제서에 포함한 준비와 자재확보는 확실한지 직접 점검했다. 그리고 전체 지역의 현황을 평가해 순위를 매겨 발표했다. 당대회 이후 8개월이 지난 시점에서 함경남도, 함경북도, 강원도가 선두를 차지했다고 밝혔다. 물론 계획대로 추진하지 못한 지역도 존재했다. 특히 앞선 지역과 뒤떨어진 지역과의 차이는 전적으로 일군들의 보건사업에 대한 관점, 당 정책을 대하는 자세와 입장의 차이라며

---

188 "어머니당의 사랑이 꽃펴나는 현대적인 의료봉사기지," 『로동신문』, 2021.05.11.
189 "해당 지역 일군들의 분발력이 순위를 결정한다," 『로동신문』, 2021.06.14.
190 "혼심을 다 바쳐 실질적인 전진을 이룩할 불같은 열의," 『로동신문』, 2021.01.26.

간부들의 변화를 지속적으로 강제했다.[191]

2022년 5월 오미크론 확진자 발표 이후에는 병원 명칭을 모두 변경하는 변화를 보였다. 도인민병원은 종합병원으로, 그 산하의 인민병원은 인민을 빼고 호칭했다. 1945년 해방 직후부터 북조선 전역에 설치한 인민병원은 일제의 식민지배에서 벗어나 새로운 인민의 세상을 맞는다는 의미에서 70년 이상 불렸던 명칭이었다. 이를 변경한 것은 큰 변화이자 중요한 의미를 내포한다. 첫째, 김정은 집권 10여 년간 추진한 보건의료 정책의 부정적 평가와 코로나19 팬데믹을 겪으며 파악한 문제의식에 기초해 보건의료체계의 전체적이고 근본적인 변화가 필요하다고 인식한 결과였다. 이에 종합병원이라고 새롭게 명명한 도급 병원은 아예 새로운 부지를 물색해 신축하는 움직임을 보였다. 이전 시기에는 기존 병원을 재건축하거나 병원 내 부지에 필요한 건물을 올리는 형식이었다.[192] 두 번째는 향후 보건의료 부문의 변화를 보다 확실히 하겠다는 의지의 표현이었다. 김정은 정권은 10년 동안 고난의 행군으로 붕괴한 질서의 복구, 개선, 발전 등을 끊임없이 강조했으나 실현은 요원했다. 특히 좀처럼 변하지 않는 관료와 보건의료인들을 자극하기 위해 보건의료기관 명칭을 완전히 바꾸는 충격요법을 활용했다고 짐작된다. 세 번째는 보건의료 발전 방향으로 병원을 예방이 아닌 치료에 중점을 두는 전문병원 기능을 높이려는 움직임이었다. 이는 만성질환자가 늘고 노령화가 진행되는 북조선의 현실을 반영한 조치로 현재의 병원 상태로는 인민의 건강을 담보하기에 한계가 있음을 판단한 결과로 보인다. 마지막 네 번째는 힘겨운 국내외 상황이 장기화할 것을 상정하

---

191 "무조건적인 집행을 낳는 투철한 관점," 『로동신문』, 2021.09.13.
192 "각 도인민병원건설을 위한 준비사업 적극 전개," 『로동신문』, 2022.04.02.

며 다양한 실험을 시도하는 것으로 보인다. 2019년의 대외관계 개선 실패 이후 정면돌파전을 선언하면서 다시 자력갱생의 자급 체제를 강요받는 상황이다. 핵문제를 해결하지 않는 이상 이 상황은 상당 기간 유지될 가능성이 높다. 김정은 정권은 이를 오래 버티기 위해서도 보건의료 부문의 정상화가 필요했고 그 해결책을 찾는 과정에서 한 번도 시도하지 않았던 변화를 실험 중인 것으로 파악된다.

이러한 움직임이 북조선의 보건의료체계의 핵심인 무상치료제를 근본적으로 손보는 방향까지 나아갔는지는 좀 더 두고 봐야 한다. 다만, 2023년 3월 최고인민회의 상임위원회 상무회의를 통해 인민보건법과 의료법을 수정 및 보충하면서 그동안 추진한 전반적인 변화에 대한 법적 담보를 완료했다고 밝혔다.[193] 인민보건법 제4장 "주체적인 의학과학기술"과 제5장 "인민보건사업에 대한 물질적보장"을 수정 및 보충했다. 그중 눈에 띄는 변화는 물질적 조건을 보장하고 보건의료산업을 발전시키는 주체였던 '국가'를 삭제했다.[194] 이는 국가의 책임을 지방정부로 이전하는 조치로 국가의 부담을 줄이려는 의도로 보인다. 그 외의 변화는 관련법의 내용을 전체적으로 공개하지 않아 구체적 내용을 파악하기 어려웠다. 하지만 법률까지 손볼 정도로 팬데믹 기간을 거치며 보건의료계의 변화는 큰 것은 분명하다. 특히 김정은이 2024년 1월에 개최한 최고인민회의 당시 시정연설에서 '보건보험기금'에 의한 의료보장제의 실시를 언급해 국영 보건의료체계의 근본적인 변화가 있다고 짐작된다.

---

[193] "조선민주주의인민공화국 최고인민회의 상임위원회 상무회의 진행," 『로동신문』, 2023.03.22.

[194] "〈법규해설〉 주체적인 의학과학기술발전과 물질적보장에서 나서는 법적요구," 『민주조선』, 2023.06.28.

2. 먼거리의료봉사체계 구축 현황

북조선은 원격의료를 먼거리의료봉사로 명명하며 병원 현대화에 먼거리의료봉사체계의 구축을 포함해 추진했다. 김정은 정권은 이를 보건의료 부문의 가장 큰 변화이자 특징이라고 언급할 정도로 적극적으로 활용했다. 이에 먼거리의료봉사체계를 독립적으로 보건의료 시설 중 하나로 기술했다.

세계적으로 원격의료는 IT(Information Technology) 및 AI(Artificial Intelligence) 기술의 발전에 따라 보건의료계의 중요한 이슈인 의료비 증가와 의료 서비스의 지역적 편차, 고령화로 인한 만성질환 관리의 필요성 등을 해소할 대안으로 대두됐다. 하지만 인간의 생명을 다루는 보건의료의 특성상 안전성과 효과성에 대한 검증이 충분치 않고, 그 허용 범위, 의료과실에 대한 법적 책임, 서비스 제공에 대한 지급 조건 등 예민한 문제들의 결정이 쉽지 않아 많은 국가에서 적극적인 도입을 주저하고 있다. 하지만 2020년 코로나19 팬데믹으로 반전의 계기를 맞았다. 전염력이 강한 코로나19 바이러스로 인해 각국은 의료대란을 겪었고 적극적인 대응 방법으로 비대면 진료인 원격의료를 전방위적으로 활용했다.

남한은 2002년 의사와 의사 사이의 원격의료를 법적으로 허용한 이래 의사와 환자 사이의 원격의료 실시에 대한 논의가 이어졌다. 하지만 의사들의 강력한 반대로 도입하지 못했고 새로운 정부가 출범할 때마다 이 정책이 소환되며 뜨거운 논란거리가 됐다. 하지만 2020년 코로나19 바이러스의 확산세가 심각해지자 정부는 '비대면 진료'를 명목으로 전화상담과 의약품 처방을 한시적으로 허용했다.[195] 보건의료계는

---

195 보건복지부, "전화상담 또는 처방 및 대리처방 한시적 허용방안," 공고 제2020—

심각한 비상 상태와 한시적 허용이라는 제한을 수용하면서 팬데믹 기간인 3년 동안 원격진료를 수용했다. 2020년 2월부터 2022년 12월까지 329만 명이 이를 이용했고 참여한 의료기관 수도 20,076개소였다. 이는 전체 의료기관의 27.8%를 점하는 규모로 의원급 의료기관의 참여율은 93.6%를 차지했다.[196] 원격의료의 전면적 도입에는 여전히 넘어야 할 산이 산적한 상태나 3년간의 원격의료 경험은 의료진과 시민들 모두에게 깊이 각인됐다. 이는 전 세계적 현상이었고 북조선의 보건의료계도 다르지 않았다.

김정은 집권 첫해인 2012년 10월 14일 『로동신문』에 2012년 9월 말 현재 김만유병원을 중심으로 각 도인민병원과 시·군급 병원들을 먼거리의료봉사체계로 연결했다고 밝혔다. 더불어 이는 먼거리의료봉사체계가 전국적 범위로 확대한 것이라고 의미를 부여했다.[197] 이 소식은 같은 해 10월 11일 남한 언론에도 보도됐다. 이에 따르면 평양산원과 김만유병원 두 곳을 거점병원으로, 도인민병원 9곳과 203개의 군인민병원이 "원격화상진료체계"로 연결됐고 이 체계는 통신 광케이블로 연결한 컴퓨터 화면을 통해 멀리 떨어진 환자를 치료할 수 있다고 언급했다. WHO는 이 체계 구축에 필요한 컴퓨터와 카메라 등 관련 장비 지원은 물론이고 기술도 제공했다며 이 체계를 연결한 병원에 전문가를 파견해 준비를 돕고 현지 의료진에게 운영 방법을 교육했다고 전했

177호. 「보건복지부 홈페이지 보도자료」 (온라인), 검색일: 2023.08.25.

196 보건복지부, "비대면진료 3년, 1,379만 명의 건강을 보호했습니다. 의원급 의료기관 86.1% 재진 81.5% 실시." 2023.03.12. 보도자료. 「보건복지부 홈페이지 보도자료」 (온라인), 검색일: 2023.08.25.

197 "세계보건기구 조선에서 먼거리의료봉사체계가 확대되였다고 발표." 『로동신문』 2012.10.14.

다.[198] 즉, 북조선의 먼거리의료봉사체계는 WHO와 협업을 통해 구축한 것으로, 국제사회의 지원이 주요한 자원이었다.

WHO가 북조선의 보건의료에 개입하기 시작한 계기는 1995년 김정일 정권이 유엔에 공식적으로 인도적 지원을 요청하면서부터였다. 2001년에는 평양에 상주사무소를 개소해 현지에서 북조선 보건 당국과 논의하며 보건의료 협력 및 지원을 추진했다. 특히 세계백신면역연합(GAVI: Global Alliance for Vaccines and Immunization)과 에이즈·결핵·말라리아 퇴치를 위한 글로벌 펀드(GFATM: Global Fund to Fight AIDS, Tuberculosis and Malaria) 등 국제기금으로 운용되는 사업이 2007년부터 북조선에 제공됐고 그 사업의 운영 주체로 WHO와 UNICEF가 나서면서 북조선 보건의료체계 전반의 개선 사업을 진행했다.[199]

WHO는 국토의 80%가 산간지역인 북조선의 현실에서 원격진료가 매우 적합하다고 판단했고 2007년 11월 이를 실현하기 위한 단계적 사업을 시작했다. 2008년에는 김만유병원과 평안북도인민병원, 만경대구역인민병원에서 시범사업을 시행했고 2009년 말에 전국의 9개 도인민병원을 연결했다. 2012년 4월에는 60개의 군인민병원을 포괄했으며, 같은 해 9월에 전국으로 확대하는 성과를 가져왔다.[200]

원격진료 도입에 일정한 성과가 나타나자 WHO 사무총장은 9년 만에 북조선을 방문하기도 했다. 마거릿 찬(Margaret Chan) 사무총장은 2010년 4월 26일 감만유병원과 각 도인민병원 사이에 연결된 먼거리

198   "WHO '북한 내 화상진료 200여 군으로 확대," 『VOA』, 2012.10.11.

199   조한승, "4차 산업혁명 시대 대북 보건안보와 남북 보건협력 거버넌스." 『평화학연구』 제19권 3호, 한국평화연구학회, 2018, 57쪽.

200   어린이의약품지원본부, 『2013년 북한 보건의료 연차 보고서』, 어린이의약품지원본부, 2013, 20쪽

의료봉사체계 운영개시 기념행사에 참석했고 정보기술을 이용해 인민들에게 의료 서비스를 확대하려는 북조선 당국의 구상과 노력을 높이 평가하며 지속적인 협력 의사를 밝혔다.[201]

북조선이 WHO와 함께 먼거리의료봉사체계를 구축할 수 있던 배경에는 1990년대 광케이블 생산 공장을 가동하면서 전국에 광케이블을 부설했기 때문으로, 1995년부터는 군(郡)에, 2008년에는 리(里)단위 행정구역까지 설치공사를 완료했다.[202] 그리고 2012년 집권한 김정은 정권은 WHO와의 사업 경험을 토대로 이를 더욱 확대하는 정책을 펼쳤다. 김정은 정권은 전체 보건의료 시설에 원격의료가 가능한 체계를 구축하는 것을 궁극적인 목표로 관련 사업을 집권 기간 내내 추진했다.

먼거리봉사체계 구축을 담당한 기관은 보건성이었다. 그리고 체계의 연구와 프로그램 개발, 네트워크 구축 등의 실무는 보건성 산하 기관인 보건경영학연구소가 맡았다. 이 연구소의 관계자와 과학자들은 먼거리의료봉사체계를 전국의 병원 등에 구축하기 위한 여러 단계의 계획을 수립해 진행했다.[203] 보건경영학연구소의 연구자들은 먼거리의료봉사체계 외에도 "먼거리수술지원체계"를 개발했고[204] "먼거리의료봉사체계에 의한 의료봉사의 효과성에 관한 연구"라는 제목의 논문을 발표하기도 했다.[205] 또한 옥류아동병원에 순환기지원체계, 호흡기지원체계,

201 "北, WHO 지원 원격진료서비스 개시,"『연합뉴스』, 2010.04.27.

202 이춘근 등, "북한 김정은 시대의 과학기술정책 변화와 시사점,"『STEPI INSIGHT』제173호, 과학기술정책연구원, 2015, 14쪽.

203 "먼거리의료봉사체계 전국의 시(구역), 군인민병원들에 확대,"『로동신문』, 2012.11.03.

204 "우수하게 평가된 발명제안들(1) 조선로동당창건 일흔돐과 조국해방 일흔돐경축 전국발명 및 새 기술전람회에서,"『로동신문』, 2015.09.06.

205 "위대한 령도자 김정일동지의 불후의 고전적로작《병원관리운영사업을 개

병리검사지원체계를 도입해 원격의료 서비스의 기능을 확대하는 운영 체계를 확립하는 등 싱크탱크 역할을 담당했다.[206]

물론 원격의료와 관련한 프로그램을 보건경영학연구소만 개발한 것은 아니었다. 정보산업지도국 등 정보기술 분야의 과학자들이 보건의료 부문의 의료인들과 협업을 통해 프로그램을 제작했다. 그 대표적인 프로그램이 고려의료봉사지원체계인 "고려의술"이었다. 이 프로그램은 고려의학과학원 연구사들의 주도로 개발했고 고려의사지원체계, 자체 건강판정체계로 구성돼 고려의학 치료를 원격으로 제공하고자 했다. 이 프로그램은 2012년 당시 김일성종합대학 평양의학대학병원과 고려 의학과학원 등 여러 의료기관에 도입해 활용 중이었다.[207]

보건성은 먼거리의료봉사체계 구축을 위해 체계 구축에 필요한 설비와 자재의 마련도 일부 담당했다. 그리고 전기 및 광케이블 설치를 담당한 부서는 2021년 정보산업성으로 재편된 체신성이었다. 한편 이 체계를 구축하도록 보건의료 시설과 소속 보건의료인을 추동해 동참하도록 이끄는 책임은 각 지역의 당위원회와 인민위원회가 맡았다. 이러한 역할 분담을 통해 시·군·구역인민병원에는 원격의료를 실시할 수 있도록 컴퓨터와 모니터 등을 갖춘 "먼거리의료봉사실"을 하나둘 설치했다. 그리고 시설을 완비한 현지 병원에 보건경영학연구소의 담당자가 방문해 프로그램을 설치하고 해당 단위의 보건의료인들과 함께 기술적 문제를 해결하며 먼거리의료봉사체계를 확대해 나갔다.[208]

선강화할데 대하여》발표 40돐기념 중앙의학과학토론회 진행," 『로동신문』, 2016.04.21.

[206] "백수십건의 의학과학기술성과 이룩," 『로동신문』, 2017.12.18.

[207] "은을 내고있는 정보기술," 『로동신문』, 2012.10.18.

[208] "첨단의료봉사의 생활력에 비낀 우리 사회의 참모습," 『로동신문』, 2015.06.10.

김정은 정권은 집권 초기부터 과학기술, 지식경제, 새 세기 산업혁명 등을 거론하며 새로운 시대의 도래가 가능하다는 희망을 제시했고 먼거리의료봉사체계는 이러한 청사진의 실현 가능성을 보여주는 실례였다. 이 체계의 도입만으로 지식경제시대에 부합하는 선진적인 보건의료처럼 보였다. 또한 이를 위한 인터넷과 네트워크의 구축은 국가 경제를 지식경제로 이행할 수 있는 기본적인 토대였다. 그리고 도시와 농촌 간의 보건의료 격차를 실지로 줄일 수 있는 정책이기도 했다. 더불어 보건의료체계가 국가에 의해 일원적이고 수직적으로 구축된 체제의 특성상 국가의 관리를 더욱 효과적으로 추진할 수 있는 기제이기도 했다.

특히 김정은 정권은 집권 직후부터 평양에 건설하기 시작한 전문병원과 먼거리의료봉사체계를 연계해 다양한 체계의 구축을 시도했다. 2012년 평양산원 유선종양연구소를 개원하며 "먼거리여성건강관리체계"를 완료했고 2013년 개원한 옥류아동병원을 정점으로 2014년에 "먼거리어린이건강관리체계"를 선보였다. 이러한 시도는 2016년 제7차 당대회까지 이어졌다. 김정은 정권이 북조선 전역에 구축한 먼거리의료봉사체계 현황은 〈표 3-6〉과 같다.

〈표 3-6〉 먼거리의료봉사체계 구축 현황

보도 시기	구축 체계	연계 단위
2010.04.	먼거리의료봉사체계	김만유병원의 먼거리의료봉사실과 도(都)인민병원을 연결하는 먼거리의료봉사체계 수립
2012.09.	먼거리의료봉사체계	김만유병원과 도(都)인민병원은 물론이고 시·군·구역인민병원을 연결해 먼거리의료봉사체계를 전국적 범위로 확대
2012.09.	먼거리여성건강관리체계	평양산원과 각 도(都)산원 사이, 지방병원의 산부인과와 연결
2013.07.	먼거리수술지원체계	평양의 중앙급 병원과 전국의 도·시·군·구역인민병원에 도입

보도 시기	구축 체계	연계 단위
2014.02.	먼거리어린이건강 관리체계	옥류아동병원과 전국의 소아병원 및 시·군· 구역인민병원의 소아과 연결
2016.05.	고려병원 먼거리의료봉사체계	평양의 고려의학과학원과 각 도(都)고려병원 연결

출처: 2012~2021년 『로동신문』 검토해 저자 정리.

북조선은 1961년 제4차 당대회를 개최해 향후 계획으로 행정구역별로 이송하는 환자전달체계 외에 각 도에 여성과 어린이를 위한 전문병원 건립을 결정했다. 이 정책에 따라 전국의 도와 직할시에는 도산원과 도소아병원이 들어서기 시작했고 현재에는 도·시산원과 도·시소아병원, 도·시고려병원 등을 갖추고 있다.[209] 김정은 정권은 김일성 집권기에 구축한 전문병원과 옥류아동병원 등 김정은 정권에서 신설한 평양의 전문병원을 원격의료로 연결하는 사업을 2016년 제7차 당대회까지 집중적으로 추진했다.

"먼거리여성건강관리체계"로 명명한 체계는 평양산원 유선종양연구소와 각 도산원 사이를 원격진료가 가능한 체계로 연결한 것으로, 시간의 경과에 따라 이 체계는 도(都) 산하의 시·군·구역인민병원의 산부인과까지 연결을 완료했다. 이로서 지방의 인민병원을 찾은 여성 환자들은 멀리 떨어진 도산원이나 평양의 중앙병원에 가지 않고 영상협의를 통해 유능한 의료진에게 진단과 치료를 받을 수 있었다.[210]

2013년에 구축한 "먼거리수술지원체계"는 상급병원의 실력 있는 외과 전문의가 산하 보건의료기관의 수술환경과 조건을 원격으로 감시 및 조종하면서 직접 수술을 지도하는 형식으로, 관련 프로그램 개발 이

209 엄주현, 『북조선 보건의료체계 구축사 I 』, 680쪽.
210 "먼거리의료봉사체계 전국의 시(구역), 군인민병원들에 확대," 『로동신문』,
2012.11.03.

후 6개월 만에 구축했다. 이 프로그램 또한 보건성 보건경영학연구소의 과학자들이 개발했고 2012년에 완성한 먼거리의료봉사체계의 경험과 기반을 활용해 빠른 구축이 가능했던 것으로 보인다. 먼거리수술지원체계 구축을 위해 보건성 등 관련 담당자와 과학자들은 2013년 3월 평안남도에 위치한 순천시인민병원을 방문해 프로그램을 설치하고 도입에 따른 기술적 문제들을 점검하는 한편, 해당 보건의료인을 대상으로 체계에 관한 강습을 전개했다. 이 체계의 완성으로 나라의 최북단과 최남단에 위치한 군인민병원까지 중앙병원 의료진의 지도와 도움 아래 수술을 보다 신속하고 과학적으로 진행할 수 있게 됐다고 선전했다. 더불어 수술실에서 직접 지도받는 수술 집도의와 보조자들 외에도 해당 병원의 외과의사들도 수술 과정을 시청할 수 있어 좋은 교육환경을 제공할 수 있는 기반을 마련했다고 주장했다.[211]

2013년은 1953년부터 추진한 "전반적 무상치료제" 실시 60주년이 되는 해였다. 사회주의 보건의료제도의 가장 중요한 원칙인 국가에 의한 무상치료제는 김정은 집권기에도 계속 강조됐다. 여기에 '김정은식'의 새로운 의료 서비스라며 과학기술을 접목한 원격의료를 강조했다. 또한 2013년의 먼거리의료봉사체계는 먼거리수술지원체계와 여성건강관리체계라는 이름으로 그 이용 분야를 보다 확대했고 김만유병원과 평양산원뿐 아니라 평양의학대학병원, 의학과학원 종양연구소 등 평양의 대표적인 중앙급 보건의료기관들을 이 체계에 망라하면서 자문을 받을 수 있는 전문 의료인의 폭을 넓혔다.

먼거리의료봉사체계는 보건의료계의 새로운 자랑거리로 부상했다. 특히 WHO와 협업으로 사업을 추진하며 국제사회의 관심을 끌기도 했

---

211 "먼거리의료봉사분야에서 이룩된 자랑찬 성과," 『로동신문』, 2013.07.14.

[사진 3-6] 먼거리수술지원체계를 활용해 교육받는 모습

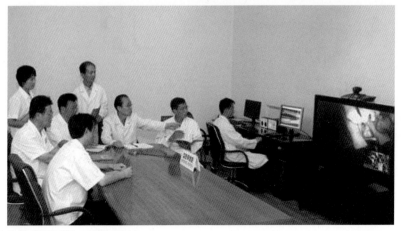

출처: 『로동신문』, 2013.07.14.

다. 2013년 7월 30일부터 8월 1일까지 평양에서는 원격의료 서비스에 대한 WHO 동남아시아지역 기술협의회를 진행했다. 관련 국제회의를 자국에서 개최한 것은 짧은 기간 원격의료체계를 전국적 범위로 구축했기 때문이라며 선진국조차 구현하지 못한 정책을 실현하며 세계인의 관심을 끌었다고 의미를 부여했다.[212] 이 회의에는 WHO 동남아시아지역 국가인 인도, 방글라데시, 부탄, 인도네시아, 몰디브, 미얀마, 네팔, 스리랑카, 태국 등 10여 개 국가의 대표가 참가했다. 참가자들은 북조선이 구축한 원격의료체계의 특징으로 전국적 범위에서의 실현, 특정 계급 및 계층이 아닌 전체 주민을 대상으로 무상 제공, 짧은 기간에 높은 수준의 서비스 실현 등 3가지를 꼽았다. 회의 기간 이들은 김만유병원과 평양시제2인민병원, 연산군인민병원을 방문해 운영 실태를 점검

---

212 "먼거리의료봉사에 관한 세계보건기구 동남아시아지역 기술협의회 진행," 『로동신문』, 2013.08.02.

[사진 3-7] 옥류아동병원 먼거리의료봉사실의 먼거리의료봉사체계도

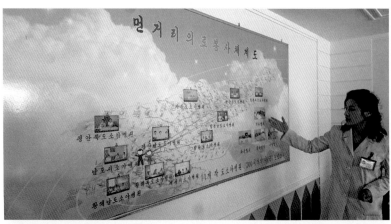

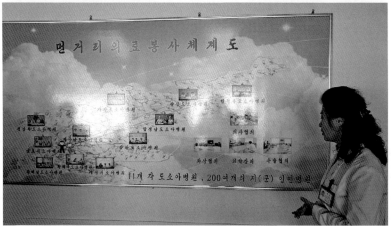

출처: 어린이의약품지원본부 제공.

하며 어떻게 활용되는지 직접 확인했다.[213]

2014년 2월에는 보건의료계에 또 하나의 자랑찬 성과를 이룩했다며 "먼거리어린이건강관리체계"를 언급했다. 보건성은 2013년 개원한 옥

---

[213] "보건제도를 통해 본 조선," 『로동신문』, 2013.08.09.

류아동병원과 도소아병원의 연결을 빠른 기간에 완료했고 도 산하의 시·군·구역인민병원 소아과의 연계도 실현했다.[214] 어린이를 위한 원격의료 서비스의 정점병원인 옥류아동병원은 2018년 남북관계가 잠시 개선됐을 때, 많은 남한 인사들이 방문한 시설이었다. 특히 먼거리의료봉사실은 병원의 중요한 자랑거리로, 그 체계가 어떻게 운영되는지 현지 병원 관계자에게 자세한 설명을 직접 들을 수 있었다.

옥류아동병원 먼거리의료봉사실에는 [사진 3-7]과 같은 체계도가 걸려있었다. 해설자에 의하면 평양의 옥류아동병원은 11개 도소아병원 (9개 도소아병원, 남포시 및 개성시소아병원)과 200여 개의 시·군·구역인민병원의 소아과를 인터넷망으로 연결해 원격의료 서비스를 제공하고 있었다. 원격의료체계의 활용으로는 의사간 협진, 환자 영상 진료, 수술 협의, 의학 강의 등이 가능하다고 전했다.[215]

이러한 체계의 구축으로 함경북도 온성군제1인민병원에서는 평양의 김만유병원과 평양산원은 물론이고 직속 상급병원인 함경북도인민병원과도 임의의 시간에 긴급의사협의회를 진행해 의견을 교환했고 중환자에 대한 어려운 수술도 평양 의료진의 임상경험을 받아들여 실행했다. 환자 진료 외에도 먼거리의료봉사체계를 이용해 의술에 대한 강습도 수시로 진행했다. 또한 인터넷 통신망의 구축으로 국가망에 연결된 관련 자료의 확보도 수월했는데, 인민대학습당 등 여러 단위에서 보내오는 의학 관련 자료를 통해 최신의학의 발전 추세와 그에 맞는 의술을 확보해 보건의료인들의 수준을 높였다. 그 결과 상급병원으로의 환자

---

214 "옥류아동병원과 전국의 소아병원들을 련결하는 먼거리의료봉사체계 새로 수립,"『로동신문』, 2014.02.24.
215 어린이의약품지원본부도 2018년 11월 17~20일까지 평양을 방문해 옥류아동병원을 참관했고 관련 설명을 들었다.

파송률을 대폭 줄였고 이전 시기 지방병원에서 엄두도 낼 수 없었던 응급 뇌수술 등 어려운 수술까지 수행할 수 있었다.[216]

2016년에는 고려의학 전문기관인 고려의학과학원과 각 도고려병원을 먼거리의료봉사체계로 연결하는 사업을 수행했다. 이는 2016년 1월 김정은의 직접 지시로 시작됐다. 이 체계의 프로그램 개발은 고려의학과학원과 정보기술연구소가 맡았다. 고려의학 부문의 특성에 맞게 영상협의는 물론이고 고려의학과 관련한 DB(Data Base)도 구축해 국가망을 통해 누구나 실시간으로 자료 검색이 가능했다. 보건 당국은 이 체계역시 향후 지방의 시·군·구역인민병원까지 확대할 것을 계획했다.[217]

김정은 집권 이후 4년 동안 구축한 먼거리의료봉사체계는 제7차 당대회에서 보건의료계의 단 2가지 성과 중 하나로 평가됐다. 첫 번째 성과는 평양에 전문병원이 새롭게 건설됨을 짚었고 두 번째가 먼거리의료봉사체계 구축이었다. 김정은은 제7차 당대회에서 직접 사업총화보고를 발표하며 먼거리의료봉사체계의 성과와 향후 계획에 대해 다음과같이 언급했다.

> 우리 당의 주체적보건사상과 정책에 의하여 평양산원 유선종양연구소와 옥류아동병원, 류경치과병원을 비롯한 현대적인 의료기관들이 꾸려지고 전국적인 먼거리의료봉사체계가 세워져 인민들에 대한 의료봉사가 개선되였습니다. (중략) 의료봉사의 질을 개선하여야 합니다. 현대의학발전추세에 맞게 앞선 진단, 치료방법을 적극 받아들이고 신의학과 고려의학을 밀접히 결합시키며 먼거리의료봉사체계를 완비하고 구급의료봉사를 비롯한 의료봉사의 질을 높은 수준에서 보장하여야 합니다.[218]

---

216 "먼거리의료봉사체계가 은을 낸다," 『로동신문』, 2014.01.09.

217 "고려의학부문에서 먼거리의료봉사 실시," 『로동신문』, 2016.05.26.

218 "조선로동당 제7차대회에서 한 당중앙위원회 사업총화보고," 『로동신문』, 2016.05.08.

평양의 중앙급 병원들과 각 도인민병원, 그 산하의 시·군·구역인민
병원을 포괄하는 원격의료체계의 수립은 이전과는 다른 새로운 형식의
보건의료 서비스를 제공하는 물적 토대가 구축됐음을 의미했다. 원격
의료는 과학기술을 활용한 정책이었고 평양과 지방의 지리적 한계, 즉
도농 간의 격차를 줄일 수 있는 기제였다. 더욱이 2020년 코로나19를
겪으며 비대면 진료의 필요성을 더욱 절감하며 그 활용은 증가했다. 이
에 2021년 제8차 당대회를 거치며 김정은 정권은 먼거리의료봉사체계
를 가장 말단의 행정단위인 리인민병원과 진료소까지 확대하려고 움직
였다.

3. 위생방역소(질병예방통제소) 정비 현황

통상 사회주의 국가는 질병 예방을 보건의료 부문의 가장 중요한 사
업으로 표방했고 북조선도 마찬가지였다. 이에 모든 병원과 보건의료
인은 주민들을 대상으로 위생방역과 관련한 교육과 개선 조치를 1순위
로 제공했다. 이러한 중요성으로 인해 북조선은 전쟁 기간이던 1952년
에 위생방역소를 모든 시·군에 설치하면서 국가적인 위생방역체계를
수립했다. 위생방역소는 병원과 같이 행정구역마다 배치했고 수도인
평양에 중앙위생방역소를, 각 도·시·군·구역에 그 지역을 담당하는 위
생방역소를 개설했다. 각급 위생방역소는 담당 지역 내의 위생방역 상
태를 정기적으로 평가하며 보다 위생적인 환경을 조성하기 위한 대책
을 시행했고 공장, 기업소, 협동단체, 주거지 등에서 위생방역 규범과
규칙을 정확히 지키도록 점검 및 통제하는 역할을 담당했다. 위생방역
소에는 위생과, 방역과, 기생충예방과, 소독과, 실험실 등을 설치했고
평양의 중앙과 각 도 및 광역시의 위생방역소에는 위생과와 방역과를

더 세분해 환경위생과, 노동위생과, 예방접종과, 예방약생산과 등의 부서를 뒀다.[219]

남한에서 이와 유사한 기능을 하는 조직은 질병관리청으로 수도권·충청권·호남권·경북권·경남권 등 산하에 권역별 질병대응센터를 운영했다. 각 센터에는 운영지원과, 감염병대응과, 진단분석과, 만성질환조사과를 설치했다.[220]

김정은 집권 기간에는 병원 등에 대한 현대화뿐 아니라 위생방역소에 대한 재건축도 추진했다. 이 기간 『로동신문』에 언급한 위생방역소의 현대화 현황을 살펴보면 〈표 3-7〉과 같다.

〈표 3-7〉 김정은 집권기 추진한 위생방역소 현대화 현황

보도 시기	기관명(지역)	현대화 형태 및 개요
2018.03.	평천구역위생방역소(평양)	재건축
2018.03.	강서구역위생방역소(평양)	재건축, 실험실 개건, 실험기구와 시약 등 설비 확충
2018.11.	황해북도위생방역소(황해북도)	재건축, 2층의 기본청사와 보조 건물로 구성, 수십 개의 사무실과 실험실 개선, 컴퓨터 네트워크 구축
2019.08.	역포구역위생방역소(평양)	재건축
2019.12.	안주시위생방역소(평안남도)	재건축
2019.12.	삼지연시위생방역소(양강도)	신축
2021.08.	북창군위생방역소(평안남도)	10여 가지 관련 설비 확충

출처: 2012~2021년 『로동신문』 검토해 저자 정리.

219   백과사전출판사, 『광명백과사전 19』, 평양: 백과사전출판사, 2010, 698~699쪽.
220   「질병관리청 홈페이지」(온라인), 검색일 2023.07.15.

위생방역소를 개선 및 신축하는 현대화의 추진 시기는 2018년부터였다. 또한 신축이라고 짐작되는 삼지연시위생방역소 외에는 기존 시설의 리모델링이나 관련 설비의 확충을 주로 추진했다. 주요하게는 실험실의 개선과 그 내부의 실험실 설비와 시약의 확보에 관심이 높았다.

2012년 김정은 집권 직후에는 위생방역소의 현대화는 기관의 건설보다 과학화와 정보화가 이슈였다. 2012년 9월 평양의 중앙위생방역소는 어떤 전염병이 어느 시기에 발생하는지를 예측하는 DB구축을 막바지 단계에서 진행하고 있었다. 이를 통해 전염성 질병을 발생 초기부터 철저하게 예방하는 조건을 갖추고자 했다. 이 체계는 중앙위생방역소를 정점으로 각 도위생방역소와 산하 군위생방역소를 연계하는 것이었다. 각 도위생방역소에 전염성 질병 감시 설비와 프로그램을 갖추는 동시에 중앙위생방역소의 담당자들은 전염병 감시 프로그램을 계속 갱신하며 실제 활용할 수 있도록 정비했다.[221]

2000년대에 들면서 북조선 역시 사스, 메르스, 에볼라 등 신종 감염병 위험에서 자유롭지 않았다. 이를 대응하는 차원에서 보건 당국은 관련 자료를 DB로 구축해 세계적으로 유행하는 전염병과 자국에 영향을 끼치는 전염병 등의 유형과 방지책을 전국의 해당 기관에 통보하고자 했다. 더불어 각 보건의료기관이 추진한 위생방역의 진행 상황을 온라인으로 점검하고 발생한 전염병과 증상 등을 실시간으로 중앙위생방역소의 해당 부서에 보고하는 체계를 필요로 했다.

보건 당국이 염원한 전염병 감시 프로그램은 2016년 "실시간감시통보체계" 확립이라는 실질적 성과로 나타났다. 제7차 당대회 당시 강하국 보건상은 보건의료계를 대표해 토론자로 나서 "중앙과 지방의 위생

---

221 "과학화, 정보화를 높은 수준에서." 『로동신문』, 2012.09.17.

방역기관들 사이에 콤퓨터망에 의한 실시간전염병감시통보체계가 수립되었다"고 언급했다.[222] 이 체계는 전국의 위생방역소를 네트워크로 연결해 매 지역에서 발생한 질병 상황을 공유 및 통보하며 즉각적인 예방 대책을 수립할 수 있는 "예방경보체계"였다. 보건성과 중앙위생방역소의 부서 책임자와 과학자들은 전국의 질병 발생 상태를 평가, 분석하고 필요한 대책을 수립할 수 있는 프로그램을 개발했고 이를 "국가 컴퓨터망"에 탑재해 전국의 위생방역소에서 실시간으로 이용하도록 했다. 우선 각 도위생방역소와 남포항, 평양국제비행장에 먼저 구축했고 이 체계를 활용해 지방의 위생방역 인력들이 평양에 방문하지 않고도 관련한 교육을 받을 수 있었다.[223]

하지만 김정은 정권 초반에 추진한 위생방역 부문의 정보화는 완벽하게 구현한 상태는 아니었다. 보건성 등은 제7차 당대회를 겨냥해 빠른 속도로 체계 구축을 시도했으나 결과적으로 높은 평가를 받지 못했다. 이에 당대회의 보건의료 분야 성과에 포함되지 못했다. 보건성과 중앙위생방역소의 관계자들은 당대회 이후에도 더 높은 목표를 세워 계속 연구에 매진한다고 밝혀 여전히 체계의 완비를 위해 사업을 이어갔다.

위생방역소의 건물 현대화는 2016년 제7차 당대회를 기점으로 본격화했다. 병원 현대화에서 "시·군인민병원꾸리기"를 추진했다면 위생방역소 현대화 사업에서는 "시·군위생방역부문 꾸리기"를 전개했다. 우선 본보기를 설정했다. 2017년에 평양의 평천구역위생방역소를 모범단위로 상정해 평양시 차원에서 시범사업을 펼쳤다. 평천구역위생방

222 "조선로동당 제7차대회에서 강하국대표의 토론," 『로동신문』, 2016.05.08.
223 "당의 예방의학적방침관철에서 이룩된 자랑찬 성과," 『로동신문』, 2016.01.31.

역소 관계자들은 위생방역 부문을 현대적으로 개선하고자 하는 당의 의도를 파악해 건물의 안팎을 새롭게 일신하는 사업을 전개했고 짧은 기간 내에 완료했다. 평천구역위생방역소는 김정은이 건설한 평양산원 유선종양연구소와 옥류아동병원 등을 돌아보며 이를 본보기로 삼았고 구역위생방역소가 갖춰야 할 보건학적 요구에서 미흡한 점이 없도록 구체적인 목표를 수립해 개건 사업을 추진했다.[224]

위생방역소의 현대화는 건물의 정비와 함께 실험실의 설비와 기구 등을 최신형으로 완비하는 사업도 포함했다. 이는 위생방역사업을 성과 있게 수행하려면 실험기구와 시약 등 실험 조건의 확실한 보장이 필요했기 때문이었다. 강서구역위생방역소는 실험실 현대화를 먼저 시작했다. 그리고 현대화 실현은 강서구역당위원회와 구역인민위원회 책임자들의 역할이 컸다. 관료들은 강서구역위생방역소의 소독실, 무균실 등을 포함한 실험실이 보건학적 요구에 부합되도록 적극 지원했고 이를 완비한 이후에는 여러 차례에 걸쳐 타 위생방역소 관계자를 초청하는 시범사업을 진행했다. 이는 힘들게 사업을 추진하며 어려움을 감내한 위생방역소 인력들에게 자부심을 갖게 하려는 의도였다. 또한 강서구역위생방역소는 소속 위생의사들의 기술 수준을 높이기 위한 교육을 실시해 역량을 높일 기회를 제공했다. "기술학습의 날"로 명명한 이 사업에는 실력 높은 의사들을 강사로 초빙했고 이들이 강연 준비에 부족함이 없도록 필요한 자료 등을 보장했다. 학습 내용에는 위생방역 부문의 과학기술 발전 현황과 세계적인 추세 등을 포괄하는 한편, 전국적인 본보기단위들의 경험과 성과를 분석 및 평가해 자체 실정에 맞게 구현

---

224 "본보기단위로 앞장에 서기까지," 『로동신문』, 2018.03.01.

하는 방법을 제안했다.[225]

강서구역위생방역소와 거의 비슷한 시기에 재건축을 완료한 황해북도위생방역소는 2층으로 된 기본청사와 보조건물, 그 내부의 수십 개 사무실과 실험실 등을 개선했다. 더불어 컴퓨터망 구축을 완료해 정보화를 위한 체계 구축도 지속적으로 추진했다.[226]

2019년 8월에는 1년 만에 건물공사를 끝낸 력포구역위생방역소에서 "보여주기사업"을 실시했다. 타 기관에 시설과 사업 내용을 시범적으로 공개한다는 것은 본보기단위로 선정됐다는 의미로 국가가 제시한 목표를 성실히 이행했음을 증명하는 것이었다. 전국적으로 자랑할 만한 모범으로 내세워진 력포구역위생방역소의 모습은 [사진 3-8]과 같다.

[사진 3-8] 현대화한 력포구역위생방역소 전경

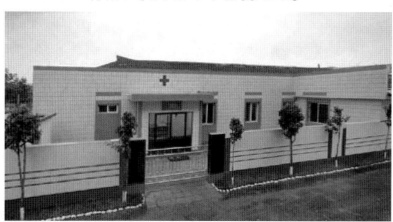

출처: 『로동신문』, 2019.08.31.

---

225 "물질기술적토대를 튼튼히 갖추어놓고," 『로동신문』, 2018.03.26.
226 "황해북도위생방역소를 개선," 『로동신문』, 2018.11.20.

현대화를 추진한 력포구역위생방역소 관계자들은 이번에 전개한 현대화는 기존 건물을 거의 헐다시피 진행했음을 강조했다. 이전 시기에도 여러 차례 건물 개선을 추진했으나 결과에서 너무나 큰 차이가 있었다며 그만큼 마음가짐이 달랐다고 고백했다.[227] 하지만 게재한 사진은 마음먹고 진행한 현대화치고는 그 수준이 그리 높지 않음을 확인할 수 있었다.

그럼에도 김정은 정권은 위생방역소 현대화를 지속적으로 추진하며 매년 말에 그 현황을 평가해 공개했다. 2018년 말에 발표한 자료에 의하면 평안남도에 위치한 안주시위생방역소가 가장 높은 점수를 받았고 평안남도 산하의 위생방역 관련자들을 대상으로 보여주기사업을 시행했다. 당시 안주시위생방역소가 높은 평가를 받은 이유는 첫째, 본격적인 현대화 추진 전에 구체적인 사업계획을 수립해 계획에 따라 사업을 집행한 점이었다. 그 계획에는 20여 가지의 항목과 80여 개의 세부항목을 포함할 정도로 세세하고 구체적이었다. 두 번째는 공사 시작 전에 전체 종업원과 회의를 통해 중앙현관과 종합사무실, 실험실 등을 어떤 식으로 개조할 것이지, 개조에 필요한 자재와 그 확보 방안은 무엇인지, 창문의 크기와 도색은 무슨 색으로 할 것인지 등을 하나하나 토론으로 결정했다. 이는 사업을 직접 담당할 구성원들의 책임감을 높이는 동시에 경험이나 대충의 짐작으로 추진하던 과거의 사업 방법을 지양하기 위해서였다. 더불어 필요한 물자를 세밀하게 계산해 확보하려는 목적으로 각 항목에 필요한 자재와 노동력을 구체적으로 타산해 계획을 수립했다. 세 번째는 본보기를 명확히 정하고 이를 정확하게 지향하려는 노력을 꼽았다. 김정은이 산간지방의 이상촌으로 건설한 삼지

---

227 "목표가 높으면 결실도 크다." 『로동신문』. 2019.08.31.

연시는 위생방역소도 신축했다. 이를 전국의 위생방역 관계자들에게 공개했고 삼지연시위생방역소를 참관한 안주시위생방역소 인력에게 큰 자극제가 됐다. 이에 삼지연시위생방역소를 모범으로 현대화의 기준을 높일 것을 결의하며 사업을 추진했다. 그 결과 이렇다 할 성과 없이 4년이나 끌던 현대화를 1년도 안 되는 기간에 완료했다.[228]

그렇다면 위생방역 부문의 기준을 획기적으로 높인 삼지연시위생방역소의 모습은 어떠했을까? 삼지연시위생방역소는 2019년 12월에 완공한 신축 건물이었기 때문에 건물의 상태는 차치하고 선진적이라고 평가한 지점은 최신의 설비로 완비했다는 점이었다. 고압멸균기, 정온기, 원심분리기, 휴대용 수질검사기 등을 비롯한 현대적인 분석 및 실험설비를 갖춘 화학실험실과 방역실험실, 기생충실험실 등을 설치했다. 또한 선진적인 과학기술을 배우고 보급하는 전자도서실을 마련했

[사진 3-9] 삼지연시위생방역소 실험실의 의료인들

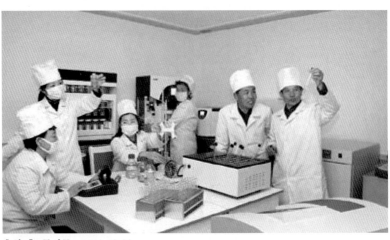

출처: 『로동신문』, 2019.12.28.

228 "꾸리기사업에서 계속 앞서나가는 비결," 『로동신문』, 2019.12.14.

다. [사진 3-9]는 삼지연시위생방역소 실험실의 모습으로 김정은 정권이 내세웠던 현대적인 위생방역소의 지향을 보여준다.

삼지연시위생방역소 위생의사들은 새로운 각오를 다지며 사업을 전개했다. 우선 모든 설비를 표준조작법대로 관리, 사용하기 위해 관련한 실무 교육을 받았다. 특히 실험에 사용하는 시약을 1g도 낭비하지 않도록 시약 관리에 각별히 신경을 썼다. 또한 위생방역소의 구성원 전원을 현대적인 과학기술에 능통한 인재로 양성하기 위한 사업을 추진했다. 매주 한 차례의 "기술학습의 날" 운영을 원칙으로 세웠고 주별, 월별로 해결해야 할 학습 과제를 무조건 수행하는 기풍을 확립하기 위해 노력했다. 위생방역사업을 추진할 환경과 마음가짐이 달라진 인력들은 주민의 건강검진을 정상화했고 식수의 수질 검사도 매주 2차례 이상 진행했다. 또한 삼지연시 전체 병원 등에서 위생선전을 다양한 형식과 방법으로 전개할 수 있도록 "담당책임제"를 실시해 의무감을 높였다.[229]

위생방역소의 현대화는 코로나19 팬데믹으로 중단됐다. 코로나19를 최전방에서 방어해야 했기 때문에 건물공사는 불가능했다. 하지만 코로나19는 위생방역 부문의 개선을 강하게 요구했고 2021년 제8차 당대회를 거치며 위생방역소의 현대화에 다시 박차를 가하는 계획을 수립했다. 문제는 국제적인 대북 제재와 코로나19로 인한 국경 봉쇄로 경제적 사정이 더욱 어려워졌고 그에 따라 자력갱생의 원칙은 강화됐다.

2021년 평안남도 북창군은 북창군위생방역소에 10여 가지의 설비를 갖추는 사업을 전개했다. 북창군당위원회는 위생방역소에서 요청한 설비 리스트 문건을 검토했으나 새로운 설비를 해결하기에는 한계였다.

---

[229] "보답의 열정 안고 뗀 첫걸음," 『로동신문』, 2019.12.28.

이에 북창군 자체의 힘으로 설비를 생산하는 방안을 모색했다. 북창군은 기존 위생방역소에 설치된 설비들의 가동상태를 점검한 뒤 군과학기술위원회 기술자들과 위생방역소 구성원들로 "연구개발조"를 조직했고 이들의 공동연구로 관련 설비를 보수하면서 기존 낡은 설비들을 새 설비와 다름없이 개조하는 성과를 이룩했다. 자신감을 얻은 인사들은 추가로 여러 설비를 직접 제작했다. 국가가 충분한 자원을 제공할 수 없는 상황에서 현장의 보건의료인들이 자체적으로 해결하도록 독려했다. 이는 2019년 12월 당중앙위원회 제7기 제5차 전원회의에서 내부의 자원을 총동원해 장기적 버티기 전략인 정면돌파전을 선언한 연장선에서 북조선 당국은 설비가 조금만 고장 나도 남의 도움부터 받고자 하던 이들의 관점을 변화시키고자 했다. 북창군위생방역소는 이러한 사업 방법으로 인해 담당자들이 모든 설비에 능통하고 제 손으로 척척 수리하는 유능한 기술자로 거듭났다고 주장했다.[230]

하지만 병원 현대화 사업과 마찬가지로 의지만으로 현실을 타개할 수는 없었다. 그럼에도 불구하고 김정은 정권은 제8차 당대회 이후 보건의료체계 전반에 대한 근본적 변화를 모색하며 70년 이상 유지한 보건의료 시설의 명칭 변경을 단행했다. 2023년부터 각 지역에 배치한 위생방역소를 질병예방통제소로 명명했다. 즉, 평양의 중앙위생방역소는 중앙질병예방통제소로, 각 행정구역의 위생방역소는 도·시·군·구역질병예방통제소로 바꿨다.[231]

코로나19를 겪는 과정에서 진행한 제8차 당대회는 전염성 질환에 대응하기 위한 사업을 국가계획에 포함했다. 그 계획 중 하나가 "4중검사

---

230 "자체의 힘과 기술로 마련한 소중한 성과,"『로동신문』, 2021.08.03.
231 "비상방역전을 계속 강도높이, 방역강화를 위한 현실성있는 대책 강구,"『로동신문』, 2023.02.23.

정보관리체계"의 개발 및 완성이었다. 이 체계에는 말단 행정단위에 위치한 리병원과 진료소까지 빠짐없이 가입했고 모든 시·군·구역위생방역소에는 생물안전 2급 수준의 검사실을 설치하면서 필요한 설비를 보충하는 사업을 본격화했다. 더불어 생물공학 부문의 과학자들은 바이러스 연구를 심화하면서 치료제 개발에 박차를 가하며 인민의 체질에 맞는 항바이러스 의약품의 완성을 다그치고 있다고 보도했다.[232] 4중검사정보관리체계는 1차에서 4차급 환자이송체계의 모든 보건의료기관에 환자의 검사정보를 관리하는 시스템을 구축했다는 의미로 1차에서 4차로의 단계별 정보관리로 인해 '4중'이라는 표현을 포함한 것으로 보인다.

보건 당국이 관심을 보인 '생물안전'은 인체에 유해한 병원체 등을 취급하는 과정에서 실험실 내의 감염이 종사자뿐 아니라 지역과 사회로 확산할 가능성을 사전에 방지하거나 최소화하는 개념이다.[233] 코로나19 팬데믹으로 생물안전의 중요성을 인식했고 이를 담보하는 장치의 마련에 관심을 보였다. 이는 전 세계적 현상으로 남한에서도 2020년 9월에 질병관리청 예규 제33호로 "실험실안전 및 생물안전 관리 등에 관한 규정"을 제정했고, 2023년 5월에는 "연구실안전 및 생물안전 관리 등에 관한 규정"을 개정해 시행 중이다.[234]

병원체에 대한 위험성은 이미 인류 건강의 근본적 문제로 WHO는 1983년에 '실험실 생물안전'과 관련한 매뉴얼을 발간했고 2004년 제3판을 제작해 배포하면서 각국은 이를 기준으로 준용했다. 이 자료에 의하면 생물안전은 감염성 미생물의 위험군에 따라 4개 위험군으로 분류

---

232 "선진적인 방역능력을 갖추기 위한 실질적인 대책 강구," 『로동신문』, 2022.06.14.

233 김대식 등, "국내 연구원들의 생물안전 개념에 대한 현황," 『대한임상검사과학회지』 Vol.50 No.1, 대한임상검사과학회, 2018. 71쪽.

234 『법제처 국가법령정보센터』(온라인), 검색일: 2023.07.26.

했고 각 위험군을 취급할 실험시설도 1등급에서 4등급으로 나눠 관리해야 함을 〈표 3-8〉와 같이 고지했다.

〈표 3-8〉 위험군과 생물안전 등급, 실행지침 및 장비와의 관련성

위험군	생물안전등급	실험실 유형	실험실 실행지침	안전 장비
1 위험성 낮음	생물안전 1등급 실험실 (Biosafety Level(BSL 1)	- 기초교육 - 연구기관	표준 미생물 작업기술(GMT : Good Microbiological Techniques)	없음: 개방형 벤치
2 위험성 보통	생물안전 2등급 실험실 (BSL 2)	- 1차 의료기관 - 진단기관 - 연구기관	GMT+보호복, 생물재해 표시	개방형 벤치+발생 가능한 에어로졸에 대비한 생물안전작업대
3 위험성 높음	생물안전 3등급 밀폐 실험실 (BSL 3)	- 특수진단기관 - 연구기관	BSL 2+특수 보호복, 접근 통제, 한 방향으로의 공기 흐름	생물안전작업대 및 (또는) 모든 활동을 위한 1차 장비
4 위험성 매우 높음	생물안전 4등급 최고 밀폐 실험실 (BSL 4)	- 위험 병원체 시설	BSL 3+에어록 (airlock) 출입, 퇴실 시 샤워, 폐기물 특별 처리	2등급 또는 3등급 생물안전작업대 사용 시 양압복, 양문형 고압증기 멸균기(벽을 통한), 여과된 공기

출처: WHO(한국바이오협회 편집), 『실험실 생물안전 매뉴얼 제3판』, 2004(2014), 2쪽 재인용.

북조선은 2022년 내내 생물안전 2급 수준의 검사실 구축을 위한 사업을 전개했다. 2022년 6월 평안남도 대동군위생방역소를 모범단위로 설정해 생물안전 2급 수준의 검사실을 설치하는 시범사업을 시행했고 이를 전국의 위생방역소에 공개하며 모든 위생방역소에 적용하려고 시도했다.[235] 이후 검사실을 생물안전 기준에 맞추는 사업을 마감단계에서 추진한다며 소식을 전했고 강원도위생방역소, 선교구역위생방역소,

---

235 "방역상황의 변화에 맞게 국가방역사업 공세적으로 전개," 『로동신문』, 2022.06.19.

장강군위생방역소, 평천구역위생방역소 등을 거론했다.[236] 또한 각 도
(都)는 산하의 모든 위생방역소의 검사실을 생물안전 2급 수준으로 건
설하는 사업을 진행했는데, 8월에는 평안남도,[237] 9월에는 황해북도[238]
와 자강도[239]의 소식을 게재했다. 보건 당국은 2022년 말까지 생물안
전 2급 수준의 검사실 확보를 완료 또는 완료 중이라는 상황을 보도하
면서[240] 검사실에 필요한 설비와 비품을 갖추는 사업을 지속하고 있음
을 알렸다.[241]

하지만 2023년의 『로동신문』에는 관련 소식이 전무했다. 다만 코로
나19 발생 이후 세계적으로 많은 국가에서 생물안전 문제에 관심이 매
우 높아지고 있다는 소식을 국제뉴스로 보도했다.[242] 생물안전과 관련
한 검사실 개선을 2022년까지 모두 완료했기 때문인지, 경제적 상황
으로 인한 구축의 어려움으로 중단한 것인지 확인할 길은 없다. 문제
는 〈표 3-8〉의 분류에서 확인할 수 있듯이 생물안전 2급 수준은 보호
복과 에어로졸에 대비한 생물안전작업대를 포함하는 위험성이 보통인
상태를 상정한 것으로 코로나19와 같은 위험성이 높은 바이러스에 대
비하기에는 한계였다. 북조선은 향후 위험성이 더 높아질 신형 바이러
스에 대응하기 위해서는 여전히 갈 길이 멀었다.

236 "전파근원의 차단, 소멸에 계속 총력을 집중," 『로동신문』, 2022.06.19; "철저한
     집행자, 결속자가 되어," 『로동신문』, 2022.07.03; "방역대전의 일선에서 헌신하
     는 사람들," 『로동신문』, 2022.07.05; "옳은 방법론이 지역의 보건발전을 견인한
     다, 평천구역일군들의 사업에서," 『로동신문』, 2022.12.16.
237 "고도의 긴장성을 견지하기 위한 사업 적극 추진," 『로동신문』, 2022.08.16.
238 "방역력량과 물질기술적수단을 더욱 튼튼히," 『로동신문』, 2022.09.19.
239 "물질기술적수단을 갖추기 위한 사업 추진," 『로동신문』, 2022.09.28.
240 "봉쇄장벽보강과 물질적토대구축에 힘을 집중," 『로동신문』, 2022.09.20.
241 "방역토대강화를 위한 사업 각방으로 추진," 『로동신문』, 2022.11.13.
242 "관심을 모으는 생물안전관리," 『로동신문』, 2023.10.01.

그럼에도 불구하고 질병예방통제소로 명칭을 변경한 2023년에 연건 평이 수천㎡에 달하는 중앙질병예방통제소를 신축했고[243] 금야군질병 예방통제소 등에서 위생방역을 위한 물적·기술적 토대를 갖추기 위해 힘을 쏟으며 절실히 필요한 설비를 해결하기 위한 대책을 세우고 있다 는 보도를 통해 위생방역기관의 현대화와 설비 확충의 필요성을 인식 하며 사업을 지속하고 있었다.[244]

4. 의약품 공급기관인 의약품관리소 정비 현황

북조선에는 보건의료기관 중에 의약품 공급을 담당하는 약무기관으 로 의약품관리소가 존재한다. 이 기관은 계획경제를 기반으로 하는 사 회주의 국가의 특징에 따른 시설로 국가가 병원 등에 의약품을 원활하 게 공급하도록 의약품의 확보, 검정, 관리, 공급, 판매 등 일련의 사업 을 맡아 진행했다. 평양의 중앙의약품관리소를 정점으로 산하에 각 도 와 시, 군, 구역마다 의약품관리소를 배치했다.[245]

여타의 보건의료기관과 마찬가지로 치료에 필요한 의약품을 정상적 으로 공급하기 위해서는 전국에 산재한 의약품관리소의 개선이 절실했 다. 특히 의약품이 일상적으로 부족한 환경에서 의약품 보관 문제는 더 욱 중요했다. 어렵게 확보한 의약품이 무용지물이 될 가능성이 컸기 때 문이었다. 의약품관리소는 의약품의 성분에 따라 적정한 온도와 습도 보장에 관심이 높았고 백신은 더욱 민감한 관리가 필요했다. 이에 대응

---

243 "당중앙전원회의 결정관철에서 이룩된 자랑스러운 결실들, 중앙질병예방통제소 새로 건설,"『로동신문』, 2023.12.22.

244 "방역강화를 위한 현실성있는 대책 강구,"『로동신문』, 2023.02.23.

245 백과사전출판사,『광명백과사전 19』, 701쪽.

하기 위해 김정은 집권기에 백신 보관을 위한 체계 구축을 시도했다.

2014년 6월 보도에 의하면 전염병 예방에 중요한 전기를 마련했다며 "예방약랭동련쇄체계" 일명 콜드 체인(cold chain)을 갖추게 됐다고 전했다. 이는 예방약(백신)의 생산부터 접종에 이르는 모든 절차(수송, 보관, 공급, 접종)를 저온의 표준보관 조건에 맞게 관리하는 공급관리시스템이었다. 모든 의약품관리소에 각기 다른 크기의 냉장 및 냉동고 등의 극동설비를 설치했고 다양한 규격의 냉동 운반함과 운반 수단을 완비했다. 보건성은 보관 온도가 2~8℃로 -20℃까지 보장할 수 있다고 밝혔다. 이 체계의 구축으로 모든 백신이 평양에서부터 가장 말단 행정단위인 리(里)까지 기준온도에 맞게 보관 및 운반할 수 있어 전염병 예방접종에서 좋은 성과를 거두고 있다고 주장했다. 이 사업은 보건성 한수철 국장을 책임자로 몇 년 전부터 추진했고 질병에 따르는 예방약 접종 시기를 놓치지 않도록 전국의 의약품관리소들과의 긴밀한 연계하에 진행했다고 강조했다.[246]

사실 북조선식 콜드 체인은 북조선의 보건 당국과 예방접종 프로그램을 진행한 GAVI와 함께 추진한 사업이었다. GAVI는 북조선 전역에 130개의 태양광 냉장고를 시범으로 설치했고 백신 보관 냉장고에는 온도 모니터링 장치를 장착해 그 결과를 매월 자동 보고받는 방식이었다.[247] GAVI는 2017년까지 냉장 및 냉동설비 등을 지원했다.[248]

2014년에 완비한 예방약냉동연쇄체계는 코로나19 대응에 일부 활용

246　"예방약랭동련쇄체계가 큰 은을 낸다." 『로동신문』, 2014.06.14.

247　어린이의약품지원본부, 『2015년도 북한 보건의료 연차 보고서』, 앤드, 2016, 95쪽.

248　이요한, "포스트 코로나 시대, 북한의료 및 보건실상 진단," 『한반도 의료발전을 위한 보건의료 차세대 네트워크 형성』, 2023년도 카톨릭대학교 한반도의료연구소 심포지엄, 2023, 16쪽.

됐던 것으로 보인다. 2020년 4월, 보건 당국은 코로나19의 진단 시약 등 민감한 방역물자를 손실 없이 해당 기관에 공급하기 위한 대책을 수립했다며 관련 물자들이 전국의 의약품관리소에서 리진료소와 리인민병원까지 기준온도에 맞게 운반 및 보관된다고 주장했다.[249]

예방약냉동연쇄체계는 2018년, 예방약 관리의 과학화, 정보화 실현이라는 이름으로 "랭동련쇄관리정보체계" 개발로 이어졌다. 이 체계 또한 보건성이 몇 년 전부터 개발해 온 프로그램으로 리진료소를 포함한 전국 보건의료기관의 백신 소비량과 재고량, 약품별 소비 동향 및 현황 자료 그리고 각종 규격의 백신 운반설비의 가동상태 등을 파악할 수 있도록 상정했다. 이 체계를 완료하면 모든 의약품관리소의 냉동설비 보유 상황은 물론이고 해당 지역의 인구와 임산부, 1살 미만 어린이 등 특별 관리 대상의 인원 파악, 백신 보관 현황, 즉 백신의 입출고와 재고상태를 실시간으로 확인해 즉각적인 대응이 가능하다고 주장했다. 보건성 간부는 중앙의약품관리소와 몇 개의 약품관리소 및 병원 등에 도입한 상태이고 이를 리인민병원까지 확대하는 사업을 추진 중이라고 언급했다.[250] 하지만 2019년부터 2023년 현재까지 관련 체계 구축을 완료했다는 소식은 없었다.

의약품관리소는 백신 외에도 확보한 의약품을 병원과 약국에 분배 및 공급하는 역할과 함께 의약품 생산설비를 갖춰 의약품을 직접 생산하기도 했다. 생산한 의약품은 약국이나 직매점을 통해 판매했다. 김정은 집권기 추진한 의약품관리소의 현대화 현황은 〈표 3-9〉과 같다.

---

249 "예방약랭동련쇄체계가 은을 내도록," 『로동신문』, 2020.04.17.
250 "랭동련쇄관리정보체계 개발도입," 『로동신문』, 2018.03.25.

〈표 3-9〉 김정은 집권기 추진한 의약품관리소 현대화 현황

보도 시기	기관명(지역)	현대화 형태
2012.06.	함경북도의약품관리소 (함경북도)	재건축, 도급 병원과 시·군의약품관리소 등에 정상적인 의약품 공급 보장, 경영활동 개선, 자체 힘으로 약품보관창고 개건, 의약품 생산설비 설치
2012.10.	회창군의약품관리소 (평안남도)	신축, 8개월 만에 3층 건물 건설, 약품창고, 생산실, 공급실, 탁구장, 목욕탕, 버섯재배장, 포도넝쿨 등 설치
2016.10.	평안북도의약품관리소 (평안북도)	재건축, 연건평 수천㎡에 달하는 건물 개건, 후방토대 구축
2017.10.	송평구역의약품관리소 (함경북도)	재건축, 건물 개건, 약초생산기지 구축
2017.10.	삭주군의약품관리소 (평안북도)	재건축, 건물 개건, 의약품 생산 공정인 건조기, 정제기 등 현대화, 고려약 생산 공정의 무균화, 무진화 보장
2018.03.	강원도의약품관리소 (강원도)	재건축, 몇 달 만에 의료품개발실 건설, 고압증기소독기, 약초절단기 등 십여 종의 설비와 각종 기구 수리 및 확충
2018.05.	세포군의약품관리소 (강원도)	재건축, 건물 개건, 현대적인 의약품 생산설비 확충
2019.01.	강동군의약품관리소 (평양시)	일부 신축, 관리소 청사 뒤편에 2층 건물 신축, 4개월 만에 제제실, 검정실, 의약품창고, 위생통과실, 생산설비, 무동력 보일러, 제분기, 정제기, 성환기 등 설비 완비

출처: 2012~2021년 『로동신문』 검토해 저자 정리.

〈표 3-9〉에 의하면 의약품관리소의 현대화는 2012년 김정은 집권 첫해에 추진되다가 2016년 제7차 당대회를 기점으로 본격화했고 2020년 코로나19로 인해 중단한 상항을 보여준다.

김정은 집권 초에 추진한 의약품관리소의 현대화는 경영의 정상화에 중점을 뒀다. 함경북도 내의 보건의료 시설과 산하 시·군·구역의 약품관리소에 필요한 의약품을 공급하는 함경북도의약품관리소는 자체의 힘으로 의약품보관창고 등을 재건축했다. 또한 다양한 의약품을 생산할 수 있도록 생산설비를 제작했다. 더불어 종업원들의 생활을 돌

보는 후방공급의 정상화를 꾀했다. 의약품관리소 간부들은 출장이 잦은 업무의 특성상 종업원들이 마음 놓고 맡은 책임을 수행하도록 그들의 가정을 수시로 찾아 땔감 등 생활상 문제들을 적극적으로 해결했다. 이러한 활동은 소속원의 충성심을 높이는 결과로 나타나 사업에 더욱 열성적으로 임하게 했다. 높아진 열정은 정보화 실현, 냉동설비 완비, 더 나아가 청사 건물과 의약품보관창고의 재건축으로 이어지며 짧은 기간 경영활동의 정상화를 이룰 수 있었다.[251]

평안남도의 회창군의약품관리소도 낡은 단층 건물을 완전히 헐고 8개월 만에 3층 건물을 신축했다. 이후 의약품 생산에 필요한 설비들을 확충해 이전 시기보다 의약품의 종류가 훨씬 늘었고 연간계획도 3배 이상 수행해 회창군에서 필요한 의약품의 수요를 큰 무리 없이 보장했다.[252] 또한 직원들을 위해 버섯재배장과 포도밭 등 후방공급을 위한 시설도 확충하고 탁구장과 목욕탕 등을 설치해 복리후생에도 신경을 썼다. 이 의약품관리소는 전국의 본보기단위, 선구자 집단으로 선정됐다.[253]

회창군의약품관리소의 변화는 2006년경 관리소 소장으로 양상길이 부임하면서 시작됐다. 소장의 임명 당시만 해도 건물은 60여 년이나 된 건물로 고난의 행군 여파가 이어지고 있었다. 양상길은 우선 기존 건물을 허물고 신축하기로 결심했다. 하지만 종업원들은 선뜻 받아들일 수 없었다. 그도 그럴 것이 건설은 결국 자신들의 몫이기 때문이었다. 소장은 관리소의 신축은 당의 결심이고 수령의 뜻이라며 설득했고 관리소의 전체 직원은 물론이고 그 가족들까지 "야간지원대"를 조직해 밤낮으로 건설에 매진했다. 결국 건물을 완공했고 이를 통해 얻은 자신

251 "스스로 일감을 찾아하는 기풍,"『로동신문』, 2012.06.16.
252 "목표를 높이 세우고,"『로동신문』, 2012.10.31.
253 "선경에 비낀 살림군의 모습,"『로동신문』, 2014.05.20.

감으로 회창군 내의 병원에서 부족한 주사약 공급을 위해 주사약 생산 시설을 갖추는 사업도 전개했다. 또한 주사약 생산에 필요한 재료와 원료도 자체적으로 확보하기 위해 노력했고 약초가 풍부한 지역의 특성에 맞게 태양열 에너지를 활용한 고려약 엑스(엑기스) 생산시설까지 확보해 양질의 고려약을 생산하는 기반을 마련했다.[254] 이 사례는 조직 운영의 정상화 과정의 전형으로 당성이 높고 기업 운영에 탁월한 능력의 책임자가 부임해 패배 의식에 젖어 희망 없이 적당히 자리만 지키려는 종업원들을 추동해 우리도 할 수 있다는 자신감을 불어 넣은 성공스토리였다.

의약품관리소의 현대화에서 특히 강조한 사항은 종업원을 위한 후방 공급사업 전개와 의약품 생산에 필요한 설비의 확충으로 항상 동시에 언급했다. 이는 국가계획 외의 의약품을 생산해 판매할 수 있던 의약품관리소의 특성에 따른 것으로, 설비의 확충으로 의약품을 증산하면 더 많은 이윤을 얻을 수 있었고 이를 후방공급에 투자해 종업원들에게 공급하면서 일터의 애착심을 심어주었다. 또한 건물의 신축이나 개선은 좀 더 나은 환경을 제공해 소속감을 높였다.[255]

많은 의약품을 생산하기 위해 의약품관리소는 의약품 원료 확보에 관심이 많았고 원료의 국가공급이 부족한 상황에서 이 또한 각 단위의 의약품관리소가 담당할 몫이었다. 평안북도의 구장군의약품관리소는 약나무와 약초를 심어 의약품 원료를 자체적으로 해결했다. 사업을 시작하던 초기에는 산의 토질이 척박해 약나무와 약초가 자랄 수 없다는 부정적 의견이 많았으나 이러한 반대를 무릅쓰고 간부와 직원들은 큰

---

254 "당의 보건정책을 헌신적으로 받들어,"『로동신문』, 2016.07.29.
255 "인민의 보건일군이라는 영예와 긍지를 안고,"『로동신문』, 2016.10.22.

통에 거름을 가득 담아 산을 오르내리며 토질을 복구하려고 시도했다. 특히 "림농복합경영"이라는 과학적 방법을 활용해 두충나무, 단나무(아로니아), 찔광이나무(산사나무), 가중나무 등과 방풍, 대황, 목향, 단너삼 등 수십 종류의 약초를 심었고 이를 원료로 의약품을 생산했다. 원료의 다양화는 효과가 높은 치료제의 생산으로 이어져 판매에도 영향을 미쳤다.[256]

의약품의 원료 확보는 2018년 이후 더욱 강조됐다. 삭주군의약품관리소는 자체적으로 관리하는 "약초산"만 5정보(15,000평)에 달했고 찔광이나무, 산수유나무 등의 약나무와 당귀, 삽주를 비롯한 갖가지 약초를 확보해 의약품 원료로 활용했다. 더불어 양질의 고려약을 생산하기 위해 종업원들에게 매주 3회 이상의 과학기술 학습을 제공하며 고려약 생산 공정의 무균화, 무진화를 보장하는 방법을 교육했다.[257]

『로동신문』에는 자세히 언급하지 않지만 김정은 정권이 추구하는 의약품관리소의 정상화는 의약품 판매에 있었다. 의약품관리소는 의약품을 보관하고 공급하는 단위였고 이 기관의 정상화 없이는 의약품이 환자까지 도달할 수 없었다. 문제는 고난의 행군 시기를 거치며 국가가 보장할 의약품 확보 자체가 어려웠고 원활하게 공급하지 못했다. 이를 해결하는 방법으로 각급 의약품관리소는 의약품을 직접 생산했다. 그럼에도 의약품의 충분한 공급은 요원했다. 김정은 정권은 이를 해결하기 위한 획기적 방법이 필요했고 경제정책과 연동해 의약품의 생산과 판매를 적극적으로 추동했다. 김정은 정권은 "사회주의기업책임관리제"라는 경제정책을 추진했다. 이는 물자를 생산하는 공장, 기업소, 협

---

256 "애국심은 실천에서 검증된다," 『로동신문』, 2017.10.15.
257 "영광의 일터를 빛내여가는 긍지와 보람," 『로동신문』, 2017.10.29.

동단체 등에 적용하는 경제정책으로 경영권 행사에 자율권을 확대했고 기업은 경영전략을 세워 물자 생산을 최대한 증대해 독자적인 발전을 도모했다.[258] 이 정책은 보건의료와 관련한 물자를 생산하는 기관에도 적용했고 의약품 생산을 담당한 의약품관리소도 예외는 아니었다.

사회주의기업책임관리제를 적극적으로 활용해 성공한 대표적인 사례로 강원도의약품관리소를 2017년부터 여러 차례 언급했다. 강원도 당위원회는 2017년 초 강원도 내의 보건의료기관을 대상으로 협의회를 진행했다. 병원 등에 부족한 항생제 확보 방안을 논의하기 위해서였다. 항생제는 소비가 많은 의약품 중 하나로 꼭 해결해야 할 문제였고 당시 이를 해결하겠다고 나선 사람이 강원도의약품관리소의 소장 배동진이었다. 그는 의약품관리소의 인원이 수십 명에 불과했으나 도내에서 부족한 의약품을 생산할 수 있는 의약품개발실 건설을 결의하며 전면에 나섰다. 또한 의약품개발실 건설과 함께 고압증기소독기, 약초절단기 등 의약품 생산에 필요한 십여 종의 설비와 각종 기구를 수리하거나 새롭게 확보했고 원료도 마련했다. 의약품 원료는 강원도에 풍부한 황경피나무와 매발톱나무 등을 활용했다. 이러한 경영활동의 정규화와 규범화 실현을 통해 의약품 공급계획을 평균 170%로 완수하는 결과를 얻었고 의약품관리소 운영의 정상화는 당연히 종업원들의 생활비와 복지 증대로 이어졌다.[259]

강원도의약품관리소는 이후에도 승승장구했다. 2019년 1월에 이미 1·4분기 의약품 생산 및 공급계획 이상을 완수했고 GMP 실현을 포함한 생산 공정의 현대화를 계속 진행해 "주사약자동충진용폐기"와 고려

---

258   정창현, "'5.30 문건'과 '사회주의 기업책임관리제'," 『통일뉴스』, 2014.12.08.
259   "의약품공급사업에서 성과를 안아온 진취적인 일본새," 『로동신문』, 2018.03.03.

약절단기를 새롭게 설치하며 의약품 질은 물론 의약품 생산을 계속 늘렸다. 주사약자동충진용폐기를 정상적으로 가동할 경우, 주사약 생산을 10배로 늘릴 수 있었다.[260] 2021년 12월에도 강원도의약품관리소는 의약품 생산과 공급에서 혁신적인 성과를 이룩했다는 소식을 알렸고 소장 배동진은 "중앙사회주의애국공로자"로 불렀다. 배동진이 이와 같은 평가를 받은 이유는 혁신적인 경영관리 방법에 있었다. 김정은 정권이 높게 평가한 혁신적인 경영관리란 첫째, 인민의 건강을 위한 당의 결정을 무조건 맡는 추진력과 소규모 인원으로 몇 달 만에 사업을 완수한 실행력을 꼽았다. 두 번째는 과학기술의 적극적인 활용과 도입이었다. 천연원료로 항생제 주사약을 생산하기 위해 과학자와 기술자들을 동원하는 동시에 인터넷과 컴퓨터로 자료를 확보해 주사약 생산에 절실한 앰풀(ampoule) 문제도 자체의 기술 역량으로 해결했다. 세 번째는 매해 수십만 앰풀의 주사약을 생산해 도내의 모든 필요 시설에 정상적으로 공급하면서도 주민들이 편리하게 이용할 수 있도록 원가 보상의 원칙에 따라 경제적 공간을 적극적으로 이용한 실용성을 높이 평가했다. 즉 항생제 주사약의 판매로 큰 이윤을 얻는다는 의미였다.[261]

김정은 정권은 의약품 생산에 필요한 원료와 자재 문제를 각 지방 자원으로의 해결과 확대재생산을 위한 경제적 공간의 활용을 적극적으로 권장했다. 이는 전국의 모든 기업이 국가의 도움 없이 물질 및 기술적 토대를 강화하는 방법이었고 의약품 공급을 정상화하는 방안이었다. 더불어 종업원을 위한 후방공급을 확대해 인민의 생활 향상을 해결할 수 있는 다목적 정책이었다.

260 "계속혁신, 계속전진해가는 보람," 『로동신문』, 2019.01.25.
261 "자체의 튼튼한 의약품생산기지를 꾸려놓고," 『로동신문』, 2021.12.10.

제3절 환자 치료에 필요한 물자 확보

환자를 치료하기 위해서는 다양한 물자가 필요하다. 가장 기본적인 물자는 의약품이다. 또한 정확한 진단을 위해서는 의료장비가 필요하고 보다 정교한 처치에는 다양한 의료기구 및 의료용 소모품 등을 갖춰야 했다.

북조선에서는 이와 관련한 물자를 보건성에서 일괄적으로 관리하고 생산하는 구조였다. 보건성에는 고려약(한약)을 담당하는 고려약생산관리국이, 합성의약품을 관리하는 제약공업관리국, 의료기구 등의 수급을 맡는 의료기구공업관리국을 두었다. 보건성의 각 관리국은 도(都)와 시(市)인민위원회에 같은 명칭의 관리국을 조직해 연계했고 도·시의 관리국은 산하에 관련 물자를 생산하는 공장 및 기업들을 관장하며 생산 현황 등을 관리했다.

의약품은 국가계획에 포함됐기 때문에 통계로 집계해 생산계획 대비 완수현황을 발표했다. 예를 들어 2012년 3월 고려약생산관리국이 발표한 통계에 따르면 1·4분기 공업총생산액 계획을 먼저 끝낸 기관으로 강계고려약가공공장, 평천·염주·북창고려약공장들과 철산·리원영예군인고려약공장을 거론했다. 그리고 3월 10일까지 공업총생산액 계획을 완수한 공장은 50여 개, 전국에는 백 수십 개의 고려약 생산단위가 있다고 밝혔다.[262] 2014년 7월 보건성 의료기구공업관리국은 의료기구 부문에서 공업총생산액의 110% 선을 돌파했으며 상반년도에 인민경제계획을 지표별로 초과 완수하는 전례 없는 실적을 올렸다고 선전했다. 이렇게 보건성은 인민경제계획 완수 현황을 매월, 분기별, 상·하반기,

---

262 "의약품, 의료기구생산에서 련일 혁신," 『로동신문』, 2012.03.15.

1년마다 통계를 수집해 발표했다.[263] 보건성이 추계하는 생산계획은 크게 공업총생산액과 지표별 계획으로, 이를 분리해 통계를 제시했다. 2017년 1·4분기 평천고려약공장은 4월 6일까지 상반년도 공업총생산액 계획을 109.2%로, 지표별 계획은 109.1%로 완수했다.[264]

하지만 보건성의 계획 완수 주장과는 달리 의료장비는 차치하더라도 필수의약품조차 심각한 부족 상태였다. 이에 본 절에서는 김정은 집권 이후 보건의료 물자 수급에 어떠한 변화가 있었고 관련 물자 확보를 위해 어떤 움직임을 보였는지 살펴보았다. 크게 의약품과 의료장비 및 기구를 포함한 의료설비로 분류해 서술했고 두 개 항목에 포함되지 않는 의료용 산소를 따로 기술했다.

1. 의약품

의약품은 크게 합성의약품과 고려약으로 나눴고, 합성의약품은 제약공장에서, 고려약은 고려약공장이 생산을 담당했다. 김정은 집권 이후 매해 『로동신문』에 언급한 관련 공장의 현황은 〈표 3-10〉과 같다.

〈표 3-10〉 『로동신문』에 거론한 제약 및 고려약공장 개요

년도	제약공장	고려약공장
2012	대성제약공장, 신의주마이신공장, 평양제약공장, 흥남제약공장, 흥남제약기계공장	강계고려약가공공장, 강계고려약공장, 고원고려약공장, 금야고려약공장, 단천고려약공장, 동대원고려약공장, 리원영예군인고려약공장, 만포고려약공장, 모란봉고려약공장, 북창고려약공장, 삭주고려약공장, 염주고려약공장, 운전고려약공장, 장진고려약공장, 중구고려약공장, 철산고려약공장, 평천고려약공장, 회령고려약공장, 희천고려약공장

263 "현대적인 의료설비들이 생산된다," 『로동신문』, 2014.07.14.
264 "상반년계획을 완수한 기세로," 『로동신문』, 2017.04.10.

년도	제약공장	고려약공장
2013	남포어린이약공장, 만년제약공장, 신의주마이신공장,흥남제약공장	강계고려약가공공장, 강계고려약공장, 대동강고려약공장, 동대원고려약공장, 모란봉고려약공장, 벽성고려약공장, 신양고려약공장, 안주고려약공장, 중구고려약공장, 평천고려약공장, 해주고려약공장, 형제산고려약공장, 회령고려약공장, 희천고려약공장
2014	만년제약공장, 순천제약공장, 신의주마이신공장, 평양예방약공장, 평양제약공장, 흥남제약공장	강계고려약가공공장, 강계고려약공장, 덕천고려약공장, 만경대고려약공장, 순천고려약공장, 신양고려약공장, 안주고려약공장, 장수고려약공장, 평천고려약공장
2015	만년제약공장, 신의주마이신공장,토성제약공장, 평양예방약공장, 평양제약공장, 흥남제약공장	강계고려약가공공장, 강계고려약공장, 금야고려약공장, 대동강고려약공장, 동양고려약공장, 만경대고려약공장, 세포고려약공장, 순안고려약공장, 연안고려약공장, 평천고려약공장, 해주고려약가공공장, 회령고려약공장, 희천고려약공장
2016	만년제약공장, 순천제약공장, 정성제약종합공장, 토성제약공장, 평양제약공장, 흥남제약공장	강계고려약가공공장, 강계고려약공장, 강동고려약공장, 길주고려약공장, 덕천고려약공장, 동대원고려약공장, 만경대고려약공장, 사리원영예군인고려약공장, 선교고려약공장, 세포고려약공장, 연산영예군인고려약공장, 운전고려약공장, 은산고려약공장, 평천고려약공장, 희천고려약공장
2017	신의주마이신공장, 은파산제약공장, 정주예방약공장	강계고려약가공공장, 강계고려약공장, 순천고려약공장, 창도군고려약공장, 평천고려약공장, 회령고려약공장, 희천고려약공장
2018	만년제약합영공장, 신의주마이신공장, 정성제약종합공장, 토성제약공장, 평양제약공장, 흥남제약공장	강계고려약가공공장, 강계고려약공장, 동림고려약공장, 만경대고려약공장, 보통강고려약공장, 북창고려약공장, 사리원영예군인고려약공장, 세포고려약공장, 순천고려약공장, 신양고려약공장, 연산영예군인고려약공장, 염주고려약공장, 우시고려약공장, 운전고려약공장, 중구고려약공장, 평원군고려약공장, 평천고려약공장, 희천고려약공장
2019	룡흥제약공장, 만년제약합영공장, 정성제약종합공장, 평양예방약공장	강계고려약공장, 동대원고려약공장, 룡천고려약공장, 평천고려약공장
2020	만년제약공장, 신의주마이신공장, 정성제약종합공장	강계고려약가공공장, 김정숙군고려약공장, 모란봉고려약공장, 조선고려약기술사, 평천고려약공장, 희천시고려약공장
2021	신의주마이신공장, 정성제약종합공장, 평양예방약공장, 흥남제약공장	강계시고려약공장, 신양군영예군인고려약공장, 장수고려약공장, 평천고려약공장

출처: 2012~2021년『로동신문』검토해 저자 정리.

〈표 3-10〉에 의하면 김정은 집권 초기에 고려약공장이 제약공장보다 언급 횟수가 월등히 많았다. 2019년부터는 고려약공장의 언급은 줄었으나 그렇다고 제약공장의 보도가 증가한 것은 아니었다. 이를 통해 김정은 집권기에도 약초를 활용한 한약, 즉 고려약을 많이 이용하고 있음을 확인할 수 있었다. 하지만 의약품을 확보하려는 김정은 정권의 다양한 시도를 엿볼 수 있었다.

우선 김정은 정권에서 제약공장과 관련한 주요한 변화와 움직임을 짚어보면, 첫째로 의약품 생산공장 중에 고난의 행군 이전 시기에 달성한 최고 생산 수준을 돌파한 제약공장이 등장했다. 이는 대표적인 항생제 생산공장인 신의주마이신공장의 사례로 김정은 집권 전인 2009년부터 2013년까지 5년 연속으로 생산계획 목표를 달성했고 2014년에는 연간 생산계획을 2개월이나 앞당겨 완수했다.[265] 신의주마이신공장이 1970년대에 세운 생산 기록을 30년 만에 돌파했을 때 모든 관계자는 놀랐다. 왜냐하면 이 공장의 생산 현황이 2005년에는 최고 생산년도의 30% 수준이었고 2008년에만 해도 57%에 머물렀기 때문이었다. 생산에 필요한 자재와 원료를 보장받지 못했고 생산설비는 낙후한 상태였다. 또한 노동자들의 기술 수준도 낮았다.[266] 이러한 상황을 개선하기 위해 공장의 책임자는 경험 많은 노동자를 직장장으로 임명하고 다른 직장에서 일하던 다수의 기술자와 기능공들을 재배치했다. 적재적소에 배치한 기술자와 기능공들은 국가과학원 생물공학분원 연구사들과 함께 항생제 균의 활성을 높이기 위한 연구에 나섰다. 생산 공정 현대화

---

265 "인민사랑의 숭고한 뜻 받들어," 『로동신문』, 2013.01.11; "최고생산년도수준돌파에 앞장선 기수," 『로동신문』, 2014.10.12; "최고생산년도수준 련속 돌파," 『로동신문』, 2014.11.04.

266 "지난 5년동안 최고생산년도수준을 련이어 돌파한 비결," 『로동신문』, 2014.08.08.

를 위해 김책공업종합대학 교원 및 연구사들과의 협력도 추진했다. 이 과정에서 110여 건에 달하는 기술혁신안을 사업에 적용했다. 이외에도 공장에 파견된 3대혁명소조원들도 자기의 역할을 충분히 담당하며 공장의 정상화를 도왔다.[267] 신의주마이신공장의 주요한 변신의 원동력은 과학기술의 힘이었다. 기술자들을 전면 배치하는 동시에 전문 연구기관과 대학의 과학자들과의 협업을 통해 의약품 생산설비의 현대화를 이루었다. 현대화에서 특히 주안점을 둔 부문은 생산 공정의 GMP 실현이었다. 생산의 정상화와 함께 의약품의 질 관리에도 관심을 가졌다.

김정은 정권의 두 번째 변화는 제약공장의 GMP 실현이었다. 이는 김정은 정권의 대표적인 관심사 중 하나라고 짚을 정도로 강조됐다. 2014년 11월 김정은은 정성제약종합공장을 방문했다. 이는 수액설비를 비롯해 전반적인 생산 공정에서 자동화, 무균화, 무진화를 실현했기 때문으로 김정은은 생산한 모든 제품이 WHO가 규정한 의약품 생산 및 품질관리기준에 도달한 것은 자랑할 만한 일이라고 평가했다.[268]

북조선 당국이 GMP에 관심을 보인 시기는 이미 2004년부터였다. 보건성은 WHO에 관련 사업을 위한 기술지원을 요청했고 WHO는 국제기구로부터 70~80%에 이르는 의약품을 지원받는 북조선의 현실에서 의약품을 현지에서 생산해 대체하고자 했다.[269] 이를 발단으로 북조선에서 최초로 GMP 인증을 받은 제약회사가 탄생하기도 했다. 2002년 스위스 기업과 평양제약공장이 공동 투자해 설립한 평스제약합영회사

---

267 "최고생산년도수준을 련이어 돌파하기까지," 『로동신문』, 2012.01.12.

268 "경애하는 김정은동지께서 정성제약종합공장을 현지지도하시였다," 『로동신문』, 2014.11.08.

269 김진숙, "북한 '약학부문사업'과 보건의료 연구," 『북한대학원대학교 북한학 박사학위 논문』, 2012, 114~115쪽.

였다. 이 회사는 2004년 9월부터 아스피린, 이부프로펜 등 합성의약품 10종과 고려약 50여 종을 생산했고 2006년부터는 직영 약국을 운영하며 생산한 의약품을 판매하기 시작했다.[270] 이 회사는 최초로 GMP 인증을 받은 기업이라는 것을 적극적으로 홍보하며 품질이 좋은 의약품임을 어필했다.[271] 하지만 김정은 집권 전까지 GMP 인증 제약회사 소식이 거의 없을 정도로 의약품의 품질관리는 안착하지 못했다.

하지만 김정은 집권 이후 제약공장과 관련한 언급 대부분은 GMP와 관련한 소식이었다. 만년제약공장은 2014년에 GMP를 실현했고[272] 토성제약공장도 2016년에 GMP 인증을 획득했다.[273] 이외에도 북조선의 대표적인 제약공장인 흥남제약공장, 평양제약공장 또한 GMP를 실현했다며 GMP 수준이 세계적이라고 자평하며 관련 보도를 이어갔다.[274] GMP 인증은 조선민주주의인민공화국 품질인증중심(QCC: Quality Certification Center of the DPR Korea)에서 발급했고 기관명, 주소, 인증기준, 인증범위, 유효기간을 적시해 북조선 의약품 생산 및 품질관리기준의 요구에 부합해 증서를 발급한다는 점을 명확히 했다. 인증기준은 '국가규격 11305:2006'인 의약품 생산 및 품질관리기준으로 유효기간은 3년이었다.[275] 또한 생산 공정마다 인증을 받아야 했는데, 대동강주사기공장은 주사기, 주사바늘, 수액세트 등 각각의 생산 공정에서

---

270   엄주현·박혜경, "북한 의약품 생산체계의 형성과정," 『약학회지』 제62권 제4호, 대한약사회, 2018, 243쪽.

271   펠릭스 아브트, 『평양자본주의』, 한국외국어대학교 지식출판원, 2015, 122쪽.

272   "우리 식으로 생산공정의 현대화 실현," 『로동신문』, 2015.01.25.

273   "애국심이 낳은 보배공장," 『로동신문』, 2016.06.24.

274   "당의 의도를 실천으로 받들어가는 자강력의 강자들," 『로동신문』, 2019.06.15.

275   어린이의약품지원본부는 2018년 11월 방북을 통하여 정성제약종합공장을 방문했다. 이때 공장은 받은 QCC 인증증서를 액자에 담아 게시하고 있었다.

GMP 인증을 득했다.[276]

의약품 확보를 위한 김정은 정권의 세 번째 움직임은 의약품 원료의 원활한 수급에 대한 높은 관심과 자국 내의 자원을 적극적으로 활용하려는 시도였다. 의학연구원 산하의 합성제약연구소 등 관련 연구기관에서는 확보가 가능한 원료로 합성의약품을 대체하기 위한 연구에 몰두했다. 특히 2018년 당중앙위원회 4월 전원회의 이후 그동안 수입에 의존하던 10여 가지 의약품의 원료를 자체적으로 해결할 것을 목표로 연구에 매진했다.[277] 하지만 그 성과에 대한 추가 보도는 없었다. 연구가 성공하지 못했다는 방증이었다.

이에 반해 천연자원으로 새로운 의약품을 개발했다는 소식은 끊임없이 들려왔다. 그리고 이 신약들을 항암제 등 난치성 질병에 효능이 있다고 선전했다. 김정은 집권기에 개발하거나 생산한 신약은 [부록 11]에 첨부했다.

보건 당국은 합성의약품이 약효가 빠르고 치료 효과는 확실하지만 약물남용이나 부작용으로 인해 또 다른 질병을 야기한다고 폐해를 강조했다. 동시에 이러한 제한성으로 천연약물에 관한 관심이 세계적으로 높아지는 추세라며 전 세계에서 생산하는 의약품 1만 2천여 종 중에 천연자원을 원료로 활용한 의약품이 8천여 종에 달한다고 설명했다. 결국 천연자원의 활용이 선진적인 방향이라며 향후 이를 더 적극적으로 활용할 것을 내비쳤다.[278]

의약품 생산에 천연자원 활용을 강제하는 과정에서 2016년 9월에는 자국에서 흔한 약재로 천연항바이러스제를 개발하기도 했다. 이 의약

---

276 "영광의 자욱을 따라 뜨거운 인민사랑이 낳은 소중한 재부," 『로동신문』, 2019.09.29.
277 "자체의 원료에 의거해," 『로동신문』, 2018.06.16.
278 "최근 고려약발전추세," 『로동신문』, 2014.12.07.

품을 지카, 에볼라 등 세계적으로 유행하던 급성 호흡기 바이러스의 예방 및 치료에 효과가 크다고 선전했다. 치료제의 개발은 평양시 선교구역 남신종합진료소 의사 장미란을 비롯한 의료인들과 평양의학대학, 의학과학원 약학연구소, 국가미생물검정소의 과학자 등이 협업으로 완성했다. 이 신약을 임상에 도입한 결과 강한 항바이러스 작용과 함께 부작용이 거의 없음을 확인했고 치료율이 90% 이상에 달해 종전의 항바이러스치료제에 비해 치료 효과도 높을뿐더러 치료기일이 짧다고 주장했다. 덧붙여 치료제의 원가가 낮다는 점을 강조했다. 이 항바이러스제의 상품명은 "우웡항비루스물약"이였고 보건성 등 해당 기관에서는 이미 이 치료제를 수요에 맞게 생산하고 있다고 밝혔다.[279] 이 우웡항바이러스제는 2022년 북조선에 오미크론 환자가 발생했을 때 치료제로 사용했다.[280]

[사진 3-10] 우웡항비루스물약

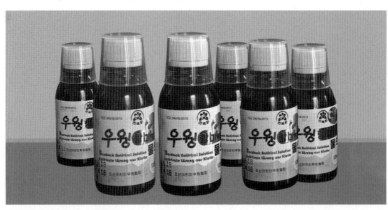

출처: 『연합뉴스』, 2020.02.11.

---

279 "항비루스작용이 뚜렷한 고려약 개발," 『로동신문』, 2016.09.06.
280 "신형코로나비루스감염증치료안내지도서-어른용(2)," 『로동신문』, 2022.05.21.

의약품의 원료를 자국 내에서 확보해야 하는 환경으로 인해 고려약공장이 아닌 제약공장조차 생산한 의약품은 대부분 고려약이었다. 토성제약공장이 주요하게 내놓는 생산품에는 황금이라는 약초를 원료로 한 황금송진치약, 인삼이 주원료인 인삼간염교갑약(캡슐제) 등을 포함했다.[281]

또한 합성의약품에 비해 원료 확보가 수월해지면서 고려약공장이 계속 증가했다. 2012년과 2013년에는 고려약공장의 수가 백 수십 개였으나 2017년 10월 인민경제계획 달성 소식을 전하면서 보건성 고려약생산관리국 산하에 200여 개의 고려약공장들이 연간계획을 완수했다고 보도했다.[282] 2021년에는 모든 시·군에 고려약을 생산할 수 있는 공장이 수백 개가 존재하며 계속 건설 중이라는 소식을 전했다.[283] 〈표 3-10〉에 2019년부터 고려약공장의 언급이 줄었던 이유도 고려약공장이 대거 증가하면서 특정 공장의 고려약 생산이 특별한 소식이 아니었기 때문이라고 짐작된다. 보도의 양은 줄었으나 김정은 집권기에 해를 거듭하며 고려약공장은 늘고 있었다.

김정은 집권기에 고려약공장이 증가한 데에는 의약품 판매의 활성화가 한몫을 했다. 물론 북조선이 고려약을 활용한 것은 어제오늘의 일이 아니다. 하지만 이전 시기와 명확하게 구별되는 특징은 적극적인 판매에 있었다. 제약 및 고려약공장은 직영 약국을 개설하면서까지 생산한 의약품과 건강식품을 주민들에게 팔았다. 이는 김정은 정권의 경제정책인 사회주의기업책임관리제 도입에 기인했다. 모든 기업은 국가로부

281 "결의목표수행을 대중자신의 사업으로 전환시킬 때 성과를 거둘수 있다." 『로동신문』, 2021.11.06.
282 "인민경제계획을 완수한 기세로 계속혁신, 계속전진," 『로동신문』, 2017.10.20.
283 "고려약의 가지수와 생산량을 늘여 인민들의 건강증진에 이바지하자," 『로동신문』, 2021.07.13.

터 계획의 수립에서부터 생산물의 종류, 수익의 처분 등에 대한 권한을 대폭 이양 받았고 상품의 가격, 판매 방법 등을 자체적으로 결정할 수 있었다.[284]

또한 고려약공장은 설립과 운영이 다른 분야에 비해 손쉬웠다. 생산의 가장 큰 고민인 원료의 해결과 함께 종업원 수와 설비 확보 등에서 큰 규모가 필요하지 않았다. 즉, 주민들에게 판매할 수 있는 의약품을 소규모의 자재와 자금 투자로 생산할 수 있었다. 더불어 인터넷망을 통한 자료의 접근이 용이해지면서 건강에 좋은 천연성분의 자료를 활용해 의약품 및 건강식품을 개발했고 이의 생산이 유행처럼 번졌다. 일부 유명한 공장에서 생산한 고려약은 건강에 관심이 높은 인민들에게 인기를 얻었고 판매의 활성화로 확보한 자금을 다시 설비 투자 및 신약 개발에 투입하면서 확대재생산이 이뤄졌다.[285] 그렇기 때문에 고려약공장에 대한 보도 중에는 생산한 고려약이 인민에게 호평과 인기가 높다거나 기업 경영에 성공했다는 언급이 많았다. 당국도 생산 활성화와 확대재생산을 위한 경제적 공간을 잘 이용할 것을 지속적으로 당부했다.[286] 그리고 인기 있는 의약품과 그렇지 못한 의약품을 대비하며 주민들이 좋아하지 않는 의약품의 생산은 원료와 자재, 노동력의 낭비에 불과하며 판매로 이어지지 않는 연구만을 위한 의약품 개발과 생산지표만을 달성하려는 태도를 비애국적 행위로 치부했다.[287]

284 「국립통일교육원, 북한지식사전」 (온라인), 검색일: 2022.10.22.

285 "비약적발전의 담보," 『로동신문』, 2018.02.21.

286 "기술혁신으로 흥하는 일터," 『로동신문』, 2018.03.20; "멸사복무관점과 과학기술이 결합되면 더 높이 비약할수 있다," 『로동신문』, 2018.03.21; "제품의 질제고와 과학기술발전을 생산정상화의 중심고리로 틀어쥐고," 『로동신문』, 2021.01.19.

287 "연구사업의 기준을 어디에 두었는가," 『로동신문』, 2019.11.08.

고려약공장은 주민들에게 잘 팔리는 의약품을 생산하기 위해 GMP 인증이 필요했고 포장에도 신경을 썼다. 또한 유명 대학의 학위 취득자나 연구조직의 과학자들이 개발한 의약품이라는 소문은 주민들의 관심을 끌어 판매 활성화에 기여했다. 이에 고려약공장은 신약이나 질 좋은 의약품을 개발하기 위해 연구기관의 연구원 등 전문가를 초빙하기도 했다. 대동강고려약공장의 김명옥이 대표적 인물로 이 공장으로 이동하기 직전까지 평양의 한 연구기관에서 천연자원으로 항생제를 연구하던 50대의 여성 연구자였다.[288] 김명옥은 "천연광폭항생제"를 개발했는데, 연구자에게는 연구 결과물을 상품화한다는 의미가 있었고 고려약공장 차원에서는 주민들에게 어필할 수 있는 신약 개발과 생산에 전문가를 투입하면서 판매와 인지도에 긍정적 영향을 미친다는 점에서 일거양득이었다.

김정은 정권은 생산 물자에 관한 질 관리에도 관심을 보였다. 공장이나 기업소에서 생산한 물자 중 최우수 제품을 가려 "12월15일품질메달"을 수여하며 이를 장려했다. 12월15일품질메달은 2014년 4월에 제정했고 2012년 12월 15일 김정은이 생산과 건설 부문에서 전체적인 질을 높이자는 교시를 계기로 명칭이 정해졌다. 이 메달을 수여받는 상품은 첫째, 국제적인 경쟁력을 갖췄다고 인정되거나 실제 해외에 진출한 경우, 둘째, 인민에게 호평을 받으며 널리 알려진 "2월2일제품"[289]이 대상이었다. 세 번째로는 지방의 개성이 뚜렷하고 민족 고유의 특성을 살려 인민생활 향상에 적극 이바지하는 제품이었다. 생산물의 추천과

288 "탐구의 길에 바쳐가는 순결한 량심," 『로동신문』, 2013.12.22.

289 2월2일제품은 1981년 2월 2일에 개최된 전국품질감독일군대회에서 김일성이 품질감독 개선의 강화를 지시하면서 제정됐고 해마다 최우수 상품에 수여한 품질인증이라고 할 수 있다. "北, 수십개 단위 품질인증−2월2일제품등록증 받아," 『SPN 서울평양뉴스』, 2021.07.11.

심사, 결정 및 수여는 내각의 지도 아래 국가품질감독위원회에서 진행했다.[290] 2014년 첫 12월15일품질메달 수여 상품으로는 상원세멘트연합기업소에서 생산한 시멘트와 대동강맥주, 고압 종이 및 수지 전력케이블을 선정했다. 이와 함께 보건성 건강합작회사의 수액제인 오플록사신주사약 등 3개 제품을 포함했다. 이 제품들에는 메달과 증서를 수여했다.[291] 2015년에는 보건의료와 관련한 제품으로는 강계고려약가공공장에서 생산한 가시오갈피엑스, 삼지구엽초엑스, 찔광이엑스, 생당쑥엑스, 미나리엑스 등 고려약을 선정했다.[292]

12월15일품질메달 수상을 위한 움직임은 생산 공정의 품질인증인 GMP와 연동되는 것으로 고려약공장에서도 의약품의 품질관리를 강조했다. 2012년 3월부터 생산 공정 전반에 대한 현대화를 추진했던 강계고려약공장은 그 현대화에 GMP 확립을 포함했고 불과 몇 달이라는 짧은 기간에 큰 성과를 거두었다고 주장했다.[293] 고려약공장이 증가하면서 2019년에는 20여 개 단위에서 약 60개 생산 공정이 품질인증을 받았다. 토성제약공장은 둥근알약, 교갑약, 싸락약, 주사약 등의 생산 공정에 GMP 인증을 받아 질 제고에서 큰 전진을 이루었다고 의미를 부여했다.[294] 2020년에는 40여 개 단위에 약 100개의 생산 공정이 GMP 인증을 받았고 30개 단위에서 생산하는 백수 십 점의 제품이 2월2일제품으로 등록됐다. 이때 10여 개의 제약 및 고려약공장에서 GMP 인증을 획득했고 정성제약종합공장, 개성고려인삼가공공장 등의 제품이 2

290   "새로 제정된 12월15일품질메달,"『로동신문』, 2014.04.30.
291   "최우수제품들에 12월15일품질메달 수여,"『로동신문』, 2015.01.22.
292   "최우수제품들에 12월15일품질메달 수여,"『로동신문』, 2015.12.23.
293   "생산공정의 현대화 적극 추진,"『로동신문』, 2012.10.06.
294   "수십개 단위가 품질인증, 2월2일제품등록증을 받았다,"『로동신문』, 2019.06.08.

월2일제품으로 선정됐다.[295] 2021년에는 인증을 받은 단위와 제품이 더 늘어 60여 개 공장의 백수 십 개 생산 공정이 품질인증을, 20여 개 공장의 100여 점의 제품이 2월2일제품으로 등록됐다.[296] 그리고 물자의 대부분은 고려약이 주를 이뤘다.

김정은 정권은 다양한 인증제를 도입해 상품의 질을 높이는 방향으로 나아갔다. 자체 품질인증제도와 함께 GMP를 포함해 5개의 국제품질인증, 즉 ISO 9001 및 ISO 14001(국제표준화기구 품질·환경 관리체계인증)과 식품·축산물 안전관리 인증기준인 HACCP, 전기전자 표준화기구 안전기준 인증인 IEC 제도를 운용했다. 다양한 품질인증의 장려는 공장과 기업 간의 경쟁을 유도하면서 품질 향상을 도모하는 정책이었고 향후 수출을 통한 외화 획득을 위해 국제기준에 부합하는 수출 상품 개발을 촉진하려는 포석이었다.[297]

하지만 환자 치료를 고려약만으로 할 수는 없었다. 이에 김정은 정권은 지속적으로 합성의약품 생산을 담당하는 제약공장의 정상화를 위한 현대화의 필요성을 제기했다. 2019년 제7기 제4차 당중앙위원회 전원회의 당시에는 평양제약공장과 흥남제약공장 등이 현대화 공사에 진척이 있다고 밝혔다.[298] 하지만 2020년 제7기 제5차 당중앙위원회 전원회의에서 보건성은 평양제약공장과 흥남제약공장의 일부 생산 공정에 대한 개선을 완료하기 위한 작전과 지휘를 짜고 들고 있다고 언급

---

295 "수십개 단위가 품질인증, 2월2일제품등록증을 받았다." 『로동신문』, 2020.07.14.
296 "수십개 단위가 품질인증, 2월2일제품등록증을 받았다." 『로동신문』, 2021.07.15.
297 이유진, "북한의 품질인증제도 운영 현황," 『북한포커스, Weekly KDB Report』 2021년 8월 17일, KDB 미래전략연구소, 2021.
298 "선결조건," 『로동신문』, 2019.04.24.

제3장 김정은 정권의 보건의료 자원 개발 현황 **253**

해 여전히 완공하지 못한 상태였다.[299] 이들 제약공장은 북조선 제약산업에서 큰 몫을 차지하는 중요한 공장으로 김정은 집권 초부터 현대화를 추진한 기관이었다. 하지만 집권 10년이 지나면서도 완료하지 못할 정도로 해결에 난항을 겪고 있었다.

김정은은 제약공장의 현대화가 지지부진한 책임을 관료들에게 돌렸다. 남에 대한 의존심, 수입병, 패배주의에 젖어 현대화의 목표를 정확하게 수립하지 못한 제약공장 책임자들, 병원에서 이용하지 못하는 의료기구와 치료 효과가 떨어지는 의약품 등을 생산하고 계획 숫자나 맞추고 있는 보건성의 관료들, 이를 적극적으로 해결하려는 노력이 아니라 어려운 경제 형편을 들어 점검이라는 명목으로 유람식의 사업 태도를 버리지 못한 감독기관인 당이나 인민위원회의 간부들 하나하나를 지적하며 비판했다.[300]

수령의 강한 비판에도 불구하고 제약공장의 정상화는 필수적이었으므로 국가의 투자는 계속됐고 평양제약공장은 2023년 11월 21일에 준공됐다. 이 공장을 조선로동당의 뜨거운 사랑이 응축된 시설이라며 추켜세우며 모든 생산 공정과 환경을 국제기준에 부합한 현대적이며 종합적인 의약품 생산기지를 마련했다고 선언했다.[301] 또한 2023년 12월 23일에는 인민의 건강증진에 이바지할 수 있는 또 하나의 소중한 재부가 탄생했다며 흥남제약공장 의약품 2계열 생산 공정의 완공과 함께 조업식 소식을 보도했다. 이로써 효능 높은 의약품들을 더 많이 생산할

---

299 "새로운 결심과 각오를 안고, 보건부문의 일군들과 근로자들," 『로동신문』, 2020.01.04.

300 "물질기술적토대강화는 보건발전의 중요한 담보," 『로동신문』, 2020.02.11.

301 "어머니당의 뜨거운 사랑이 응축된 종합적인 의약품생산기지 평양제약공장 준공식 진행," 『로동신문』, 2023.11.22.

수 있는 토대를 갖췄다고 의미를 부여했다.[302] 흥남제약공장은 2024년
부터 계열 생산 공정을 계속 완비하는 차원에서 의약품 3계열 생산 공
정 현대화를 시작했다.[303]

품질이 향상된 의약품과 이를 생산하는 제약 및 고려약공장의 확대
는 자연스럽게 의약품을 판매하는 공간인 약국 증설로 이어졌다. 그동
안 약국과 관련한 정보는 많지 않았다. 하지만 코로나19를 겪으며 약
국에 대한 보도가 크게 늘었다. 2021년 평양시의 농촌지역에 70여 개
의 약국 건설을 완료했다는 소식을 시작으로[304] 2022년 오미크론 확진
자 발생 이후에는 평양에 670여 개, 전국적으로 4,300여 개의 약국과
의약품판매소가 존재한다고 밝혔다.[305] 이러한 수치는 의약품 판매를
보편화한 현실을 보여준다.

김일성 시대에는 무상치료제의 전면화로 주민들이 무료로 의약품을
공급받았다. 이의 부작용으로 의약품의 낭비 현상이 나타나기도 했다.
이를 바로잡기 위해 보건의료 부문의 담당자들은 김일성에게 약값을
일부 받자고 제안하기도 했다. 하지만 김일성의 강한 반대로 성사되지
못했다. 하지만 김정일 집권기에는 고난의 행군을 거치며 의약품 수급
에 심각한 문제가 발생했고 이에 대한 해결책으로 일부 필수적인 의약
품을 제외하고 대부분의 의약품을 약국에서 구매하도록 했다.[306] 이 정

---

302 "나라의 제약공업발전에 이바지할 소중한 재부, 흥남제약공장 의약품 2계렬생산
     공정 현대화대상 조업식 진행," 『로동신문』, 2023.12.24.
303 "사회주의의 전면적발전에로 향한 오늘의 투쟁에서 문화분야가 기치를 들고 부
     단히 약진하자, 보건일군들의 신심에 넘친 목소리," 『로동신문』, 2024.01.13.
304 "평양시안의 농촌지역에 수십개의 약국이 새로 꾸려졌다." 『민주조선』, 2022.01.13.
305 "방역대승에 대한 확고한 신심속에 우리 사회 특유의 조직력과 단결력을 높이 발
     휘," 『로동신문』, 2022.05.22; "평양시비상방역사단장인 조선로동당 평양시위원
     회 책임비서 김영환동지의 토론," 『로동신문』, 2022.08.11.
306 "은혜로운 사랑으로 인민들의 생명과 건강을 보살피시여," 『로동신문』, 2018.02.20.

책은 실패했는데 필수의약품조차 공급하지 못하는 형편이었고 판매할 수 있는 의약품도 충분치 않았기 때문이었다. 하지만 김정은 집권기를 거치며 주민들은 의약품을 약국에서 구매하는 시대에 살고 있다. 물론 병원 의사에게 처방받는 필수의약품은 여전히 무료라고 주장하고 있으나 국내외의 어려운 조건 속에서 의약품의 질과 공급을 정상화하는 방법으로 북조선이 현재 선택할 수 있는 유일한 길은 의약품 판매라고 판단한 것으로 보인다.

2. 의료설비

북조선은 의료장비와 의료기구를 통칭해 의료설비라고 칭했다. 이에 본 글에서는 의료기구, 의료장비, 의료설비를 필요에 따라 함께 사용했다. 2012년부터 2021년까지 의료기구 및 의료장비를 생산한 기관과 언급한 물자를 정리해 [부록 12]에 실었다. 부록에 따르면 의료설비를 생산하는 다양한 기관이 존재했다. 보건성 의료기구공업관리국 산하의 공장과 기업소 외에도 대학이나 연구소, 병원 등에서도 직접 관련 물자를 생산했다.

김정은 집권 첫해인 2012년에는 만경대렌트겐공장에 대한 언급이 많았다. 이 공장은 복부초음파진단기와 근전계의 질 개선과 첨단기술에 의한 진단치료설비의 완성을 위해 노력 중이라고 밝혔다. 특히 첨단기술과 관련한 기술적 문제는 이 공장에 파견된 3대혁명소조원들이 담당했고 공장의 기술자와 소조원들의 협동으로 사업을 전개했다.[307] 이외에 묘향산의료기구공장, 남포의료기구공장, 평양의료기구공장 등의

307 "기술혁명의 전위답게," 『로동신문』, 2012.01.19.

소식을 보도했다. 하지만 다른 공장과 달리 만경대렌트겐공장은 2013년부터 『로동신문』에서 사라졌다. 이는 전할 소식이 없을 정도로 활동이 미비했거나 운영 자체가 중단됐을 가능성이 높다.

2012년에는 5월 8일과 9일, 양일에 걸쳐 제3차 전국의료기구전시회를 진행했다. 전시회에는 각지 공장, 기업소, 과학연구기관들에서 제작한 910여 종 3,900여 점의 의료기구와 장비, 재료들이 출품됐다. 전시물 중에 높은 평가를 받은 의료설비는 심전계, 뇌파계, 첨단기술을 도입한 프로그램식 인공심장박동조종기, 인공대퇴관절, 다리골절수술기구 등이었다. 이외에 고려전자지압치료기, 부항치료기, 복부대동맥압박기 등의 설비와 봉합실, 봉합침, 소석고 등 의료용 소모품과 치과 재료들이 관심을 끌었다. 이 전시회에서는 제품 전시 외에도 의료기구 생산기관들 사이의 과학기술토론회, 경험교환회 등을 진행했고 폐막식 전에 심사 결과를 발표해 우수한 평가를 받은 조직과 개인들에게 상장을 수여했다.[308]

북조선에서 생산한 의료설비 현황을 살펴본 결과, 2014년까지 첨단의 의료장비라고 평가할 만한 의료물자는 찾아볼 수는 없었다. 다만 2015년 12월에 김책공업종합대학에서 "우리의 힘과 기술로 세계적 수준의 라선식뇌CT를 개발하는 성과를 거두었다"고 보도했다. 김정은 정권은 이를 2016년 5월에 개최 예정인 제7차 당대회를 앞둔 높은 정치적 열의와 전례 없는 노력의 성과로 치켜세웠다. 이들이 개발한 원통형의 뇌CT를 분석 및 종합한 북조선의 전문가들은 한목소리로 "첨단의료설비의 국산화를 위한 돌파구를 열어놓은 하나의 혁명"이라며 "우리식의 최첨단 의료장비가 병원마다 뒤덮일 날이 곧 다가올 것"이라고

308 "전국의료기구전시회 진행," 『로동신문』, 2012.05.11.

격정에 넘쳐 말했다.[309]

라선식뇌CT 개발에서 핵심적 역할을 한 김책공업종합대학 전자공학부 실장이자 박사, 부교수 리무철은 2016년 최우수과학자·기술자로 선정됐다. 리무철은 라선식뇌CT의 고전압발생기, X선출력조종체계 등 각종 조종 및 관리체계와 세계적으로 CT 개발의 노하우라고 할 수 있는 2차 및 3차원의 영상재구성 기술개발에 기여했다. 당시 이 설비의 제작은 획기적 사건으로 리무철은 2016년 국가표창 수여식에서 공훈과학자칭호까지 받았고[310] 2017년에는 2·16과학기술상 대상자로 선정됐다.[311] 하지만 라선식뇌CT를 현지 병원에 도입해 사용한다는 소식은 현재까지 들리지 않았다.

2017년 11월에는 첨단장비인 전신CT 조종장치의 설계와 프로그램을 완성했다는 소식을 전했다. 이는 국가과학원 산하의 정보과학기술연구소와 역학연구소 등 여러 연구기관의 과학자들과 인민군병원 군의들의 협업으로 이룩한 성과였다. 하지만 그 내용을 자세히 살펴보니, 고장 난 CT를 자체적으로 수리해 복구했다는 의미였다.

2015년 한 인민군부대 병원에서 사용하던 CT가 고장 났고 수리하려했으나 실패해 포기한 상태였다. 그 와중에 평양산원 유선종양연구소의 유선촬영기를 국가과학원 정보과학기술연구소에서 고쳤다는 소식을 듣고 이들을 찾았고 협동으로 수리에 들어갔다. 그 수리법은 CT 내부에 부설된 1,000여 개의 회로가 포함된 전자기판 40여 개를 하나하나 해체해 파악하고 해독하는 작업이었다. 그 과정을 거쳐 마침내 재조

---

309 "국산화열풍이 안아온 자랑찬 결실," 『로동신문』, 2015.12.13.

310 "2016년 최우수과학자, 기술자," 『로동신문』, 2017.03.19.

311 "3대혁명붉은기쟁취운동을 대중자신의 사업으로 전환시켜," 『로동신문』, 2018.12.08.

립할 수 있는 설계도를 제작했다. 하지만 재조립해 임상시험을 해보니 판독이 힘든 상태였다. 결국 과학자들은 처음으로 되돌아가 다시 연구를 시작했고 공정별 프로그램과 종합조종 프로그램을 완성해 세계적인 첨단기술을 획득했다고 주장했다. 어쨌든 개발한 CT는 2017년 9월부터 정상 가동했고 이를 김정은이 직접 나서 칭찬하며 역사상 처음으로 CT 조종장치의 설계와 프로그램을 완성하는 데 이바지했다고 평가했다.[312]

김정은 집권기에 언급한 첨단장비는 남한을 비롯해 해외에서 기증 또는 구매한 물자였고 이를 수리해 복구하는 데 초점을 맞췄다. 2016년 보도에는 의학과학원 의학생물학연구소에서 사용하던 60만 배 전자현미경이 몇 해 전에 파괴돼 연구에 차질을 빚고 있었고 한 해 동안 과학자들은 이를 복구하기 위해 노력했으나 실패했다. 외국의 제작사에 비용을 내더라도 의뢰하자는 의견도 있었으나 자력갱생의 정신에 따라 의학과학원 의료기구연구소와 전자공업성 산하의 과학자들에게 수리를 맡겨 30대의 지식인들에 의해 전자현미경을 정상 가동했다.[313]

2008년 이명박 정부가 출범하면서 남북관계는 경색되기 시작했다. 2010년 천안함 사태로 인한 5·24조치를 발동하면서 대북사업은 정상적으로 진행되지 못했다.[314] 이러한 상황은 2013년 집권한 박근혜 정부까지도 이어졌고 물자 북송이나 현지 방문을 통한 전문가의 기술이전이 점점 어려워졌다. 그리고 2016년 2월 개성공단의 폐쇄로 대북지원

---

312 "사회주의보건제도를 빛내이는 길에 값높이 새겨진 탐구의 자욱," 『로동신문』, 2017.11.03.

313 "현대적설비의 정상가동에 비낀 애국의 열정," 『로동신문』, 2016.02.05.

314 5·24조치는 북조선 선박의 우리 해역 운항 전면 불허, 남북교역 중단, 우리 국민의 방북 불허, 북에 대한 신규 투자 불허, 대북지원의 원칙적 보류 등을 주요 내용으로 하는 남한의 독자 대북 제재이다. 어린이의약품지원본부, 『2012년 북한 보건의료 연차 보고서』, 어린이의약품지원, 2012, 187쪽.

은 완전히 중단됐다. 장기간 경색된 남북관계로 인해 북조선의 여러 병원에 지원했던 의료설비 등은 고장이나 부품과 소모품의 마모로 정상 가동이 어려웠다. 특히 2017년 핵무력 완성을 선언하며 유엔의 대북 제재 강도가 높아지면서 관련 물자의 수급은 더욱 불가능했다. 결국 자체적인 해결 외에는 선택지가 없었다.

평양산원 유선종양연구소의 중요한 의료장비 중 하나인 유선촬영기가 2014년 11월부터 제대로 가동하지 않아 의료 서비스 제공에 지장을 받았다. 이 설비의 정상 가동을 위해 여러 단위에서 노력했지만 결국 고치지 못했고 국가과학원 정보과학기술연구소의 과학자들이 나섰다. 유선촬영기를 국가과학원 정보과학기술연구소로 옮겼고 국가과학원 산하의 111호제작소 과학자들까지 동원했다. 결국 이 장비는 5개월 만인 2015년 4월 중순에 정상 가동됐다. 북조선 최고의 과학연구자 집단인 국가과학원이 나서 5개월 만에 의료장비를 수리한 것이었다. 이후 이 기관에서는 옥류아동병원의 인공심폐기와 이비인후종합치료기를 수리하기도 했다.[315]

2018년에는 평양산원 유선종양연구소에 있는 CT의 중요한 소모품 중 하나인 "흑연솔"이 마모된 것을 의료인들이 발견했다. 시급히 대책을 세우지 않고 CT를 계속 운영할 경우 CT 자체가 고장 날 가능성이 컸다. 흑연솔을 수입하자니 언제 도착할지 기약할 수 없었고 수입한 솔이 올 때까지 CT 운영을 중단하면 환자 치료에 지장을 초래했다. 이에 흑연연구소 연구사들은 CT용 흑연솔 제작에 들어갔고 연구를 시작한 지 20여 일 만에 제작에 성공해 CT의 해당 부위에 설치했다. 한 달 동

---

315 "첨단의료설비에 비낀 잊을수 없는 모습," 『로동신문』, 2015.06.02.

안 사용해 보니 수입 솔과 비교해 큰 차이가 없다고 주장했다.[316]

북조선의 첨단장비 확보 방안인 기존의 외국 장비를 해체해 재조립하는 방법을 고장 장비에만 적용한 것은 아니었다. 의료설비 생산업체 중 하나인 평양전자의료기구공장은 김정일 집권기에는 엑스레이 생산을 전문으로 하던 공장이었다. 하지만 2011년 10월 김정일로부터 심전계 등 의료설비의 연구와 개발의 과업을 받고 사업을 추진해 2012년에 자체적 힘으로 심전계를 완성했다. 이외에도 수입에 의존해야만 했던 기록지가 필요 없는 휴대용 심전계까지 개발했다. 2013년에는 근전계와 뇌파계, 복부초음파진단기 등을 계열 생산하기 위한 공정에 돌입했고 2015년까지 백수십 대의 심전계와 수십 대의 뇌파계, 근전계, 복부초음파진단기 등을 생산해 전국의 보건의료기관에 공급했다. 이 공장은 보건성 건강합작회사의 기술자들과 합동으로 전자위내시경을 제작하기도 했다. 전자위내시경의 완성 과정을 살펴보면 어느 한 나라가 생산한 전자위내시경을 해체해 수백 종에 달하는 부속품의 기술적 특성을 파악했고 부속품들을 새롭게 만들어 조립하기를 여러 번 반복했다. 결국 효능 높은 전자위내시경을 완성했을 때, 서로 부둥켜안고 눈물을 흘리며 만세를 불렀다.[317]

의료장비 확보를 위해 눈물겨운 노력을 했지만 전체 보건의료기관에서 필요한 다양한 의료설비를 원활하게 공급할 수 있는 상태는 요원했다. 다만 엑스레이에 대한 현대화와 국산화는 일부 성과가 있는 것으로 보인다.

2016년 제7차 당대회를 계기로 평양시당위원회는 평양 내 전체 병

---

316 "첨단진단설비의 정상가동을 위해 바쳐온 진정," 『로동신문』 인터넷판, 2018.12.27.
317 "유훈관철의 길에서 이룩한 혁신적성과," 『로동신문』, 2015.12.31.

원의 엑스레이를 일신하기로 결정했다. 이를 담당한 인력은 김책공업종합대학 동력공학부의 연구사들이었다. 이들은 자료조사와 연구를 통해 기존 장비의 원상복구가 아니라 컴퓨터와 결합한 영상처리시스템을 갖춘 새로운 형태의 엑스레이 제작을 시도했다. 영상처리를 위해 조종판을 만들고 필요한 프로그램을 개발해 영상자료의 정보화를 완성했다. 이를 토대로 20여 개 보건의료기관의 엑스레이를 모두 갱신하는 성과를 이룩했다. 기존 병원의 엑스레이를 업그레이드한 것으로 방사선으로부터 의료인을 보호하고 엑스레이 필름 없이 영상진단을 가능하게 기능을 추가했다. 이 사업은 보건의료인들의 호평을 받았다.[318]

김책공업종합대학 동력공학부의 엑스레이 업그레이드 사업은 2020년까지도 보도될 정도로 계속됐다. 이는 병원 내의 네트워크 구축을 활성화하면서 컴퓨터 영상으로 진단하고자 하는 요구가 컸기 때문이었다. 엑스레이는 환자의 상태를 검사하는 가장 기본적인 의료설비였으나 수입할 경우 많은 자금이 소요됐다. 더군다나 대북 제재로 외부에서 들여오기도 쉽지 않았다. 하지만 김책공업종합대학에서 개발한 방법으로 업그레이드할 경우, 예산이 수입 설비의 10분의 1에 지나지 않았다. 이에 2020년 결핵과 간염 환자를 전문으로 진료하는 전국의 수십 개 예방원에서도 이를 적용해 엑스레이의 기능을 높였다.[319] 특히 2016년부터 엑스레이 업그레이드와 관련한 자료들을 공유하면서 각 단위 병원에서는 자체적으로 엑스레이 개조를 시도했다. 순천시인민병원에서는 2명의 엑스레이 담당 의료인이 한 달 만에 대물렌즈로 인식한 영상을

---

318 "의료설비의 현대화에 적극 기여," 『로동신문』, 2017.04.28.
319 "지상연단, 경제발전을 견인하는 기관차, 자력부강의 앞을 밝히는 등불이 되라," 『로동신문』, 2020.03.04.

컴퓨터로 전송하는 영상전송프로그램을 개발했고[320] 순천시 직동탄광병원도 비슷한 방법으로 엑스레이를 업그레이드했다.[321]

북조선에서는 순천시인민병원 등의 사례와 같이 환자 치료에 필요한 의료설비를 보건의료인이 직접 제작하는 경우가 많았다. 필요한 물자를 스스로 해결할 수밖에 없는 조건이 장기간 지속했기 때문으로 관련 물자를 공급받지 못하면 치료에 어려움을 겪는 것은 결국 의사 자신이었다. 그리고 이러한 보건의료인의 행위를 자력갱생 차원에서 훌륭한 일이라며 고무하는 사회 분위기도 한몫했다. 함경남도 북청군제2인민병원 의사 김광춘은 이온반응치료기를 제작해 수백 명의 환자를 치료했다. 김광춘은 이 의료설비를 전시회와 전람회 등에 출품해 특등과 일등에 선정됐고 국가발명권을 획득하기도 했다. 또한 의료설비 제작과 관련한 논문을 제출해 학위 수여를 받았다.[322] 이외에도 7년 동안의 연구로 안과전자종합진단기 제작에 성공한 와우도구역인민병원 안과의사 류철룡,[323] 대퇴견인정복기를 제작한 함흥정형외과병원 복합외상외과 의사 곽장철 등 많은 보건의료인이 거론됐다. 특히 곽장철은 선반공 경험이 있는 제대군인 출신으로 대학 입학 자격이 고급중학교 졸업생 외에 다양한 인력으로 충원하는 북조선의 교육환경으로 인해 의료설비 제작의 가능성을 높인 측면도 있었다.[324]

의료설비의 연구와 제작은 개인보다는 여러 사람이 함께 진행하는 경우가 많았다. 워낙 어렵고 힘든 연구이기도 했지만 사회 자체가 집단

320 "현대적인 치료설비들을 갖추어놓고,"『로동신문』, 2016.08.06.
321 "자강력제일주의를 심장에 새기고,"『로동신문』, 2017.03.18.
322 "값높은 창조로 인간의 삶은 빛난다,"『로동신문』, 2015.09.06.
323 "의료기구제작에 바쳐진 소중한 마음,"『로동신문』, 2020.02.01.
324 "창조적열정과 헌신으로 삶을 빛내이며,"『로동신문』, 2017.05.31.

주의를 지향하면서 협업을 장려했다. 그리고 협업의 대상과 방법 또한 다양했다. 청진의학대학의 교원과 연구사들은 이비인후과용 "미세흡인 파쇄기"에 관한 연구와 함께 직접 제작에 나섰다. 이들은 청진시제1인 민병원 이비인후과 의료인들과 협업으로 사업을 진행했다. 임상에서 직접 사용할 의료인들의 의견을 받아 연구에 적용했다. 새롭게 제작한 의료기구로 과학기술증서를 수여받았다.[325] 또한 평양의학대학 의학과 학기술교류소와 평양의학대학병원의 안과, 김책공업종합대학 전자공학부는 공동으로 안과 분야의 필수적인 진단설비인 "눈전기생리검사기"를 제작 완성했다. 이 설비는 망막 및 시신경 질환, 안구운동장애 환자를 대상으로 폭넓은 안과 검사의 길을 열었다고 평가받았다.[326] 의학대학과 임상병원은 물론이고 필요한 경우 김책공업종합대학의 연구자들까지 포함해 협업을 진행했다.

또한 중앙급 병원과 국가과학원과의 공동연구도 이루어졌다. 2016년 1월 심장판막 협착 질환에 필수 의료기구인 벌룬 카테터(balloon catheter) 제작에 성공했는데 김만유병원의 혈관조영치료과와 국가과학원 경공업과학분원 방직연구소, 국가과학원 물리학연구소 등의 과학자들이 진행한 연구였다. 이들은 여러 해 동안 수십 번의 실패를 거듭한 끝에 이룬 성과였다.[327] 산학협력의 모습도 보였다. 평양기계종합대학 인력들을 치과위생용품공장에 파견해 100여 대의 설비 및 장치를 현대화하거나 새롭게 제작해 설치했다.[328] 평양기계종합대학은 이외에도 평양의학대학 등 여러 단위의 과학자, 기술자들과 함께 "고주파 전

---

325 "효능높은 의료기구들을 연구제작," 『로동신문』, 2017.01.16.
326 "눈전기생리검사기 우리 식으로 개발," 『로동신문』, 2017.05.24.
327 "의료기구의 국산화를 실현," 『로동신문』, 2016.01.30.
328 "설비국산화에 이바지하는 연구성과," 『로동신문』, 2017.06.24.

기수술칼"을 완성했고 그 임상실험은 조선적십자종합병원과 김만유병원 소속 의료인들의 도움을 받았다.[329]

보건의료인과 과학자 및 연구자들이 수행하는 협업의 동력은 전시회 등 다양한 행사에 결과물을 출품하는 것이었다. 그리고 정부로부터 창의고안증서, 특허증 등 다양한 증서로 그 공을 인정받았다. 더불어 연구 결과는 논문 제출로 이어져 학위를 취득하는 계기도 됐다. 앞서 언급한 평양의학대학 의학과학기술교류소 등의 안과전자종합진단기는 2019년에 개최한 전국 보건의료 부문 "과학기술성과전시회"에 출품돼 우수 평가를 받았다.[330] 공기음이온발생기는 국제상품전람회에 출품됐고[331] 평양의료기구기술사의 이동식 엑스레이는 2018년에 개최한 제16차 국가발명전람회에서 1등으로, 과학기술성과전시회에서는 우수 평가를 받는 동시에 특허로 등록했다.[332] 연구자들이 받은 평가에 어떠한 구체적인 혜택이 제공되었는지는 확인이 어려웠다. 다만 학위를 받은 인사는 나이와 상관없이 높은 직급으로 배치됐다. 그리고 평양의료기구기술사의 이동식 엑스레이는 전국의 수십 개 보건의료기관에 설치했고 더 많은 단위에 도입하기 위한 사업을 전개한다고 밝혀 판매나 설치에 따른 이익을 보장하는 것으로 짐작된다.

김정은 정권은 제7차 당대회 이후 의료설비 생산기업들이 각급 병원 및 진료소 등에 의료설비를 정상적으로 공급한다는 소식을 지속해서 게재했다. 이때 거론한 대표적인 공장은 보건성 의료기구공업관리국 산하의 기업들로 묘향산의료기구공장을 비롯해 평양전자의료기구공

---

329 "현대적인 의료기구가 나오기까지," 『로동신문』, 2018.09.26.
330 "의료기구제작에 바쳐진 소중한 마음," 『로동신문』, 2020.02.01.
331 "건강과 질병치료에 좋은 공기음이온발생기," 『로동신문』, 2015.09.20.
332 "우리 식의 이동식렌트겐설비 적극 도입," 『로동신문』, 2019.04.05.

장, 평양의료기구공장, 남포의료기구공장, 함흥영예군인의료기구공장, 송림영예군인교정기구공장 등 10여 개 공장이었다. 이 공장들은 제7차 당대회를 전후해 진행한 70일 전투와 200일 전투 기간 의료장비, 의료기구, 의료용 소모품 등 140여 개의 계획지표를 생산 완료해 전국의 보건의료기관에 공급했다고 주장했다.[333] 하지만 2018년 8월 김정은이 직접 방문한 묘향산의료기구공장의 경험을 통해 보도를 모두 사실이라고 단정할 수 없다. 그럼에도 김정은의 직접적인 관심 속에 묘향산의료기구공장은 [사진 3-11]과 같이 2020년 10월 완전히 새로운 시설로 탄생했고 이전과는 달리 질을 담보한 의료설비를 생산한다고 밝혔다.

또한 김정은 정권은 코로나19 팬데믹으로 국경을 봉쇄한 시기에 더 많은 의료설비공장의 현대화 소식을 전했다. 앞서 언급한 묘향산의료기구공장 외에도 2020년 12월 10일 준공식을 개최한 희천입원침대공장,[334]

[사진 3-11] 묘향산의료기구공장 내부 모습

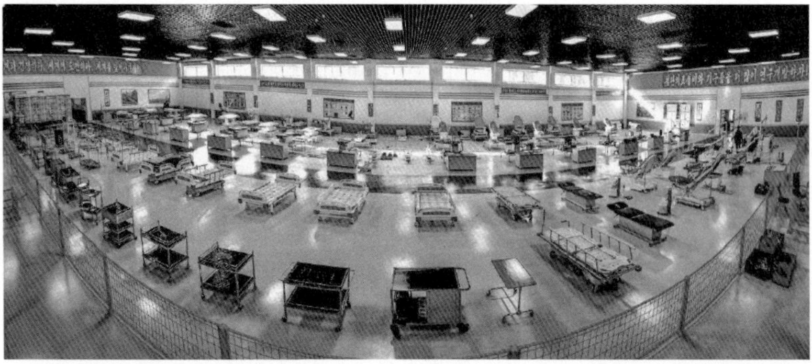

출처 : 『로동신문』, 2021.05.31.

---

333 "제힘을 믿고 일어설 때 불가능이란 없다." 『로동신문』, 2016.07.20.
334 "변혁의 새 지도를 그려보며." 『로동신문』, 2021.05.31.

[사진 3-12] 희천입원침대공장 내부 모습

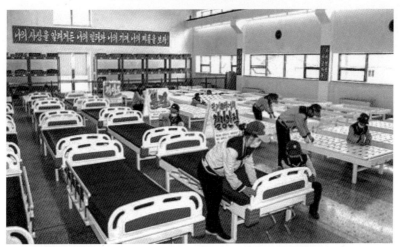

출처: 『로동신문』, 2021.05.31.

2021년 1월에 준공한 평양전자의료기구공장,[335] 2023년 11월 22일에 준공식을 진행한 매봉산의료용소모품공장과[336] 평양치과위생용품공장 칫솔직장, 남포의료기구공장, 개성영예군인의료기구공장 등이었다.[337] 특히 희천입원침대공장과 같이 당당하게 내부를 공개할 정도로 이전 시기의 의료설비공장과는 다른 모습을 보였다.

의료설비 부문의 변화는 2021년 1월에 개최한 제8차 당대회 이후 더욱 두드러졌다. 드디어 첨단설비라고 할 수 있는 의료장비의 소식을 전했다. 2021년 4월에 평양전자의료기구공장에서 MRI(자기공명화상진단

---

335 "개건현대화된 평양전자의료기구공장 준공," 『로동신문』, 2021.01.23.

336 "매봉산의료용소모품공장 준공식 진행," 『로동신문』, 2023.11.23.

337 "물질기술적토대강화에 계속 박차를," 『로동신문』, 2019.01.17; "강원도의 전진 기세-다시한번 솟구쳐 더 높이 오르자!," 『로동신문』, 2021.11.08일.

장치)의 제작을 시작해 일정 정도의 성과가 있음을 알렸다.[338] 그리고 코로나19 방역과 관련해 국가과학원 111호제작소와 생물공학분원, 채굴기계연구소 등의 과학자들은 협업으로 세계적 수준에 도달한 실시간 PCR설비를 개발해 해당 단위에 보내줬다는 소식을 전하기도 했다.[339] 또한 2021년 묘향산의료기구공장과 희천입원침대공장에서 생산한 40여 종의 의료설비와 10종의 입원침대를 전국의 보건의료 시설에 정상적으로 공급하고 있음을 강조했다.[340] 하지만 위의 3가지 보도 외에는 이미 몇 해 전에 생산한 생물공진진단치료기나 이동식 엑스레이 등을 다시 거론하는 수준으로 의료설비를 자력갱생으로 국산화하려는 당국의 의지를 실현하기까지 쉽지 않은 여정이 기다리고 있음을 확인할 수 있었다.

3. 의료용 산소 확보를 위한 보건산소공장 설치

2016년 하반기 김정은 정권이 보건의료 분야에서 가장 자랑하며 내세웠던 사업은 류경안과종합병원과 보건산소공장의 건축이었다. 이 두 기관은 2016년 제7차 당대회가 끝난 이후인 6월 1일부터 12월 15일까지 추진한 "200일 전투" 기간에 완공했다. 2018년에도 김정은은 당이 직접 틀어쥐고 건설한 병원들과 보건산소공장, 치과위생용품공장을 제외하면 중요한 성과가 없다고 단언할 정도로 보건산소공장은 김정은 정권에서 가장 손꼽히는 자랑거리였다.

---

338 "첫걸음부터 큼직이,"『로동신문』, 2021.04.07.

339 "과학기술결사전으로 혁신적인 성과들을 마련해간다,"『로동신문』, 2021.08.23.

340 "당의 은정속에 마련된 의료기구생산기지들에서 현대적인 새 제품 련속 개발, 생산 본격화,"『로동신문』, 2021.12.21.

[사진 3-13] 평양 보건산소공장 전경

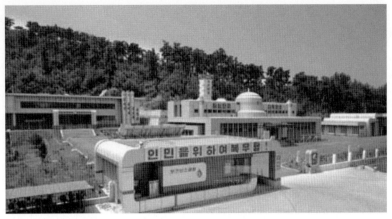

출처: 『로동신문』, 2019.07.24.

보건산소공장은 의료용 산소를 생산하는 시설로, 의료용 산소는 응급환자는 물론이고 환자 치료에 필수적인 의료물자였다. 김정은은 보건산소공장 건설을 직접 제안했고 건설 중인 현장을 2차례나 방문할 정도로 관심이 높았다. 또한 방문 때마다 의료용 산소의 생산시설과 함께 공장 인근에 이를 공급하는 공급소와 공급차량의 차고 설치를 지시했고 전국의 모든 병원에 의료용 산소가 충분히 공급될 수 있도록 각 지역에 보건산소공장을 건설하라고 제시하는 등 보건산소공장 역할의 중요성을 강조했다.[341]

평양 인근에 처음으로 건설한 보건산소공장은 2016년 9월 29일에 완공해 조업식을 개최했다. 강하국 당시 보건상이 조업사를 하면서 김정은이 직접 발기한 인민사랑의 기념비적 창조물이라고 의미를 부여했

---

341 "인민의 건강증진을 위해 바치시는 뜨거운 사랑," 『로동신문』, 2016.06.20.

다.[342] 이 보건산소공장에서 생산한 의료용 산소는 평양에 위치한 모든 병원에 공급할 계획으로 10월 3일부터 평양의학대학병원, 옥류아동병원, 시·구역인민병원 등에 제공할 예정이었다. 보건 당국의 주장에 따르면 보건산소공장의 모든 생산 공정은 컴퓨터를 활용한 자동화 시스템을 갖췄고 생산한 산소의 순도는 99.8% 이상으로 WHO의 기준에 부합한다고 밝혔다. 또한 평양 내의 모든 병원에 공급할 수 있는 충분한 생산 규모를 자랑했다.[343]

평양보건산소공장은 평양시의 병원 등에 필요한 의료용 산소를 중단 없이 보장하기 위해 노력했다. 2018년의 경우, 연간 의료용 산소 생산 계획을 10월에 이미 110.6%로 초과 완수했다. 이를 위해 공장 간부들은 수시로 공장의 기술자, 기능공들과 회의를 진행하며 문제점을 파악했고 생산에 필요한 사항을 그때그때 점검해 해결했다. 노동자들은 주야를 가리지 않고 생산에 매진했다.[344] 그 노력의 결과 2019년에는 조업을 시작한 3년 동안 수십 만㎥의 질 좋은 의료용 산소를 생산해 14만여 명의 환자를 치료했다는 구체적인 수치를 제시했다. 이러한 성과는 응급환자 소생률을 89.6%에서 96%로, 중환자 소생률은 90.2%에서 95.7%로 높이는 결과로 나타났다.[345] 평양보건산소공장은 코로나19 팬데믹 기간 더욱 중요한 공장으로 기능하며 체계를 갖춰갔다. 이 공장의 정식 명칭은 보건성 제약공업관리국 보건산소공장이었다.[346] 또한

342 "보건산소공장 조업식 진행,"『로동신문』, 2016.09.30.
343 "의료용산소 평양시안의 병원들에 공급,"『로동신문』, 2016.10.20.
344 "의료용산소생산에 박차를,"『로동신문』, 2018.10.26.
345 "인민들의 건강증진에 실질적으로 이바지하는 의료용산소생산기지,"『로동신문』, 2019.07.24.
346 "사회주의법무생활을 강화하는데서 모범적인 단위들에 모범준법단위칭호를 수여함에 대하여,"『로동신문』, 2022.05.23.

평양 내에 위치한 120여 개 병원 등에 연간 1만 차량이 넘는 많은 양의 의료용 산소를 중단 없이 생산해 공급했다.[347]

김정은 정권은 2016년 평양의 보건산소공장 완공 이후 각 도에 보건 산소공장 건설을 시작했다. 2018년 10월 평안북도의 보건산소공장 건설이 총 공사의 98%에 이르는 마감단계라며 액체산소분리기를 설치해 시운전을 진행 중이라고 소식을 전했다. 이 사업은 평안북도당위원회를 중심으로 현장지휘부를 조직해 추진했고 공장의 건설은 돌격대원들이 주축이었다.[348] 모든 것이 부족하고 어려운 조건이었으나 건축 자재 및 설비 등의 보장에 최선을 다한 결과 2019년 1월 초에 평안북도보건 산소공장을 완공했다.[349]

2018년 11월에는 함경북도에 보건산소공장이 건설 중이었고[350] 2020년 1월 시운전 소식을 전했다. 이 공장은 연건평이 수천㎡에 달했고 산소발생장 및 기체산소충진장 등을 설치했으며 설비들의 시운전 과정에 제기된 문제들을 해결하면서 준공검사 준비에 만전을 기했다.[351] 그리고 3개월 뒤인 2020년 4월에 준공했다. 이 공장을 준공하기까지 함경북도 내의 공장과 기업소가 동원됐다. 경성애자공장, 무산세멘트공장 등은 건설에 필요한 자재와 물자 보장을 담당했고 락원기계 련합기업소, 김책제철련합기업소의 기술자들은 보건산소공장 기술자들과의 협업을 통해 공장에 필요한 설비 제작과 설치, 시운전 등을 맡

---

347 "사랑의 생명소 흘러넘치는 작고도 큰 공장," 『로동신문』, 2023.02.20.

348 "보건산소공장건설 마감단계," 『로동신문』, 2018.10.19.

349 "평안북도보건산소공장, 신의주김치공장 새로 건설," 『로동신문』, 2019.01.09.

350 "보건산소공장건설 마감단계," 『로동신문』, 2018.11.21.

351 "보건산소공장 건설, 시운전 진행," 『로동신문』, 2020.01.30.

아 첫 의료용 산소를 생산하는 성과를 거뒀다.[352]

2016년 평양에 보건산소공장을 건설한 이후 북조선 전역에 보건산소공장이 하나둘 완공됐고 그 현황은 〈표 3-11〉과 같다.

〈표 3-11〉 보건산소공장 건립 현황

NO.	명칭	준공 시기	비고
1	평양 보건산소공장	2016.09.	• 2016년 5월 29일 김정은 방문 • 2016년 9월 14일 김정은 재방문 • 2016년 9월 29일 조업식 진행
2	평안북도 보건산소공장	2019.01.	• 2018년 1월 건설 마감단계 보도 • 2019년 1월 완공 소식 보도 • 전체 건물 총 4개 동으로 구성
3	라선시 보건산소공급소	2020.07.	• 2019년 1월 완공 소식 보도 • 기체산소충진장, 공급창고, 용기창고 등으로 구성, 천 수백㎡의 의료용 산소 보관, 시내의 병원들에 공급 예정 • 2020년 7월 보건산소공급소 건설됐다고 사진과 함께 또 보도
4	함경북도 보건산소공장	2020.04.	• 2018년 11월 건설 마감단계 보도 • 2020년 1월 시운전 진행 보도 • 2020년 4월 준공 • 연건평이 수천㎡, 산소발생장 및 기체산소충진장 등으로 구성
5	평안남도 보건산소공장	2020.06.	• 2019년 7월 건설 마감단계 보도 • 2020년 6월 22일 준공식 • 사무청사, 산소발생장, 산소충진장, 산소분리기장 등으로 구성
6	황해북도 보건산소공장	2022.12.	• 2020년 12월 건설 소식 보도 • 2022년 11월 건설 결속 소식 보도 • 2022년 12월 9일 준공식 개최 • 통합생산체계 구축, 산소분리기장, 산소충진장 등으로 구성
7	강원도 보건산소공급소	-	• 2019년 7월 보건산소공급소 건설이 마감단계에서 추진되고 있다고 보도 • 사무청사, 창고 등으로 구성
8	황해남도 보건산소공급소	2021.12.	• 2020년 12월에 완공 소식 보도 • 2021년 12월 22일 준공식 개최

---

352 "보건산소공장 준공, 첫 의료용산소 생산," 『로동신문』, 2020.04.15.

NO.	명칭	준공 시기	비고
9	남포시 보건산소공급소	–	• 2021년 12월 건설 마감단계 보도
10	함경남도 보건산소공장	2022.12.	• 2022년 10월 건설 완료, 시운전 진행 • 2022년 12월 신축된 시설 사진 공개
11	양강도 보건산소공장	2022.12.	• 2022년 8월 건설 마감단계 보도 • 2022년 12월 15일 준공식 개최 • 산소분리기장, 컴퓨터조종실
12	개성시 보건산소공급소	2022.12.	• 2022년 12월 23일자 보도에서 준공식 진행 언급

출처: 2012~2023년 『로동신문』 검토해 저자 정리.

자강도를 제외한 8개 도와 평양, 남포, 개성, 라선시 등 4개의 직할시에 보건산소공장 또는 공급소를 새롭게 구축했다. 각 지역의 당위원회와 인민위원회는 보건산소공장 건설을 중요한 대상 건축물로 설정해 돌격대원을 포함해 대규모 인력을 동원했고 건설에 필요한 물자 또한 도내의 기업소에서 확보해 빠른 완공을 위해 제공했다. 평안남도보건산소공장은 평성시당위원회의 주도로 건설 역량을 꾸렸는데, 이 공장의 위치가 평성시에 위치했기 때문이었다. 이렇게 공장이 위치할 행정구역의 당위원회도 중요한 역할을 담당했다.[353]

보건산소공장은 사무청사와 산소발생장, 산소충진장, 산소분리기장 등 기본 4개의 건물로 이뤄졌고 보건산소공장 인근에는 보건산소공급소를 설치해 각 도의 보건의료 시설 등에 공급하도록 체계를 구축했다.[354]

평양과 도(道)에는 보건산소공장을 남포, 개성, 라선시에는 보건산소공급소를 건설했다. 2020년 6월 조업을 시작한 평안남도보건산소공장은 평안남도와 남포시 내의 병원에 의료용 산소를 공급할 계획이라고

---

353 "10여 개 건설대상 완공," 『로동신문』, 2019.01.29.
354 "보건산소공장과 공급소건설을 다그친다," 『로동신문』, 2019.07.29.

밝혀 공급소를 설치한 남포, 개성, 라선시 등은 도에 건설한 보건산소공장에서 의료용 산소를 공급받았다.[355] 흥미로운 점은 강원도와 황해남도의 경우 보건산소공장이 아닌 보건산소공급소를 건설했다. 강원도는 2019년 7월에 보건산소공급소 건설을 마감단계에서 추진한다고 밝혔다.[356] 황해남도의 보건산소공급소는 2020년 12월 완공 소식을 전했고[357] 1년 뒤인 2021년 12월에 준공식을 개최했다.[358] 황해남도는 공급소를 건설해 인근에 위치한 보건산소공장에서 의료용 산소를 공급받을 계획이었을 것으로 짐작된다. 이를 통해 각 지역의 형편이나 의료용 산소 공급 규모 등에 따라 시설의 유형을 결정한 것으로 보인다.

〈표 3-11〉에 확인할 수 있듯이 보건산소공장 건설이 끝나고 의료용 산소를 생산하기까지는 우여곡절이 많았다. 시운전 과정에서 발생한 문제와 순도가 높은 산소를 대량으로 생산하는 기술적 문제 등의 해결이 쉽지 않았다. 함경북도보건산소공장은 마감단계 건설 소식 이후 조업까지는 1년 6개월이나 소요됐다. 라선시보건산소공급소는 2019년 1월에 건물 완공 소식을 알렸으나[359] 2020년 7월 다시 공급소를 새로 건설했다며 사진과 함께 보도했다.[360] 이에 실제 조업을 시작한 시점은 2020년 7월 이후라고 짐작된다. 남포시보건산소공급소는 2021년 12월에 건설이 마감단계에 이르렀다고 보도했으나[361] 2023년까지 완공 소식은 없었다.

---

355 "평안남도보건산소공장 준공," 『로동신문』, 2020.06.24.
356 "보건산소공장과 공급소건설을 다그친다," 『로동신문』, 2019.07.29.
357 "좌양산샘물공장, 도보건산소공급소 완공," 『로동신문』, 2020.12.29.
358 "황해남도보건산소공급소 준공식 진행," 『로동신문』, 2021.12.23.
359 "10여 개 건설대상 완공," 『로동신문』, 2019.01.29.
360 "라선시인민병원 개건, 보건산소공급소 새로 건설," 『로동신문』, 2020.07.20.
361 "올해 계획된 대상공사 적극 추진," 『로동신문』, 2021.12.04.

김정은 정권은 2016년 평양보건산소공장 조업식을 계기로 전국에 보건산소공장 건설을 지시했지만 7년이 지난 2023년 말까지 모든 지역에 설치를 완료하지 못했다. 또한 건설이 마감단계라고 보도한 지 1년 이상이 지난 뒤에나 준공식을 개최하는 등 다른 분야와 마찬가지로 어렵게 사업을 추진하고 있었다.

제4절 소결

김정은 정권은 집권 초부터 보건의료 자원(인력, 시설, 의약품, 의료설비 등)을 정비하고 확충하려는 움직임을 보였다. 이는 무상치료제가 북조선 사회에서 차지하는 중요한 위치 때문으로, 사회주의 국가가 인민에게 제공할 수 있는 대표적인 혜택이었고 김정은이 집권하며 약속한 인민생활 향상과도 직결된 정책이었다. 하지만 보건의료체계는 고난의 행군 이후 붕괴 상태였고 이의 정상화를 위해 우선해서 보건의료 자원의 정비가 필요했다.

보건의료 자원 중 보건의료 인력은 정책의 실현을 위해 실질적으로 움직이는 매개였다. 보건의료인이 갖춰야 할 자질은 김정은 정권에서도 이전 시기와 다르지 않았다. 당과 수령에 대한 끝없는 충실성을 먼저 강조했고 두 번째가 인민에 대한 지극한 정성이었다. 마지막으로 꼽은 자질이 선진의학기술을 갖춘 실력자였다. 하지만 김정은은 집권 초에 과학기술과 지식경제를 국가 발전 방향으로 제시하면서 보건의료계에서 새 정부의 변화 징표로 선진의술에 능통한 실력 있는 보건의료인을 내세웠다.

실력 향상을 위해 북조선 보건의료인들은 선진의술을 연구하고 그 결과물을 전시회나 토론회와 같은 행사에서 발표하면서 자신의 지식을 공유했다. 또한 우수한 성과물은 당국이 나서 발명 및 창의고안증서를 수여해 공을 인정하며 권장했다. 특히 관련 연구는 학위 취득으로 이어졌다. 학위 취득이 붐처럼 일어나며 2차급 병원인 구역인민병원에서도 의학박사가 배출됐다. 더구나 20대에 학위를 취득한 의학연구원 어린이영양관리연구소 실장 방유일의 사례를 통해 학위 취득은 어린 나이에도 연구소 실장으로 배치될 수 있는 중요한 인센티브로 작동하고 있었다.

선진의술의 연구를 확대할 수 있던 배경에는 북조선의 인터넷망 활성화로 관련 자료를 접할 기회가 많아졌기 때문이었다. 당국은 정권에 위협이 되지 않은 해외의 선진의학 자료를 대량으로 확보해 과학기술전당과 각지 도서관, 과학기술보급소 등에 공유했다. 새로운 지식에 목말라 있던 보건의료인은 공개된 자료들을 적극적으로 활용했다. 특히 해외의 자료를 이용하기 위해 번역이 필수적이었고 외국어 능력자가 주목받았다.

김정은 정권이 대부분의 보건의료기관이 기본적인 물질적 조건을 갖추지 않았음에도 선진의술로 무장한 실력의 보건의료인을 먼저 내세운 것은 보건의료인의 관심을 불러일으키기 위해서였다. 새로운 정부는 뭔가 다른 변화를 보일 것이라는 시그널이자 동시에 이를 계기로 보건의료인들의 관리에 본격적으로 나서겠다는 의지의 표현이었다. 그리고 2016년 제7차 당대회를 개최하면서 국가계획 내에 보건의료인의 자질과 실력 향상을 목표에 담아 정책을 펼치기 시작했고 2021년 제8차 당대회를 지나며 실력 향상의 목표를 가장 말단기관인 진료소와 리인민병원의 보건의료인까지 대상을 확대했다.

하지만 보건의료인의 의술 향상은 시간과 물적 자원의 투자가 필수적으로 구호와 의지만으로 실현하기에는 한계였다. 이에 북조선 보건당국은 뒤떨어진 보건의료인의 실력을 보완하는 자질로 성실성을 강조했다. 특히 20년 이상 병원에서 복무한 보건의료인들을 성실함의 모범으로 간주했다. 이는 고난의 행군 시기를 거치며 자신의 영달을 위해 다른 분야를 기웃거리지 않고 꾸준히 병원을 지킨 인력에 대한 칭송이기도 했다. 또한 성실성과 함께 헌신성을 강제했다. 헌신성은 이미 1960년대에 탄생한 붉은 보건전사로 대표되는 정성의 보건의료인이 모태였다. 이에 북조선 보건의료인들은 21세기를 20년이나 지난 현재에도 환자를 살리기 위해 자신의 피와 피부를 제공했고 심지어 뼈와 망막까지도 기증하고 있었다. 이렇게 북조선의 보건의료인들은 2019년 북미관계 개선 실패와 더욱 강화된 대북 제재, 세계적인 감염병 사태까지 겹친 심각한 위기 속에서 다시 자발적 자력갱생의 자급체제를 강요받으며 국가의 부족한 자원을 온몸으로 대신하고 있었다.

김정은 정권은 신규 보건의료인을 양성하는 의학대학의 변화도 모색 중이었다. 북조선은 김일성 정권 때부터 각 지역에서 필요한 보건의료인은 자체적으로 키워낸다는 원칙에 따라 9개 도(都)와 4개의 직할시 중 평양시와 남포시에 의학대학을 설치했다. 이 11개의 의학대학에 많은 변화를 보였다.

우선 의학대학 명칭에 많은 부침이 있었다. 김일성종합대학 평양의학대학이 평양의학대학으로 바뀌었고 신의주의학대학이 평북종합대학 의학대학에서 다시 신의주의학대학으로, 사리원의학대학이 황북종합대학 강건의학대학에서 강건사리원의학대학으로 변경됐다. 의학대학뿐 아니라 함흥약학대학도 함흥화학공업종합대학 약학대에서 함흥약학대학으로 변화했다. 또한 신의주의학전문학교를 평북종합대학 의학대학에 편입해 의료기술학부로 개편했다. 더불어 의료기술학부과 같이 의학대학 내의 학부에도 변화가 있었다. 구강학부를 치과의학부로 변경했고 원격교육학부를 신설하기도 했다. 또한 교육의 학술일원화 정책에 따라 평양의학대학을 의학교육 부문의 학술, 정보 및 자료 서비스, 원격교육센터로서 역할을 담당하도록 정비했다. 각 도의 모든 의학대학을 평양의학대학의 학술일원화체계에 연계했고 과목별로 교육 내용을 일원화하는 조치를 취했다. 가장 실력이 높고 우수한 경험을 보유한 평양의학대학의 교육 내용과 교수법 등을 국가망에 탑재해 이를 지방 의대에서 활용하도록 했다.

의학교육 부문의 다양한 변화 시도는 북조선 전체의 교육 개혁과 연동된 조치였다. 2012년 집권을 시작하며 김정은은 경제발전과 인민생활 향상을 목표로 내걸었고 이를 달성하기 위한 선행 조치로 기존의 11년제 의무교육제를 12년제로 확대했다. 특히 새 세기 산업혁명, 지식경제시대의 비전은 과학기술로 무장한 인재 육성을 필요로 했고 교육체계의 개편은 필수적이었다. 특히 2016년 제7차 당대회와 2017년 과학교육의 해를 거치며 전체 인민을 과학기술 인재로 양성하겠다는 목표를 달성하기 위한 사업을 전개했고 그 과정에서 의학대학에 많은 영향을 끼쳤다.

김정은 집권기 보건의료 자원의 확보를 위해 가장 활발하게 추진한 사업은 보건의료 시설의 현대화였다. 우선 병원의 현대화는 김정은이 집권 초에 평양에 짓기 시작한 전문병원을 필두로 사업을 전개했다. 2012년 10월 가장 먼저 준공한 병원은 여성을 위한 평양산원 유선종양연구소였다. 2013년 10월에는 옥류아동병원과 류경치과병원이 개원했다. 2016년에는 류경안과종합병원을 신축했다. 이 전문병원들의 개원은 제7차 당대회에서 보건의료 부문의 대표적 치적으로 평가됐다. 김정은은 집권 초기 집중적인 전문병원 건설을 통해 보건의료와 관련한 자신의 지향과 능력을 인민들에게 보여주는 계기로 삼는 동시에 다양한 메시지를 전달했다. 첫째, 선대 수령의 유훈을 관철하는 모습이었다. 평양산원 유선종양연구소는 김정일이 사망 한 달 전에 지시한 과업으로 정책의 연속성을 보여주며 이전 정권의 보건정책이 이어질 것을 분명히 했다. 둘째, 친인민적 모습의 새로운 지도자로 부각했다. 인민들의 건강을 염려해 대규모 병원 건설을 먼저 추진한 지도자의 이미지를 심어 주민들에게 좀 더 나은 삶이 기다리고 있음을 기대하게 했다. 셋째, 사업의 집행력과 추진력을 보여줬다. 모든 병원의 완공은 10개월도 소요되지 않았다. 또한 김정은은 각 병원의 건설 현장을 2차례씩 방문해 추진 현황을 직접 점검했다. 필요한 설비의 보장을 약속하고 실제로 제공하며 신뢰를 갖게 했고 건설 노동자들을 독려하며 대민 접촉을 넓혔다. 네 번째로는 완공 병원들을 김정은 시대의 대표적인 건축물로 선전하며 중요한 참관 장소로 활용했다. 이는 폭압의 독재자가 아닌 정상적인 지도자라는 이미지를 심는 데 일조했다. 김정은 정권은 코로나19 팬데믹 기간인 2020년에는 평양종합병원 건설을 추진했다. 김정은은 직접 착공식에 참석해 당 창건 75주년을 맞는 2020년에 가장 우선해서 건설할 대상이라고 강조했고 정면돌파전과 자력갱생의 본때를 보여주자고 독려했다. 그러나 2024년 3월 현재까지 준공 소식은 들리지 않고 있다. 평양종합병원은 김정은 정권의 의지와 달리 대북 제재와 코로나19, 자연재해라는 삼중고를 뚫지 못했다.

평양의 전문병원은 새 시대의 표준이자 사회주의 문명국을 향해가는 모범적인 건축물로 홍보되면서 전국의 병원은 이를 모델로 개보수를 진행했다. 하지만 부족한 자원과 자력갱생의 원칙에 따라 병원 소속의 보건의료인들이 직접 담당해야 하는 상황에서 각급 병원의 현대화는 시늉에 그치는 경우가 많았다.

2016년 제7차 당대회를 거치며 보건의료 시설의 복구와 정비를 본격화했다. 2016년 8월부터 "시·군인민병원꾸리기사업"을 시작했고 이를 담당한 보건성은 지역별로 본보기를 정하는 한편, 사업 추진 기준을 요강으로 작성해 전국의 관련 기관에 하달하며 이 요강에 따라 보건의료 시설을 설계하고 시공하도록 했다. 병원 현대화의 목표는 철저하게 보건학적 요구에 맞게 진행하도록 기준을 높이는 것이었고 당시 내세운 보건학적 요구에는 외부 차단, 내부 격폐, 선 편리성, 선 하부구조 구축의 원칙 등을 거론했다. 그리고 이 사업을 잘 추진하는지 보건성 담당자들을 현지에 파견해 각 단위에서 추진한 현황을 파악하고 상황을 점검했다. 또한 전국적으로 "시·군인민병원 꾸리기 판정총화"와 같은 사업을 배치해 한 해 동안 진행한 병원 현대화 사업에 대해 우수한 지역을 발굴하고 경쟁을 유도하면서 사업을 실질적으로 진행하도록 관심을 높였다. 그 과정에서 많은 병원을 새롭게 건설했고 오랜 기간 완수하지 못하던 병원들을 빠르게 완료해 갔다.

하지만 보도와는 달리 당국이 강조한 만큼 병원 현대화는 순조롭지 않았다. 김정은 정권은 2021년 제8차 당대회에서 5년간의 성과가 미미함을 자인하며 향후 5년 동안 추진할 계획으로 보건의료 시설의 현대화를 다시 들고 나왔다.

김정은은 이미 제7차 당대회 때부터 정책의 실현이 지지부진한 원인을 간부들의 사업 태도와 사상 관점에서 찾았다. 그리고 지속해서 간부들의 문제적 행동을 송두리째 뿌리 뽑겠다는 의지를 내보였다. 김정은은 제8차 당대회를 계기로 그 강도를 높였고 2020년 코로나19 팬데믹으로 국경을 봉쇄한 3여 년의 기간을 활용해 보건의료 분야에 보다 확실한 관심을 보이며 재정비를 시도했다. 우선 병원 현대화 사업을 적당히 흉내만 내려는 조직과 책임자에 대한 비판을 지속하며 향후 국가의 정책 수행을 소홀하게 대할 수 없다는 점을 분명히 했다. 또한 2020년 10월 삼지연시인민병원을 개원해 이를 지방인민병원의 표준 및 본보기라며 제시했다. 그리고 2021년 한 해에만 4차례의 당중앙위원회 전원회의를 개최해 각급 병원의 현대화 상황을 세세하게 평가해 사업의 오류를 찾아 시정하도록 했고 계획 대비 완수 현황을 점검해 사업의 실행을 강제했다.

김정은 정권은 2012년 집권부터 10여 년간 추진한 보건의료 정책을 부정적으로 평가했고 코로나19라는 전염병 사태를 겪으며 보건의료체계의 근본적인 변화가 필요하다고 판단했다. 이에 2022년부터 70년 이상 불렸던 병원 명칭을 모두 변경했다. 도인민병원은 종합병원으로, 그 산하의 시·군·구역인민병원은 인민을 삭제하고 시·군·구역병원으로 명명했다. 그리고 이는 병원뿐 아니라 위생방역소에도 영향을 미쳤다. 2023년부터는 각 행정구역의 위생방역소를 도·시·군·구역질병예방통제소로 명칭을 모두 바꿨다.

병원 외의 보건의료 시설인 위생방역소와 의약품관리소의 현대화 사업도 병원 현대화와 비슷한 양상이었다. 2016년 제7차 당대회를 기점으로 시설 개선을 본격화했고 "시·군위생방역부문 꾸리기"를 전개했다. 2019년 12월 완공한 삼지연시위생방역소를 모델로 전국의 위생방역 시설을 현대화했다. 특히 위생방역기관은 코로나19를 겪으며 생물안전 2등급 수준의 검사실을 갖추기 위한 사업을 병행했다. 하지만 이 또한 평양종합병원 건설과 같이 완벽하게 마무리하지 못했다. 첨단의료설비를 갖추는 사업은 대북 제재와 북조선의 어려운 경제 상황으로 쉽지 않았고 자력갱생으로 확보할 수 있는 의료설비를 활용해 운영 중이었다.

김정은 정권은 부족한 보건의료 서비스를 보충하기 위해 먼거리의료 봉사체계로 명명한 원격의료와 실시간 전염병 감시 프로그램인 실시간 전염병감시통보체계, 콜드 체인 프로그램인 예방약냉동연쇄체계 등을 구축했다. 자신들의 인터넷망인 인트라넷을 활용해 평양과 지방을 네트워크로 연결해 질병 상황 공유와 신속한 통보 및 보고 체계를 갖춰 서비스의 질을 높이고 도시와 농촌 간의 격차를 줄이려는 움직임이었다. 특히 위 사업은 모두 WHO와 GAVI 등과 같은 국제기구의 지원으로 추진했다. 하지만 2017년 12월 북조선의 미사일 발사와 핵무력 완성 선언에 따른 유엔 대북 제재 결의안 2397호가 발동되며 현재까지 사업이 중단된 상태이다. 그럼에도 불구하고 북조선은 제8차 당대회를 거치며 김정은 정권은 다양한 체계를 가장 말단의 행정단위인 리(里)와 동(洞)까지 확대한다는 목표를 내걸고 추진 중에 있다.

보건의료 자원 중에는 환자 치료에 사용되는 의약품과 의료장비, 의료기구, 의료용 소모품 등 다양한 물자가 필요하다. 북조선은 관련 물자를 보건성에서 일괄적으로 관리하고 생산하는 구조였다. 보건성에는 고려약(한약)을 담당하는 고려약생산관리국이, 합성의약품을 관리하는 제약공업관리국, 의료기구 등의 수급을 맡는 의료기구공업관리국을 뒀다. 각 관리국은 도(都)와 시(市)인민위원회에도 연계된 관리국을 설치했고 도·시의 관리국은 산하에 관련 물자를 생산하는 공장 및 기업들을 관장하며 생산 현황 등을 관리했다.

의약품은 합성의약품과 고려약을 생산하는 공장이 분리돼 있었으나 자국 내에서 원료 수급이 가능한 천연원료로 의약품을 생산할 수밖에 없는 조건에서 제약공장, 고려약공장이라는 명칭과 상관없이 대부분 고려약을 생산했다. 이에 김정은 집권기에 고려약공장이 대거 증가했다. 2021년에는 모든 시·군에 고려약공장이 수백 개가 존재했고 계속 건설 중이었다. 이러한 결과는 천연원료인 약초의 활용이 수월했기 때문이기도 했으나 사회주의기업책임관리제라는 김정은 정권의 경제정책의 영향이 지대했다. 이 경제정책은 북조선의 모든 기업에 적용됐는데, 국가로부터 계획의 수립에서부터 생산물의 종류, 수익의 처분 등에 대해 권한을 대폭 이양 받아 상품의 가격, 판매 방법 등을 자체적으로 결정할 수 있었다. 이에 원료 수급 부담이 적고 종업원 수나 설비 확보 등에서 큰 규모가 필요하지 않은 고려약공장이 우후죽순으로 생겨나게 됐다.

생산한 의약품과 건강식품 등을 많이 판매하기 위해 GMP 인증과 포장에도 신경을 썼다. 또한 유명 대학의 학위 취득자나 연구기관의 과학자 및 전문가를 초빙해 신약 개발에 나섰다. 이러한 과정에서 2016년에 항바이러스제인 우웡항비루스물약을 생산하기도 했다. 이 우웡항바이러스제를 2022년 북조선에 오미크론 환자가 발생했을 때 치료제로 활용했다. 물론 고려약만으로 환자 치료를 할 수 없는 것은 자명했다. 이에 합성의약품을 생산하는 중앙급 제약공장의 현대화도 추진했고 2023년 말에 가서야 성과가 나타났다. 평양제약공장은 2023년 11월 21일에 준공했고 흥남제약공장 의약품 2계열 생산 공정의 완공 및 조업식은 같은 해 12월 23일에 진행했다. 김정은 정권은 이로써 효능 높은 의약품들을 더 많이 생산할 수 있는 토대를 갖췄다고 의미를 부여했다. 흥남제약공장은 2024년부터 계열 생산 공정을 계속 완비하는 차원에서 의약품 3계열 생산 공정 현대화를 시작했다.

품질이 향상된 의약품과 이를 생산하는 제약 및 고려약공장의 확대는 자연스럽게 의약품을 판매하는 공간인 약국 증설로 이어졌다. 그동안 약국과 관련한 정보는 많지 않았으나 2022년 오미크론 확진자 발생 이후 평양에 670여 개, 전국적으로 4,300여 개의 약국과 의약품 판매소가 존재한다고 밝혔고 계속해서 표준약국을 개설하는 중이었다. 이러한 수치는 의약품의 판매가 일상화됐음을 의미했다. 병원 의사에게 처방받는 필수의약품은 여전히 무료라고 주장하고 있으나 국내외의 어려운 조건 속에서 의약품의 질과 공급을 정상화하는 방법으로 북조선이 현재 선택할 수 있는 유일한 길은 의약품 판매라고 판단한 것으로 보인다.

의료장비와 의료기구를 통칭하는 의료설비의 생산 현상을 살펴보면 보건성 의료기구공업관리국 산하의 공장과 기업소 외에도 대학이나 연구소, 병원 등에서도 직접 관련 물자를 생산했다. 하지만 2014년까지 첨단이라고 불릴만한 획기적인 의료물자는 찾아볼 수는 없었다. 다만 2015년 12월에 김책공업종합대학에서 라선식뇌CT를 개발했다는 소식을 보도했다. 이를 개발한 인사에게 국가표창을 하고 공훈과학자칭호까지 수여하는 등 호들갑을 떨었으나 라선식뇌CT를 현지 병원에 도입해 사용한다는 소식은 현재까지 들리지 않고 있어 상품으로 생산까지는 요원한 것으로 보인다. 2017년 11월에는 전신CT 조종장치의 설계와 프로그램을 완성했다고 주장했으나 기존에 있던 고장난 CT를 분해 및 해체해 재조립한 것으로 이 또한 생산해 병원에서 사용하기에는 갈 길이 멀었다.

다만 엑스레이에 대한 현대화와 국산화는 일부 성과가 있는 것으로 보인다. 2016년 평양시당위원회는 평양 내 전체 병원의 엑스레이를 일신하기로 결정했고 김책공업종합대학 동력공학부의 연구사들이 맡아 사업을 전개했다. 이들은 자료조사와 연구를 통해 기존 장비의 원상복구가 아니라 컴퓨터와 결합한 영상처리시스템을 갖춘 새로운 형태의 엑스레이 제작을 시도해 엑스레이 필름 없이 영상진단이 가능한 엑스레이를 완성했다. 이 기술로 평양에 위치한 20여 개 보건의료기관의 엑스레이를 모두 업그레이드했고 관련 정보의 공유로 각 단위 병원에서도 자체적으로 엑스레이를 개조했다. 또한 김정은 정권은 의료설비를 생산하는 보건성 의료기구공업관리국 산하의 기업들을 현대화하면서 초보적인 의료설비를 생산해 공급했다. 이 또한 제7차 당대회 이후의 움직임이었고 코로나19 팬데믹 기간에 더 많은 의료설비공장의 현대화 소식을 전했다. 2020년 10월 묘향산의료기구공장, 같은 해 12월 희천입원침대공장, 2021년 1월 평양전자의료기구공장, 2023년 11월 매봉산의료용소모품공장 등을 준공했고 이전 시기의 의료설비보다 질을 담보한 의료설비를 생산한다고 주장했다. 이외에도 의료용 산소를 생산하는 보건산소공장을 2016년부터 건설하기 시작해 2022년 말까지 자강도를 제외한 8개 도와 평양, 남포, 개성, 라선시 등 4개의 직할시에 보건산소공장 또는 공급소를 새롭게 구축해 의료용 산소를 공급 중이었다.

김정은 정권은 보건의료 자원을 확보하기 위해 다양한 시도를 보였고 보건의료기관의 명칭을 완전히 바꾸거나 의약품 판매를 일상화하는 등의 파격적인 정책을 폈다. 그리고 이를 실험에 그치는 것이 아니라 인민보건법과 의료법, 의약품법 등 법률을 수정 및 보충하며 법적으로 담보하는 절차도 밟았다. 하지만 대북 제재, 부족한 예산, 폐쇄성 등으로 인해 환자 치료에 필요한 고효능의 의약품이나 첨단장비와 같은 물자의 국산화는 여전히 풀기 어려운 쉽지 않은 과제였다.

제4장

김정은 정권의 보건의료 자원의 배치

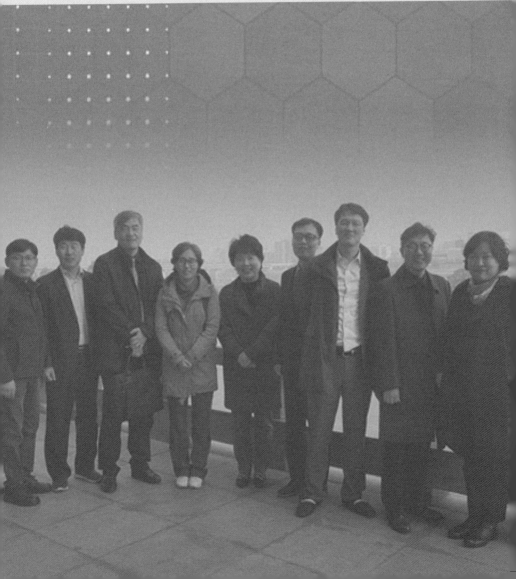

제1절 보건의료 자원 배치의 메커니즘

보건의료 자원의 배치는 보건의료인을 포함한 인력과 시설, 의약품 등의 자원을 조직적으로 분배하고 구체적인 활동으로 전환해 보건의료 체계가 정상적으로 기능하도록 돕는 활동이다. 각 나라는 이를 담당하는 보건 당국과 의료보험프로그램, 국제기구와 비정부단체, 독립적인 민간기구 등 여러 기재를 자국의 체제와 정책에 따라 적절히 활용한다. 그렇기 때문에 배치의 방법은 다양하다.

북조선도 자신만의 배치 방법이 존재한다. 그리고 국가 수립 초기부터 국가 주도의 보건의료체계를 구축했기 때문에 국가가 전면에 나서 보건의료 자원을 배치했다. 하지만 배치의 주체를 단순히 '국가'라고 단정하기에는 나름의 내부 메커니즘을 갖고 있어 이를 확인해 이해할 필요가 있다. 그렇지 않으면 북조선의 전반적인 배치 현황을 파악하기가 쉽지 않다. 물론 북조선도 남한의 보건복지부처럼 국가의 정부 부처 중 하나인 보건성이 나서 보건의료 자원을 배치한 시기도 있었다. 하지만 이는 1948년 국가 수립부터 1958년까지로 단기간이었다. 1958년 사회주의 개조의 완료를 선언하면서 개인 소유 병원을 모두 국영병원으로, 보건의료인을 공무원으로 전환한 이후에는 조선로동당이 전면에 나서 자원의 배치를 주도했다.[1]

북조선은 궁극적으로 공산주의를 지향하는 사회주의 국가이다. 사회주의 국가는 국가보다 집권당의 권위를 우선하는 당·국가체제이다. 여기에 더해 주체사상이라는 유일사상이 지배하며 수령이 혁명사상을 독점적으로 해석하고 제시하는 수령제를 채택하고 있다. 특히 그 어떤 국

---

1 엄주현, 『북조선 보건의료체계 구축사 I』, 456쪽.

가보다 이러한 질서의 체계를 확고하게 정립해 운영한다. 1990년대 중반 고난의 행군 시기를 거치며 이러한 질서가 흐트러졌고 현재도 완벽한 복구를 이뤘다고 단정하기는 어렵다. 그럼에도 불구하고 김정은을 위시한 북조선의 집권세력은 '사회주의 혁명의 승리를 위하여'라는 논리로 가장 먼저, 그리고 강력하게 추진한 움직임이 당조직과 당원의 질서 회복이었다. 더욱이 코로나19 팬데믹 기간, 자발적 국경 봉쇄를 취하던 3년 동안에 이에 대한 집중적인 정비를 실시했다.

김정은 집권기 내내 김정은의 언사를 정점으로 조선로동당이 전면에 나서 보건의료 자원을 배치하는 모습을 보였다. 그리고 김정은의 집권 기간이 늘면서 수령의 명령을 대하는 당원들의 태도는 이를 절대화하며 더욱 조장하는 방향으로 나아갔다.

북조선의 보건의료 자원의 배치 현황, 즉 보건의료와 관련한 사업을 전개하는 전체적인 흐름도를 확인하면 다음과 같다. 첫째, 공산주의 혁명 완수를 위해 수령의 구상이 무엇인지 발표한다. 이는 장기적인 지향으로 집권 세력의 변화가 거의 없는 북조선의 특징에 따라 그 목표는 10년 이상을 내다보며 제시했다. 두 번째는 수령의 구상을 실현하기 위해 현 단계에서 추진할 구체적인 정책을 채택하는 절차를 밟았다. 이를 현시하는 가장 큰 국가 행사로는 당대회를 들 수 있다. 김정은 집권 기에는 2차례의 당대회를 개최했다. 그리고 그 때마다 5년 계획의 목표를 제시했다. 2016년 제7차 당대회 때는 국가경제발전 5개년 전략을 발표했고 2021년 제8차 당대회에서는 전략보다 계획 완수의 의무를 강조하는 국가경제발전 5개년 계획을 채택했다. 특히 김정은 정권은 5개년 전략 및 계획을 수행하는 기간에 수시로 당중앙위원회 전원회의를 개최해 시기마다의 완수 정도와 장단점 평가, 이를 토대로 차기년도의 사업 수행 방법 등을 논의하는 과정을 거쳤다. 세 번째로는 당대회에서 채택한 사업계획을 직접 수행하는 단계로 각 부문의 당조직을 앞세워 이를 현실화하고자 했다. 계획의 완수는 국가의 발전과 혁명 승리에 다가서는 하나하나의 절차이므로 실행을 성공적으로 담보하기 위해 다양한 방법을 동원했다. 본보기단위와 모범인사를 설정하고 이를 전국에 일반화하는 사업을 추진하면서 이때 경쟁을 부추기기 위해 순위를 매겨 발표하기도 했다. 이를 도식화하면 다음과 같이 정리할 수 있다.

1단계 : 수령의 장기적 구상 발표

2단계 : 수령의 구상에 대한 구체적 사업 및 정책 채택
 - 2016년 제7차 당대회에서 국가경제발전 5개년 전략 발표
 - 2021년 제8차 당대회에서 국가경제발전 5개년 계획 발표

3단계 : 모든 부문의 당조직이 전면에 나서 사업 수행
 - 당조직과 근로단체 등의 조직적 움직임
 - 본보기단위, 모범인사 설정, 이를 따라 배우며 전국적으로 일반화
 - 사업의 빠른 진행과 완료를 위해 경쟁 체제 발동

2012년 집권한 김정은은 자신이 향후 건설할 국가의 방향을 '사회주의 문명국 건설'로 명명하며 제시했다. 이는 사회주의 강성국가의 내용 중 하나로 새로 닦은 거리와 신축한 건물 등 현대적인 생활환경을 인민이 마음껏 누릴 수 있게 하겠다는 구상이자 희망이었다. 그러면서 보건의료와 관련해 의학정보자료봉사망과 먼거리의료봉사체계를 확립하고 아동병원과 치과병원, 기능회복중심, 현대적인 체육종합훈련기지와 각종 대중체육시설 건설을 목표로 내세웠고 흥남제약공장 현대화 1계열 공사 등을 계획하면서 먼저 평양시의 면모를 일신하기 위한 행보부터 시작했다.[2]

---

2 "보다 문명한 래일을 향하여," 『로동신문』, 2013.02.18.

김정은은 2016년 제7차 당대회에서 사회주의 문명강국의 본질적 특징과 그 실현을 위한 과업과 방도에 대해 다음과 같이 구체적으로 언급했다.

> 우리가 건설하는 문명강국은 사회주의문화가 전면적으로 개화발전하는 나라, 인민들이 높은 창조력과 문화수준을 지니고 최상의 문명을 최고의 수준에서 창조하며 향유하는 나라입니다.

김정은의 발언은 해당 국가의 발전 수준은 문화의 발전 수준에 의해 규제되므로 인민의 지향과 요구를 반영한 인민적인 문화, 즉 교육, 보건, 체육, 문학·예술 등의 전 분야에서 찬란하게 꽃피게 하겠다는 의미였다. 또한 인민들의 창조력과 문화 수준을 높이기 위해 건강한 체력은 창조적인 활동의 육체적 담보이므로 보건의료사업을 개선 및 강화하고 체육의 대중화와 생활화를 위한 사업을 전개할 것을 제시했다. 더불어 최상의 문명을 최고의 수준에서 창조하는 힘은 전체 인민이 풍부한 과학기술지식과 함께 건장한 체력을 소유하는 데 있다며 이를 위한 사업 수행을 통해 자본주의가 흉내 낼 수 없는 문명 강국을 반드시 세우겠다고 약속했다.[3]

지도자의 방향 설정과 관련한 발언 이후 당조직을 중심으로 자원의 배치는 수직적이고 일괄적으로 시행됐다. 김정은이 총비서로 있는 당중앙위원회는 지도자가 설정한 방향에 따른 혁명 과업을 정책으로 결정했고 총 13개의 지역(9개 도와 4개의 직할시)의 도 및 시당위원회에 당중앙위원회가 결정한 정책의 실행을 주문했다. 13개의 도 및 시당위원회는 그 지역 산하의 병원 등을 포함한 보건의료기관과 의학대학, 제약

---

3 "사회주의문명강국의 물질적특징," 『로동신문』, 2016.07.10.

및 고려약공장, 의료장비공장 등의 당조직에 계획한 사업을 알렸다. 문제는 도 및 시당위원회의 책임자가 보건의료에 얼마나 관심이 있고 의미를 두는지에 따라 사업의 성패가 결정된다는 점이었다. 당조직에서는 보건의료사업만을 하는 것이 아니기 때문이었다. 그렇기 때문에 김정은은 관료들의 관점과 사업태도의 변화를 지속적으로 요구했다.

2016년 제7차 당대회를 개최하기 전에는 김정은이 매년 1월 1일에 발표하는 신년사가 사업 방향의 표시등 역할을 했다. 2015년 김정은이 신년사를 발표 이후 전국의 보건의료 관련 시설에서는 군중대회, 궐기대회, 궐기모임 등을 개최해 지도자의 방향을 실현하겠다는 결의가 이어졌다. 우선 전국의 병원들은 평양산원 유선종양연구소와 옥류아동병원, 류경치과병원 등을 모범, 즉 본보기로 설정해 보건의료 서비스 제공의 정규화, 규범화, 표준화를 실현하겠다는 결의를 다졌다. 또한 원료, 자재, 설비의 국산화 실현을 제시한 신년사에 따라 의약품과 의료기구를 생산하는 공장에서는 물자 생산에 자체의 힘과 기술을 활용하겠다는 의지를 보였다. 특히 신의주마이신공장을 비롯한 몇몇 제약공장에서는 10여 종에 달하는 의약품에 대해 최고 생산년도의 수준을 돌파하겠다고 다짐했다. 그리고 흥남제약공장은 2015년 한해 현대화 1계열 생산 공정의 자동화, 무인화, 무균화를 실현하고 생산 의약품의 품질기준을 국제적 수준에 맞출 것을 결의했다. 묘향산의료기구공장도 생산설비의 CNC화를 완료하기 위해 정초부터 혁신의 불바람을 세차게 일으키고 있다는 분위기를 전했고 평안북도인민병원, 평천고려약공장 등에서는 최신 약제 기술을 활용해 효능이 높은 고려약 생산을 목표로 정하고 이를 실천하고 있다고 보도했다.[4]

---

4 "보건사업에서 새로운 전환을," 『로동신문』, 2015.01.06.

신년사 이후 전국에서 진행한 각종 대회와 모임은 1월 내내 이어졌다. 그리고 매해 신년사를 발표할 때마다 같은 절차를 반복했다.[5] 하지만 연초에 전국을 들썩이게 하는 결의 표명이나 실행 현황 등의 움직임이 실질적인 변화를 가져왔는지는 의문이다. 김정은과 당중앙위원회, 보건성의 책임자들이 제시한 보건의료와 관련한 사업들은 현재의 낙후한 상황을 개선하기 위한 기초적인 정책이었고 해마다 비슷한 사업들을 반복해서 나열했다. 또한 묘향산의료기구공장의 경우와 같이 매해 새롭게 갱신했다는 소식은 현장의 현실과는 완전히 딴판인 경우가 많았다. 결국 조직원을 대대적으로 동원하는 결의모임은 하나의 요식행위로 큰 의미를 부여하기 어려웠다. 새로운 수령으로 등극한 김정은은 북조선 사회에 만연한 이러한 폐해를 해소할 의무가 있었고 이는 국가의 미래와 자신의 집권 성과를 판가름하는 중요한 관심사였다. 그렇기 때문에 이러한 상황을 수정해 개선하려는 움직임을 보였다.

제2절 당대회를 매개로 자원의 배치 정상화 모색

1980년 조선로동당은 제6차 당대회를 개최했다. 1994년 7월 8일 김일성 사망 이후 김정일이 집권했고 2011년 12월 17일 김정일이 사망하기까지 당대회는 없었다. 당규약에는 5년에 한 번씩 당대회를 소집한

---

5 "백두의 혁명정신과 창조적투쟁으로 사회주의문명국건설을 힘있게 다그치자," 『로동신문』, 2015.01.16; "공화국창건 일흔돐이 되는 올해를 또 하나의 승리의 해로 빛내이자," 『로동신문』, 2018.01.11; "인민들의 건강증진에 이바지하는 효능높은 의약품을 더 많이 생산하자," 『로동신문』, 2018.02.01; "번영의 보검을 억세게 틀어쥐고 사회주의의 더 밝은 앞날을 개척해나가자," 『로동신문』, 2019.01.13.

다고 규정했으나 30년 이상 당대회를 개최하지 못했다. 이는 국가가
정상 상태가 아니었다는 증거였다.

　김정은은 집권 5년 차인 2016년에 제7차 당대회를 개최했고 다시 5
년 뒤인 2021년에 제8차 당대회를 열어 당·국가체제의 정상화를 꾀했
다. 북조선의 집권 세력이 국내외적으로 가장 자신 있게 내세우는 가치
는 지도자를 정점으로 당과 정부, 전체 주민의 일치단결된 강력한 조직
력이었다. 당대회의 정상 개최는 이를 확고하게 복구하는 출발점이었
고 이를 계기로 김정은 정권은 당조직의 정비와 강화를 추진했다.

　조선로동당 규약에 따르면 당원의 규모가 5명에서 30명까지 존재하
는 기관과 공장에서는 당세포를 조직했다. 당원이 31명부터 60명까지
있는 단위에는 분초급당을, 그리고 당원이 61명 이상 있는 조직에는
초급당을 구성했다. 당세포와 초급당(분초급당)은 당의 기층조직으로
당의 노선과 정책을 관철하기 위한 직접적인 실행단위였다. 특수한 경
우에는 당원이 3~4명만 있어도 당세포를 구성할 수 있어 북조선의 웬
만한 기관에서는 당조직이 포진해 있었다.[6]

　제7차 당대회에서 국가경제발전 5개년 전략을 채택했고 이는 보건
의료 부문을 포함해 향후 5년 동안 추진할 전략을 수립했음을 의미했
다. 북조선 당국은 계획 완수를 목표로 당조직을 활용한 배치를 추진했
다. 기층 당조직이 움직이는 사례를 통해 조직적 배치가 실현되는 과정
을 파악할 수 있었다. 평안북도인민병원 고려치료 부문의 당세포 당원
들은 회의를 통해 당 정책의 실현을 위해 10월까지 병동 건설을 완료
하자는 당세포 결정서를 채택했다. 낡은 건물 해체부터 당원들이 가장
먼저 나섰고 당원들의 열성적 모습을 보고만 있을 수 없었던 동료 보건

6 　2021년 제8차 대회 이후 당규약을 개정했다. 총 34쪽의 '조선로동당 규약 전문'에
　 의하면 제5장 당의 기층조직 제41조와 제42조에 관련 내용을 규정하고 있다.

의료인들은 함께 건설에 뛰어들었다. 결국 목표로 한 10월 10일 당창건 기념일 전에 병동을 완공했다.[7] 평천고려약공장도 고려약 생산의 전국적인 본보기단위로 이름을 날렸다. 이러한 결과도 공장의 초급당위원장을 비롯한 당원들의 노력에 의한 성과였다. 평천고려약공장 초급당에서는 생산을 독려하기에 앞서 공장 노동자들에게 소속감과 애착심을 심어주기 위한 사업을 전개했다. 종업원들 속에서 발휘되는 긍정적 소행을 일일이 찾아 알리고 이를 매개로 사상교양을 전개했다. 또한 생산조건의 변화는 생활 형편의 개선 없이는 불가능하다는 인식하에 알약생산 공정의 GMP를 실현해 이익을 확대했고 동시에 후방공급체계의 재구축을 통해 안정적인 식생활을 도모했다. 이러한 변화는 자연스럽게 애사심을 높였고 생산 증대로 이어졌다.[8]

당의 지령으로 붉은 보건전사를 키우는 사업을 전개할 때도 각 병원의 초급당을 일괄적으로 움직였다. 함흥시 흥덕구역 은덕산업병원 초급당에서는 당원 중에 1960년대의 보건의료인과 비슷한 소행을 한 미담자를 찾아 소개하는 사업을 시작했다. 이를 통해 보건의료인 전체의 태도 변화를 이끌었다. 병원은 영예군인을 위한 치료 및 생활 안정 사업을 추진했고 그 과정에서 영예군인의 아들이 전신 25%에 3도 화상을 입고 입원했을 때 30여 명의 의료인들이 자기 피부를 다투어 기증하려는 모습을 보였다. 인민에게 헌신하는 기풍을 확대하는 결과를 가져왔다.[9]

북조선 당국이 내세우는 정책의 성공과 실패는 당세포와 초급당 등 기층 당조직이 당중앙위원회의 지령에 일사불란하게 움직이느냐 아니

7 "당결정은 우리의 생명이다," 『로동신문』, 2014.06.23.
8 "일터에 대한 애착심을 간직하도록," 『로동신문』, 2018.02.14.
9 "당성단련강화에 주되는 힘을," 『로동신문』, 2021.08.02.

면 형식적으로 대하느냐에 따라 좌우되는 구조였다. 김정은 정권은 이 구조를 정비하고 강화하는 노력을 꾸준히 진행했다.

2016년의 제7차 당대회와 2021년의 제8차 당대회를 거치며 당원들을 확대했고 기존 당원들의 특권과 부패를 비난하는 동시에 당원들의 정신을 개조하는 사업을 전개했다. 그 일환으로 제7차 당대회 이후인 2016년 12월 23일에 제1차 전당초급당위원장대회를 개최했다. 김정은이 직접 참석한 이 대회의 목적은 초급당의 위치와 임무를 초급당의 책임자가 명확하게 재인식할 계기를 마련하는 것이었다. 김정은은 현 발전의 요구에 맞게 초급당 조직들을 튼튼히 꾸리고 그 기능과 역할을 강화하기 위한 과업과 방도를 제시하면서 초급당의 전투력이 조선로동당의 전투력이며 초급당의 강화가 전당 강화의 지름길이라고 밝혔다. 이는 결국 제7차 당대회 결정 사항 관철에 획기적인 전환을 이루려는 목적이었고 당에서 아무리 옳은 정책을 제시해도 초급당이 실행하지 않으면 무용지물이라는 사실에 근거한 행보였다.[10]

이 대회에 참석했던 청진의학대학 초급당위원장 리현수는 사업 추진에 마음가짐이 달라졌다고 증언하며 현재 자신이 할 일이 무엇인가를 똑똑히 깨닫는 계기가 됐다고 언급했다. 리현수는 그동안 의학대학의 새로운 교사 건립에 진척이 없어 마음만 끓이는 상태였다. 하지만 결국은 소속원들의 정신력을 최대로 불러일으키고 자체의 힘으로 추진하자고 절절히 호소하며 그 길에 자신이 앞장서 행동으로 보여주는 길밖에 없다는 것을 깨닫게 됐다. 물론 기사에는 교직원 모두가 적극적인 호응으로 새 교사 건립이 완공됐다는 결과를 보도했다.[11] 그동안 사업이 진

---

10 "기층당조직의 역할을 높이는데 기적창조의 비결이 있다," 『로동신문』, 2017.12.28.
11 "새 교사건설에서 발휘된 정신력," 『로동신문』, 2019.03.16.

행되지 못한 원인은 초급당을 위시한 당원들의 호소가 대중에게 먹히지 않았기 때문이었다. 김정은이 직접 참여한 대회를 통해 초급당과 초급당위원장에게 권위가 실리기 시작했다.

제1차 전당초급당위원장대회 이후인 2017년부터 초급당위원장들이 나서 제7차 당대회에서 결정한 보건의료 관련 사업을 본격적으로 추진했다. 그리고 변화한 관료들의 행동을 기사로 대대적으로 알렸다. 맹산군인민위원회 위원장은 맹산군인민병원을 찾아 수술실 온도가 낮음을 확인하고 즉각 대책을 세웠다. 본인이 직접 수백 리 길을 달려 수술실 난방 보장에 필요한 시설을 마련하고 설치까지 마쳤다. 이외에도 병원 개선에 필요한 자재와 산모들에게 제공할 미역 등 영양식품과 부식물까지 보장했다. 그리고 인민의 이익과 편의를 가장 우선해서 해결하는 간부를 '참된 일군'이라며 치켜세웠다.[12] 황해남도에 위치한 강련군인민병원도 비슷한 상황이었다. 몇 해 전까지 병원 현대화 사업이 자재와 노동력 확보 문제로 제대로 진척되지 않았다. 이때 군당위원회의 책임자가 공사 현장을 찾았고 진행 상황을 구체적으로 파악한 이후 병원 관계자와 오랜 논의 끝에 문제 해결의 방도를 하나씩 해결해 나갔다. 그 과정에서 보건의료 개선이 '우리의 사업'으로 확고히 자리를 잡게 됐다. 이는 병원 관계자들의 태도 변화로 이어져 해당 병원의 보건의료인들은 1만 수천 장의 기와를 단 며칠 만에 직접 생산했고 밤낮없이 수십 리나 떨어진 곳에서 자재를 운반하면서도 힘든 줄 몰랐다.[13] 이외에도 혜산의학대학 임상의학부 학생이자 당세포비서인 리강철은 삼지연군 건설에 나설 것을 탄원하는 동시에 동료들에게 함께 탄원할 것을 호

---

12 "독자의 편지 이런 일군을 자랑합니다,"『로동신문』, 2018.06.02.
13 "보건사업을 함께 책임진 립장,"『로동신문』, 2018.12.26.

소하며 선봉장 역할을 했다. 그 결과 혜산의학대학 졸업반 학생 20여 명이 험지인 삼지연군으로 함께 떠날 수 있었다.[14]

한편 초급당의 활동은 본보기단위를 만드는 것도 포함했다. 2016년 11월 황해남도 재령군 동신홍리에 현대적인 리인민병원이 새롭게 선보였다. 동신홍리인민병원이라고 간판을 내건 2층짜리 병원에는 리(里)의 주민뿐 아니라 방방곡곡에서 수많은 참관자와 보건의료인들이 찾아왔다. 이 병원이 리인민병원의 본보기였기 때문이었다. 이 병원을 본보기단위로 꾸리려는 결정은 같은 해인 2016년 2월 말에 보건성초급당 위원회에서 이뤄졌다. 제7차 당대회를 앞두고 70일 전투 기간에 수행할 사업을 결의하는 회의를 개최했다. 회의를 주재한 보건성의 초급당 간부는 김정은이 평양에 건설한 평양산원 유선종양연구소와 류경치과병원, 옥류아동병원 등을 보면서 생각이 많았다며 수령들의 유훈을 어떻게 관철할 것인지 고민이 깊다고 운을 뗐다. 그러면서 가장 말단 행정단위의 리인민병원을 건설한지 오래돼 양질의 보건의료 서비스를 제공하지 못하는 현실을 짚으며 현대적인 리인민병원 건설을 통해 당의 인민적인 보건의료 시책을 과시하자고 호소했다. 이때, "그 과업을 우리 부서에 맡겨주십시오. 꼭 해내겠습니다"라고 자원한 사람이 당원인 보건성 처장 리광혁이었다. 리광혁이 소속된 부서에는 성원이 10명도 되지 않았으나 사업을 맡아 리인민병원 건설을 시작했다. 이 사업을 추진하며 내세운 기준은 최고의 수준에서 관철하겠다는 목표였다. 그리고 리인민병원을 건설할 지역 또한 이들이 논의를 통해 결정했다. 재령군 동신홍리가 결정되기까지 논의가 분분했다. 이 지역은 재령강으로 둘러 막혀 교통이 불편하고 읍으로부터 60여 리나 떨어져 군(郡) 내에

---

14 "대학졸업생들 신도군으로 탄원," 『로동신문』, 2018.11.07.

서도 제일 말단에 위치한 곳이었다. 더불어 고질적인 토착질환으로 보건의료 서비스가 절실히 요구됐다. 건설 현장을 사업 추진이 손쉬운 도시와 가까운 지역에 정할 수 있었으나 당원으로서의 양심이 허락하지 않았다. 하지만 공사는 생각보다 어려웠다. 당원들이 직접 건설했기 때문으로 이에 대한 지식과 경험도 부족했다. 그중 가장 어려운 부문은 건설자재의 운반이었다. 수백 톤을 헤아리는 모든 자재를 밤낮 없이 실어 날랐고 평양에서부터 왕복 수백 리가 넘는 길을 하루에도 몇 차례씩 오갔다. 특히 모든 자재는 최상의 물자를 찾았다. 이는 수령과 당 앞에 약속한 결의로 "사소한 흠이라도 있으면 안 된다, 어렵더라도 양심에 후회 없는 길을 택하자"라며 흔들리는 마음을 다잡았다. 이에 보온재도 전국에서 가장 좋은 물자로 공사했고 무동력 보일러도 전국적으로 가장 모범적인 단위에서 설치한 것을 기준으로 했다. 이에 지금까지 볼 수 없었던 현대적인 2층 건물을 완공할 수 있었다. 병원에는 10개의 치료실과 입원실을 갖췄고 약국, 식당은 물론이고 전문 치료가 가능한 의료기구와 실험기구 등을 모두 개비했다. 또한 태양열 에너지를 이용해 조명과 치료에 필요한 의료설비를 운영했다. 먼거리의료봉사체계도 리인민병원 중에 처음으로 도입했다. 물론 이에 관련한 물자와 필요한 모든 부문은 보건성 처장 리광혁과 부원들이 담당했다. 병원 앞에는 500㎡나 되는 온실을 마련해 입원 환자에게 공급할 부식까지도 해결하는 꼼꼼함을 보였다.[15] 이렇게 본보기단위를 내오는 것도 한 명의 충성도 높은 당원으로부터 시작됐다.

하지만 제7차 당대회에서 제시한 국가경제발전 5개년 전략은 실패로 돌아갔다. 단시간에 변화를 이끌기에는 고난의 행군 여파가 깊었으

---

15 "로동당만세소리 높은 곳에 당정책결사관철의 기수들이 있다." 『로동신문』, 2016.11.30.

며 관료와 당원들의 복지부동은 강고했다.

김정은 정권은 제8차 당대회에서 국가경제발전을 위한 5개년 전략을 계획으로 변경해 계획 완수의 의무감을 더 높였고 당중앙위원회 전원회의를 한 해에도 몇 차례씩 배치해 상황을 하나하나 점검했다. 제7차 당대회의 사업기간인 2016년부터 2020년까지는 2차례 당중앙위원회 전원회의를 했던 2019년을 제외하고 매년 1차례 회의가 전부였다. 하지만 제8차 당대회 기간인 2021년에는 4차례의 당중앙위원회 회의를 진행했고 2022년에는 2차례, 2023년에는 3차례의 회의를 개최했다.

2021년 5월 당중앙위원회 제8기 제2차 전원회의를 개최해 제약공장과 의료기구공장, 의료용소모품공장 등의 신축과 현대화를 일정대로 추진하라며 이는 무조건 집행해야 할 지상 과업이라고 강조했다. 그러면서 과거 사업 방식에 대한 다음과 같은 비판도 서슴지 않았다. 첫째, 보건의료 부문의 물질 및 기술적 토대를 갖추는 사업의 중요성을 계속 강조했으나 여전히 당의 의도를 이해하지 못하고 있다며 그 원인을 경제 상황과 같은 객관적 조건이 아니라 해당 관료와 당원들의 사상 관점과 사업 태도에 문제가 있다고 비판했다. 둘째, 당의 구상과 과업은 곧 인민들과의 약속이고 인민의 신뢰와 직결된 중요한 정치적 문제인데 이에 대한 인식이 부재하다고 일갈했다. 당대회의 결정은 흥정이나 구실을 붙일 수 없다는 점을 분명하게 인식해 "무조건성의 원칙, 결사관철의 정신"을 주문했다. 세 번째로 사업 수행에 있어 과학적인 타산 없이 주먹구구식으로 계획을 세우고 그저 한다는 시늉만 하는 형식주의와 요령주의를 비난했다.[16]

---

16 "당앞에, 인민앞에 실적을 총화받자," 『로동신문』, 2021.05.15.

비판은 계속됐고 당중앙위원회의 관리는 더욱 촘촘히 이어졌다. 산하의 당조직들은 이에 무조건적으로 움직여야 했고 2023년까지 이어지고 있었다. 2023년 6월 제8기 제8차 전원회의 이후 각급 당조직은 2023년 상반기에 추진한 사업의 성과와 경험, 교훈 등을 분석하고 이를 극복하는 방도를 찾기 위한 학습을 진행하며 더욱 각성하고 분발할 것을 다짐했다. 평양시당위원회는 산하의 구역 및 군당조직을 발동해 평양시 전체에 당중앙위원회 전원회의 결정을 관철하자는 구호와 표어, 선전화 등을 게시하는 한편, 당조직들과 협의회를 진행해 시급히 해결할 문제 등을 토의한 이후 당 간부들을 산하의 공장, 기업, 농장, 건설 현장 등에 파견해 사업을 일일이 챙겼다. 이러한 사업은 전국에서 펼쳐졌다.[17]

김정은 정권은 제7차 당대회 전까지는 각 조직의 기층 당조직을 정비했다면 이후에는 시와 군당위원회를 강조하며 200여 개의 시·군당위원회의 책임자가 1/200을 확실하게 책임져 채택한 결정을 관철한다면 북조선 전역에서 당의 정책을 완수할 수 있다며 이들을 움직였다.[18] 제8차 당대회 이후에는 전국 4,000여 개의 리당위원회의 책임을 강조하며 각 리에 있는 학교, 병원, 탁아소, 유치원과 같은 기관을 현대화하는 사업을 전개한다면 4,000개의 농촌 전체가 현대화하는 결과를 가져온다며 강제했다.[19]

김정은 정권은 2019년 2월 북미관계 개선 실패와 2020년 코로나19

---

17 "당중앙위원회 제8기 제8차전원회의 결정관철을 위한 힘있는 조직정치사업, 성, 중앙기관 당조직들과 도, 시, 군당위원회들에서," 『로동신문』, 2023.06.27.

18 "론설, 시, 군의 발전이자 국가의 부흥이다," 『로동신문』, 2021.03.28.

19 "나라의 4000분의 1을 맡았다는 높은 당적자각을 안고 분발하자," 『로동신문』, 2021.03.04.

팬데믹 정세로 내치에 집중할 수 있는 시간을 활용해 당조직 정비와 강화를 위한 다양한 시도를 보였다. 이는 대북 제재와 북미관계 개선에 오랜 시간이 필요하다는 판단에 따라 자력갱생이라는 자발적 내핍을 견디며 자체 동력을 최대한 확보해 장기간 버티기겠다는 전략의 일환이었다. 우선 당원과 후보당원의 규모를 대거 확대해 2배 가까이 늘렸다. 이를 계기로 새로운 인재를 영입하는 동시에 당조직의 물갈이를 단행했다. 더불어 기존 당원들을 대상으로 정신개조에 돌입했다. 또한 계획의 실질적 완수를 위해 사회주의 경쟁을 도입했고 이전 시기와 달리 부문별, 단위별, 지역별, 단계별로 분류해 집단적 경쟁 열풍을 일으키고자 했다.

그 일환으로 2023년 12월에 한 해 동안 전개한 사회주의 경쟁에 대한 평가를 진행했다. 사회주의 경쟁은 전체 인민을 증산으로 견인하는 강한 무기라는 인식하에 국가경제발전 5개년 계획 3년 차의 사업 진행 현황을 점검하는 조치였다. 우선 연초부터 각 조직에서는 사회주의 경쟁을 벌이기 위한 준비로 경쟁요강을 구체적으로 수립했다. 특히 주안점을 둔 부분은 종업원들의 정치의식을 높이는 것으로 구호와 표어를 조직 곳곳에 설치했고 당중앙위원회 전원회의 결정에 대한 해설 자료를 배포하면서 선동 활동을 선행했다. 더불어 지난 시기 추진한 경쟁을 매개로 한 대중운동의 허점을 분석해 새로운 방법과 방식을 적극적으로 도입했다. 이전 시기에는 경쟁을 생산에 집중했다면 예술경연, 체육경기 등 집단의식을 높일 수 있는 사업에도 적용했다. 이는 경쟁의 선발주자가 고정돼 경쟁 의욕을 떨어뜨리는 맹점을 보완하는 방법이었다. 경쟁 열의는 평가의 공정성에 의해서도 영향을 받았다. 이에 과학적이고 투명한 평가를 위해 평가의 기준을 새롭게 정하고 단계마다 평가를 공개해 경쟁 열의를 높였다. 그리고 평가에 대한 후속 조치로 온실이나 축산시설 등에서 확보한 생산물을 공급하거나 우대해 평균주의를 근절하기 위해 노력했다. 즉 물질적 평가를 적극 도입해 대중운동의 속도를 높여주는 촉매제로 활용했다.[20] 김정은 정권은 물질적 보상이나 삶의 질 향상 없는 동원과 경쟁은 의미와 효과가 없다고 인식했다. 이에 전국적으로 주택 건설 붐을 일으켜 주거 환경을 개선하고자 했고 각 조직에 온실이나 축사 등의 설치를 통해 생활용품에 대한 공급을 정상화하라고 강조했다. 주민들에 대한 보건의료 서비스를 강화하려는 조치 또한 국가가 제공할 수 있는 혜택을 하나라도 더 늘리려는 방편이었다.

지도자와 당에 충성심이 높은 개인을 확보하고 늘리는 일은 국가의 존립은 물론이고 정권의 안정과 관계된 중요한 임무였다. 앞의 사례에서도 확인할 수 있듯이 당 정책의 관철은 당성이 높은 개인으로부터 시작됐기 때문이었다. 제8차 당대회 이후에 모범적으로 사업을 수행한 인사들을 "사회주의 애국 공로자"라며 한 사람 한 사람 거론하며 알렸다.[21] 이들에게는 당원으로, 최고인민회의 대의원으로 추천되는 등의 혜택이 뒤따랐다.[22]

김정은 정권은 당과 국가가 바라는 모범적인 이상향을 끊임없이 제시했다. 6·25 전쟁 당시 목숨을 바쳐 인민군을 살린 군의 및 간호원과 1960년대 당의 부름에 무조건 호응한 천리마 시대의 보건의료인을 내세우며 이들과 같은 모습으로 변할 것을 강제했다. 그리고 이를 현실에서 실천한 보건의료인들을 내세워 북조선 전체 보건의료인에게 확산하는 적극적인 조직사업을 추진했다. 그 일환으로 매해 전국청년미풍선

---

20 "사회주의경쟁은 전진비약의 위력한 동력이다, 올해 각급 당조직들의 사회주의경쟁에 대한 당적지도정형을 놓고," 『로동신문』, 2023.12.18.

21 "사회주의애국공로자대렬이 늘어난다," 『로동신문』, 2020.06.01.

22 "나라의 꽃, 생활의 꽃, 처녀대의원," 『로동신문』, 2019.07.30.

구자대회와 전국보건일군정성경험토론회를 개최해 당이 원하는 보건의료인이 어떤 모습인지 보여줬다. 여기에는 의약품 생산에 원료와 자재의 국산화와 재자원화를 시행한 강원도의약품관리소 소장 배동진과[23] 남들이 선뜻 배치받기 싫어하는 기관을 선택해 30년 이상 실험실 의사로 복무한 평안남도인민병원 과장 박금옥, 고아들의 건강을 위해 주저 없이 많은 피를 헌혈해 어린이를 살린 신의주초등학원 의사 리일광,[24] 힘겨운 연구로 자체 제작한 의료기구와 약초를 이용한 고려약을 생산해 중증 췌장염 치료법을 개발한 평안북도인민병원 임상의학연구소 부소장 윤경일, 선진의학기술을 적극 받아들여 난치성 질환 치료에 새로운 방법을 제시한 김만유병원 과장 박사 부교수 김옥경 등 일일이 거론하기 어려울 정도로 수많은 인사들이 탄생했다.[25] 이들 모범 보건의료인들은 대회와 토론회에 참석해 자신의 행위를 낱낱이 보고했다.

모범인사 중에 파급효과가 가장 클 것으로 평가한 인사를 정해 대대적으로 내세우며 이 사례가 전국의 보건의료인들에게 확실하게 가닿도록 조직적으로 움직였다. 2023년 5월 31일에 발행한 『로동신문』에 "당에 대한 백옥 같은 충성심과 인민에 대한 헌신적인 복무정신의 화신"으로 은천군병원 산부인과 간호장 안경실을 소개했다. 총 6면에 불과한 『로동신문』의 지면 중 3개 면 전체를 할애해 안경실의 삶을 조명했다.[26] 그 뒤 2023년 11월까지 안경실과 같이 참된 보건의료인으로 살겠

23 "조국의 부강번영을 위해 헌신하는 우리 인민의 훌륭한 풍모," 『로동신문』, 2021.09.26.
24 "로동당의 붉은 보건전사가 될 불같은 열의, 제16차 전국보건일군정성경험토론회 참가자들을 만나보고, 사랑과 헌신으로 온넋을 불태우리," 『로동신문』, 2021.11.06.
25 "복무의 자욱은 탐구의 길에서 빛난다," 『로동신문』, 2021.11.06.
26 "우리 당이 정성운동의 전형으로 내세워준 은천군병원 산부인과 간호장 안경실동무에 대한 이야기," 『로동신문』, 2023.05.31.

다는 각계각층 보건의료인들의 반향을 실어 일반 보건의료인의 변화를 소개했다.[27] 이는 2023년 11월 7일부터 9일까지 개최한 제17차 전국보건일군정성경험토론회와 연동된 배치로 김정은 시대의 새로운 붉은 보건전사 탄생을 위한 정성운동의 일환이었다.[28]

[사진 4-1] 모범 보건의료인의 전형 안경실 간호장

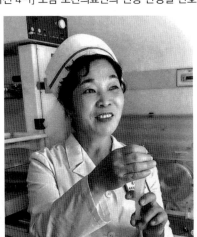

출처: 『로동신문』, 2023.05.31.

당조직을 정비하고 목표 실행에 당조직와 모범적인 인사를 전면에 내세우는 북조선의 배치가 과연 성공할 수 있을지는 미지수다. 물론 김정은 정권은 2023년을 평가한 당중앙위원회 제8기 제9차 전원회의 확대회의에서 사회주의 건설과 국력강화의 각 방면에서 더욱 가속할 수

---

27 "우리 당이 정성운동의 전형으로 내세워준 안경실동무처럼 참되게 살겠다," 『로동신문』, 2023.06.04; "은천군병원 간호장 안경실동무의 헌신적인 삶을 온 나라 보건일군들이 뜨겁게 공감한다, 가장 철저한 공산주의자로," 『로동신문』, 2023.06.13.

28 "제17차 전국보건일군정성경험토론회 진행," 『로동신문』, 2023.11.10.

있는 유리한 조건과 든든한 발판을 구축하는 획기적인 성과를 쟁취했다며 제8차 당대회 이후 2023년과 같이 경이적인 승리와 사변들로 충만한 해는 없었다고 평가했다.[29] 하지만 이러한 활동은 김일성과 김정일 집권기에도 시행했고 더욱이 사회주의 국가에서 흔하게 활용하던 방법이었다.

사회주의 국가가 창출하던 각종 '영웅'은 체제 유지를 위한 규율화 장치로 일종의 '정치 인형'이었다. 그리고 조직의 일탈자들을 치유하기 위한 '정치 의학적 십자군'이라는 혹독한 비판을 받기도 했다. 실제로 1930년대 국제적 명성을 얻었던 소련의 노동영웅 스타하노프의 삶은 비극적이었다. 영웅이 된 이후에는 전국 순회강연을 주로 하며 노동에서 괴리됐고 정상적 삶에서 벗어나 알코올 중독에 빠졌으며 이혼 이후에는 근근이 삶을 영위하다 생을 마감했다.[30] 그리고 이러한 메커니즘을 활용했던 현실 사회주의 국가들은 결국 사라졌다. 북조선의 영웅이 과연 스타하노프의 삶과 다를지 그 누구도 장담할 수는 없다. 하지만 김정은 정권은 지금도 비슷한 영웅을 만들고 있었다.

제3절 소결

국가는 보건의료체계가 잘 운영되도록 자원을 적절하게 배치하는 활동을 한다. 이는 다양한 유형의 조직과 프로그램으로 발현되며 각 나라

---

29 "조선로동당 중앙위원회 제8기 제9차전원회의 확대회의에 관한 보도," 『로동신문』, 2023.12.31.

30 차문석, "북한의 붉은 공장과 노동일상세계 '아우라' 없는 노동일상에 관한 접근," 『북한의 일상생활세계』, 도서출판 한울, 2010, 371·379쪽.

는 이를 담당하는 보건 당국과 의료보험프로그램, 국제기구와 비정부 단체, 독립적인 민간기구 등을 자신이 구축한 체제에 따라 적절히 활용했다. 이에 북조선도 자신만의 배치 방법이 존재했다. 하지만 북조선의 전반적인 배치 현황을 이해하기는 쉽지 않다. 이는 남한을 포함한 여타의 국가와는 너무나 다른 배치 방법을 활용하기 때문이었다. 물론 북조선도 남한의 보건복지부처럼 국가의 정부 부처 중 하나인 보건성이 나서 보건의료 자원을 배치한 시기도 있었다. 하지만 이는 1948년 국가 수립부터 1958년까지로 단기간이었다. 1958년 사회주의 개조를 완료한 뒤에는 조선로동당이 자원의 배치를 주도했고 지금도 마찬가지다. 여기에 더해 북조선은 주체사상이라는 유일사상이 지배하며 수령이 혁명사상을 독점적으로 해석하고 제시하는 수령제를 채택하고 있어 지도자, 즉 김정은의 역할도 지대하다.

북조선이 전개하는 보건의료 자원의 배치 현황을 순차적으로 살펴보면 첫째, 공산주의 혁명 완수를 위해 수령의 구상이 무엇인지 발표했다. 이는 장기적인 전망인 경우가 많았다. 둘째, 수령의 장기적 구상을 실현하기 위해 현 단계에서 추진해야 하는 구체적인 정책을 채택했다. 북조선 당국은 통상 당대회에서 이를 제시하며 당대회 기간인 5년 동안 추진할 5개년 계획에 포함해 완수를 위한 실행에 들어갔다. 셋째, 당대회에서 채택한 사업계획을 직접 수행하는 단계로 각 부문의 당조직에 사업을 배치해 이들이 앞장서 현실화하는 과정을 거쳤다. 또한 실행의 성공을 담보하기 위해 다양한 방법을 동원했는데, 본보기단위와 모범인사를 설정하고 이를 전국에 일반화하는 사업을 추진했다. 이때 경쟁을 부추기기 위해 순위를 매겨 발표하기도 했다.

김정은이 집권하고 당대회를 개최한 것은 집권 5년차에 접어든 2016년이었다. 이에 그전에는 배치의 첫 단계라고 할 수 있는 수령의 사업 방향 제시는 매년 1월 1일에 발표하는 신년사가 대신했다. 신년사 발표 이후에는 전국의 보건의료 관련 시설에서 군중대회, 궐기대회, 궐기모임 등을 개최해 지도자의 방향을 실현하겠다는 결의가 이어졌다. 그리고 이는 1월 내내 진행됐다. 하지만 연초에 전국을 들썩이게 하는 결의 표명이나 실행 현황 등의 움직임들이 실질적인 변화를 가져오지 못했다. 그렇기 때문에 김정은과 당중앙위원회, 보건성의 책임자들이 제시한 보건의료와 관련한 사업들은 낙후한 상황을 개선하기 위한 기초적인 사업들의 열거에 그쳤고 해마다 비슷한 사업들을 반복해서 제시했다. 결국 조직원을 대대적으로 동원하는 결의모임은 하나의 요식행위였다. 새로운 수령으로 등극한 김정은은 북조선 사회에 만연한 이러한 폐해를 해소해야 했고 당대회를 개최하며 조선로동당의 변화를 모색했다.

우선 당조직 정비에 나섰다. 특히 당조직 중 가장 기층 당조직인 당세포와 초급당을 강화하기 시작했다. 모든 기관에 조직된 기층 당조직의 당원들은 기관의 소속원들을 움직이도록 가장 앞장서 사업을 주도했다. 이에 북조선 당국이 내세우는 정책의 성공과 실패는 당세포와 초급당이 당중앙위원회의 지령에 어떻게 움직이느냐에 따라 좌우되는 구조였다. 이에 김정은은 제7차 당대회 이후인 2016년 12월 23일에 제1차 전당초급당위원장대회를 개최해 자신이 직접 참석했다. 이 대회의 목적은 초급당의 위치와 임무를 초급당의 책임자가 명확하게 재인식할 계기를 마련하는데 있었다. 김정은이 직접 참여한 대회를 통해 초급당과 초급당위원장에게 권위가 실리기 시작했다. 두 번째는 당원들을 대거 확대했다. 제7차 당대회의 경우 그 숫자가 후보당원까지 포함해 360만 명이었고 제8차 당대회에서는 617만 명으로 추산됐다. 새롭고 젊은 당원으로 물갈이했고 기존 당원들의 특권과 부패를 비난하는 동시에 전 당원들을 대상으로 정신을 개조하는 사업을 전개했다. 하지만 관료주의의 폐해는 쉽게 해결되지 않았다. 이에 코로나19로 자발적 국경을 봉쇄한 3여 년 동안 간부들의 태도를 교정하기 위해 노력했다. 세 번째는 간부들의 태도 변화를 담보하기 위해 시스템 구축이 시급했고 그 방법으로 당중앙위원회 전원회의를 한 해에도 몇 차례씩 배치해 상황을 하나하나 점검했다. 당중앙위원회 전원회의는 통상 1년에 1차례 정도 개최했으나 2021년 제8차 당대회 이후 매해 2차례에서 많게는 4차례까지 진행했다. 이를 통해 적당히 넘기려는 요령주의와 형식주의를 타파하면서 당대회의 결정을 무조건 수행하는 원칙과 결사관철의 정신을 독려했다. 네 번째는 수령의 지시와 당의 정책을 확실하게 수행한 인사들을 애국자로 내세우며 이들과 같은 태도와 능력을 갖출 것을 강제했다. 그 결과 2023년을 평가한 당중앙위원회 제8기 제9차 전원회의 확대회의에서는 사회주의 건설과 국력강화의 각 방면에서 더욱 가속할 수 있는 유리한 조건과 든든한 발판을 구축하는 획기적인 성과를 쟁취했다며 제8차 당대회 이후 2023년과 같이 경이적인 승리와 사변들로 충만한 해는 없었다고 평가했다. 하지만 이러한 활동은 김일성과 김정일 집권기에도 추진했고 현존 사회주의 국가에서 흔하게 활용하던 방법이었다. 같은 정책에 따른 실패가 김정은 정권을 피해갈 수 있을지 의문이다.

제5장

김정은 정권의 보건의료 서비스 제공 현황

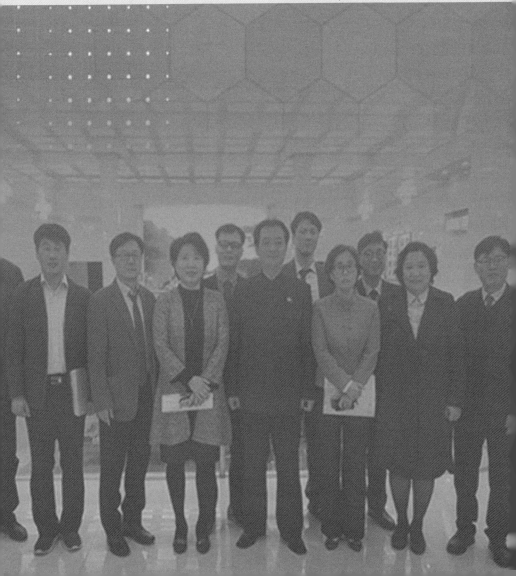

북조선의 환자이송체계는 1차에서 2차, 3차를 거쳐 최종 4차급 보건의료기관으로 파송하는 체계로 행정구역을 기반으로 구축됐다. 행정구역 중 평양, 남포, 개성, 라선시 등 4개 직할시와 이를 제외한 지역으로 크게 분류할 수 있다. 직할시 거주 주민은 리·동(종합)진료소 및 리인민병원 → 군·구역인민병원 → 시인민병원 → 평양의 중앙병원으로 이송됐고 직할시 외의 주민들은 리·동진료소 및 리인민병원 → 시·군·구역인민병원 → 도인민병원 → 평양의 중앙병원을 거쳤다. 2022년에는 병원의 명칭을 모두 변경하면서 리·동진료소 및 리병원 → 시·군·구역병원 → 도·시종합병원 → 평양의 중앙병원으로의 체계를 정립했다. 이를 그림으로 표시하면 [그림 5-1]과 같다.

[그림 5-1] 보건의료 전달체계

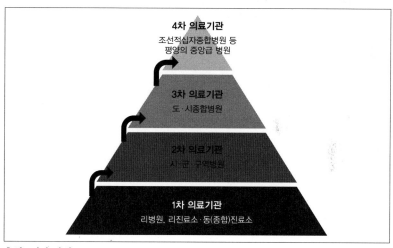

출처: 저자 작성.

북조선의 보건의료 전반을 규정하는 인민보건법에는 주민들이 받을 수 있는 무상치료 서비스로 5가지를 설정했다. 첫째, 외래환자를 포함해 의료기관에서 환자에게 주는 의약품은 모두 무료다. 둘째, 진단·실험검사·치료·수술·왕진·입원·식사 등 모든 서비스는 무료다. 셋째, 근로자들의 요양 서비스도 무료이고 이를 위한 왕복 여비는 국가 또는 사회협동단체가 부담한다. 넷째, 산모의 출산도 무료다. 다섯째, 건강검진, 건강상담, 예방접종 등의 예방의학 서비스도 무료다 등의 내용이었다.[1]

북조선은 국가가 보건의료 서비스를 책임지는 국영 무상치료제를 채택하고 있다. 하지만 주지하다시피 1990년대 고난의 행군 시기를 거치며 보건의료체계가 거의 붕괴상태였다. 이는 북조선 당국도 인정하는 사실로 2010년을 전후한 시기까지도 병원 건물이 불비(不備)하고 약초밭 조성도 제대로 되지 않아 보건의료 서비스를 제공하지 못했다고 언론을 통해 여러 차례 언급했다.[2]

인민보건법에 규정한 내용의 서비스를 제공하기 위해서는 다양한 체계의 복구를 동반해야 했다. 기본적으로 외래 및 입원 환자 치료에 필요한 의약품을 제공하는 의약품공급체계와 환자식과 영양식 등을 공급하는 "후방물자공급체계"의 정상화가 필요했다. 김정은 정권은 집권 직후부터 각종 체계 복구를 포함해 병원의 개보수 및 신축, 의료설비 확충, 약초밭 및 약나무림 조성을 통한 고려약 생산 확대, 후방공급(축사, 양어장, 온실, 버섯농장 등)을 위한 시설 개비 등 보건의료 부분의 정상화를 위해 다양한 정책을 펼쳤다.

2017년 라선시는 입원 환자에게 국가공급 규정량대로 부식물들을 보장하기 위한 사업을 진행했다. 이는 지구별로 냉동설비를 갖춘 보관

---

1 조선민주주의인민공화 인민보건법(2012년 4월 3일 최고인민회의 상임위원회 정령 제2303호로 수정보충), 「통일부 북한정보포털」 (온라인), 검색일: 2023.12.06.

2 "지극한 정성을 지니고," 『로동신문』, 2018.05.10.

장소를 따로 정해 그곳으로 관련 물자를 집결했다가 병원에 공급하는 체계였다. 이를 부식물 창고라 불렀고 고기와 생선, 콩 등을 보관했다. 물론 이전 시기에도 병원에 후방물자공급체계를 수립했으나 부식물까지 국가가 공급할 수 없어 해당 병원들은 자체적으로 해결했다. 라선시는 부식물까지를 포함한 후방물자공급체계를 정상화하고자 했다. 또한 의약품공급체계의 활성화도 시도했다. 라선시의 대표적인 제약공장인 라선제약공장을 활용해 지역에서 확보한 원료로 수요가 많은 수십 종의 주사약과 고려약을 생산한다고 보도했다.[3]

보건의료인들은 직접 약초를 확보해 고려약을 생산했다. 그리고 대부분의 치료는 고려의학, 즉 한의학이 위주였다. 이는 남한과 완전히 다른 환경으로 남한의 한의학은 몸을 보호하고 면역력을 높이기 위해 한약을 제공하거나 근육통 및 골절로 인한 통증을 완화하기 위한 침 치료가 주를 이루는 보조적 치료에 그쳤으나 북조선의 고려의학 활용은 암을 포함한 모든 질환에 적용했다.

또한 규모가 크고 중요한 생산 현장의 병원에서는 노동자들을 위한 다양한 시설을 갖춰 필요한 물자를 자체적으로 마련했다. 순천시 직동탄광병원은 수액제 생산설비를 새롭게 설치해 탄부들에게 아미노산 수액제를 제공했다.[4] 조양탄광병원의 경우, 의료인들이 탄광 갱을 하나씩 맡아 명절에는 삼계탕과 같은 건강식을 전달했고 산기슭에 조성한 약초밭에서 딴 열매로 건강 음료를 만들어 공급했다. 이들은 탄부의 가족도 치료했고 가족 중 산모들을 위해 달걀과 꿀을 보장하는 사업도 전개했다.[5]

---

3 "자기 지역의 보건사업을 책임지고 떠밀어주자." 『로동신문』, 2017.05.13.
4 "탄부들의 건강증진을 위해서라면," 『로동신문』, 2018.09.21.
5 "한전호에 선 심정으로," 『로동신문』, 2014.10.24.

백석리당위원회는 리인민병원을 위한 새로운 조치를 결의했다. 산모들에게 산꿀과 미역을 공급하고 입원 환자들에게 매끼 식사와 돼지고기, 달걀, 생선, 기초식품 등을 보장하기로 한 것이다. 이 결정은 2017년 1월에 개최한 리당위원회 집행위원들의 첫 협의회에서 토의됐고 구체적인 담당자까지 정해 현실화하는 방안을 마련했다. 산꿀은 산모에게 영양식으로 인기가 높았던 물자였지만 개인이 마련하기는 어려웠다. 백석리는 이미 전쟁노병과 영예군인을 위해 산에 꿀을 생산하는 시설을 마련해 놓았기 때문에 이를 활용해 생산을 늘리기로 했다. 입원환자에게 공급하는 고기와 달걀은 백석리 산하의 축산작업반에서 담당했다. 또한 백석리관리위원회의 간부들은 미역을 확보하러 직접 수산사업소에 다녀오기로 하는 등의 분담이 이뤄졌다.[6]

하지만 김정은 정권의 정상화 강조에도 불구하고 보건의료 서비스의 원활한 제공은 쉽지 않았다. 특히 병원 운영을 안정적으로 유지하는 것이 관건이었다. 이에 김정은은 보건의료와 관련한 시설을 방문할 때마다 병원 책임자들을 향해 빼놓지 않는 당부가 환자 치료와 병원의 관리 및 운영을 끊기지 않고 잘하라는 것이었다. 보건의료 서비스의 지속성 담보에 우려가 있었던 것으로, 평양에 신축한 전문병원조차도 정상적인 운영을 염려했다. 다만 제7차 당대회 이후 관련 사업을 본격화하면서 2017년부터 산모와 환자, 소속 보건의료인 등에 관련 물자를 정상 공급한다는 소식이 늘었다. 특히 평양의 4차급 병원의 공급체계는 차츰 정상을 되찾고 있었다.

2020년 옥류아동병원은 어린이 입원 환자에게 고기, 우유, 산유(酸乳), 영양즙, 당과류 등을 입원 기간 매일 시간에 맞춰 제공했다. 환자

---

6 "마음속깊이까지 헤아려," 『로동신문』, 2017.03.12.

를 6개월부터 24개월 사이, 2세부터 4세까지 등 나이와 상태에 따라 여러 단계로 나눴고 분류마다 국가공급 기준량을 다르게 적용했다. 또한 보건성 담당 국장은 각각의 병원 특색에 따라 공급하는 기준량이 다르다며 안과병원은 비타민A 성분이 많은 건강식품을 더 공급하고 산원의 산모에게는 국가공급 기준량이 특별히 더 많다고 밝혔다. 질환에 따라 필요한 영양분을 과학적으로 섭취하도록 보장한다는 주장이었다. 그리고 이러한 국가공급 기준은 보건성과 의학연구원 어린이영양관리연구소에서 연구한 결과로 2020년에 이르러서야 국가적인 공급 기준을 정립한 것으로 판단된다. 또한 물자 공급을 실질적으로 담당하는 기관은 상업성으로 이를 맡은 국(局)이 따로 존재했다. 이 부서에서 공급하는 물자로는 마늘, 고춧가루 등 조미료와 과일을 포함했고 병원에 입원한 환자들을 위한 물자 보장을 선행한다고 언급했다.[7]

그럼에도 보건의료 자원을 획기적으로 확대할 수 없는 북조선의 현실에서 선택과 집중이 필요했고 먼저 서비스 제공이 필요한 대상자를 선정해 이들을 상대로 보건의료 서비스 제공을 시작했다.

제1절 현장치료 서비스

김정은 정권은 인민에게 새로운 변화와 희망을 보여줘야 했다. 이에 집권 초부터 주택이나 보건의료 시설 등의 건설을 대대적으로 전개했고 경제발전을 위한 생산 활동의 정상화를 꾀했다. 그리고 중요한 건설 및 생산 현장에 보건의료인을 파견해 현지에서 치료를 진행했다. 이는

---

7 "어머니당의 사랑의 끝은 어디인가," 『로동신문』, 2017.12.07.

1차급에서 4차급 병원 전체에서 행해졌고 그 방법은 다양했다.

평양에 위치한 김만유병원은 2011년 12월 말에 2012년 새해부터 김정숙평양방직공장에 "현장치료대"를 파견하기 위해 공장의 관계자들과 여러 차례 협의회를 진행했다. 논의를 통해 필요한 조건과 물자를 점검하면서 이를 준비했다. 그리고 2012년 1월 2일부터 김만유병원의 과장들을 중심으로 현장치료대원을 조직해 공장을 방문해 의료 서비스를 시작했다. 진료 첫째 날에는 영웅칭호를 받은 인사와 연간계획 완수자, 2년분 생산 계획 완수자 등에 대한 건강검진을 진행했다. 혁신자들을 우선 검진해 특별 대우했다. 현장치료대원들은 검진과 함께 위생선전을 다양한 형식과 방법으로 전개했고 방직공들에게 약제사와 간호원들이 직접 준비한 수십 리터의 "찔광이차"를 공급했다.[8]

김만유병원의 현장치료대는 2016년 5월 제7차 당대회 전에 전개한 70일 전투 기간에 수만 점에 달하는 의료품을 마련해 삼지연군에 파견됐다. 이들은 한 달 동안 현지 주민 수천 명을 대상으로 의료 서비스를 제공했다. 이들이 제공한 서비스는 건강검진, 건강상담, 치료, 대대적인 위생선전이었다. 또한 현지 의료인들에게는 의학의 세계적 발전 추세와 최신의술 등을 제공하는 과학기술 강의를 수십 차례 진행했고 전문과별 기술 세미나와 고산지대라는 지역적 특성에서 반드시 알아야 할 의학상식 등에 대한 자료도 전달했다.[9] 김만유병원은 현장치료대 활동을 2020년 코로나19 기간에도 계속했다. 이때에는 동평양화력발전소를 찾았고, 며칠 동안 백 수십 명을 대상으로 건강검진을 진행했다.[10]

2013년 4월 평양산원은 과장을 대표로 10여 명의 현장치료대원을

---

8 "현장의료봉사 활발," 『로동신문』, 2012.01.29.

9 "백두대지에 바쳐진 정성과 헌신의 30여일," 『로동신문』, 2016.05.27.

10 "하나의 지향, 하나의 숨결," 『로동신문』, 2020.01.08.

양강도 백암군 덕포지구에 파견했다. 이들은 석 달 동안 수천 명의 주민을 대상으로 의료 서비스를 제공했다.[11] 백암군 덕포지구의 현장치료는 2014년에도 이어졌다. 평양산원 현장치료대원들은 백암군 덕포지구의 현장치료를 통해 해당 지역 여성들의 질병 상태를 더욱 구체적으로 점검했고 지역주민들의 요구와 호응이 높았다. 이에 다시 현장치료대를 조직해 재방문했다.[12] 2014년에는 검진 및 치료를 받은 인원만 8천 명에 달했고 수백 명의 신생아가 이 기간에 출생했다.[13] 평양산원은 이외에도 2014년에는 희천9호발전소 건설장을 1주일 동안 방문해 돌격대원들을 대상으로 현장에서 치료했고[14] 2016년 200일 전투 기간에는 김정숙평양제사공장 등에서 활동했다.[15] 특히 여성 노동자들이 많은 중요 생산시설에는 매해 방문해 10여 년 동안 1만여 명에게 혜택을 제공했다.[16]

평양에 위치한 중앙급 병원의 현장치료대 규모와 현지 체류 기간은 다양했다. 그리고 연초에 중요한 생산 현장에 치료대를 파견하는 사업은 연례행사와 같았다. 이는 지도자의 신년사에 호응하는 보건의료 부문의 실천적 행동 중 하나였고 김정은 등장 이후 거의 매년 신년사를 발표했기 때문에 이러한 활동도 정례화하는 분위기였다.

3차급 병원인 도급병원들은 그 지역의 대표적인 생산시설을 방문해 노동자들을 검진했다. 평안북도인민병원은 신의주방직공장에 파견됐

---

11 "시대의 숨결에 심장의 박동을 맞추며," 『로동신문』, 2013.09.05.
12 "덕포지구 녀성들이 자랑하는 《담당의사들》," 『로동신문』, 2015.09.15.
13 "친정집의 뜨락을 백두대지에 이어놓고," 『로동신문』, 2014.10.09.
14 "청천강반으로 달리는 애국의 마음," 『로동신문』, 2014.05.15.
15 "만리마기수들과 발걸음을 함께 하며," 『로동신문』, 2016.11.04.
16 "그들이 걷는 헌신의 길," 『로동신문』, 2019.01.25.

고[17] 함경남도 내의 함경남도인민병원, 함경남도구강병예방원, 함경남도산원의 현장치료대원들은 2·8비날론연합기업소, 흥남비료연합기업소, 함흥모방직공장 등에서 의료 서비스를 제공했다. 이때 동원한 보건의료인은 수백 명에 달했고 1월 초부터 2월 중순까지 근 4만 명의 노동자들에게 건강검진을, 3천여 명에게는 보철치료를 제공했다.[18]

2차급 시설인 군인민병원이나 산업병원에서도 비슷한 활동을 전개했다. 평안남도 북창군인민병원 구강분원과 순천시 직동탄광병원은 중요한 계기, 예를 들어 국가 수립일이나 당창건 기념일을 맞아 증산에 돌입한 노동자들의 건강을 확인하고 치료하기 위해 보건의료인들을 현장에 파견했다. 특히 치과 치료가 효과도 높았고 호응이 좋았다. 치과 치료는 이미 오래전 김일성이 한 해에 100만 명에게 보철을 제공하자고 교시할 정도로 인민들에게 필요한 치료였다. 하지만 고난의 행군 시기 보철 재료를 공급받지 못해 어려움을 겪었고 어려운 가운데 병원 자체적으로 자금과 원료를 확보해 서비스를 끊이지 않고 제공하기 위해 노력했다.[19]

앞에서 살펴본 것처럼 현장치료대가 제공하는 서비스는 예방 차원의 검진 및 상담이 주를 이뤘고 순천시 직동탄광병원에서는 의료인들이 각각 한 개의 갱을 맡아 탄부들과 함께 지내면서 뜻밖에 발생하는 외상이나 급성 질환을 치료하는 동시에 병원에서 자체적으로 생산한 감기약물, 사포솔, 은행잎엑스물약 등 고려약을 제공하는 수준이었다. 더불어 위생 및 예방과 관련한 그림이나 차트 등을 게시해 놓고 위생선전을 벌였다. 위생선전 내용으로는 무상치료제의 우월성, 질병의 발생

17 "공동구호의 선창자는 일군들이다," 『로동신문』, 2012.01.28.
18 "활발히 벌어진 현장치료대활동," 『로동신문』, 2012.02.24.
19 "사랑과 헌신에 보건일군의 영예와 긍지가 있다," 『로동신문』, 2018.05.23.

원인과 그 해독성, 이를 예방하기 위한 대책 등이었다.[20]

가장 말단의 1차 보건의료기관인 진료소와 리인민병원에서도 현장
진료는 당연한 역할이었다. 2012년 1월 회령시의 풍산리인민병원은 겨
울철 돌림감기(인플루엔자 독감) 예방을 위해 이에 대한 건강상식 자료
수백 개를 제작해 병원을 찾는 주민들에게 알리는 한편, 현장인 포전
(圃田)에 나가 농장원들을 대상으로 위생선전을 전개했다.[21] 특히 리진
료소나 리인민병원은 농촌지역에 주로 위치했기 때문에 모내기철이나
추수철과 같은 중요한 시기에 현장치료를 전개하며 위급 환자 치료나
사고에 대비했다.[22]

농촌의 진료소부터 평양의 중앙병원까지를 망라해 북조선 보건의료
인들이 의료 서비스를 제공하는 현장은 다양했다. 탄광 노동자를 위한
지하 막장일 수도, 농부를 위해 논이나 밭일 수도 있었다. 그리고 통천
수산사업소진료소의 의료인들처럼 크고 작은 선박을 오르내리며 어부
들에게 서비스를 제공했다.[23]

인민과 직접 접촉하며 서비스를 제공하는 보건의료인들의 현장 활동
은 정권의 입장에서 중요한 의미를 내포했다. 인민들은 자신의 건강을
위해 열성적으로 활동하는 보건의료인들의 모습을 통해 보건의료체계
의 정상화를 가늠했고 서비스 제공에 고마움을 느꼈다. 또한 김정은이
약속한 경제발전을 위해서도 양질의 노동력 확보는 필수적이었다. 증
산을 위해 속도를 내는 과정에서 발생하는 사고에 대처하기 위해서도
필요했다. 이에 김정은 정권은 집권 초기부터 현장진료를 매개로 보건

20 "의료봉사활동을 활발히," 『로동신문』, 2015.09.01.
21 "주민들의 건강에 깊은 관심을," 『로동신문』, 2012.01.19.
22 "녀의사의 퇴근길," 『로동신문』, 2015.05.30.
23 "어로전투장에서 벌어진 현장의료봉사활동," 『로동신문』, 2014.12.06.

의료 서비스 제공의 실현을 지속해서 강제했다.

특히 김정은 정권은 집권하자마자 평양을 중심으로 '건설 붐'을 일으키며 발전과 변화의 동력으로 삼았다. 대규모의 국가적 건설은 각계각층 인민의 동원을 동반했고 국가는 이들의 건강을 돌봐야 했다. 건설 현장마다 필요한 보건의료인을 공급하는 방법도 다양했다. 우선 젊은 보건의료인들이 "야간지원청년돌격대"에 지원해 낮에는 소속 보건의료기관에서 업무를 보다가 퇴근 이후 건설장에 나와 치료를 담당했다. 평양시제1인민병원 리동학, 오탄종합진료소 류광명 등은 만수대지구 건설장에 나가 노력봉사를 했고 고려의학과학원 강명옥, 철도성병원 남수연, 평양시제1인민병원 김복순 등도 동참했다. 이들은 치료뿐 아니라 건설에도 참여하면서 마지막 버스를 타고 집으로 돌아오길 반복했다.[24]

보건의료인 중에는 멀리 위치한 건설 현장으로 자원해 돌격대원과 인근 주민들의 건강을 돌보는 인사도 있었다. 평양의학대학병원 의사 림경남은 강원도에 조성하는 세포지구 축산기지건설장의 사람들에게 '우리 의사선생님'이라고 불리며 존경받았다. 그는 왕진가방을 메고 험한 산길을 걷고 돌격대원들을 찾아 위생선전을 했고 환자가 발생하면 정성을 다해 치료했다. 또한 사경에 처한 주변 농장의 환자도 맡아 밤낮 없이 서비스를 제공했다.[25] 세포지구 건설 현장에는 평양의학대학병원 의사 조철현과 간호원 신현경이 현장치료대원으로 활동했다. 이들은 2013년 4월부터 활동을 시작했고 11월까지 7개월 동안 돌격대원들과 인근의 지역주민 등 수많은 환자를 치료했고 150여 차례의 위생선전을 진행했다. 또한 돌격대가 생활하는 공간을 위생적으로 꾸리도록

---

24 "뭇별들이 전하는 이야기," 『로동신문』, 2012.02.27.
25 "존경받는 의료일군," 『로동신문』, 2014.12.23.

조언하거나 바쁜 속에서도 돌격대원들의 일손을 도왔고 심지어 필요한 물자를 마련해 전달하는 지원사업에도 여러 차례 동참했다.[26]

또한 건설 현장 근처 병원에 근무하는 보건의료인도 치료 활동에 동참했다. 백두산에 주둔하던 백두산영웅청년여단의 인민군 건설자와 돌격대원을 위해 인근 병원에 소속된 김연옥은 다양한 서비스를 제공했다. 낮과 밤의 온도 차이가 심한 환경에서 호흡기질환을 예방하는 것이 무엇보다 중요하다고 판단해 마가목으로 보약을 만들었고 높은 지대의 특성으로 돌격대원들이 산소 부족을 느낄 수 있음을 염려해 콩산유(콩요구르트)를 생산해 전달했다. 이 활동은 매주 목요일마다 2년 동안 이어졌다.[27]

국가에서 추진하는 대규모 건설 현장은 건설 노동자로 인민군과 돌격대가 동원됐다. 돌격대도 군대조직과 같이 움직였기 때문에 이들의 건강을 책임지는 보건의료인들은 군의였다. 이들은 돌격대원들의 건강을 전적으로 책임졌고 건설 현장 인근 마을 주민들의 치료도 담당했다.[28] 이들은 건설을 종료할 때까지 현장을 지켰기 때문에 장기간 근무했고 군의와 간호원이 부부인 경우가 많았다. 216사단 혜산—삼지연철길건설여단 포태지구 현장치료대의 군의 홍인혁과 간호원 안연심은 부부로 평양에 근거지가 있었으나 백두산으로 달려와 의료 서비스를 제공했다. 부부는 돌격대원들의 입맛을 돋우고자 텃밭을 일궈 부식거리를 마련했고 벌통을 설치해 꿀벌을 치기도 했다. 나이 어린 여성 돌격대원의 생명이 위급할 때는 서슴없이 옷소매를 걷어 올려 헌혈을 했

26 "개척자들에게 바쳐가는 뜨거운 정성," 『로동신문』, 2013.11.22.
27 "현장의료봉사활동에 진심을 바쳐," 『로동신문』, 2018.08.20.
28 "혁명의 성지에 새겨가는 참된 삶의 자욱, 건설장의 《박사》 군의," 『로동신문』, 2019.09.12.

다.[29] 건설 현장에서 오랜 기간 서비스를 제공하는 의료인들은 돌격대원들과 함께 생활하며 질병 치료 및 관련 상식 제공, 계절에 따라 발생하는 질병의 예방과 함께 약초를 채취해 여러 가지 보약을 만들어 치료에 이용했다. 또한 입맛을 잃은 환자를 위해 별식도 마련하는 등 다양한 편의를 제공했다.[30]

각 병원에 소속된 보건의료인들이 자유롭게 현장을 방문해 의료 서비스를 제공했던 것은 당국의 적극적인 방조에 기인했다. 김정은 정권은 이들을 애국자라며 치켜세웠고 더 많은 보건의료인이 동참하도록 조장했다. 그리고 자발적 모습처럼 보였으나 각 병원은 일정 수의 보건의료인을 파견해야 하는 의무가 있던 것으로 보여, 스스로 험지에 가겠다는 보건의료인을 병원에서는 환영하는 분위기였다.

제2절 우선 대상자 및 취약계층 치료

1. 전쟁노병과 영예군인 등 우선 대상자에 대한 서비스

김정은 정권이 현장치료와 함께 보건의료 서비스의 정상화 방법으로 활용한 두 번째 기제는 전쟁노병과 영예군인이었다. 국가에 헌신한 이들에게 서비스를 재개했고 현장치료와 마찬가지로 김정은 집권 초기부터 두드러지게 강조했다. 우선 대상자를 내세우면서 서비스 제공의 주체인 보건의료인들이 환자 치료에 정성을 다하는 마음가짐을 다시금 갖도록 하는 방안이었다.

---

29 "건설장에 꽃펴난 이야기, 존경받는 돌격대원부부,"『로동신문』, 2017.03.18.
30 "삼지연군건설장에 꽃펴난 이야기, 전투장의 예쁜이,"『로동신문』, 2018.12.26.

전쟁노병은 혁명의 선배였고 영예군인은 나라를 위해 몸이 망가진 후배들이었다. 이는 선대 수령들의 유훈을 이어간다는 의미에서도 중요한 대상이었다. 더불어 한정된 보건의료 자원을 국가에 헌신한 애국자들에게 먼저 제공하면서 인민들에게 전하는 메시지로도 나쁘지 않은 선택이었다. 이들에게 보건의료 서비스를 제공하라는 강조가 얼마나 강했던지 보건의료인들은 "전쟁노병이나 영예군인을 대할 때면 감정이 숭엄해지고 자세가 달라졌다"며 "마치 자신이 서 있는 위치가 탄알이 빗발치는 격전장처럼 생각되면서 쓰러진 병사를 일으켜야 할 전쟁터의 군의와 같이 느껴졌다"고 증언했다.[31]

전쟁노병과 영예군인을 우대하고 그들의 생활을 잘 돌봐야 한다는 교시는 김정일의 것이었다. 김정은은 아버지의 유훈 관철을 내세우며 이들을 존대하고 우대하는 기풍을 세우자고 여러 차례 언급했다.[32] 안주시 덕성동진료소의 의료인들은 군 복무 중 부상으로 인해 하반신 마비로 진단받은 영예군인을 직접 방문했다. 이 영예군인을 담당한 의료인은 진료소 소장을 포함해 5명으로 치료가 가능하다는 희망을 심어주는 일부터 시작했다. 이들은 치료는 물론이고 영양 보충에도 신경을 썼다. 심지어 빨래도 맡았는데 의사이자 간호원, 어머니 역할까지 감당했다. 결국 영예군인은 치료받은 지 50일 만에 다시 걷게 됐다.[33]

평양시의 보통강구역인민병원은 보통강구역에 거주하는 영예군인들을 아예 병원에 입원시켜 40일간 보양(保養)과 치료를 병행했다. 이들을 담당한 의사는 병원에서 의술이 제일 높았고 입원실은 햇볕이 오래 들고 여러 의료기구가 설치돼 불편 없이 사용할 수 있는 장소를 제공했

---

31 "숭고한 조국보위정신이 이런 기적을 낳았다." 『로동신문』, 2016.02.22.
32 "아름다운 우리 생활." 『로동신문』, 2014.01.28.
33 "독자의 편지, 다시 대지를 밝으며." 『로동신문』, 2012.05.22.

다.[34] 평양시의 또 다른 구역병원 중 하나인 서성구역인민병원은 7월 27일 전승절을 맞아 구역에 거주하는 전쟁노병을 빠짐없이 찾는 사업을 벌였다. 이 사업은 서성구역 산하의 동종합진료소 호담당의사들과 연계해 추진했고 새롭게 이사 온 인사들까지도 모두 파악했다. 약 400명에 달하는 전쟁노병을 확인했고 전문과별로 이들을 분담해 검진 및 치료 서비스를 제공했다. 또한 이들에게 필요한 10여 가지의 보약과 상비약을 전달하기 위해 병원 약국은 약초밭을 조성하고 이를 원료로 고려약을 만드는 등 병원 전체의 인력이 나섰다.[35]

김정은 집권기인 2013년 준공해 치료를 시작한 류경치과병원은 2015년까지 8만 5천여 명의 전쟁노병과 영예군인을 치료했고[36] 이를 2018년까지로 상정하면 18만 2,793명에 달했다. 이 병원 의료진은 병원을 방문한 인사를 치료하는 것을 넘어 직접 찾는 "이동의료봉사"도 제공했다.[37]

김정은 정권은 우선 대상자에 대한 보건의료 서비스 제공을 중요한 당 정책으로 제시했고 당조직과 당원들은 이를 관철하기 위해 움직였다. 강동군당위원회는 전쟁노병과 영예군인을 위한 "식량공급체계, 건강검진체계, 보약공급체계, 땔감보장체계" 등을 수립해 치료에 국한된 것이 아니라 생활 전반을 돌보고 관리하는 사업을 전개했다. 관련 체계의 실현을 위해 후원단체를 조직하고 당위원회의 여러 부서가 책임을 맡는 담당제를 실시했다. 또한 영예군인 등의 주거지를 군인민병원 인근에 마련해 편의를 도모했고 언제든 당위원회를 찾아와서 불편함을

---

34 "영예군인들의 가슴을 울려준 40일간," 『로동신문』, 2013.12.18.
35 "전쟁로병들을 위하는 뜨거운 마음," 『로동신문』, 2013.09.04.
36 "당의 은정 뜨겁게 넘치는 류경치과병원," 『로동신문』, 2016.01.17.
37 "세상에 둘도 없는 우리의 사회주의보건제도," 『로동신문』, 2018.03.31.

제기하도록 배려했다.[38]

각급 병원에서도 보건의료인 중 당원들이 사업 추진에 앞장섰다. 전쟁노병과 영예군인은 거주지 병원에 등록해 서비스를 받았는데, 장애와 합병증 사례가 많아 전담 의사가 필요했다. 의사들은 소속 병원의 당조직을 방문해 새로 등록된 영예군인 등의 치료를 자신이 맡겠다는 결심을 알리고 담당의사가 됐다.[39] 역으로 전쟁노병 등을 우대하는 당 정책 관철에 오랜 기간 노력한 의료인 중에는 당원으로 발탁되기도 했다. 철도성구강병예방원의 의사 김향옥은 10년 동안 수많은 전쟁노병과 영예군인을 찾아다니며 치과 치료를 제공했고 그 과정에서 당원이됐다.[40]

김정은 정권은 고난의 행군 이후 해이해지고 흐트러진 당을 정비하는 차원에서도 애국자를 강조하고 이들에게 우선적인 혜택을 제공하는 것이 필요했다. 그리고 보건의료인들의 이러한 움직임을 궁극적으로 전체 인민에게 확산하는 것이 목표였다. 특히 이들에 대한 지원을 "사회주의 대가정"과 연동하면서 전 사회적 운동으로 전개했다.[41] 이에 보건의료인들뿐 아니라 다양한 사람들이 영예군인 등과 연계를 맺었고 명절이나 휴일에 보약재와 식료품, 생활용품 등을 마련해 이들을 방문하는 행위를 장려했다. 전쟁노병 등은 보답이라도 하듯 자신이 받은 혜택을 소개해 달라며 실명을 거론해『로동신문』에 제보했고 관련 소식은

---

38 "전쟁로병, 영예군인들의 생활을 책임지는 기풍,"『로동신문』, 2013.08.12.
39 "애국의 발걸음소리 더 높이 울리게!,"『로동신문』, 2012.03.03.
40 "인민사랑의 따뜻한 정 넘치여 한식소르 친형제로 사는 내 나라,"『로동신문』, 2015.10.22.
41 "독자의 편지, 한점의 그늘없이 삽니다,"『로동신문』, 2012.07.03.

끊이지 않고 보도됐다.[42] 그 사례 중에는 간호원과 입원한 영예군인의 결혼 소식도 있었다. 북청군인민병원 간호원 주설향이 그 주인공으로 이 병원에 입원해 치료받던 영예군인 한영식과 결혼했다. 한영식은 군사 임무 수행 중 뜻밖의 위험에 처한 동료를 구하고 걷지 못할 정도의 상처를 입어 입원한 환자였다.[43]

김정은 정권이 집단주의의 이상향인 사회주의 대가정과 연계하며 우선 대상자를 전면에 내세운 조치는 국가가 맡아야 할 역할, 책임, 예산 등을 전체 인민에게 전가하는 방편이었다. 물론 당원을 비롯한 주민들은 애국자를 돕는다는 명분 아래 자발성을 강조했으나 자발적 행동으로 보기에는 김정은을 비롯한 북조선 당국의 강조가 너무 강했다.

한편 김정은 정권은 전쟁노병을 위한 시설인 전쟁로병보양소를 각 도에 건설할 것을 지시했다. 보양소는 장애로 인해 노동능력을 상실한 사람들을 보호하는 사회보장기관이었다.[44] 김정은의 주문은 2015년 7월 초에 내려졌고 2017년 1월부터 전쟁로병보양소의 완공 및 준공 소식이 전해졌다. 자강도, 라선시, 남포시를 거쳐 평안남도와 함경북도, 평안북도와 황해남도에 순차적으로 건설했고 연이어 황해북도, 양강도, 함경남도, 강원도까지 건물 공사를 완료했다. 그리고 평양시전쟁로병보양소의 준공식을 2017년 7월 26일에 개최하며 마무리했다.[45] 이는 바

---

42 "독자의 편지, 따뜻한 정," 『로동신문』, 2013.09.24; "화목한 대가정의 모습," 『로동신문』, 2014.08.12; "독자들이 보내온 편지, 미덕의 향기가 넘쳐납니다," 『로동신문』, 2015.11.14; "독자의 편지, 세상에서 제일입니다." 『로동신문』, 2016.06.19; "독자의 편지, 고마움의 인사를 드립니다." 『로동신문』, 2017.06.16; "독자의 편지," 『로동신문』, 2018.11.29; "독자의 편지," 『로동신문』, 2019.03.14.

43 "혁명의 꽃을 더 활짝 피우는 자양분." 『로동신문』, 2017.06.08.

44 「조선말대사전」 (온라인), 검색일: 2022.04.14.

45 "평양시전쟁로병보양소 준공식 진행," 『로동신문』, 2017.07.27.

로 다음 날인 6·25전쟁 전승절을 염두에 둔 행사로 1년 6개월 만에 북조선 전역에 전쟁노병을 위한 휴양과 치료 시설이 들어섰다. 그 현황은 〈표 5-1〉과 같다.

〈표 5-1〉 전쟁로병보양소 건설 현황

기관명	건설·준공 시기	기관 규모 등 개요
평양시 전쟁로병보양소	2017.07.26. 준공식	• 평양시 룡악산 기슭 • 연건축면적 약 3,000㎡ • 침실, 식사실, 운동실, 치료실, 오락홀, 물놀이장
남포시 전쟁로병보양소	2017.04. 준공	• 남포시 와우도구역
라선시 전쟁로병보양소	2017.03. 준공	• 라선시 선봉지구 • 2층 건물 • 침실, 치료실, 운동실 등
평안남도 전쟁로병보양소	2017.05.03. 준공식	• 평안남도 석암 • 치료실, 운동실, 오락실, 이발실 실내 물놀이장 등 각종 봉사시설, 정각, 낚시터 등 휴식 장소
평안북도 전쟁로병보양소	2017.05. 준공	• 신의주시 송한지구 • 2층 건물, 지열냉난방체계 도입 • 침실, 운동실, 실내 물놀이장, 치료실, 취사장, 식당, 이발실 등 기본 보양 건물과 배구장, 야외 휴식터, 양어못 등 각종 봉사시설
황해남도 전쟁로병보양소	2017.05. 준공	• 황해남도 벽성군
황해북도 전쟁로병보양소	2017.05. 준공	• 사리원시 경암산 마루 • 연건축면적 약 3,200㎡ • 치료실, 오락홀, 실내 물놀이장, 운동실
함경남도 전쟁로병보양소	2017.06. 완공	• 함주군 구상리 바닷가 • 2층 건물 • 오락홀, 식당, 실내 물놀이장, 목욕탕 등
함경북도 전쟁로병보양소	2017.05.03. 준공식	• 청진시 부윤구역 어유리 룡천온천 지역 • 연건축면적 3,600㎡ • 침식, 실내 물놀이장, 운동실, 오락실, 안마실, 치료실 등
강원도 전쟁로병보양소	2017.06.29. 준공식	• 동해 시중호 인근어유리 룡천온천 지역 • 연건축면적 3,600㎡ • 침식, 물놀이장, 운동실, 오락실, 안마실 등

기관명	건설·준공 시기	기관 규모 등 개요
양강도 전쟁로병보양소	2017.05. 준공식	• 연건축면적이 3,000㎡ 2층 • 침실, 식사실, 치료실, 운동실 등 80여 개 방으로 구성
자강도 전쟁로병보양소	2017.01. 완공	• 자강도 성간땅 • 치료실, 각종 편의봉사시설 • 운동, 문화, 오락기재와 수백 점의 가구류

출처: 2012~2021년 『로동신문』 검토해 저자 정리.

보양소는 전쟁노병뿐 아니라 영예군인들을 위해서도 건설했다. 이 시설은 2020년에 건설 소식을 보도해 전쟁로병보양소보다는 늦게 추진했다. 『로동신문』 보도에 따르면 2020년 6월 동부지구 영예군인보양소를 건설했다. 계획은 3개월이 걸려야 할 작업이었으나 40일 만에 결속했다.[46] 기사를 통해 영예군인보양소는 전쟁로병보양소와는 달리 각 도(道)에 설치하지 않고 동서남북으로 지구를 나눠 건설한 것으로 보인다.

전쟁노병과 영예군인을 위한 보양소는 김일성 집권기부터 존재했다. 하지만 시설이 낡아 정상적으로 관리 및 운영하지 못했고 이를 김정은 정권 들어 완전히 새롭게 건설해 다시 서비스를 재개했다. 2016년 12월 미국 존스홉킨스대학 국제대학원 산하 한미연구소가 위성사진을 분석한 결과에 따르면 김정은 집권기에 건설한 보양소는 대부분 산수가 수려한 숲속이나 한적한 호수를 낀 곳에 자리 잡았고 건물 모양이 거의 비슷해 이를 위한 표준설계도면이 존재한다고 판단했다.[47]

보양소 준공 이후 각 도의 병원 의료진은 보양소를 찾아 치료 서비스를 재개했다. 평안남도 순천시에 살고 있던 리근순은 전쟁노병으로

---

46 "새 기록창조의 앞장에 우리가 서리," 『로동신문』, 2020.06.30.
47 "북 전역에 '전쟁로병보양소' 건설 중," 『rfa | 자유아시아방송』, 2016.12.21.

평안남도전쟁로병보양소에서 보양을 받았다. 이때 평안남도인민병원의 안과에서 방문해 검진과 치료에 대한 상담을 진행했다. 그리고 이 병원 안과에서는 보양 생활을 마치고 집으로 돌아간 전쟁노병들에게 통지해 안과수술을 받으라고 안내했다. 리근순을 비롯해 여러 명의 전쟁노병은 한날한시에 수술과 입원 치료를 받았다.[48] 이밖에도 함경북도치과병원 의료진은 함경북도전쟁로병보양소를 찾아 치과 진료를 시행했다.[49]

보양소는 통상 4월부터 보양생들을 받았고 대상자들은 15일 동안 입소했다. 평양시전쟁로병보양소의 경우 2017년 7월 준공식 이후 6년 동안 26기까지 보양을 진행해 천수백 명이 다녀갔다. 예술공연 등 다양한 문화생활과 함께 건강증진에 필요한 휴식과 치료 서비스를 제공했다.[50]

2. 취약계층을 대상으로 한 서비스

북조선에서 대표적인 취약계층으로는 고아와 노인, 장애인을 들 수 있다. 그리고 이 또한 보건의료인의 개인 차원의 활동과 병원 등 조직이 나서는 집단적 지원을 병행했다.

북조선의 고아를 위한 시설로는 육아원(4세 미만), 애육원(4~5세), 초등학원(6~9세), 중등학원(10~15세) 등이 존재한다. 나이에 따라 분리 수용했고 도(都)와 직할시에 하나씩 두었다. 애육원은 유치원 과정, 초

---

48 "멸사복무의 길에 바쳐가는 뜨거운 정성, 평안남도인민병원 안과 의료일군들," 『로동신문』, 2017.09.08.

49 "미덕의 화원속에 꽃펴나는 이야기," 『로동신문』, 2018.08.23.

50 "전쟁로병들의 보양생활," 『로동신문』, 2023.05.07.

등학원은 소학교 과정, 중등학원은 고등중학교 과정을 교육했다.[51] 각 시설에는 진료소를 두었고 책임의사와 간호원을 배치해 원아들의 건강을 돌봤다. 의료진은 수백 명의 원아들이 집단생활을 하는 특수성으로 인해 무엇보다 질병을 예방하는 활동에 중점을 뒀다. 길주초등학원의 책임의사 리영숙은 호흡기질환을 예방하기 위해 매일 아침, 저녁으로 2%의 소금물을 아이들에게 공급해 입을 헹구도록 교육했고 하루에 2회 이상 쑥을 활용해 호실과 실내 비품을 소독했다. 더불어 영양상태 개선을 위해 노력했는데 콩으로 만든 요구르트인 콩산유를 만들어 하루 2차례씩 강장제와 함께 먹였다. 질환이 심각한 원아는 도인민병원 등에 이송해 치료했고 환자를 데리고 병원까지 왕복하는 일도 의료인의 몫이었다.[52]

함흥육아원의 책임의사 한연숙은 1970년대 중반 당시 고등중학교를 졸업하고 바로 육아원의 보육원으로 배치됐고 몇 년 후 "일하면서 배우는 교육체계"로 의학교육을 받고 원아들의 건강을 책임지고 돌보는 보건의료인이 됐다. 한연숙 또한 여타의 보건의료인과 마찬가지로 생명이 위급한 어린이를 위해서는 헌혈을 당연시했고 특히 어린이들의 건강을 위해 약재를 확보해 의약품을 만들어 제공했다.[53]

시설 내에서 원아들에게 제공하는 서비스 외에 개별 보건의료인이 고아들을 돕는 경우도 많았다. 김만유병원 종합실험검사과 세균검사실 실장 윤선희는 1997년부터 18년간 40여 명의 고아들을 맡아 부모를 대신했다. 그리고 처음 어린이를 맡았을 당시 결혼하지 않은 미혼인 상

---

51 「북한보건의료네트워크」(온라인), 검색일: 2023.12.14.

52 "당의 후대사랑을 정히 받들어가는 참된 보건일군," 『로동신문』, 2016.11.24.

53 "원아들을 위하여 바쳐진 40여 년," 『로동신문』, 2020.01.29.

태였다. 북조선에서는 이러한 여성들을 "처녀 어머니"라며 장려했다.[54] 또한 옥류아동병원 어린이건강관리과 과장 백향옥은 어린이와 청소년들의 성장발육과 건강 및 영양을 연구하는 의료인으로 육아원, 애육원, 초등학원, 중등학원를 지속적으로 방문해 원아들의 건강 상태를 점검했다.[55]

시설 인근의 병원에 소속된 의료인 가운데 장기적으로 연계를 맺으며 원아들의 건강을 돌보는 인사도 있었다. 원산시 양지종합진료소 의사 김순복은 원산중등학원 정문을 지나던 중 직업적 본능으로 뛰노는 원생 가운데 건강 상태가 좋지 못한 아이들에 눈이 갔다. 마음에 걸렸으나 학원에도 의료설비를 갖춘 진료소와 유능한 의사들이 있을 텐데 자신이 나서 얘기하는 것이 주제넘은 생각이라고 판단해 주저했다. 그럼에도 중등학원을 방문해 학원의 진료소 의료진과 함께 원아들의 건강 개선에 도움이 되고 싶다는 의사를 밝혔고 5년 동안 발걸음을 이어갔다. 김순복이 원아들의 건강 개선을 위해 한 행동 또한 영양 및 건강에 효능 높은 약제를 연구하고 확보해 의약품과 건강식품을 만들어 제공하는 것이었다.[56]

조직적 지원으로는 각 도의 소아병원에서 고아시설을 대상으로 건강검진을 진행했다. 자강도소아병원의 의료진은 도내의 강계시와 장강군에 위치한 육아원, 애육원, 중등학원을 방문해 건강검진을 실시했다.[57] 또한 어린이영양관리연구소에서는 매해 전국의 육아원에 철, 아연, 요

---

54 "우리 사회에 넘치는 미덕의 향기각지 당원들과 근로자들," 『로동신문』, 2016.01.11.
55 "당의 보건정책을 관철하는 길에서, 아이들의 밝은 웃음을 위해 바친 30여 년," 『로동신문』, 2020.02.07.
56 "원아들의 친할머니로 사는 인생의 보람," 『로동신문』, 2016.04.06.
57 "어린이들의 건강을 책임적으로, 자강도소아병원의 의료일군들," 『로동신문』, 2014.05.09.

오드 보충제를 제공해 성장발육에 도움이 되도록 조치했다.[58] 이 밖에도 함경남도인민병원에서는 전국의 육아원, 애육원, 초등 및 중등학원에 소독수 제조기를 제공했으며 직접 시설을 방문해 설치 및 이용법을 설명하기도 했다.[59]

김정은 집권기 전체 인민이 고아들에게 관심을 갖게 된 계기는 2014년 5월 18일 김정은의 대성산종합병원 방문 소식 때문이었다. 당시 이 병원에는 평안남도의 육아원과 애육원 아이들이 "집중보양치료"를 받고 있었다. 김정은은 같은 해 2월 3일 평양시의 육아원과 애육원을 방문했고 병행해 전국의 육아원과 애육원에 대한 실태를 조사했다. 이 실태 조사를 토대로 몸이 허약한 원아들을 대성산종합병원에 입원시켜 건강을 회복시키라고 명령했고 회복된 어린이들을 직접 확인하기 위해 5월 병원을 찾았던 것이다.[60] 대성산종합병원은 바로 직전 해인 2013년 3월에 개원한 인민군 전용 병원이었다. 이 소식을 보도한 이후 김정은의 "후대사랑, 미래사랑"의 뜻을 잇는다며 전국의 조직과 주민들은 고아들을 지원한다며 들썩였다.

김정은은 노인에게도 관심을 보였다. 특히 돌볼 사람이 없는 노인이 국가의 보살핌 속에 근심 없이 생활하게 하자며 인민들을 독려했다.[61] 그리고 보양소와 마찬가지로 양로원 건설을 전국적 차원에서 전개했다.[62]

---

58 "그날의 가르치심을 받들어 30년, 의학과학원 어린이영양관리연구소에서," 『로동신문』, 2014.07.05.

59 "전국의 육아원, 애육원, 초등학원, 중등학원들에 소독수제조기를 보내주었다, 함경남도인민병원에서," 『로동신문』, 2016.03.30.

60 "우리 원아들이 안겨사는 위대한 어버이품, 대성산종합병원에 새겨진 숭고한 사랑의 이야기," 『로동신문』, 2019.06.08.

61 "행복의 보금자리에 넘치는 친혈육의 정," 『로동신문』, 2020.01.24.

62 "평성·원산에 종합학교단지 건설," 『rfa | 자유아시아방송』, 2016.01.20.

[사진 5-1] 황해남도양로원 전경

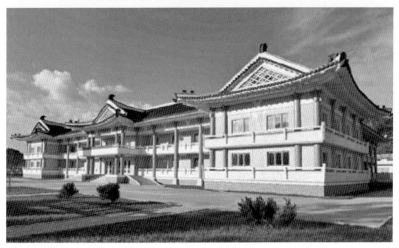

출처: 『로동신문』, 2019.09.18.

양로원은 각 도의 도당위원회가 제7차 당대회 이후 수립한 건설 계획 목표에 따라 시작했고 연건평이 수천㎡에 달하는 한옥식으로 설계한 표준도면에 따라 비슷하게 건설했다. 2018년 4월에 평안북도양로원을 준공했고[63] 2020년 11월에는 양강도양로원을,[64] 2021년 2월 28일에는 평안남도양로원의 준공식을 개최했다.[65] 시설에는 당연히 치료실을 갖췄고 각급 병원과 의료진이 방문해 건강검진과 진료, 생활에 필요한 물자 등을 전달했다.

한편, 김정은 집권기에 신체장애를 위한 시설로 처음으로 선보인 기관은 2013년 12월 6일에 개원식을 개최한 문수기능회복원이었다. 이 시설은 기능성 장애 환자를 대상으로 신경과 심장의 기능 회복과 각종

---

63 "평안북도양로원 준공식 진행," 『로동신문』, 2018.04.14.
64 "량강도양로원 준공," 『로동신문』, 2020.11.26.
65 "양로원건설 힘있게 추진," 『로동신문』, 2017.08.20.

물리 및 외과 치료를 제공했다.[66] 애초 이 시설은 주민들의 운동과 피로회복을 돕는 간단한 시설로 구상했으나 김정은의 제안으로 전문기관으로 변경하며 환자의 나이와 상태에 따라 치료가 가능한 각종 치료실을 갖추게 됐다. 설치한 치료실로는 "신체운동치료실, 아동치료실, 일상생활동작치료실, 작업치료실, 대중체육실, 면담실" 등을 포함했다. 그 외에도 정형외과기능회복치료과의 치료실에는 뼈관절 계통 질환자의 근력 단련을 위한 각종 기구를 배치했고 물리치료실에는 큰 치료용 수조와 어린이치료용 및 개인용 치료수조를 설치했다. 2층에 위치한 심장기능회복치료과에도 필요한 운동치료실들을 배치했다. 보도에는 평범한 근로자들이 무료로 이용한다고 강조했다.[67]

전문적인 장애인 관련 시설로는 조선장애어린이회복원을 들 수 있었다. 북조선의 대표적인 장애인 치료시설이었고 거의 유일하게 장애어린이를 대상으로 상정했다. 이에 장애인 관련 국제기구 방문자들의 주요 참관지였다. 2017년 5월 유엔인권이사회 산하 장애인권리담당 특별보고관이 방문해 이 기관을 살펴봤다.[68]

조선장애어린이회복원은 2012년 3월 29일 창설됐고 평양시 대동강구역 동문2동에 자리 잡았다. 이 기관은 장애어린이의 조기 발견과 회복, 특수교육을 담당하는 전문기관으로 자폐증, 뇌성마비, 청력장애, 다운증후군 등의 장애어린이에게 재활치료와 특수교육을 목적으로 설립했다. 동시에 장애 개선을 위한 연구도 계획했다. 개원 당시 60여 명의 어린이가 개교식에 참석했고 조선장애자보호연맹 중앙위원회를 주

---

66 "위대한 장군님의 숭고한 념원 빛나는 현실로 꽃펴난다," 『로동신문』, 2013.12.07.
67 "사회주의보건제도를 더욱 빛내이는 종합적인 치료봉사기지," 『로동신문』, 2014.01.26.
68 "유엔인권리사회산하 장애자권리담당 특별보고자일행 여러곳 참관," 『로동신문』, 2017.05.07.

관단체로 내세웠다.[69] 조선장애자보호연맹은 국제기구나 해외 민간단체 등과 활발한 교류를 하던 단체로 회복원 창립에는 해외의 지원이 있었던 것으로 짐작된다.

조선장애어린이회복원은 매년 4월에 개학식을 진행해 새로운 장애어린이를 수용했고 일주일 가까이 부모 곁을 떠나 생활한다는 언급을 통해 통학이 아니라 주중에 회복원에서 생활하는 것으로 보인다. 회복원에는 물리요법실, 청력회복검사실, 작업요법실, 실내놀이실 등을 갖췄고 의사는 어린이들의 상태를 일별, 주별, 월별로 관찰하면서 대상에 맞는 회복치료법을 제공했다. 또한 탁아소, 유치원, 학교 등과 같이 국가공급체계에 의해 운영한다고 밝혀 장애어린이에게도 무상으로 제공하는 국가공급이 일부 존재하는 것으로 파악된다.[70]

이 밖의 장애인 수용시설로 양생원도 존재했다. 양생원은 노동능력이 없거나 돌볼 사람이 없는 장애인을 수용해 보호하는 사회보장기관이다.[71] 김정은 정권은 양생원 기능의 정상화를 위해 새롭게 건설하는 사업부터 시작했다. 2018년부터 개원 소식을 전했고 새로 완공한 양생원에는 치료실과 운동실을 마련해 관련 서비스를 제공했다. 2018년 12월에 자강도양생원을,[72] 2019년 1월에 평안북도양생원을 완공했다.[73] 같은 해 6월에는 평안남도 은산군에 양생원을 건립했고,[74] 9월과 10월에

---

69 "조선장애어린이회복중심 개교식 진행," 『로동신문』, 2013.03.30.

70 "조선장애어린이회복원 개학식 진행," 『로동신문』, 2018.04.03; "조선장애어린이회복원 개학식 진행," 『로동신문』, 2019.04.02; "사회주의대가정의 한식솔된 기쁨과 행복," 『로동신문』, 2018.08.02.

71 「조선대백과사전」 (온라인), 검색일: 2021.12.26.

72 "양생원 새로 건설," 『로동신문』, 2018.12.09.

73 "평안북도양생원 새로 건설," 『로동신문』, 2019.01.08.

74 "평안남도에서 양생원 새로 건설," 『로동신문』, 2019.06.19.

황해남도양생원, 함경북도양생원을 준공했다.[75]

취약계층에 대한 관심은 김정은이 집권 초부터 강조한 "인민중시, 인민존중, 인민사랑 정치"의 구현과 연동한 정치적 행보였다. 하지만 전쟁노병이나 영예군인과 비교해 확실히 『로동신문』에 언급이 적었고 일반 주민들의 관심도 높지 않았다. 특히 건물을 새롭게 건설했다는 사실 외에 국가 차원에서 제공한 구체적인 보건의료 서비스의 내용은 확인하기 어려웠다.

제3절 화상 환자 치료

『로동신문』이 보도한 구체적인 치료 서비스로는 화상 환자 치료가 가장 많았다. 화상 치료는 2차급 이상의 보건의료기관에서 수행했고 긴급 후송한 환자들은 대부분 소생이 불가능한 상태로 의식이 전혀 없는 중환자였다. 또한 환자 중에는 어린이 환자가 많았고 산업시설의 공장 노동자 즉, 산재 환자들이 대다수를 차지했다.

화상 환자의 치료는 병원의 규모나 의료인의 전문성과는 상관없이 천편일률적으로 행해졌고 철도성병원의 사례는 하나의 전형을 보여준다. 환자가 도착하면 병원에서는 당조직의 간부를 포함해 협의회를 진행한다. 이 환자를 꼭 살려내자는 결의를 다지면서 관련 과의 과장을 책임자로 정하고 담당 의사 및 간호원을 확정해 "치료전투조"를 구성했다. 그 뒤 환자가 퇴원할 때까지 낮과 밤이 따로 없는 '전투'를 벌였다. 이러한 정성의 결과 환자가 의식을 회복하면 본격적인 화상 치료에 돌

---

75 "함경북도에서 양로원, 양생원 새로 건설," 『로동신문』, 2019.10.27.

입했고 그 치료법인 피부이식수술로 이어졌다. 이 수술은 1차례로 그치지 않고 여러 차례 행해졌고 이식에 필요한 피부는 보건의료인들이 제공했다. 철도성병원의 원장, 기술부원장, 초급당위원회 위원장 등 병원의 간부는 가장 먼저 피부를 적출하기 위해 수술대 위에 누웠고 마지막 순서에 외과 과장 등 직접 환자 수술을 담당할 성원들이 피부를 제공했다. 2차 수술 때에는 수술 날짜를 어떻게 알았는지 병원의 전체 인원이 수술실로 달려와 서로 자기의 피부를 기증하겠다고 실랑이를 벌였다. 이렇게 1, 2차 피부이식에 동참한 사람은 140여 명에 달했다.[76]

이러한 전경은 피부이식수술을 할 때마다 겪는 모습으로 병원의 보건의료인뿐 아니라 환자와 조금이라도 관계된 사람들, 즉 가족, 친인척, 직장동료, 마을 주민 등이 서로 이식하겠다고 나섰다. 심지어 영예군인의 동참 소식도 전했다. 또한 화상면적이 넓고 상처가 깊어 보건의료인들의 피부만으로 이식수술을 보장하기 어려우면 환자 거주지역의 당위원회, 인민위원회, 청년동맹, 여성동맹과 함께 중요 기업소의 간부와 종업원 등의 참여가 이어졌다.[77] 그리고 이를 덕과 정이 넘치는 사회, 모두가 한 집안 식솔을 이루고 사는 북조선식 사회주의제도의 우월성을 보여주는 미담이라고 홍보했다.[78]

보건의료인들은 화상 환자에게 피부를 제공하는 것을 당연하게 여겼고 많은 피부를 떼어낸 행위를 훌륭한 의료인이자 환자에게 최상의 정성을 기울이는 모습으로 평가했다.[79] 병원의 당조직은 이러한 노력으로

76 "사랑과 정성으로 이어온 90여일," 『로동신문』, 2016.09.09.
77 "한 어린 생명의 소생을 위해," 『로동신문』, 2020.12.15.
78 "우리는 한집안식솔," 『로동신문』, 2019.10.26.
79 "독자의 편지, 인간사랑의 화원속에 우리가 삽니다," 『로동신문』, 2014.01.28; "의료일군의 본분을 안고," 『로동신문』, 2015.10.22.

화상 환자를 살린 사실을 상부 당조직에 보고했고 이는 해당 병원과 보건의료인이 정치적 평가를 받는 절차이기도 했다.[80]

김정은 정권은 보건의료인들의 희생과 함께 화상 환자 치료에 선진 의술을 접목했다. 2016년 평양의학대학병원 외과학총론강좌의 의료진은 타인의 피부로 이식하던 종전의 방식에서 벗어나 환자 본인의 피부로 수술하는 "조기피부성형술"을 도입했다. 병원에서는 이 기술을 외과 부문의 모든 과로 확산하기 위해 "따라배우기, 따라앞서기운동, 경험교환운동"을 전개했다.[81] 이 병원의 외과학총론강좌는 화상 치료의 거점병원으로 중요 기업소의 산재 노동자들이 입원해 치료받았고 인민군 간부 등 화상 상태가 중증인 환자를 대상으로 치료했다.[82]

선진의술을 확보하기 위해 해외에서 관련 교육을 받기도 했다. 조선적십자종합병원 미용외과학의 림현단은 화상 등으로 심하게 변형된 얼굴을 재생하는 미용수술이 가능한 대표적인 의료인이었다. 림현단은 "미용수술은 피와 살을 바쳐서 될 수 있는 수술이 아니고 정성과 헌신만으로는 해결할 수 없는 고단위의 선진의술"이라며 병원 당조직의 배려로 해외에서 교육받는 기회를 얻었다. 귀국 때는 미용외과학과 관련한 도서들을 대거 확보해 돌아왔다.[83]

물론 화상 치료에도 고려의학을 활용했다. 2016년 평양시제2인민병원 피부병예방과에 입원한 여성 환자를 화상 치료에 경험이 많은 과장 리광일이 담당했고 리광일은 피부이식술을 하지 않는 고려의학을 활용해 치료했다. 이 방법 또한 선진의술이라고 홍보했다. 이 치료제는 자

80 "지극한 정성으로 피운 꽃," 『로동신문』, 2018.01.06.
81 "집단적경쟁열풍속에 70일전투목표 련이어 돌파," 『로동신문』, 2016.04.21.
82 "참된 사랑과 헌신에 대한 이야기," 『로동신문』, 2020.07.10.
83 "이런 아름다운 사회주의제도에서 우리가 산다," 『로동신문』, 2014.12.22.

국에 흔한 약재로 만든 외용약으로 골수염 등 염증성 질병과 괴사성 질환에 효과가 높았다. 또한 항생제를 따로 쓰지 않는 이점도 있었다. 리광일은 이 외용약을 활용해 "괴사조직절제수술"을 진행했고 10여 일만에 새살이 돋기 시작해 140여 일 만에 환자는 퇴원했다.[84]

화상 치료에 보건의료인들의 피부를 이식하는 행위는 1960년부터 이어온 '전통'이었다. 김정은 정권은 과거를 다시 불러왔고 이 또한 보건의료 서비스를 정상화하는 방안이었다.

북조선 정권이 보건의료인의 희생을 동반하는 화상 치료를 적극적으로 활용한 이유는 첫째, 화상 질환의 뚜렷한 가시성 때문이다. 화상 환자는 상태의 심각성을 확실하게 인지할 수 있었고 상태의 개선 또한 드라마틱한 성과로 바로 드러났다. 두 번째는 실제 화상 환자가 많이 발생해 치료에 대한 수요가 높았다. 북조선은 현재까지도 나무나 연탄을 주 연료로 사용 중이고 전기 공급이 안정적이지 않아 화재 위험성이 높았다. 세 번째로 국가의 보건의료 혜택을 확실하게 제공하는 실례로 활용하기 수월했다. 보건의료인들이 직접 피부를 제공하는 행동을 통해 환자와 가족은 보건의료 혜택을 실감하는 동시에 이러한 의료인을 배출한 국가, 특히 지도자에게 감사한 마음이 우러나게 하는 기제였다. 네 번째는 보건의료인은 물론이고 남의 아픔을 자기 아픔으로 여기는 풍토, 즉 사회주의 대가정이라는 집단주의 지향을 확대하는 매개 역할을 담당하는 측면이 있었다.

김정은 정권은 해를 거듭하면서 보건의료인의 희생을 더욱 강요했다. 2021년 6월에 개최한 당중앙위원회 제8기 제3차 전원회의에서 1960년대 천리마 시대 보건의료인들과 함께 6·25전쟁 당시의 군의처

---

84 "한 처녀의 소생에 비낀 우리 사회의 참모습," 『로동신문』, 2016.07.22.

[사진 5-2] 1960년대 환자를 위해 피와 피부를 제공하는 보건의료인들

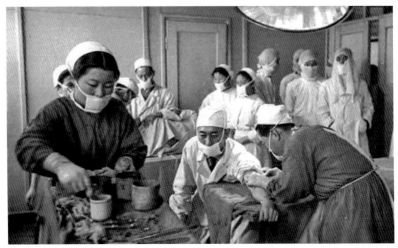

출처: 『로동신문』, 2021.10.22.

럼 행동할 것을 강조했다. 전쟁이라는 엄혹한 시련 속에서도 수령만
있으면 사회주의가 승리할 수 있다는 희망으로 전우를 위해 자신의 모
든 것을 바쳐 싸운 당시 군의와 간호원을 소환했다. 그리고 정찰 임무
중에 다친 인민군에게 11회에 걸쳐 2,400g의 피를 수혈하고 다른 환
자에게 다시 200g을 헌혈하면서 연일 밤을 지새운 간호원을 모범으로
제시했다.[85]

　당국의 이러한 강제에 보건의료인들은 피부이식 행위를 넘어 다양한
방법으로 자신을 희생하며 환자를 치료했다. 헌혈은 너무나 당연했고
조선적십자종합병원 안과전문병원 의사 장설희는 눈에 심한 화상을 입
은 동송유치원 교사 고정금에게 자기 결막을 이식해 완치시켰다.[86]

85　"위대한 년대의 승리자들속에는 화선군의들도 있다." 『로동신문』, 2021.08.03.
86　"그도 처녀였다." 『로동신문』, 2020.06.14.

결막 이식은 김일성, 김정일 시대의 피부이식과 같이 김정은 시대에 정성의 보건의료인을 나타내는 상징 같았다. 황해북도인민병원 안과 의사 김명월은 의사로 활동한 16년간 6,500여 명의 실명자들에게 광명을 되찾아 주었다. 그리고 치료법은 최신의 수술법인 인공수정체이식수술을 도입해 국가의 과학기술 중시 정책에도 이바지했다. 또한 치료 과정에서 동종결막이식수술이 불가피함을 확인하고 김명월 본인의 결막을 환자에게 이식하기도 했다.[87] 이러한 희생 사례를 "전국보건일군정성경험토론회"라는 행사에서 대대적으로 발표했고 이 행위를 본보기로 내세웠다. 2021년 11월에 개최한 이 토론회에서는 10여 차례에 걸쳐 1,200ml의 피를 뽑아 환자들에게 수혈한 함경남도산원 조산원 김영순과[88] 10여 년간 환자들을 위해 스스로 피부를 떼어낸 자리가 무려 50여 곳에 이르는 강원도인민병원 일반외과 의사 위경심 등이 토론자로 나섰다.[89]

제4절 선진의술과 원격의료를 활용한 서비스

1. 현대적인 의학기술 활용

김정은 정권은 치료 서비스 제공에서 선진적이고 현대적인 의학기술의 적극적인 활용을 이전 정권에 비해 훨씬 많이 강조했다. 그리고 이는 평양에 있는 중앙급 병원들이 주도했다. 또한 최신의 선진의학이라

---

87 "인민들의 건강증진에 이바지하는 참된 보건일군," 『로동신문』, 2017.01.14.
88 "보답의 일념 안고 삶의 순간순간을 보람있게," 『로동신문』, 2021.11.06.
89 "강원도정신은 어떤 참된 인간들을 키워내는가," 『로동신문』, 2021.11.08.

고 주장하는 치료에는 심장병 치료가 주를 이뤘다.

2016년 옥류아동병원은 10건의 선진 치료법을 연구, 도입해 큰 성과를 거뒀다고 자찬했다. 그리고 주요 분야는 소아심장혈관 질환이었다. 병원의 심장혈관외과는 2건의 어렵고도 복잡한 수술에 연이어 성공했고 이를 "팔로4증후군 근치수술"이라고 밝혔다. 이 수술은 선천성 심장질환인 엡슈타인 기형을 치료하는 첨단수술로 많은 나라에서 미개척 분야라고 첨언했다. 당시 엡슈타인 기형인 8세 어린이를 수술해 성공하면서 빠른 속도로 발전하는 소아심장외과 부문의 면모를 보였다고 평가했다. 또한 심장혈관외과 의료인들이 자체적으로 제작한 의료기구를 이용해 좁아진 어린이의 대동맥을 정상 회복시키는 성형수술도 성공했다고 전했다. 이를 통해 값비싼 의료설비 없이도 대동맥 확대 성형수술이 가능한 전망을 열어놓았다고 주장했다.[90]

보건의료인들은 심장질환의 수술법을 계속 갱신했다. 2019년 옥류아동병원 심장혈관외과에서는 2016년 도입한 팔로4증후군 근치술을 개선해 합병증과 치료 일수를 줄이는 데 성공했다. 이외에도 선천성 심장병의 신생아를 조기에 진단하고 치료했다며 출생한지 석 달 된 아기를 수술을 사례로 제시했다. 또한 그동안 완치율이 높지 않았던 중증 폐고혈압 질환도 새로운 방법을 도입해 생명을 살렸다고 언급했다.[91]

선천성 심장병 치료의 메카로 정평이 난 옥류아동병원은 심장혈관외과 의료진을 평양의학대학병원 출신들로 구성했다. 과장 리철진 등은 평양의학대학병원에 배치될 당시 고난의 행군 시기로 평양의학대학 박사원을 졸업한 20대 젊은 의사들이었다. 이들은 어린이 심장질환 분야

---

90 "앞선 치료방법들을 연구도입," 『로동신문』, 2016.06.11.
91 "현대의학발전추세에 맞는 치료방법을 받아들여, 소아심장외과치료에서 계속 혁신," 『로동신문』, 2019.05.15.

를 세계적 수준으로 끌어올리겠다고 다짐하며 평양의학대학병원 소아 심장외과에서 치료를 시작했다. 2013년에는 인민군의 어린 자녀를 기적적으로 살리기도 했다. 이 사실을 김정은에게 보고했고 동시에 언론에 보도되면서 큰 반향을 일으켰다. 이후 개원한 옥류아동병원에 심장혈관외과를 설치했고 이곳에서 평양의학대학병원의 경험 있는 의료인인 리철진 등을 주축으로 진료하게 됐다. 2017년에는 한해 최고 150건 정도였던 수술 기록을 돌파하며 300건 이상의 심장혈관수술을 시행했고 근 20년간 3,000여 명의 아이들에게 새 생명을 안겨주었다. 이외에도 옥류아동병원은 선천성 거대 결장증 치료법을 임상에 적용해 환자의 회복기일을 종전의 수백일로부터 수일로 단축했고 이를 평양 내의 타 의료기관에 도입 중이라고 밝혔다. 또한 뇌신경외과에서는 최초로 4세 어린이의 거대 뇌종양수술에 성공했다며 선천성 뇌혈관 기형 수술법을 더욱 갱신했다고 전했다. 더불어 소화기내과는 중증 급성 영양장애 환자들에 대한 치료법을 확립했다며 생후 2일부터 5세까지 어린이에 대한 치료를 체질적 특성과 영양 조건에 맞게 진행해 그 완치율을 훨씬 높였다고 주장했다.[92]

치과 분야의 선진 치료는 임플란트였다. 이 또한 김정은 집권 이후 개원한 류경치과병원이 주도했다. 이 병원의 임플란트과 의료진은 단기간에 세계적인 임플란트 치료 수준을 따라잡겠다는 목표를 설정하고 측벽접근법의 임플란트 이식술을 받아들여 시술했다. 일반적으로 임플란트 치료는 임플란트 이식체를 삽입한 후 3~6개월 후에야 치아구조를 완성했으나 류경치과병원에서는 기다리는 기간 없이 치아모형을 즉시 삽입하는 치료법을 도입했다. 임플란트 첫 수술은 2014년 9월에 진

---

92 "당의 후대사랑을 충직하게 받들어가는 만리마시대의 참된 보건일군집단," 『로동신문』, 2017.03.28.

행했고 2018년 8월까지 1,900여 개의 임플란트로 800여 명의 환자를 치료했다.[93]

북조선의 대표적인 산부인과 전문병원인 평양산원에서는 2013년에 무통분만을 성과적으로 시행하는 문제가 대두됐다. 이전까지는 무통분만에 대한 자료가 충분치 않아 무통제의 농도와 수량 등의 구체적인 수치를 몰랐으나 의료진의 연구로 몇 달 만에 기초적인 자료를 확보할 수 있었다. 이 자료를 토대로 경막외마취에 의한 무통분만법을 임상에 도입해 성공했고 이를 평양산원의 모든 산과와 전국의 도산원에 적용하는 사업을 전개했다. 또한 복강경수술도 도입했다. 이 기관의 부인과 과장은 8개월 동안 수백 차례에 달하는 모의실습을 진행해 첫 복강경수술에 성공했다. 이후 지난 몇 해 동안 다양한 산부인과 질환에 복강경수술을 적용했고 그 검사 및 수술 건수가 천수백 건에 이른다고 밝혔다.[94]

선진의술을 도입하기 위해 전문병원들은 다양한 노력을 보였고 특히 의료진의 실력 개선에 관심이 높았다. 평양산원의 2부인과의 경우 매주 수요일마다 기술 학습의 날을 운영했다. 기술 학습의 날에는 최신의 술을 보급하는 동시에 모든 의료인의 실력을 평가했다. 그 운영 방법을 보면, 선배 의료인이 임상에서 진단이 어려운 문제를 제시하면 후배들은 정확한 답을 말해야 했고 대답하지 못한 의사들은 그 분야에 해당한 의학 서적들을 탐독하고 연구한 뒤 다음번 기술 학습의 날에 발표하도록 했다.[95] 이와 함께 보건의료인들의 실력을 높이는 방법으로는 학위 취득을 최단기간 내에 늘리는 사업을 전개했다. 평양산원은 김정은 집

93 "숭고한 인민사랑 넘쳐흐르는 현대적인 의료봉사기지,"『로동신문』, 2018.09.23.
94 "선진의학과학기술을 적극 받아들여,"『로동신문』, 2013.05.21.
95 "기술학습과 치료사업성과,"『로동신문』, 2017.10.20.

권 이후 한해 약 30명의 학위 취득자를 목표로 설정했다. 이전 시기에는 한해 한두 명의 배출도 큰 성과로 여겨졌으나 최근 몇 년 사이에 150여 명의 학위 취득자를 배출해 목표 완수가 순조로웠다.[96]

2016년 개원한 류경안과종합병원에서도 최첨단 안과수술인 망막유리체절제술을 도입해 1년 만에 80여 명의 환자에게 광명을 안겨주었다. 이 기술은 병원 망막과가 담당했고 과장 등 10여 명의 의료진이 수행했다. 수술은 지름이 약 0.6㎜의 구멍 속에 핀셋 등 안과용 수술기구를 삽입해 수행하는 방법으로 의료진은 수술법을 숙련하기 위해 저녁마다 모의실험을 진행했다. 이 밖에도 녹내장과는 태풍피해 복구 중에 두 눈을 실명한 환자를 42일 만에 회복시켰고 시기능교정과는 시력이 매우 낮은 청년을 한 달 만에 정상으로 완치하는 등 1여 년 동안 6,300여 건의 안과수술을 진행해 5만여 명의 환자를 치료했다.[97]

2차, 3차급 병원의 중증 환자 치료는 선진의술을 도입한 중앙급 병원과의 협진으로 수행했다. 이때 먼거리의료봉사체계가 중요한 역할을 담당했다. 10여 미터 높이에서 떨어져 의식을 잃은 상태에서 철도성병원에 실려 온 룡성베아링공장 노동자는 기적이 일어나지 않는 한 소생할 가망이 없었다. 하지만 철도성병원은 김일성종합대학 평양의학대학 임상제2의학부 임상외과학강좌 의료진과의 협진으로 공동 수술을 했고 이 환자는 3일 만에 의식을 되찾아 두 달 뒤에 퇴원했다.[98]

먼거리의료봉사체계의 활용은 과학기술, 선진의학을 주창했던 김정은 정권의 구미에 딱 맞는 정책이었다. 또한 위의 사례와 같이 충분한 보건의료 서비스를 제공받지 못했던 지방 주민들에게 선진의술을 제공

96 "유훈관철전의 불길을 세차게 지펴올려,"『로동신문』, 2018.07.31.
97 "뜨거운 사랑과 정성으로 이어온 충정과 보답의 길,"『로동신문』, 2017.11.01.
98 "독자의 편지, 기적을 낳은 힘,"『로동신문』, 2016.04.24.

한다는 점에서도 시의적절한 정책이었다. 이에 그 활용은 시간의 경과에 따라 다양해졌다.

2. 원격의료의 활용과 현실

대북 제재와 북조선의 열악한 경제 상황에서 원격의료는 가당치도 않은 정책이라고 예상할 수 있다. 하지만 남한 언론조차 북조선에서 낙후한 의료 현실을 보완하기 위해, 도시와 농촌의 의료격차를 해소하는 방안으로 원격의료를 적극적으로 활용한다고 소개했다.[99] 또한 2022년 보도에는 원격의료의 실제 진료 사례를 게시하기도 했다. 함경북도 무산군병원[100]은 먼거리의료봉사체계를 통해 예정일이 많이 남은 심각한 상태의 임산부를 진료해 무사히 출산을 도왔다. 또한 먼거리의료봉사체계는 도시와 농촌은 물론이고 산골과 외진 섬마을에도 구축해 서비스를 제공하고 있다는 주장을 실었다.[101]

정보통신기술을 토대로 하는 4차 산업혁명은 보건의료 분야에도 큰 영향을 미쳤고 이를 활용한 보건의료를 의미하는 e헬스 개념을 탄생케 했다. 2005년 WHO는 이 개념을 처음으로 공식화하며 그 내용을 더욱 구체화했다. 남한은 e헬스 개념을 2007년에 국가보건정책에 포함했고 북조선도 2014년부터 적극적으로 적용 중이다. e헬스에는 모바일헬스(m헬스), 원격의료(텔레헬스), e보건학습, 전자보건기록시스템, 빅데이

---

99 "北, 낙후한 의료질 개선…'원격진료시스템' 확대," 『SPN 서울평양뉴스』, 2021.08.24.

100 북조선은 2022년 8월부터 병원 명칭을 모두 변경했다. 이에 무산군인민병원은 무산군병원으로 불리고 있다. 엄주현, "김정은 정권의 보건의료 자원 확보 방안 연구," 『국가전략』 제29권 2호 여름호, 세종연구소, 2023, 136~137쪽.

101 "북한 "원격진료로 산모 출산 도와"," 『NK경제』, 2022.08.16.

터 등 다양한 하위 개념을 포함한다.[102]

2007년 WHO와의 협업으로 먼거리의료봉사체계 구축을 시작한 북조선도 세계적 추세에 따르며 전국적으로 원격의료가 가능한 체계를 확대했다. 김정은 집권기 『로동신문』이 보도한 먼거리의료봉사체계 활용 사례는 〈표 5-2〉와 같다.

〈표 5-2〉 먼거리의료봉사체계 활용 사례

보도 시기	보건의료기관	내용	협력 병원
2013.04.	양강도인민병원 (양강도)	양강도 혜산시 거주 노동자 뜻밖의 질환으로 진단, 도병원의 과장이 먼거리의료체계를 도입했다며 김만유병원과 화상협의 조직해 진료 뒤 완쾌	김만유병원
2013.05.	은파군인민병원 (황해북도)	2012년 4월 심한 두통의 노동자, 군인민병원에 이송, 김만유병원과 화상협의로 정확한 진단 뒤 회복 / 오랫동안 난치성 질환을 알고 있던 평산군의 한 여성이 화상협의 상담 과정에서 확진, 수술 후 보름 만에 완쾌	김만유병원
2013.11.	초산군인민병원 (자강도)	군내의 환자들이 먼거리의료봉사체계를 통해 도인민병원의 유능한 의료진의 도움으로 과학적이며 즉각적인 치료 대책 수립	자강도 인민병원
2014.05.	정주시인민병원 (평안북도)	군사 임무 수행 중 사고로 중태에 빠진 인민군, 김만유병원과 여러 차례 협의회 진행해 60일 만에 완쾌	김만유병원
2014.05.	자강도 내의 시·군인민병원	수시로 제기되는 환자 치료 대책을 원격의료로 수립	자강도 소아병원
2014.10.	룡강군인민병원 (남포시)	수지일용품공장 노동자 전신 60%에 3도 화상을 입고 군인민병원에 긴급 이송, 상급병원인 남포시인민병원과 먼거리의료봉사체계를 통해 협의회 진행, 80여 일 만에 회복	남포시 인민병원
2015.06.	함경북도 인민병원 (함경북도)	경원군의 노동자, 며칠째 계속되는 고열로 입원, 평양에 있는 복부외과 부문 의료진과 먼거리협의, 상담 과정에서 정확한 진단, 5일 만에 의식 회복	평양의 복부외과 부문의 의료진

---

102 조한승, "4차 산업혁명 시대 대북 보건안보와 남북 보건협력 거버넌스," 53쪽.

보도 시기	보건의료기관	내용	협력 병원
2015.06.	온성군인민병원 (함경북도)	유전적 질병으로 완치가 불가능했던 2돌 된 아기, 옥류아동병원과의 화상협의로 정확한 진단 뒤 새로운 치료법으로 완치	옥류 아동병원
	황해북도 인민병원 (황해북도)	평산군 거주 주민과 상담 중에 암을 발견, 즉시 공동 수술 이후 완치	김만유병원
2015.12.	구성시 제1인민병원 (평안북도)	2013년 영예군인의 어린 아들이 고열 끝에 팔다리 마비 증세, 구성시제1인민병원 담당의사와 옥류아동병원 의료진이 수시로 협의회를 갖고 치료, 대지를 확보	옥류 아동병원
2016.05.	덕성탄광병원 (함경남도)	덕성탄광 탄부의 11세 딸이 심각한 상태로 후송, 소생이 어렵다는 결론, 옥류아동병원과 연계로 치료, 두 달 반 만에 퇴원	옥류 아동병원
2019.03.	연산군인민병원 (황해북도)	1개월 된 아기가 호흡곤란으로 입원, 옥류아동병원과 협진으로 이틀 만에 무호흡 발작이 없어지고 호전	옥류 아동병원
2019.05.	덕천시인민병원 (평안남도)	2017년 탄광의 젊은 탄부 2명이 사고로 사경에 처함, 평양의 중앙병원과 수시로 연계를 갖고 치료, 완쾌 후 퇴원	김일성 종합대학 평양의학 대학병원
2020.08.	천마군인민병원 (평안북도)	어린 소녀 병원에 입원, 먼거리의료봉사실에서 옥류아동병원 의사들과 화상협의, 정확한 진단 및 치료 대책 수립으로 건강 회복	옥류 아동병원
2020.11.	향산군인민병원 (평안북도)	향산군의 여성이 심각한 요독증으로 입원, 김만유병원과 협의, 상태가 심각해 김만유병원으로 후송 뒤 수술, 완치	김만유병원
2021.03.	서흥군인민병원 (황해북도)	위급한 상태의 산모 입원, 황해북도산원과 협진, 도산원으로 후송, 평양산원과 도산원 사이의 화상협의 수시로 진행, 산모와 아이 모두 건강하게 출산	황해북도산원 평양산원
2021.08.	강원도인민병원 (강원도)	2018년 12월, 20대 초반의 인민군, 전신 65%에 2~3도 화상으로 입원, 평양의 중앙병원과 영상협의를 통해 합리적인 치료법을 도입하고 여러 차례의 성형수술로 완치	중앙급 병원

출처: 2012~2021년 『로동신문』 검토해 저자 정리.

김만유병원은 먼거리의료봉사체계 시행 처음부터 중점병원 역할을 담당했고 10여 년이 지난 현재까지도 지방병원과 영상협의를 진행하는 중요 거점기관으로 거론됐다. 김만유병원에서 원격진료를 담당하는 부서는 "먼거리의료봉사중심"으로 소장은 조원철이었다. '중심'은 센터의 북조선식 표현으로 이 센터에서 제공한 영상협의 사례는 다음과 같다. 양강도 혜산시에 살던 한 노동자가 뜻밖의 질병으로 진단받고 고통 속에 있을 때, 이 노동자를 담당하던 양강도인민병원 과장은 김만유병원의 유능한 의료진과 영상협의를 조직했다. 정확한 진단이 내려지고 질병 치료에 속도가 붙으면서 치료를 마칠 수 있었다. 또한 심한 두통으로 은파군인민병원에 이송된 한 노동자도 김만유병원 의료진과의 영상협의를 통해 진단을 받고 건강을 회복했으며, 오랫동안 난치성 질병을 앓던 평산군의 한 여성도 원격으로 상담하는 과정에서 병명을 확진해 수술 후 보름 만에 퇴원했다.[103]

김만유병원 먼거리의료봉사중심은 전국의 각지 병원에서 제기하는 환자들의 병력서와 입원 당시의 각종 실험검사 정보 등을 신속하게 확보해 짧은 시간 내에 협의하는 토대를 갖추기 위해 노력했다. 특히 급성 질환과 난치성 질환 환자들에 대한 구급협의와 수술협의에 더 큰 관심을 두었다. 먼거리의료봉사체계의 활용에는 이처럼 긴급질환과 수술을 요하는 중증질환이 우선 대상이었던 것으로 보인다.

시간이 경과하면서 김만유병원의 영상협의에는 소속 보건의료인뿐 아니라 보건성 피부병예방원, 보건성 구강종합병원 등의 전문가들을 포함해 협의를 진행했다. 물론 이들 대부분은 관련 학위를 소유한 전문

---

103 "인민적시책속에 꽃피는 기쁨," 『로동신문』, 2013.04.22.

가들이었다.[104] 또한 김만유병원 외에도 김일성종합대학 평양의학대학병원 등 평양의 다른 중앙급 병원에도 먼거리의료봉사체계를 구축하면서 지방병원에서는 질환에 따라 가장 명망 있는 보건의료인들이 속한 병원과 협의를 진행할 수 있었다. 그 사례로, 심심산골이라고 할 수 있는 함경남도 장진군의 군인민병원은 상급병원인 함경남도인민병원과 평양의학대학병원을 비롯한 평양의 중앙병원 의료진과 원격의료를 진행했다.[105] 함경북도의 온성군제1인민병원은 김만유병원, 평양산원, 함경북도인민병원 등과 원격의료체계로 연계를 맺고 있었다. 원장, 기술부원장, 외과과장 등의 의료인들은 임의의 시간에 영상협의를 진행해 의견을 교환했고 중환자에 대한 수술을 진행할 때도 유능한 의사들의 풍부한 임상경험을 받아들여 어려운 수술을 성과적으로 완수했다.[106] 더욱이 평양산원 유선종양연구소와 옥류아동병원에도 원격의료체계 구축을 완료하면서 여성 및 어린이를 위한 다양한 협의도 가능했다.

먼거리의료봉사체계의 활용에는 기존의 1차에서 4차급 병원으로의 환자이송체계를 적용했다. 2013년 자강도의 초산군인민병원은 입원 환자를 치료하기 위해 우선 상급기관인 자강도인민병원과 원격의료를 연계해 치료했다.[107] 남포시 룡강군인민병원에서도 수지일용품공장의 노동자가 전신 60%에 3도 화상을 입고 입원했을 때, 상급병원인 남포시인민병원과 원격으로 협의를 진행해 치료 대책을 수립했고 환자는 80여 일 만에 노동 현장으로 돌아갔다.[108]

---

104 "먼거리의료봉사체계의 생활력," 『로동신문』, 2013.05.19.

105 "기행 신심에 넘쳐 앞당겨가는 희망찬 래일," 『로동신문』, 2021.04.20.

106 "먼거리의료봉사체계가 은을 낸다," 『로동신문』, 2014.01.09.

107 "의료봉사활동을 끊임없이 개선," 『로동신문』, 2013.11.20.

108 "전투기록장이 전하는 사연," 『로동신문』, 2014.10.16.

여성 환자와 산모도 환자이송체계에 따라 원격협의를 진행했다. 황해북도 서흥군인민병원의 산부인과에 심각한 생태의 산모가 입원했을 때 이 병원 의료진은 먼거리의료봉사체계를 통해 산모의 병력자료를 황해북도산원으로 보냈고 그 뒤에 이 산원으로 후송했다. 그리고 황해북도산원에서는 평양산원과 수시로 영상협의를 진행하면서 산모는 회복됐고 건강한 아이를 출산했다.[109] 서흥군인민병원의 사례와 같이 군인민병원의 산부인과에서 상급의 도산원을 경유해 평양산원 유선종양연구소로 연계하는 모습을 통해 환자 이송에 나름의 원칙과 절차가 있음을 확인할 수 있었다.

하지만 어린이 환자의 경우 도소아병원을 거치지 않고 바로 옥류아동병원과 연계하는 사례가 많았다. 평양북도 구성시 청년동에 거주하는 영예군인은 고열 끝에 팔다리가 마비돼 제대로 걷지 못하는 어린 아들을 구성시제1인민병원에 입원시켰다. 그러나 여러 가지 치료 대책에도 불구하고 특별한 차도가 없었고 구성시제1인민병원 소아과 담당 의사는 옥류아동병원 의료진과 원격협의를 조직해 새로운 치료법을 배합한 결과 완쾌해 대지를 활보할 수 있었다.[110] 이외에도 덕성탄광 탄부의 11세 어린 딸도 옥류아동병원과의 연계로 병을 털고 퇴원했고[111] 태어난 지 8개월의 어린이가 남포시 와우도구역병원에 입원했다가 옥류아동병원과의 영상협의 이후 옥류아동병원으로 이송해 치료받았다.[112]

어린 환자를 두고 벌이는 옥류아동병원과의 영상협의는 부모를 안심시키는 중요한 기제였고 지방의 보건의료인들은 이를 적극적으로

109 "모르고 받는 사랑," 『로동신문』, 2021.03.04.
110 "사회주의대가정에 꽃펴나는 이야기," 『로동신문』, 2015.12.02.
111 "지극한 인간애를 지니고," 『로동신문』, 2016.05.20.
112 "어린 생명의 소생에 깃든 따뜻한 사랑과 정," 『로동신문』, 2021.08.17.

활용했다. 2019년 1월 태어난 지 한 달도 안 된 아기를 안고 사색이 돼 연산군인민병원을 찾은 젊은 부부에게 원장은 "너무 걱정마십시오. 인차 옥류아동병원과 련계가 맺어지게 됩니다"라며 운을 띄웠고 화면에 옥류아동병원 의료진이 나타나 아기의 병 상태를 확인하고 필요한 치료 대책을 취하는 모습을 보면서 부모는 그제야 안도의 한숨을 내쉬었다.[113]

그들이 어쩌면 그리도 속속들이 헤아리고 치료대책을 세워주는지 꼭 옆에 앉아있는 것처럼 느껴지더란 말입니다. 오늘 병원곁을 지나가느라니 문득 그때일이 돌이켜져 군인민병원의 의사선생님들에게 인사라도 하고싶어 들렸습니다.[114]

한편 『로동신문』에 실린 사례들은 지방병원의 의료인들이 주민들에게 신뢰를 얻지 못하는 현실을 보여주는 증언이기도 했다. 북조선 당국도 인정하듯이 평양과 지방의 의료격차는 심각했다. 심지어 각 도의 최고 상급병원인 도인민병원의 의료인조차 평양의 의료진과의 실력 격차가 컸던 것으로 보인다. 함경북도 경원군의 한 노동자는 며칠째 고열이 계속돼 함경북도인민병원을 찾았을 때, 의료진은 그 원인을 정확히 파악할 수 없어서 확진을 내리지 못했다. 환자를 중앙급 병원으로 이송해야 했으나 상태가 심각해 이 또한 여의찮았다. 이에 평양에 있는 복부외과 분야의 유능한 의료진과 원격협의를 진행했고 그 과정에서 정확한 진단이 내려지고 치료 대책을 수립해 환자는 5일 만에 의식을 차렸다.[115] 함경북도에서 가장 실력이 높다고 인정되는 도인민병원의 상황

---

113 《평양병원이 산골에 찾아왔소》," 『로동신문』, 2019.03.28.

114 "은혜로운 사랑은 이 땅 그 어디에나," 『로동신문』, 2020.08.30.

115 "첨단의료봉사의 생활력에 비낀 우리 사회의 참모습," 『로동신문』, 2015.06.10.

이 이러할 진데, 그 산하 병원 의료진의 실력은 말할 필요도 없었다.

이에 보건 당국은 원격의료체계의 구축을 통해 환자 치료와 함께 보건의료인들에게 의학교육을 제공하는 통로로 활용했다. 지방 보건의료인들의 낙후한 의술을 개선해야 했고 갱신주기가 짧아지는 현대의학의 추세를 신속하게 알리기 위해서도 필요했다. 원격교육은 중앙급 병원의 의술이 지방 보건의료인들에게 이전되는 효과가 있었고 중앙급 의료인이 전수한 새로운 치료법을 환자에게 적용했다. 그 과정에서 불치병이라고 진단한 중환자를 완쾌했고 이들을 대상으로 어려운 수술도 진행했다. 그 결과 상급병원으로의 파송률이 대폭 낮아졌다.[116]

지방병원에서 평양 중앙병원으로의 파송은 환자는 물론이고 그 가족들에게 적지 않은 애로였다. 교통의 미발달로 오가는 부담이 컸고 중환자의 이동 자체가 큰 위험을 감수하는 것이었다. 그리고 중앙병원에 입원하더라도 평양에서의 생활은 여러 면에서 쉽지 않았다. 김정은 정권은 이러한 애로점을 강조하며 외진 두메산골의 평범한 농부가 평양에 오지 않고도 유능한 의료진에게 보건의료 서비스를 받는다고 선전했다. 그리고 이를 경이적인 현실이자 사회주의 보건의료제도의 우월성을 실증적으로 보여주는 화폭이라고 의미를 부여했다. 주민들도 "이제는 중앙병원에 가지 않아도 될 것 같습니다", "정말 도시 사람들이 부럽지 않습니다", "우리 산골 마을에 평양병원이 찾아왔구려"를 외치며 환영했고 만족을 넘어 감격하기도 했다.[117]

이러한 장점으로 인해 먼거리의료봉사체계의 활용 건수는 해마다 늘

---

116 "로동당만세소리 높은 곳에 당정책결사관철의 기수들이 있다," 『로동신문』, 2016.11.30.

117 "방문기 당의 은정속에 일떠선 백두산기슭의 현대적인 의료봉사기지," 『로동신문』, 2020.12.02.

었다. 2013년 1·4분기 기간, 북조선 전역에서 400여 명의 주민이 관련 서비스를 받았다.[118] 2015년에는 수천 명에 달하는 노동자들이 원격의료를 통해 새로운 치료법을 제공받았고 노인 환자를 포함해 수만 명이 먼거리의료봉사체계의 덕을 봤다고 주장했다. 그리고 이는 무상 서비스였다.[119] 2021년에는 5월 한 달 동안에만 전국적으로 5,500여 건의 원격협의와 70여 차의 의학 강습회를 진행했다.[120]

하지만 먼거리의료봉사체계가 모든 환자에게 질병의 완쾌와 희망을 안겨주는 것은 아니었다. 사경에 처한 30세의 한 청년이 강원도인민병원에 입원했을 때 중앙병원의 의료진과 영상협의를 했으나 "치료 불가능", "원상회복 불가능"이라는 절망적인 결과를 들었다. 물론 『로동신문』 보도에는 그럼에도 강원도인민병원 의료진의 '정성'으로 건강을 되찾았다는 행복한 결론이었으나 이를 사실로 믿기는 어렵다. 오히려 지방의 중환자들이 마지막으로 기댈 수 있는 희망인 평양 의사와의 영상면담을 통해 지방의 의료진은 최선을 다했다는 책임 회피 또는 면죄부의 도구로 활용하는 측면도 있음을 확인했다.[121]

또한 언론 보도에는 환자의 상태를 판단해 누구나 무상으로 서비스를 받는다고 선전했으나 원격의료 서비스를 받은 환자의 면면을 살펴보면 인민군, 노동자, 어린이 환자에 대한 언급이 많았고 이들은 영예군인의 자녀, 인민군의 부모 등으로 북조선 사회에서 중요한 역할을 담당하는 계층이거나 그 가족이었다.

북조선 주민들은 당국에서 제공하는 보건의료 서비스를 권리가 아닌

118 "먼거리의료봉사체계의 생활력," 『로동신문』, 2013.05.19.
119 "모르고 받는 혜택," 『로동신문』, 2015.12.20.
120 "사회주의보건제도의 혜택과 먼거리의료봉사체계," 『로동신문』, 2021.06.13.
121 "강원땅에 태여난 인간사랑의 이야기," 『로동신문』, 2019.06.05.

'시혜'로 인식하는 경향이 강했다. 그래서 전쟁노병이나 영예군인과 같이 혜택 받을 자격이 안 된다고 생각하거나 국가의 혜택을 받을 자격이 있는지 자문하는 주민들이 많았다. 이러한 환경에서 환자들은 아파도 참거나 병을 키우는 등 보건의료 서비스를 적극적으로 제공받기 어려웠다. 또한 병원 방문을 나약함의 표현으로 꺼리는 현상도 팽배했다. 더구나 자기 몸을 돌보지 않고 계획한 목표를 완수하려고 노력하는 사람들을 모범으로 제시했기 때문에[122] 전반적인 사회 분위기가 쉽게 병원을 찾을 수 있는 구조가 아니었다. 이에 치료와 관련한『로동신문』의 기사에는 치료 서비스를 제공받은 주민들이 "나라를 위해 한 일도 없는 내가 뭐라고 이런 혜택을 받는가"라는 자조 섞인 언급을 많이 했다.[123] 그렇기 때문에 주민들이 적극적으로 원격의료 서비스를 요구하기는 쉽지 않았으리라 짐작된다. 또한 주민들의 원격의료 요청을 모두 수용하기에는 인프라가 충분치 않았기 때문에 관련 서비스의 제공은 차등적으로 이루어질 수밖에 없는 것이 현실이었다.

물론 환자 중에는 중앙병원과의 원격의료를 적극적으로 요구하는 사

---

122 "거세찬 불길을 일으키는 불씨가 되어,"『로동신문』, 2012.11.03; "순결한 량심은 영생의 삶으로 이어진다,"『로동신문』, 2014.06.07; "이런 당사상일군이 있어 조국이 강하다,"『로동신문』, 2014.10.18; "실화, 행복의 령마루,"『로동신문』, 2015.09.12; "참된 생의 자욱은 지워지지 않는다."『로동신문』, 2020.07.15; "애국은 보석같은 량심으로 빛난다,"『로동신문』, 2021.07.01; "항상 나라와 인민을 생각하는 사람만이 주체화의 한길을 끝까지 갈수 있다,"『로동신문』, 2021.08.01; "결승선을 향해 앞으로,"『로동신문』, 2021.11.24; "누구나 일터를 사랑하고 맡은 혁명임무에 충실할 때 나라가 흥한다,"『로동신문』, 2021.12.01; "성스러운 10년의 못잊을 추억 우리는 영원한 장군님식솔,"『로동신문』, 2021.12.17; "한 인간의 모습에서,"『로동신문』, 2021.12.27.

123 "녀성들을 위한 특별의료봉사,"『로동신문』, 2013.05.04; "독자의 편지,"『로동신문』, 2019.07.23; "광명을 안겨준 고마운 품,"『로동신문』, 2021.01.28; "≪우리 사회의 귀중함을 더 잘 알게 되었습니다≫ 해주시 청춘동의 한 녀성이 들려준 이야기,"『로동신문』, 2023.04.01.

람도 있었다. 함경남도의 한 산골에 자리 잡은 군인민병원의 내과를 찾은 40대 여성은 내과 과장에게 평양의 한 중앙병원과 영상협의를 할 수 있는지 물었다. 과장은 그렇지 않아도 그곳 의료진과 일정을 토론했다고 말하자 환자는 이왕이면 다른 병원 의사들과도 협의해 정확한 진단을 받고 싶다는 의향을 내비쳤다. 이 여성은 읍에서도 수십 리 떨어진 농장에서 일하는 평범한 농장원이었다.[124] 하지만 이러한 모습이 일반적이라고 하기에는 사례가 유일했고 가장 모범적인 소식을 전하는 『로동신문』의 특성상 먼거리의료봉사의 지향점을 보여준다고 평가하는 것이 합리적이다.

실제로 기사 내용 중에는 먼거리의료봉사체계가 정상적으로 운영되는지 의심스러운 정황들이 많이 눈에 띄었다. 먼거리의료봉사체계 구축 초기부터 대표적인 거점병원 역할을 한 김만유병원은 먼거리의료봉사를 실행한 내역을 "먼거리협의기록대장"에 적고 있었다. 이 기록장은 언제, 누가, 어떤 치료를 받았는지를 기록한 두툼한 책자로 먼거리의료봉사실 책상 위에 자리 잡고 있었다. 원격의료는 컴퓨터 활용을 동반한다. 정상적 상황이라면 컴퓨터를 두고 굳이 책자에 다시 기록할 필요가 없음은 자명했다. 이는 2020년 보도로 평양의 최상급 병원마저도 먼거리의료봉사체계의 완벽한 구현이 요원하다는 것을 보여주는 하나의 장면이었다.[125]

또한 2017년 8월 보도에 따르면 함경북도인민병원의 그 해 주요 목표가 먼거리의료봉사체계의 완비였다.[126] 그리고 함경북도의 유일한 의

---

124 "인민의 건강을 제일 귀중히 여기는 나라," 『로동신문』, 2021.04.27.

125 "단상 행복의 기록장," 『로동신문』, 2020.08.31.

126 "위대한 령도자 김정일동지께서 함경북도의 여러 단위들을 현지지도하신 10돐 기념보고회 진행," 『로동신문』, 2017.08.04.

학대학인 혜산의학대학과 2020년 먼거리의료봉사체계를 확립해 강좌들을 국가망에 구축하는 사업을 진행하고 있었다.[127] 하지만 함경북도 인민병원은 이미 2012년 먼거리의료봉사체계를 갖췄다고 대대적으로 홍보한 시설로, 다시 이와 관련한 사업을 추진한다는 보도는 완벽하게 구축하지 않았거나 정상적인 운영을 위해 추가로 할 사업들이 여전히 남아있다는 의미로 해석된다.

더욱이 지방의 보건의료 시설은 먼거리의료봉사체계를 '정상적으로' 운영하는 것이 관건이었다. 이를 실현하기 위해서는 전기를 안정적으로 공급해야 했고, 프로그램의 빠른 구동을 위해서는 통신선의 용량과 속도를 담보해야 했다. 이를 위해 황해북도 황주군인민병원에서는 "3중전원공급체계"를 확립해 전력의 안정적 공급을 위해 노력했다.[128] 하지만 이는 관련 기관 책임자의 관심과 이를 해결할 자원, 의지가 충분한 병원에서나 가능한 상황이었다. 당국이 체계 구축에 필요한 설비와 자재를 전적으로 감당할 수 있는 상황이 아니었고 컴퓨터와 네트워크 설비 등 관련 자재를 보건성에서 제공한다고 했으나 이는 일부에 지나지 않았다. 이에 각 보건의료기관은 관련 공사를 자체적으로 해결해야 했다. 이러한 현실은 과거 대북 인도적 지원을 하던 한 해외 시민권자의 증언을 통해서도 확인할 수 있었다. 이 인사는 2017년 함경북도 라선시의 한 리인민병원에서 컴퓨터 3대와 광케이블 공사에 필요한 물자 지원을 요청받았다. 병원 관계자에 따르면 컴퓨터 1대는 행정업무에, 2대는 의사의 진료에 필요하고 했다. 그리고 광케이블 공사는 국가 인터넷망이 큰 도로까지는 설치돼 있으나 큰 도로에서 병원까지를 연결

---

127 "새 세대 교양에서 틀어쥔 고리," 『로동신문』, 2020.03.08.
128 "은을 내는 먼거리의료봉사," 『로동신문』, 2016.08.06.

하는 인터넷망 공사는 병원의 자체 비용으로 해결해야 한다고 언급했다.[129] 이러한 상황은 일반적 현상으로 관련 물자의 확보가 어려운 기관에서는 사업은 계속 미뤄졌고 체계 구축은 더딜 수밖에 없었다.

이외에도 먼거리의료봉사체계의 비정상인 운영의 정황으로 원격의료 사용에 어려움을 겪는 보건의료인들이 존재한다는 점이었다. 이는 먼거리의료봉사체계를 실질적으로 사용하는 보건의료인들의 인식 변화를 동반하지 못한 현실로, 보건의료인들이 원격의료를 활용하기에는 컴퓨터와 네트워크 환경에 익숙하지 않았다. 2018년 3월 양강도인민병원에서는 영상협의와 원격강의 현황이 다른 기관에 비해 현저히 뒤떨어진 상태로 이를 해소하기 위한 회의를 개최할 정도였다. 체계를 활용할 공간과 모니터, 컴퓨터 등은 갖춘 상태였으나 이 병원의 의료진은 이런저런 핑계를 대며 활용하지 않는 보수성을 보였다. 새로운 환경에 적응하지 못한 결과였다.[130]

또한 『로동신문』에는 지방에서 중앙급 병원에 임의의 시간에 언제든 협의를 요청할 수 있다고 했으나 평양에 있는 중앙급 보건의료인들도 원격의료만 전담하는 의사가 아니라 자신에게 맡겨진 환자도 진료하고 치료했기 때문에 요청하는 모든 협의를 감당하기는 불가능했다. 더불어 영상을 활용한 온라인 협의는 집중도가 떨어지기는 단점으로 인해 장시간의 논의나 큰 수술까지 진행하는 것은 무리였다. 더욱이 컴퓨터나 인터넷 환경에 익숙하지 않은 지방의 보건의료인들이 이러한 환경에 적응하며 활발하게 원격의료를 추진하는 모습은 일부에 한정한 현

---

129   이 증언은 2017년 4월 북의 보건의료 변화 상황을 조사한 어린이의약품지원본부 보고서 내용 중 일부로 증언 인사는 개인 정보와 북의 보건의료 시설에 대한 구체적인 명칭을 거론하지 말 것을 요청했다.

130   "교훈도 제때에, 방도도 제때에," 『로동신문』, 2019.11.25.

실이었음이 분명했다.

그럼에도 김정은 정권은 지방병원의 현대화에는 먼거리의료봉사체계의 구축을 당연히 포함해 원격의료가 가능한 조건을 갖추고자 했다. 지방병원의 뒤떨어진 의료 상황을 당장 중앙급 병원 수준으로 끌어올리기 어려운 조건에서 이를 일부 해결하는 방안으로 인식했고 도시와 농촌의 보건의료 격차를 줄이는 방법이라고 판단했기 때문이었다.[131] 이에 김정은 정권은 2021년 1월 제8차 당대회를 개최하면서 다시 원격의료시스템 완비와 확대를 들고 나왔다. 특히 2020년 코로나19를 거치며 원격의료의 필요성이 더욱 높아졌기 때문에 가장 말단의 행정단위인 리병원과 리진료소까지 먼거리의료봉사체계를 확대할 것을 제시했다.[132]

국가 차원의 대대적인 먼거리의료봉사체계 구축과 활용의 장려로 인해 그 이용 범위는 더욱 확대되는 추세였다. 2023년 5월 보도에 따르면 국가자료통신망에 '건강'이라는 홈페이지를 개설했고 보건성 중앙의 약품관리소 건강전자약국의 책임자와 기술자들이 개발했다. 이 홈페이지에는 수십만 명의 노동자와 주민들이 가입한 상태로 컴퓨터 또는 휴대전화로 건강과 관련한 자료를 제공받았다. 서비스로는 의학과 관련한 상식의 보급 및 공유, 의료상담, 의약품 주문 등이 가능했다. 의료상담에서는 30여 개의 진료과에 200여 명이나 되는 중앙급 병원 의료인들이 망라돼 있었다.[133]

애초 북조선 당국은 먼거리의료봉사체계를 활용해 지방의 의사와 상급 또는 중앙급 병원 의사 사이의 영상협진을 주로 상정했고 여기에 지

---

131 "물질기술적토대강화는 보건발전의 중요한 담보," 『로동신문』, 2020.02.11.

132 "조선로동당 제8차대회에서 한 결론 김정은," 『로동신문』, 2021.01.13.

133 "폭넓은 의학상식을 주는 교류마당," 『로동신문』, 2023.05.27.

방의 의료진에게 의학교육을 제공하고자 했다. 하지만 2023년에는 의사 간의 협의 및 교육뿐 아니라 환자와 의사가 직접 상담하고 진료하는 체계로 나아가고 있었다. 또한 홈페이지를 개설해 상담이나 의약품 판매 서비스를 추진하면서 일부 유료로 운영하는 모습을 보였다. 김정은 정권은 먼거리의료봉사체계를 적극적으로 활용하며 기존의 무상치료제와 유상의 원격의료 서비스를 함께 제공하는 과도기적 환경을 맞고 있었다. 이는 북조선 보건의료체계 전반에 큰 영향을 끼치는 것으로 보건의료계에 새로운 활력을 불어넣는 중요한 기제로 자리 잡고 있음이 분명했다. 하지만 의료과실에 대한 책임 소재, 환자의 의료정보 관리에 대한 인식 부재, 관련한 법체계 미비 등 해결해야 과제는 여전히 많다. 더욱이 원격의료 서비스의 유상 제공은 서비스 접근권에 또 다른 격차 발생의 요소로 김정은 정권이 이를 어떻게 해결해 나갈지 지속적인 관심과 평가가 필요하다.

제5절 예방의학 서비스

북조선은 '사회주의 의학은 예방의학이다'라고 규정할 정도로 예방을 중시했다. 이는 국가 부담에 의한 무상치료제를 채택한 국가에서는 당연한 정책이었다. 질병 치료에는 많은 비용이 소요되며 이를 상쇄하기 위해서는 질병 발생을 사전에 막는 예방의학을 강조할 수밖에 없었다. 특히 북조선과 같은 저개발 국가는 전염성 질환에 대한 우려가 크기 때문에 이에 적극적으로 대응할 필요가 있었다. 또한 집단주의 지향에 따라 주민 전체를 동원하는 행사와 모임이 많았기 때문에 질병 확산의 위험성이 높았다. 더불어 예방의학 서비스의 대부분이 위생선전과 같이 주민들을 대상으로 질병 상식을 제공하면서 동시에 국가의 보건의료 정책 홍보가 이루어지기 때문에 주민 관리 차원에서도 꼭 필요한 활동 이었다.

북조선 보건 당국이 제공하는 예방의학 분야 중 대표적인 서비스는 예방접종이다. 김정은 집권 직후인 2012년 7월부터 5가 예방접종을 처음으로 실시했다.[134] 이는 평양의 인민문화궁전에서 접종개막식을 개최할 정도로 예방의학 측면에서 중요한 행사였다. 그 중요성을 과시하듯 개막식에는 보건성, 외무성, 중앙위생방역소, 평양시내의 보건의료인들이 대거 참석했다. 최창식 보건상은 개막연설을 통해 "전역에서 5가 예방접종을 도입할 수 있는 토대를 충분히 갖췄다"며 "이의 도입으로 어린이들의 면역을 높여 발병률을 줄이고 새천년 개발 목표 달성을 기대할 수 있다"고 언급했다. 개막연설 이후 축하연설은 비자야 라즈반다리 UNICEF 대표와 요나스 테겐 월드마리암 WHO 대표가 했다. 이를 통해 5가 예방접종이 국제기구와의 협업으로 추진됨을 확인할 수 있었다. 개막식에 이어 5가 예방접종에 관한 기술 강습과 이후 평양시 모란봉구역 북새종합진료소와 평안남도 평원군 원화리인민병원에서 예방접종을 실시했다.[135]

남한의 어린이들은 총 17종의 백신을 무상으로 접종받는다. 이에 비해 북조선은 2000년대에 다음과 같은 일정으로 어린이와 어머니에게 예방접종을 실시했다.

---

134 5가 백신(DTP-Hep B-Hib)은 디프테리아, 파상풍, 백일해, B형 간염 및 B형 헤모필루스 인플루엔자 등 5가지 질환을 예방. 「질병관리청 예방접종도우미」(온라인), 접속일 : 2022.11.04.

135 "5가예방약 접종개막식 진행," 『로동신문』, 2012.07.13.

〈표 5-3〉 2006년 북조선 예방접종 일정표

예방약 종류	예방 질병	접종 시기	접종 횟수	접종 방법
결핵 백신(BCG)	결핵	태어나서 18시간부터 1주일 이내	1회	피내 주사
백일해, 디프테리아, 파상풍(DPT)	백일해, 디프테리아, 파상풍	① 태어나서 1.5달 ② 태어나서 2.5달 ③ 태어나서 3.5달	3회	근육 주사
소아마비 백신	소아마비	① 태어나서 1.5달 ② 태어나서 2.5달 ③ 태어나서 3.5달	3회	먹는 약
홍역 백신	홍역	태어나서 9달	1회	피하 주사
B형 간염 백신	B형간염	① 태어나서 18시간부터 1주일 이내 ② 태어나서 1.5달 ③ 태어나서 3.5달	3회	피내 주사
임신부 파상풍 백신	파상풍	① 임신 3달 ② 임신 4달	2회	근육 주사

출처: UNICEF·평양의학대학병원, 『어린이건강과 어머니상식』, 2006, 198쪽 재인용.

이 표에 따르면 2000년대 북조선 어린이는 결핵, 백일해, 디프테리아, 파상풍, 소아마비, 홍역, B형 간염 등 7가지 질병에 대한 예방접종을 제공받았다. 그러던 차에 2011년 GAVI의 인도적 지원으로 예방백신의 수급이 안정되는 동시에 추가로 필요한 접종을 가능하게 했다. 개발도상국의 백신 접근성을 높이기 위해 설립한 GAVI는 북조선 보건당국과 '2011~2015년 예방접종 및 감염병 관련 지원계획'를 확정해 총 1억 4백만 달러 규모의 백신을 지원했다. 이 계획의 목표는 2015년까지 홍역 퇴치, DTP3 접종률 97%로 향상, 신생아 파상풍 및 소아마비 퇴치 상태 유지, 5세 미만 어린이의 B형 간염, 로타바이러스로 인한 설사병, 헤모필러스 인플루엔자 폐렴(Hib) 및 뇌수막염, 일본뇌염, 선천성 풍진증후군 등의 유병률 감소를 설정했다. 이러한 목표 달성을 위해 일본뇌염 백신 도입과 함께 2012년에 5가 예방접종을, 2013년에는

MMR과 로타바이러스 백신을 추가로 접종했다.[136] GAVI와의 사업 이후 북조선 보건 당국은 예방접종 일정표에 이를 추가해 변경했다.

북조선은 백신 접종률이 높은 나라 중 하나였다. 물론 그 종류는 남한과 비교해 적지만 기초적인 백신을 접종하기 위해 노력했다. 2019년 12월 만경대구역의 한 종합진료소에서는 정기적으로 진행하는 "어린이 예방접종의 날"을 맞아 아이를 안고 엄마들이 수시로 드나들었다. 주사를 놓아준 여의사는 엄마에게 백신의 특성과 주의점을 설명하며 몇 달 있으면 2차 접종이 있으니 꼭 올 것을 당부했다. 그리고 의사의 책상 위 놓여 진 "어린이건강관리부"와 "어린이예방접종카드"에는 아이가 태어나 현재까지 받았던 검진, 예방접종 현황 등을 상세히 기록했다. 이에 대해 보건성 관계자는 모든 어린이가 출생 24~48시간 안에 첫 예방접종을 받기 시작해 정기적인 예방접종을 진행한다고 밝혔다. 예방접종을 위해 병원과 위생방역소 등에서는 임신부 명단을 확보하고 예방접종 전에 평양산원과 각 도의 산원을 포함해 전국의 병원, 진료소 등의 의료인들에게 관련한 강습을 진행했다. 그 뒤 예방접종의 실행은 해당 거주지의 진료소에서 담당했다. 더불어 예방접종에 드는 일체 비용은 국가가 전적으로 부담하고 있음을 빼놓지 않고 덧붙였다.[137]

예방접종은 주로 어린이를 대상으로 했다. 일반 주민들을 위한 건강관리 방법의 하나로는 "인민체력검정"이라는 제도를 활용했다. 이는 8월과 9월의 인민체력검정 월간에 전국적으로 시행했다. 이 사업은 1948년 국가 수립부터 시행한 정책으로 인민의 기본 체력을 정확히 파

---

136 DTP3는 디프테리아, 파상풍, 백일해를 예방하는 혼합백신, MMR은 홍역(Measles), 볼거리(Mumps), 풍진(Rubella)을 예방하는 백신이다. 「질병관리청 예방접종도우미」(온라인), 검색일: 2020.10.05.

137 "어린이예방접종의 날에 있은 일," 『로동신문』, 2019.12.05.

악하고 인민 스스로 자기 체력과 체육에 관심을 높여 건강 향상을 도모하는 데 목적이 있었다.[138] 이 정책을 김정은 시대에도 지속했다. 그 대상은 모든 근로자와 청소년, 학생 등이었고 이들이 평상시에 스스로 수행한 체력단련 상황을 국가가 정확하게 평가하는 것이 주목적이었다. 대상자들은 인민체력검정에 합격하기 위한 사전 훈련을 했고 뒤떨어진 성원들을 위해서는 각 조직에서 개별지도를 실시했다. 개인적으로는 자신의 체력이 건강함을 증명하는 중요한 계기였고 조직 차원에서는 전체 조직원의 건강을 점검하는 방안이었다.[139]

인민체력검정은 김정은 정권의 강성국가 건설과 핵무력 완성 등의 정책으로 더욱 강조됐다. 그 어느 때보다도 건장한 체력의 소유자, 즉 "노동과 국방에 튼튼히 준비된 강의한 의지와 용감성을 갖춘 강자"를 요구하기 때문이었다. 이에 당국은 이 사업을 본격화하며 각급 당조직과 근로단체 등을 연계해 인민체력검정 월간의 목적과 의의, 중요성을 대대적으로 홍보하며 정치적 자각과 체육 열기를 북돋웠다. 또한 남녀별, 나이별에 따르는 인민체력검정 기준과 방법을 확실하게 인지하면서 적극적으로 참가할 것을 강제했다.[140] "연탄군 중소형발전소 운영건설대"는 8, 9월의 인민체력검정 월간을 맞아 대중의 체육 열의를 높이기 위한 정치사업을 전개했다. 동시에 각종 체육 관련 시설과 기자재 등을 갖춰 분위기를 조성했다. 조직원들은 인민체력검정에 전원 합격을 목표로 함께 훈련하며 준비했고 많은 소속원이 합격하는 결과를 얻었다.[141] 이러한 분위기 조성은 체육을 매개로 집단의식을 강화하는 방

138 엄주현, 『북조선 보건의료체계 구축사Ⅰ』, 195쪽.
139 "인민체력검정사업에 한사람같이 참가하자," 『로동신문』, 2012.07.13.
140 "모두다 인민체력검정월간사업에 떨쳐나서자," 『로동신문』, 2018.08.16.
141 "인민체력검정월간사업을 실속있게," 『로동신문』, 2017.09.15.

법이었다.

질병 발생 전에 이를 미리 예방하는 것은 사회주의를 표방하는 국가의 보건의료 정책의 본질이다. 이에 북조선도 발생한 질병의 치료보다 예방을 더욱 중시했고 관련 사업을 우선해서 추진했다. 특히 질병의 예방을 적극적이고 정상적으로 추진하기 위해서는 관련 조직과 체계의 정비가 우선 필요했다. 김정은 정권은 이를 최대한 빨리 복구하기 위해 노력했다. 특히 예방의학 서비스의 실행 기구인 보건성 국가위생검열원은 산하에 포진하고 있는 각급의 위생방역소를 정상화하기 위한 사업을 전개했다. 보건성 국가위생검열원의 원장 박명수는 2015년 위생방역사업에서 새로운 전환을 가져오기 위한 투쟁에 나선다며 다음과 같은 목표를 공개했다. 첫째, 위생방역체계의 규율과 질서 확립, 둘째, 책임감과 사업의 중요성을 인식시키기 위한 담당 인력에 대한 전면적 재교육, 셋째, 위생방역체계의 완벽성 제고를 위한 현대화와 정보화 구축 등이었다.[142]

우선 위생방역사업을 담당하는 기관의 낡은 건물과 시설 복구가 필요했다. 2016년 말부터 위생방역소는 재건축을 포함한 환경 개선을 시작했다. 동시에 소독은 곧 예방이라는 인식하에 소독약 생산시설을 설치해 소독약의 수요를 보장하기 위한 기반 마련에 나섰다. 또한 위생방역소는 일부 예방약(백신)의 생산도 맡았다. 평안남도의 대표적인 공업지구인 순천시에는 많은 공장과 기업 등이 소재했기 때문에 인구 밀도가 높고 유동 인구가 많았다. 순천시위생방역소는 생산한 소독약으로 공장 등을 포함한 순천시 전체를 구석구석 소독했다.[143] 평안북도위생

---

142 "현대화, 정보화실현에 큰 힘을," 『로동신문』, 2015.03.11.
143 "과학기술학습에 힘을 넣어," 『로동신문』, 2016.11.08.

방역소는 예방약의 2016년 연간 생산계획을 168%로 수행해 예방약 생산에서 전례 없는 성과를 이룩했고 이로서 평안북도 주민들을 대상으로 차질 없이 예방접종을 실시할 수 있었다.[144]

위생방역소가 가장 활발하게 진행한 위생방역사업은 위생선전이었다. 천리마구역위생방역소는 주민들이 많이 오가는 사거리에 길이가 약 10m나 되는 "위생상식판"을 제작해 다양한 의학 및 건강상식, 민간요법 등을 게시했다. 이와 함께 다양한 형식과 방법을 개발해 어떤 환경에서도 위생선전을 전개할 수 있도록 위생의사를 교육했다. 담당자의 교육은 사업을 본격화하기 위한 준비 차원이었고 먼저 위생의사의 활동을 평가했다. 그 결과 일부 의사들은 자료준비에 소홀한 경향을 보였고 선전 대상의 구체적인 특성을 고려하지 않은 형식적인 위생선전을 펼쳐 선전 효과가 낮았다. 이를 해소하기 위해 보건의료인들의 인식을 개선하는 교육을 실시했다. 위생의사는 주민들에게 단순히 의학상식을 알려주는 인력이 아니라 당의 보건정책을 해설하고 선전하는 "선전일군"이라는 인식으로 무장시켰다. 이와 함께 위생방역에 대한 실무능력을 높이기 위해 상급 기관에서의 실습과 기술 학습, 과학기술토론회 등을 진행했다.[145]

이전 시기의 폐해를 하나하나 짚으며 수정하기 시작했고 인민을 대상으로 위생선전을 정상적으로 추진하도록 준비했다. 안주시위생방역소는 형식적인 사업을 반성하며 대상의 수준과 직업, 관심 정도, 해당 지역의 특성을 고려해 내용을 세분화하면서 위생선전자료를 제작했다. 자료는 농장과 기관, 공장, 학교, 인민반 등에 빠짐없이 전달해 활용했

---

144 "위생선전사업에서 중시한 문제," 『로동신문』, 2017.01.16.
145 "위생방역사업에서 무엇을 중시했는가," 『로동신문』, 2018.01.26.

다. 이와 함께 "구두선전과 직관선전, 편집물과 방송선전" 등의 다양한 방식으로 위생선전을 시행했고 보다 많은 인원이 위생선전에 함께 할 수 있도록 여성동맹과 각종 학교의 학생 등을 총동원하는 조직사업도 병행했다.[146]

위생선전은 위생방역소는 물론이고 병원과 진료소에서도 담당했다. 이들 기관에서도 이전 시기의 평가를 토대로 다양하고 새로운 방법을 시도했다. 평양의 만경대구역 장훈종합진료소는 과거 위생선전을 인민 반별로 진행했다. 그러나 주민 중에는 내용을 잘 모르는 사람이 많았다. 위생선전을 주로 초저녁에 진행하면서 직장인의 참여가 어렵기 때문이었다. 위생선전에 참석한 주민들도 흥미가 별로 없었다. 이를 해결하는 방법으로 위생선전카드를 만들어 회람하기도 했으나 효과가 없었다. 진료소 의사들은 매 세대를 방문해 검병·검진을 진행하면서 위생선전을 벌였다. 대상자를 검진하는 동안 나머지 가족에게 위생선전카드를 읽게 하는 방법으로 이전보다 효과가 높았다.[147]

선교구역 산업종합진료소는 진료소에 내원하는 주민과 환자들을 대상으로 "구내위생선전"을 실시했다. 하지만 귀를 기울이는 사람은 손가락으로 꼽을 정도였다. 의학 용어가 많아 이해하기 힘들었고 내용이 너무 딱딱해 흥미를 끌지 못했다. 또한 실생활에 필요한 위생선전이 아니라 이를 수행했다는 것에 의의를 둔 형식적인 위생선전의 폐해였다. 이를 개선하기 위해 입담이 좋은 보건의료인을 내세우자는 의견도 있었으나 이는 몇 사람에게 부담을 전가하는 것으로 해결책은 아니었다. 진료소의 전체 보건의료인들은 위생선전에 철저한 사전 준비를 결의하

---

146 "실효가 큰 위생선전," 『로동신문』, 2017.01.10.
147 "위생선전사업의 실효를 높인 비결," 『로동신문』, 2015.03.11.

면서 방안을 모색했다. 우선 각 전문과별 토론을 통해 흥미를 끄는 방법을 논의했고 위생방역과 관련한 학습을 통해 내용을 풍부히 하는 작업을 진행했다. 동시에 화술연습을 하거나 방송원들을 찾아 노하우를 배우는 등 다양한 방법을 시도했다. 노력의 결과 위생선전에 귀를 기울이는 사람들이 많아졌고 수첩에 들은 내용을 열심히 적기도 했다. 또한 치료 순서가 됐는데도 위생선전을 계속 듣겠다는 주민도 생겼다. 이는 상급병원에 파송하는 환자의 수를 줄였고 주민들은 자발적으로 각종 예방사업에 적극적으로 참여하는 계기가 됐다.[148]

이외에도 위생선전의 효과를 높이려는 방법으로 각급 병원에서는 위생선전경연대회를 개최했고 의료인을 평가할 때 위생선전 횟수와 함께 얼마나 잘 전달했고 주민의 반응이 좋았는지를 추가하는 질적 평가를 병행했다.[149] 또한 위생선전에 예술선동방식을 가미해 노래나 마술을 섞어 흥미를 유발하는 방법도 시도했다.[150]

보건 당국은 위생방역소를 포함한 보건의료기관에서 추진하는 일상적인 위생방역사업 외에도 봄과 가을 두 차례에 "위생월간기간"을 정해 그 기간 내내 관련 사업을 집중적으로 전개했다. "봄철 위생월간"은 3월에 시작해 4월까지 이어졌고, 가을철에는 9월과 10월에 진행했다. 이는 전국적 차원에서 모든 주민을 동원하는 대중운동이었다.

봄에는 모든 부문 및 단위에서 겨울의 흔적을 정리하면서 주민들의 생활과 건강에 지장을 주는 비위생적인 요소를 없애는 것에 주안점을 뒀다. 주로 건물의 보수와 마을 및 거리 대청소, 나무 심기, 화분 정리 등과 같은 환경미화를 대대적으로 진행했다. 또한 상하수도망 정비와

---

148 "위생선전도 치료사업과 같다," 『로동신문』, 2015.07.11.
149 "류다른 경연무대," 『로동신문』, 2015.11.15.
150 "빈틈없는 조직사업, 실속있는 집행과정," 『로동신문』, 2019.01.12.

주민들의 건강을 위협하거나 환경을 오염시키는 시설을 점검했다.[151] 가을철 위생월간에는 태풍 등 자연재해가 상시적으로 발생했기 때문에 전염성 질환을 예방하는 사업에 집중했다. 더불어 겨울을 대비해 공공 건물과 상하수도관 점검, 위생시설 등의 보수와 정비가 이뤄졌다.[152] 1년에 상반기와 하반기 각 2개월씩 전국적인 대청소와 시설 점검을 시행했다.

북조선의 위생월간사업은 1958년 사회주의 개조를 완료하면서 시작한 대중운동으로 그 역사가 오래됐다. 그리고 다른 대중운동과 마찬가지로 고난의 행군 시기를 거치면서 명목상 이름만 남았다. 2018년만 하더라도 위생월간 기간에 주민들은 창문에 묻은 먼지나 털고 사무실을 정돈하는 수준에 그쳤다. 그래서 별로 눈에 띄게 달라지지 않았다.[153] 이를 재정비하기 위해서는 변화의 동기가 필요했다. 일단 보건당국은 지역별, 부분별 특성에 맞게 본보기를 정하고 이를 보여주는 시범사업을 시작했다. 경쟁을 고조하며 붐을 조성하고자 노력했다. 2019년에 봄철 위생월간사업 실행 현황을 평가해 순위를 매겨 발표했다. 가장 앞선 단위로 평양시를 선정했고 다음 순위로 개성시와 평안북도, 남포시를 차례로 거론했다. 위생월간사업은 행정구역단위로 수행했고 각 지역의 당위원회는 위생방역 부문에서 필수적으로 수행해야 할 사업을 계획해 이를 산하의 당조직에 분담했다. 그리고 계획한 사업을 확실하게 완수한 점과 수행에 필요한 물적 자원을 간부들이 책임지고 공급한 현황을 평가해 순위를 결정했다.[154] 경쟁과 함께 정신교육을 병행했다.

---

151 "보건성 국가위생검열원 일군들과 나눈 이야기," 『로동신문』, 2012.03.01.
152 "거리와 마을, 일터를 더 깨끗하고 환하게," 『로동신문』, 2012.10.06.
153 "위생문화사업을 방법론있게 진행해," 『로동신문』, 2018.04.20.
154 "봄철위생월간사업에서 어느 도들이 모범이였는가," 『로동신문』, 2019.05.29.

위생월간에 추진하는 사업이 주민들에게 사회주의에 대한 신념을 더해주는 중요한 정치사업이자 조국의 면모를 더욱 아름답게 빛내는 애국임을 반복해서 강조했다.[155]

2020년 코로나19 팬데믹 상황이 도래하며 코로나19를 방어하기 위한 위생방역은 더욱 절실했고 이를 촉진하는 계기가 됐다. 특히 김정은 정권은 코로나19 확산의 두려움을 적극 활용하며 주민들이 당국의 방역사업에 적극 동참하도록 강제했다. 더불어 그동안 흐지부지 사업을 전개했던 관료들을 다잡으며 조직의 기강을 세우고자 했다.

코로나19 팬데믹 기간 김정은 정권이 추진한 방역사업은 우선 소독에 집중했다. 코로나19 바이러스를 전파할 수 있는 요소를 모두 찾아서 자주 소독하는 것을 중요시했다. 보건 당국은 코로나19 바이러스가 온도와 습도가 적합한 환경에서 오랜 기간 생존할 수 있다고 인식했다. 하수도에 붙어있던 바이러스가 통풍관을 통해 감염시킨 전례도 있다며 소독을 강조했다. 그래서 상하수도망에 대한 정비와 파손된 상하수도관 및 오수정화장을 보수하는 동시에 이러한 시설에 대한 소독을 누락없이 시행할 것을 지시했다. 더불어 수원지의 수질검사도 진행했다. 또한 격리 장소에서 나오는 오물을 깨끗이 처리하고 그 주변을 철저히 소독하는 문제를 대두하며 오물장과 공동화장실을 국가표준설계대로 보수하거나 새로 건설하는 사업을 전개했다.[156]

소독의 강조는 대량의 소독수 공급을 필요로 했고 각급 위생방역소는 자체적으로 수백 리터의 소독수를 매일 생산해야 했다. 이를 해당 단위에 공급하며 질병을 일으킬 수 있는 장소를 빠짐없이 점검해 일별,

---

155 "봄철위생월간사업에 한사람같이 떨쳐나서자," 『로동신문』, 2019.03.05.
156 "선차적으로 진행해야할 사업들," 『로동신문』, 2020.03.20.

주별, 월별로 소독하라고 교육했다.[157]

　보건 당국은 소독 중시와 함께 전 인민을 대상으로 코로나19 바이러스의 위험성을 알리는 위생선전과 검병·검진을 시행했다. 각 지역의 당위원회와 인민위원회는 담당제를 실시해 대응했다. 평안남도 순천시에서는 모든 간부가 일정 지역을 맡아 관련 사업을 끝까지 책임지게 했다. 이에 수백 명의 간부가 매일 10여만 명의 주민과 수천 세대를 대상으로 위생선전과 수천 리터의 소독수를 제공하는 방역사업을 전개했다.[158] 또한 인민반이나 공장, 학교 등 모든 조직에는 "위생초소장"을 임명해 조직원들의 체온 체크와 손 소독을 시행했고 "평방담담제"를 실시해 전체 건물을 소속원의 인원수로 나눠 맡은 장소를 소독했다.[159] 보건의료인들은 주민을 대상으로 검병·검진을 추진했는데 이전 시기 인민반장을 통해 간접적인 회람방식을 변경해 직접 챙겨야 했다.[160]

　코로나19 팬데믹은 2020년 1월부터 2023년 8월 26일 국가비상방역사령부의 방역 등급 조정으로 완화 조치를 통보하기까지 4년 가까이 북조선 사회를 휘몰아쳤다. 3년 이상 국경을 폐쇄했고 해외에 있던 자국민조차 귀국을 막았다.[161] 자발적 봉쇄 속에서 코로나19 방역을 위한 움직임을 본 연구에 모두 담기에는 한계가 있어 예방의학 차원의 대략적인 모습만 소개하는 것으로 갈음하고자 한다. 이후 북조선의 코로나19 대응은 따로 연구를 진행할 계획이다.

157　"책임성과 역할을 높여," 『로동신문』, 2020.03.20.

158　"참신한 방법론, 뚜렷한 결실," 『로동신문』, 2020.04.03.

159　"높은 책임성," 『로동신문』, 2020.04.03.

160　"언제나 긴장되고 동원된 태세에서," 『로동신문』, 2020.04.03.

161　"국가비상방역사령부 통보," 『로동신문』, 2023.08.27.

제6절 소결

아픈 사람 누구나 무료로 치료받는다는 무상치료제는 김정은 집권 초까지도 유명무실했다. 보건의료 서비스의 정상화를 위해서는 의약품과 후방물자 등 치료에 필요한 물자를 공급하는 체계의 복구를 동반해야 했다. 또한 낡은 병원과 오래된 시설의 개선도 필요했다. 이에 김정은 정권은 집권 직후부터 각종 체계 복구를 포함해 병원의 개보수 및 신축, 의료설비 확충, 약초밭 및 약나무림 조성을 통한 고려약 생산 확대, 후방공급을 위한 축사, 양어장, 온실, 버섯농장 등의 시설 개비 등을 추진하며 보건의료 부분의 정상화를 시도했다. 특히 후방물자공급 체계의 복구가 시급했다. 이는 입원 환자는 물론이고 병원 소속 보건의료인들에게 기본적인 식사와 부식물을 제공하는 토대였고 병원 운영을 지속하게 하는 중요한 요소였다.

김정은 정권은 우선 산모와 어린이 환자에게 물자 공급을 정상화하는 조치를 취했다. 보건성과 의학연구원 어린이영양관리연구소는 어린이 환자의 공급기준을 결정하기 위한 연구를 진행했고 그 결과를 토대로 2020년을 전후해 국가공급기준을 정립했다. 어린이 환자는 6개월~24개월, 2세부터 4세까지로 나눠 분류마다 기준량을 정했다. 더불어 병원의 특색에 따라 공급량을 달리해 안과병원에는 비타민A 성분이 많은 건강식품을 더 공급했고 산원의 산모에게는 국가공급량이 특별히 더 많았다.

보건의료 서비스 정상화를 위해 각종 체계의 복구와 함께 현장치료 서비스를 제공했다. 국가 차원의 중요한 건설 현장과 계획 완수를 위해 노력하는 공장 등의 생산 현장에 보건의료인들을 파견해 건강검진과 상담, 치료, 위생선전을 전개했다. 현장치료는 시간을 경과하며 더욱 확대했고 1차에서 4차급의 모든 병원이 이에 동참했다. 병원에서 파견하는 현장치료대의 규모와 체류 기간은 천차만별이었고 병원의 형편에 따라 결정했다. 보건의료인들은 노동자와 농민이 있는 곳이라면 어디든 달려갔기 때문에 현장 또한 다양했다. 탄광 노동자를 위한 지하 막장, 농부를 위한 논이나 밭은 물론이고 어촌의 의료진은 선박을 오르내리며 진료했다. 특히 김정은 집권 이후 전국이 건설 현장이라고 할 정도로 건설 붐이 일었다. 건설 노동자들의 건강과 안전을 도모하기 위해 보건의료인이 필요했고 이들은 거주지 인근의 건설 현장에서 퇴근 시간을 활용해 활동했고 아예 지방의 건설 현장으로 탄원해 이전하기도 했다. 또한 고려약이나 건강식품 등을 마련해 지원활동을 하는 등 자신의 역할을 찾아 다양한 활동을 펼쳤다. 그리고 당국은 이러한 활동을 애국자라 치켜세우며 동참을 조장했다.

김정은 정권은 전쟁노병이나 영예군인 등 우선 대상자와 취약계층을 대상으로 먼저 보건의료 서비스를 제공하는 정책을 펼쳤다. 특히 우선 대상자는 보건의료인들이 환자 치료에 정성을 다하는 마음가짐을 다시금 상기하도록 이끌었다. 소위 애국자라고 일컬어지는 전쟁노병과 영예군인에게 보건의료인들이 최선의 보건의료 서비스를 제공하면서 그 마음과 행동이 일반 주민에게도 이어지길 기대했다. 인민에게는 국가에 헌신한 애국자에게 최상의 서비스를 제공한다는 인식을 심어주고자 했다. 각급 병원은 지역 내의 모든 우선 대상자를 일일이 찾아 등록하는 작업을 전개해 지속적인 서비스를 제공하는 기반을 마련했고 이들을 위해 직접 찾아가는 이동의료봉사를 실시했으며 오랜 기간 입원시켜 보양과 치료를 병행하기도 했다. 그리고 단순한 의료 서비스에 한정한 것이 아니라 식량, 보약, 난방 보장까지 생활 전반을 돌보는 것으로 나아갔다.

고아와 노인, 장애인 등 취약계층을 대상으로 보건의료 서비스를 정상화하는 노력도 보였다. 우선 이들을 수용하는 시설의 신축을 대대적으로 전개했다. 이 시설은 각각 표준설계도면에 따랐기 때문에 비슷한 모양새로 탄생했다. 모든 시설에는 진료소와 담당 보건의료인을 배치해 수용자들의 건강을 돌봤다. 전담 의료인 외에도 시설 인근의 병원이나 연구소 등의 보건의료인들이 수시로 방문했다. 이들은 건강검진 및 치료를 하거나 소독기 등의 설비를 제공했고 고려약과 건강식품을 지원하기도 했다.

하지만 현장치료와 우선 대상자 및 취약계층을 대상으로 하는 보건의료 서비스는 약초를 활용한 건강식품이나 고려약 제공이 대부분이었다. 이는 질환의 예방에는 일정 정도 성과가 있을지 모르나 실질적 치료에 큰 도움이 되었을지는 회의적이다.

일반 주민에게 제공한 보건의료 서비스로 『로동신문』이 가장 많이 언급한 것은 화상 환자 치료였다. 환자 중에는 어린이와 공장 노동자인 산재 환자들이 대다수를 차지했다. 이는 여전히 나무와 연탄을 난방 연료로 사용하고 전기 공급이 안정적이지 않아 화재 위험이 높은 현실에 기인했다. 화상 치료의 정점은 피부이식수술로 수술에 필요한 피부를 보건의료인이 제일 먼저 제공했다. 이는 환자에 대한 지극한 사랑과 정성의 표현으로 이미 1960년대부터 이어진 전통이었다. 김정은 정권은 화상 환자 치료를 통해 정성의 붉은 보건의료인으로의 변신을 기대했다. 북조선의 보건의료인들은 김정은의 기대에 부응하고자 피부이식을 넘어 결막 이식이나 대량의 헌혈 등 다양한 방법으로 자신을 희생하며 환자를 치료했다.

하지만 김정은 정권이 보건의료인에게 희생을 강조한 것은 이전 정권과 비교해 큰 차이라고 할 수 없었다. 오히려 치료 서비스에 선진적이고 현대적인 의학기술의 적극적인 활용을 훨씬 많이 강조했다. 그리고 이는 평양에 있는 4차급의 중앙급 병원들이 주도했다. 최신의 선진의학이라고 주장하는 치료에는 어린이 심장병을 치료하는 팔로4증후군 근치술, 측벽접근법의 임플란트 이식술, 경막외마취에 의한 무통분만 및 복강경수술, 망막유리체 절제술을 통한 녹내장 치료 등을 거론했다. 최신의 의술을 익히기 위해 보건의료인들은 해외 의학 서적을 탐독했고 연구에 집중했다. 연구 결과는 학위 취득으로 이어졌고 모의실험 및 수술을 통해 신진 수술 기법을 익혔다.

4차급 병원이 아닌 지방병원의 보건의료인들은 먼거리의료봉사체계를 활용해 선진의술에 접근했다. 2·3차급 병원에 중증 환자가 이송되면 선진의술을 도입한 중앙급 병원과 먼거리의료봉사체계로 연결해 협진으로 치료했다. 집권 초기부터 과학기술을 강조했던 김정은 정권은 이 체계의 활용만으로 과학적인 서비스를 제공하는 것처럼 여겼고 보건의료 서비스의 사각지대인 지방의 주민들은 평양의 의사에게 진료를 제공받는다는 사실만으로 환호했다.

먼거리의료봉사체계로 의사들 간의 영상협의 및 협진이 가능했다. 2차급 시·군·구역인민병원 의사들은 환자가 요구하거나 정확한 진단이 어려워 도움이 필요할 경우 상급병원 의사에게 원격의료를 요청했다. 이를 요청할 때는 1차에서 4차급으로의 환자이송체계를 적용해 도(都) 산하의 병원은 먼저 도급인민병원으로 연결했고 도급병원에서 해결이 어려울 경우에 다시 평양의 중앙급 병원으로 연계했다. 하지만 어린이 환자의 경우 도소아병원을 거치지 않고 바로 옥류아동병원과 연계하는 사례가 많았다. 어린이 환자의 증세는 단시간에 급격한 변화를 보이는 특성 때문으로 부모는 옥류아동병원 의사들과의 원격의료에 마음의 안정을 찾았다. 지방 의사와 주민들의 만족도가 높았기 때문에 먼거리의료봉사체계의 활용 건수는 해마다 늘었고 상급병원으로의 환자 파송율은 낮아졌다.

하지만 전기 공급의 불안정성, 미비한 인프라 등으로 먼거리의료봉사체계의 정상 운영이 의심스러운 사례도 많았다. 그리고 서비스 이용 대상자들은 주로 국가에 기여하는 계층과 그 가족이 중심이었다. 이에 누구나 무료로 이용할 수 있다는 주장은 미래의 지향을 담았다고 평가할 수 있다. 그럼에도 불구하고 먼거리의료봉사체계는 의사간 협진과 협의, 의학교육을 넘어 환자와 의사의 직접적인 상담도 가능한 체계로 나아가고 있었고 심지어 서비스의 유료화가 예상되는 등 북조선 보건의료체계 전반에 영향을 미치고 있었다.

보건의료 서비스 중에는 사회주의를 지향하는 국가의 특성으로 예방의학 서비스도 제공했다. 예방의학 서비스 중 대표적인 서비스로는 예방접종을 들 수 있다. 예방접종은 국제기금을 활용했고 2011년 GAVI의 인도적 지원으로 예방백신의 수급이 안정되는 동시에 추가로 필요한 접종을 가능하게 했다. 하지만 현재 대북 제재의 영향으로 외부의 지원이 완전히 중단됐고 2020년 코로나19 팬데믹 시기에는 국제사회의 백신 지원 의사를 북조선 당국이 거부하는 등 예방접종의 불안정한 상황이 계속됐다.

이러한 정세 속에서 위생방역사업의 담당기관인 각급 위생방역소(현재 질병예방통제소)가 전면에 나서 예방의학 서비스를 제공했다. 그리고 서비스의 대부분은 위생선전과 소독이었다. 그동안 형식적인 위생선전으로 효과가 없던 방법을 다양화해 선전 효과를 높이려 시도했고 3·4월, 9·10월에 집중적으로 진행하는 위생월간 기간을 활용해 주민들이 적극적으로 위생방역에 동참할 수 있도록 강제했다. 특히 코로나19 발생으로 3년 이상 자발적 봉쇄를 취했던 기간에도 코로나19 바이러스에 맞서 북조선은 위생선전과 소독으로 대응했다.

제6장

김정은 정권의 보건의료에 대한 재정적 지원

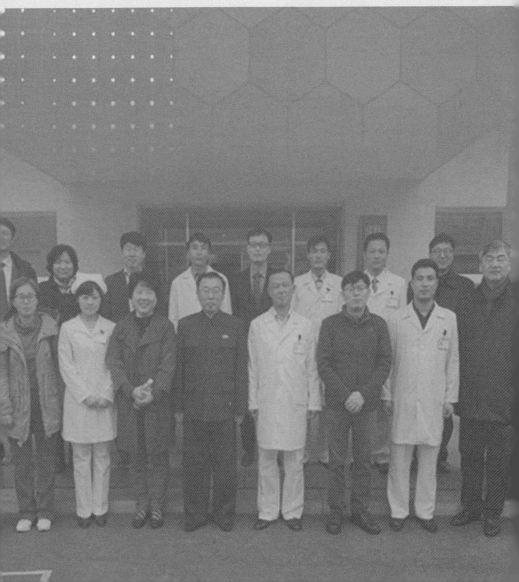

보건의료체계를 운영하고 유지하기 위해서는 재정 투입이 필수적이다. 북조선은 국영 보건의료체계를 구축했기 때문에 주요한 재원으로 국가예산을 활용했다. 북조선은 매해 최고인민회의를 개최해 보건의료와 관련한 예산을 승인하고 발표했다. 하지만 국가예산의 전체 수치를 공개하지 않았고 공개한 수치의 항목도 일정하거나 일목요연하지 않았다. 더욱이 구체적인 수치가 아니라 증가 및 감소 비율만을 제공하기 때문에 세부적 상황의 확인은 거의 불가능했다.

또한 보통의 국가와 달리 자력갱생을 강조하며 각 기관 운영에 필요한 자금과 물자를 자체적으로 해결하는 경향이 강해 국가예산 외에 투입되는 비공식적인 재원이 존재했다. 이러한 재원까지 확인할 필요가 있다고 판단했다. 보건의료 재정의 상황을 전체적으로 파악하기 위해 『로동신문』의 보도 중에 보건의료 부문으로 자금을 사용한 내용을 검토해 보았다.

제1절 국가예산

김정은이 집권한 2012년부터 매해 빠짐없이 최고인민회의를 개최해 전년도 국가예산의 집행 결산과 차기년도 예산을 심의 및 승인하는 절차를 밟았다. 최고인민회의 개최 시기는 2020년까지 4월에 진행했고 2021년부터는 1월로 앞당겼다. 2022년에는 2월 6일에 개회했으며 2023, 2024년에는 다시 1월로 옮겼다.

국가예산은 크게 기본투자 및 인민경제사업비와 인민적시책비, 사회문화사업비, 국방비, 국가관리비, 예비비로 분류했고 보건의료와 관련한 항목은 사회주의 문명국 건설을 위한 예산으로 인민적시책비에 포함했다. 이 예산 항목으로는 보건의료를 포함해 교육과 사회보험 및 사회보장에 지출했다.[1]

국가예산은 구체적 자금 규모를 제시하는 것이 아니라 전년 대비 증가율을 공개했다. 인민적시책비의 예산 증가율은 〈표 6-1〉과 같다.

〈표 6-1〉 인민적시책비의 당해 지출 예산 계획, 전년 대비 증가율   (단위 : %)

항목	세부 항목	2012	2013	2014	2015	2016	2017	2018	2019	2020	2021
인민적 시책비	교육	9.2	6.8	5.6	6.3	8.1	9.1	5.9	5.5	5.1	3.5
	보건	8.9	5.4	2.2	4.1	3.8	13.3	6.0	5.8	7.4	2.5
	사회보험 및 사회보장	6.9	3.7	1.4	–	–	–	–	–	–	–
사회 문화 사업비	문화예술	6.8	2.2	1.3	6.2	7.4	4.6	3.0	4.1	5.8	2.7
	체육	6.9	6.1	17.1	6.9	4.1	6.3	5.1	4.5	4.3	1.6

출처: 이규종, "북한의 재정 충격, 경제적 영향은," 『북한경제리뷰』 2021년 1월호, KDI, 재인용. 2021년 지표는 필자 추가.

김정은 집권 첫해의 보건 예산 증가율은 전년도에 비해 8.9%로 증가했다. 이 증가율은 상당히 높은 수치로 이전 시기 북조선의 통상적인 보건 예산 증가율은 2~5%대였다.[2] 2012년에 확대한 예산은 평양에 대대적으로 건설하기 시작한 전문병원 건설에 사용했을 것으로 짐작된다. 2013년에는 5.4%, 2014년 2.2%, 2015년 4.1%, 2016년 3.8%로 증가율이 예년 수준으로 회귀했다.[3]

---

1 국가정보원, 『北韓法令集 下』, 국가정보원, 2020, 336쪽.

2 엄주현, 『북조선 보건의료체계 구축사 I 』, 417~418, 558~559쪽.

3 "조선민주주의인민공화국 주체101(2012)년 국가예산 집행의 결산과 주체102(2013)년 국가예산에 대하여," 『로동신문』, 2013.04.02; "조선민주주의인민공화국 주체102(2013)년 국가예산 집행의 결산과 주체103(2014)년 국가예산에 대하여," 『로동신문』, 2014.04.10; "조선민주주의인민공화국 주체103(2014)년 국가예산 집행의 결산과 주체104(2015)년 국가예산에 대하여," 『로동신문』, 2015.04.10;

2017년에는 보건과 관련한 예산이 13.3%의 증가율을 보여 기존 예산에 비해 훨씬 높게 책정했다.[4] 이는 2016년 제7차 당대회의 영향으로, 당대회에서 결정 및 계획한 보건의료사업을 집행하기 위해 많은 예산이 필요했기 때문이었다. 실제로 2017년부터 평양치과위생용품공장 건설과 제약공업 현대화 등을 계획했다.[5]

김정은 정권은 제7차 당대회에서 국민경제발전 5개년 전략을 제시하며 5개년 전략 기간인 2020년까지 보건의료 예산을 6.0%, 5.8%, 7.4%로 책정해 높은 증가율을 유지했다.[6] 하지만 2021년에는 2.5%로 감소했고 2022년에는 0.7%로 대폭 축소했으며 2023년에는 이보다 낮은 0.4% 증가에 그쳤다.[7] 이는 코로나19 여파로 인한 경제적 어려움을 국가예산에 그대로 반영한 결과였다. 하지만 2024년에는 5.5%의 증가율을 보였고 평양종합병원 개원과 각 도의 종합병원 건설을 예고했다.[8]

"조선민주주의인민공화국 최고인민회의 상임위원회 제13기 제9차전원회의 진행," 『로동신문』, 2016.03.31.

4 "조선민주주의인민공화국 주체105(2016)년 국가예산 집행의 결산과 주체 106(2017)년 국가예산에 대하여,"『로동신문』, 2017.04.12.

5 김일환, "북한 식량현황과 농업 과학기술," 5쪽.

6 "조선민주주의인민공화국 주체106(2017)년 국가예산 집행의 결산과 주체 107(2018)년 국가예산에 대하여,"『로동신문』, 2018.04.12; "조선민주주의인민공화국 주체107(2018)년 국가예산 집행의 결산과 주체108(2019)년 국가예산에 대하여,"『로동신문』, 2019.04.12; "조선민주주의인민공화국 주체108(2019)년 국가예산 집행의 결산과 주체109(2020)년 국가예산에 대하여,"『로동신문』, 2020.04.13.

7 "조선민주주의인민공화국 주체109(2020)년 국가예산 집행의 결산과 주체 110(2021)년 국가예산에 대하여,"『로동신문』, 2021.01.18; "조선민주주의인민공화국 주체110(2021)년 국가예산집행의 결산과 주체111(2022)년 국가예산에 대하여,"『로동신문』, 2022.02.08; "조선민주주의인민공화국 주체111(2022)년 국가예산집행의 결산과 주체112(2023)년 국가예산에 대하여,"『로동신문』, 2023.01.19.

8 "조선민주주의인민공화국 주체112(2023)년 국가예산집행의 결산과 주체 113(2024)년 국가예산에 대하여"『로동신문』, 2024.01.16.

2022년과 2023년에 대폭 낮아진 보건의료 예산의 증가율은 비상방역사업에 필요한 예산을 제외한 수치임을 염두에 둬야 한다. 김정은 정권은 국가예산에서 "대유행전염병 등 세계적인 보건위기에 대응하기 위한 지출 항목을 새로 내오고 2021년 비상방역사업으로 지출된 자금보다 33.3%를 증액했다"고 언급해 보건 예산에 포함하지 않는 별도의 특별예산을 편성했음을 알렸다. 또한 이러한 상황은 2023년에도 이어졌다. 2024년 1월 15일에 개최한 최고인민회의 제14기 제10차 회의 때 재정상 고정범은 "2023년에도 나라의 방역사업에 계속 힘을 넣어 그어떤 보건위기에도 대응할 수 있게 방역능력 건설에 필요한 자금을 보장했다"며 2022년 대비 13.2%로 지출했다고 발언했다. 북조선은 코로나19 팬데믹 기간 경제적으로 어려운 형편에서도 위생방역 부문에 꽤 많은 국가예산을 투입했다.

코로나19와 관련한 국가예산의 활용 사례로 개성시에 대한 지출을 들 수 있다. 김정은 정권은 2020년 7월 개성시에 국가비상방역체계의 최대비상체제를 발동했다. 이는 탈북민이 개성에 재입북하는 사건에 따른 결정이었다. 보건 당국은 개성시에 입북한 탈북민으로 인해 코로나19 바이러스가 전염될 것을 염려해 최대비상체제를 가동하며 개성시 전체를 봉쇄했다. 개성시를 완전하게 봉쇄하면서 인민의 생활상 불편을 줄인다는 명목으로 개성시민들에게 특별물자 제공을 결정했다. 지원 내용은 크게 식량과 생활보장금이었다. 물자는 봉쇄 결정이 난 첫날부터 공급했고 식량과 식용유, 생활용품과 함께 전기와 석탄 등을 포함해 원천 봉쇄로 자체 수급이 어려운 물자를 대상으로 했다. 이 결정은 최고인민회의 상임위원회에서 채택했다.[9]

---

9 "어머니당의 은정어린 특별지원물자 개성시인민들에게 전달," 『로동신문』, 2020.08.09.

보건의료 항목의 지출은 아니지만 국가예산 지출 사례로는 2015년 조선로동당 창건 70주년을 맞으면서 전체 인민군과 근로자, 연금·보조금·장학금을 받는 모든 대상자에게 특별상금을 수여했다. 월 기준 생활비의 100%에 해당하는 금액이었다. 이 또한 최고인민회의 상임위원회에서 결정했다. 이 특별상금은 김정은 집권 이후 당 창건 70주년에 맞춰 추진한 건설사업 등에 헌신한 대상자들에게 제공하는 자금으로 물질적 보상 차원이었다.[10]

국가예산과 관련한 보도에서 흥미로운 점은 2016년 제7차 당대회에서 보건의료 부문을 대표해 토론한 강하국 당시 보건상의 발언으로, 그는 고난의 행군과 같이 국가 형편이 심각하게 어려운 상황에서도 보건의료와 관련한 국가예산은 해마다 증가했다고 밝혔다. 더불어 단 한 개의 병원과 진료소도 문을 닫은 적이 없으며 막대한 자금이 드는 필수의약품 생산과 정기적인 예방접종, 강력한 위생방역사업 등은 "특수의 특수"로 인정돼 중단 없이 진행했다고 주장했다.[11] 하지만 이는 현실을 반영한 보고가 아니었다. 강하국의 보고처럼 병원 등의 폐쇄는 없었는지 모르겠으나 환자들이 찾지 않을 정도로 정상적으로 운영되지 않았다. 또한 예방접종도 GAVI 등 국제기금과 국제기구, 남한의 민간단체 등이 인도적 지원으로 제공한 백신으로 버틴 것은 주지의 사실이다. 이러한 현실은 김정은 정권도 인정한 바 있는데, 유엔에 제출한 VNR에 GFATM(에이스·결핵·말라리아 퇴치를 위한 글로벌 펀드)의 지원이 말라리아와 결핵의 발병률 감소에 크게 기여했다며 고마움을 표시했다.[12]

---

10 "전체 인민군장병들과 근로자들, 년금, 보조금, 장학금을 받는 대상들에게 특별상금을 수여함에 대해," 『로동신문』, 2015.09.25.

11 "조선로동당 제7차대회에서 강하국대표의 토론," 『로동신문』, 2016.05.08.

12 DPRK. *Democratic People's Republic of Korea Voluntary National Review on the Implementation of the 2030 Agenda*, p. 19.

한편 VNR에는 보건의료 부문의 예산 지출 비율을 공개하기도 했다. 그 수치를 보면 2014년에는 6.4%, 2017년에는 7%였다.[13] 같은 해 최고인민회의에서 승인한 보건의료 부문의 국가예산 증가율은 2.2%와 13.3%였다. 이를 통해 보건의료 국가예산의 전년 대비 증가율은 편차가 컸으나 실제 지출 비율은 차이가 거의 없이 전체 국가예산에서 6~7%의 일정한 비율을 차지했다고 짐작된다.

매해 초에 최고인민회의에서 공개하는 국가예산 지표 중에는 예산의 수입 총액에서 중앙예산과 지방예산의 수입이 차지하는 비율도 보고했다. 김정은 집권기 이 비율의 변화를 살펴보면 아래와 같다.

〈표 6-2〉 국가예산 수입 중 중앙 및 지방예산 비율 (단위 : %)

항목	분류	2012	2013	2014	2015	2016	2017	2018	2019	2020	2021	2022	2023
국가예산 수입	중앙예산	83.0	–	–	79.0	76.8	73.1	73.9	–	74.3	74.2	–	73.7
	지방예산	17.0	–	–	21.0	23.2	26.9	26.1	–	25.7	25.8	–	26.3

출처: 2012~2023년 『로동신문』 검토해 저자 정리.

이 지표의 중요성은 자력갱생을 강조하는 북조선의 특성에 따라 지방분권화가 강하게 추진되기 때문이다. 이는 자연스럽게 지방예산제의 시행으로 나타났다. 지방예산제의 기본단위는 군(郡)단위로 전국의 모든 군에서는 자체적으로 수입을 확보하고 확보한 재정으로 해당 지역의 경제건설은 물론이고 보건, 교육, 문화 등에 필요한 자금을 충당했다. 그리고 지출하고 남은 예산을 국가의 중앙예산에 편입하는 구조였다.[14]

---

13 위의 자료, p. 59.
14 국가정보원, 『北韓法令集 下』, 337쪽.

김정은 집권 첫해인 2012년에는 중앙예산과 지방예산의 비율이 각 83%와 17%였고 2015년까지 약 8:2 수준을 유지했다. 2016년 제7차 당대회를 거치며 지방예산의 비율은 점차 증가해 약 7:3으로 수렴했다. 하지만 지방예산 또한 구체적인 수치를 공개하지 않기 때문에 보건의료 부문에 어느 정도의 지방예산을 투입하는지 현황을 파악하기는 불가능했다. 다만 2021년 1월에 개최한 제8차 당대회를 통해 도시와 농촌 간의 격차 해소를 주요한 정책적 방향으로 제시하면서 보건의료 분야의 물질적 토대 확충 사업을 공식화했다. 이러한 정책은 지방예산제의 강화를 동반하는 것으로 재정성 국장 리철용은 지방예산제를 강화해야 해당 지역의 경제와 교육, 문화, 보건 등 모든 분야에서 균형 발전을 이룰 수 있고 농촌 진흥 실현에 필요한 자금을 자체로 보장할 수 있다고 주장했다.[15] 보건의료 예산을 포함한 지방예산의 확대를 전제하는 것으로 김정은 정권은 지방예산을 확대하는 방향으로 나아가고 있었다.

지방의 예산 수입은 각 지역 산하의 공장이나 기업소 등에서 걷는 거래수입금과 협동단체의 이익금, 부동산사용료, 사회보험료 등으로 구성됐다. 확보한 수입은 농업, 수산업, 경공업, 기본건설 등 그 지역의 경제발전에 필요한 자금과 교육, 보건, 사회보장, 체육, 문학·예술 등 인민을 위한 시책비로 지출했다. 지방예산의 수입은 공장이나 기업소를 정상적으로 가동해 물자 생산과 판매의 거래 규모가 커야 증가할 수 있었다. 하지만 저개발 국가인 북조선은 그러한 기관이 많지 않았고 모든 지역에 골고루 분포되지 않았기 때문에 지방예산 수입은 지역마다 편차가 클 수밖에 없었다. 이는 탈북자의 증언을 통해 확인할 수 있

---

15 "지방예산제를 강화하는데서 나서는 중요요구," 『민주조선』, 2022.03.15.

었는데, 평양의 중앙병원은 국가예산에서 집행하는 반면에 지방병원은 각 지역에서 운영을 책임졌기 때문에 격차가 벌어질 수밖에 없다고 한다. 결국 가난한 지역은 보건의료 서비스의 질이 떨어질 수밖에 없었다. 그렇기 때문에 지방병원에 예산을 투입하기 위해서는 각 지역의 수입을 늘리는 것이 먼저였다. 이는 생산 부문에 더 많은 투자가 필요하다는 의미였다. 하지만 보건의료 부문은 대표적인 비생산 분야로 재원이 풍부하지 않은 상황에서 보건의료 부문의 투자는 항상 후순위로 미뤄질 수밖에 없는 구조였다.

한정된 예산은 선택과 집중을 요구했고 이는 모든 것을 좌지우지하는 지도자조차 자유로울 수 없었다. 김정일 집권기에 인민의 먹는 문제 해결을 위해 평양밀가루종합가공공장에 새로운 공정을 설치하는 문제가 대두됐다. 하지만 당시 평양산원과 창광원, 종이공장 등의 건설을 동시에 진행하면서 자금사정이 여의치 않아 쉽게 결정할 수 없었다.[16] 물론 김정일은 인민을 위해 새로운 공정 설치를 결정했다고 보도했으나 이 공정에 들어가는 예산을 확보하기 위해서는 다른 곳의 예산은 줄어들 수밖에 없었다. 수령조차 자금의 집행에 다양한 요소를 고려할 정도로 여유롭지 않은 상황이라면 각 지역을 책임지는 간부의 사정은 어떠했을지 짐작할 수 있다.

부족한 예산문제만 제외하면 각 지역을 책임지는 간부의 역할은 절대적이었다. 북조선은 하나의 협동농장이 한 개의 리(里)단위 행정구역인 경우가 많았다. 협동농장의 책임간부는 협동농장 내에 설치한 문화회관, 편의봉사시설, 교육시설, 병원 또는 진료소까지 관장했다. 그렇기 때문에 책임자의 인식, 의지, 능력에 따라 인민들에게 돌아가는 보

---

16 "타산을 모르는 어머니사랑," 『로동신문』, 2013.12.04.

건의료 혜택은 다를 수밖에 없었다.[17] 이러한 폐해에도 불구하고 보건의료의 발전을 각 지방의 책임으로 돌리는 것은 북조선 보건의료 발전에 근본적 한계임은 분명하다. 하지만 중앙에서 책임져야 할 보건의료 부문의 예산을 지방으로 전가할 수밖에 없는 경제 형편이었고 활용이 가능한 예산을 늘리려면 경제성장이 절실했다. 이 문제가 근본적으로 해결되지 않는 이상 보건의료 서비스의 질적 확대는 쉽지 않다. 과거 소련을 비롯한 동유럽 사회주의 국가들이 경제 상황의 악화로 보건의료와 관련한 투자를 줄여 정상적인 보건의료 서비스를 제공하지 못한 사례에서도 확인할 수 있듯이 경제발전의 수준과 보건의료 서비스 질은 비례한다는 명제는 북조선을 비켜가지 않는다.[18]

하지만 핵무장을 지속하는 상황에서 대북 제재의 완화 가능성은 낮다. 그리고 국제사회의 제재를 받으면서 경제발전을 도모한다는 것은 쉽지 않다. 이에 김정은 정권은 보건의료의 재정을 완전히 새로운 부문에서 확보하려고 시도 중인 것으로 보인다. 2024년 1월 15일 최고인민회의 제14기 제10차 회의 당시 시정연설에서 김정은은 '보건보험기금'을 언급했다. 특히 단순한 언급에 그친 것이 아니라 보건보험기금에 의한 의료보장제를 전국적 범위로 확대하는 중이고 이를 정확하게 편향 없이 실시할 것을 지시했다. 이미 관련 정책을 수립해 적용하고 있는 모습이었다. 국가예산을 통한 국영 무상치료제에서 보건보험기금에 의한 의료보장제로 정책을 변경한다는 것은 북조선 보건의료 역사에서도 엄청난 변화라고 할 수 있다. 구체적인 내용이 무엇인지는 지속적인 관찰과 연구가 필요한 대목이다.

---

17 "단상 샘줄기," 『로동신문』, 2013.06.18.
18 최성경, "통일 대비 탈사회주의 체제전환국가의 보편적 건강보장에 관한 법제도 연구— 23개 국가에 대한 퍼지셋 분석을 중심으로," 114쪽.

제2절 조선로동당의 지원과 국가의 특별물자 및 성금

제1절에서 다루었던 국가예산의 자료는 최고인민회의 때 재정상이 매해 보고하는 이전년도의 국가예산 집행에 대한 결산과 해당년도의 계획예산의 보도가 전부였다. 또한 보건의료 예산을 구체적으로 어떻게 집행하고 어디에 사용하는지 정확한 확인이 어려웠다. 그리고 보건의료 부문에 투여한 자금조차 국가예산의 항목인지도 불명확했다. 그럼에도 『로동신문』의 기사 중에는 자금이나 물자가 보건의료계로 유입되는 정황이 존재했다. 이러한 보도를 통해 보건의료 예산 활용을 일부 유추할 수 있었다.

김정은은 집권 첫해인 2012년 2월 광명성절을 맞아 평양산원의 산모들을 위해 꿀과 보약재를 전달했다. 평양산원에 지도자의 선물을 제공한 것은 김정일 시대부터 이어져온 정책이었다. 김정일 집권기 동안 평양산원에 꿀을 56차례 보냈고 그 규모가 140여 톤에 달했다. 이밖에도 뇌순환기능치료기, 적외선치료기, 물정화기 등 의료설비를 매해 보냈다.[19]

김정일 생일인 광명성절뿐 아니라 김일성 탄생일인 태양절을 포함한 4월에도 입원 환자가 있는 병원에 꿀과 고기 및 달걀, 칠색송어 등 수산물과 과일, 설탕, 식용유 등의 식료품을 하달했다. 평양산원는 물론이고 조선적십자종합병원, 평양의학대학병원, 김만유병원, 평양시제1인민병원, 평양시제2인민병원, 보건성제3예방원, 평양시제2예방원 등에 보냈다. 전달한 물자의 규모를 살펴보면 평양의학대학병원에는 꿀

---

19 "경애하는 김정은동지께서 평양산원에 산꿀을 보내시였다," 『로동신문』, 2012.02.15.

과 보약재, 보쌈, 갈비, 설탕과 함께 약 1톤에 달하는 식용유를 제공했다. 조선적십자종합병원에도 7톤의 꿀과 갖가지 식료품들이, 평양산원에는 꿀, 돼지족발, 칠색송어 등 15종의 식료품 수십 톤을 전달했다.[20]

[사진 6-1] 지도자가 보낸 선물을 구경하는 환자와 보건의료인들

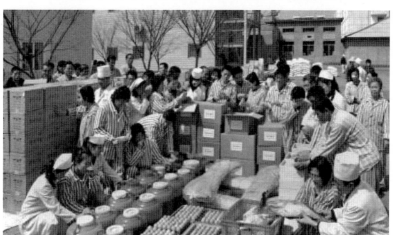

출처: 『로동신문』, 2012.04.12.

특히 평양산원은 지도자의 선물을 가장 많이 받는 병원이었다. 김정은은 2014년 새해를 맞으면 수백 kg의 꿀을 "보약꿀"이라며 전달했고[21] 3월 8일 세계 여성의 날에는 산모 건강에 유용하다며 잉어를 제공했다. 지도자가 보낸 잉어는 환자식인 잉어탕으로 산모들에게 공급됐다.[22] 또한 평양산원은 다른 병원과 달리 특별한 기념일이 아닐 때도

20 "자애로운 어머니당이 베푼 또 하나의 인민사랑," 『로동신문』, 2012.04.12.
21 "끝없이 펼쳐지는 인민사랑의 숭고한 화폭," 『로동신문』, 2014.01.02.
22 "평양산원에 넘치는 친어버이사랑," 『로동신문』, 2014.03.09.

물자를 제공받았다. 이는 약자인 여성과 미래 생명인 어린이를 보호하는 자상한 지도자상을 각인하는 효과가 컸기 때문이었다. 실제로 평양산원에 물자를 공급하는 행위 자체를 지도자의 인민에 대한 사랑이 농축된 결과로 보도했다. 이러한 의미에서 산모와 어린이의 건강을 지키는 평양산원의 의료인과 종업원들에게도 특별물자를 제공했는데, 2014년 10월에 "미래를 안아 키우는 수고를 헤아려" 겨울을 앞두고 목도리를 전달했다.[23]

평양산원에 제공한 꿀은 특별한 의미를 담고 있었다. 꿀이 과당, 단백질, 미량원소 등을 풍부하게 포함해 산모의 몸조리에 좋은 물자이기도 했으나 무엇보다 김정일이 산모에게 꿀을 공급하라는 교시를 했기 때문이었다. 김정일이 교시를 내린 계기는 1985년 2월 한 농부가 김정일에게 산에서 직접 재배한 꿀을 '진상'했다. 이를 보고받은 김정일은 자신보다는 산모들에게 더 필요하겠다며 농부의 꿀을 평양산원에 보냈다. 이를 시작으로 지도자는 꿀을 매해 전달했고 그 어려운 고난의 행군 시기에도 이어져 10여 차례에 걸쳐 20여 톤을 공급했다.[24]

꿀 외에도 지도자의 선물이라며 제공하는 물자는 다양했다. 2014년 10월에는 칠색송어가, 2018년에는 많은 양의 잣을 전달했다.[25] 태양절이나 광명성절과 같이 일정한 시기에 제공하는 지도자의 선물 외에 수시로 병원의 환자 등에 공급하는 물자는 일정치가 않았다. 이에 목록과 제공 수량이 정해진 것이 아니라 국가의 생산계획에서 초과 달성한 생산물을 이용하는 것으로 짐작된다.

지도자의 선물은 현지를 방문할 때도 활용됐다. 김정은은 현지지도

23 "어머니당의 끝없는 다심한 사랑," 『로동신문』, 2014.10.23.

24 "친정집에 넘쳐흐르는 꿀향기," 『로동신문』, 2017.12.17.

25 "평양산원에 꽃펴난 사랑의 전설," 『로동신문』, 2018.10.16.

라는 이름으로 전국을 순회했고 단순한 방문에 그치지 않고 방문지의 문제를 직접 해결하는 차원에서 선물을 제공했다. 2018년 평안북도 신도군을 시찰하면서 주민들에게 보다 편리하고 문화적 생활 조건을 마련한다는 명분으로 버스를 선물로 전달했다. 또한 모든 세대에 갖가지 생활용품을 공급했다. 그리고 지도자의 선물을 전달하는 행사를 대대적으로 개최해 기념했다. 신도군도 당중앙위원회 부위원장과 평안북도 당위원회 부위원장을 비롯해 주민들이 대거 참여하는 선물 전달식을 거행했다.[26]

지도자의 선물비용이 국가예산에서 지출하는 것인지, 조선로동당 차원에서 확보하는지, 또는 그 외의 통치 자금인지는 확인하기 어려웠다. 하지만 보건의료계에 필요한 물자를 확보하는 중요한 매개임에는 분명했다.

특히 김정은 집권기에는 새롭게 건설하는 병원이 많았다. 이들 시설은 대부분 평양에 위치한 전문병원들로 현대적인 첨단의료장비가 필요했다. 이 또한 지도자가 해결했다. 평양산원 유선종양연구소에는 첨단의료장비와 운영설비, 액정TV와 냉장고 등을 보냈고[27] 옥류아동병원에는 의료장비와 구급차 등을 전달했다.[28] 2020년 삼지연시인민병원을 개원했을 때에는 지방 인민병원의 본보기라며 검사와 진단, 수술, 입원 등에 필요한 모든 물자와 함께 현대적인 병원 운영이 가능할 수 있도록 컴퓨터와 통신설비까지 제공했다.[29] 지도자가 보내는 선물은 해당

---

26 "경애하는 최고령도자 김정은동지께서 신도군의 주민세대들에 보내주신 선물을 전달하는 모임 진행," 『로동신문』, 2018.07.22.

27 "평양산원에 또다시 베풀어진 크나큰 사랑," 『로동신문』, 2013.02.16.

28 "경애하는 김정은원수님께서 옥류아동병원과 문수기능회복원에 륜전기재들을 보내시였다," 『로동신문』, 2013.11.06.

29 "경애하는 최고령도자 김정은동지께서 삼지연시인민병원에 보내주신 선물을 전

기관에서 자체적으로 확보하기 어렵거나 고가의 물자였다. 그리고 이러한 물자에는 지도자가 선물했다는 표시를 붙여 홍보했다.

2018년 11월 본 저자는 평양을 방문해 평양산원 유선종양연구소와 옥류아동병원 등을 방문했다. 이때 김정은이 선물했음을 표시한 의료 장비와 물자 등을 직접 확인했다. 의료장비는 모두 수입 물자였고 수천만 원에서 억대에 달하는 고가제품이었다. 이러한 물자의 자금이 사전 계획에 따라 국가예산에 포함해 지출하는지 확인할 수 없었다. 다만 김정은은 신축하는 병원의 건설 현장에 방문해 치료와 정보화, 운영 등에서 제기되는 문제를 모두 해결하겠다고 언급했을 때 자신을 내세운 것이 아니라 "당이 풀어주겠다"는 표현을 사용해 국가예산이 아닌 조선로동당의 자금일 수 있다고 짐작된다.[30] 이러한 짐작은 보도를 통해 일부 확인이 가능했다. 김정은은 2017년 9월 제7차 당대회의 결정을 가장 먼저 완료한 황해남도 과일군을 방문하면서 특별상금의 제공 의사를 밝혔다. 그리고 특별상금 집행 문건을 제출한 지 하루 만에 비준했다.[31] 이 자금은 국가예산이 아니라 조선로동당의 예산으로 활용한 것이었다. 이 보도를 통해 예산 집행에 일정한 절차가 있는 것으로 파악됐는데, 조선로동당 예산에서 지원하는 특별자금은 당의 총비서인 김정은이 비준했고 국가예산의 지출은 최고인민회의 상임위원회 결정을 통해 승인했다.

북조선의 집권당인 조선로동당은 김정은의 집권 기간 2차례의 당대회를 거치면서 당원 및 후보당원의 규모를 대거 확대해 2021년 제8차

달하는 모임 진행," 『로동신문』, 2020.02.12.

30 "경애하는 김정은원수님께서 류경구강병원과 옥류아동병원에 보내주신 선물을 전달하는 모임 진행," 『로동신문』, 2014.03.26.

31 "깊은 밤 내려보내주신 문건," 『로동신문』, 2022.11.02.

당대회에서는 617만 명 수준이었다. 당조직은 기본적으로 당비로 운영했고 이는 당원들이 매달 월수입의 2%를 납부해 확보했다. 또한 당조직의 수입에는 당비와 함께 당이 자체적으로 운영하는 시설과 기업으로부터 확보하는 독자적인 자금도 포함했다. 국가예산을 사용해야 하는 국가기관과는 별개로 독립적인 영역에서 경제활동을 통해 필요한 자금을 마련하는 특수기관으로는 조선로동당과 함께 인민군도 존재했다.[32]

조선로동당이 운영하는 공장이나 기업은 김정은 집권 이후 현대화와 과학기술의 적극적인 도입으로 경영관리가 개선되면서 수입이 빠르게 증가했다고 한다. 특히 중요한 수입원 중 하나인 출판인쇄 부문의 경영활동이 활발했다. 당원이 늘면서 출판물의 종류가 많아졌고 자연스럽게 예산납부금도 증가했다. 이렇게 증가한 수입으로 당의 고유한 목적사업과 그 외의 다양한 활동에 필요한 자금을 충당한 것은 물론이고 여유 자금까지 조성할 수 있다고 주장했다. 당의 여유 자금은 지도자와 당 차원에서 확실하게 관철해야 할 사업, 예를 들면 려명거리와 삼지연시, 어랑천발전소와 원산갈마해안관광지구, 평양종합병원 등과 같이 국가적인 중요 대상 건설에 필요한 자원으로 동원했다. 또는 홍수나 태풍 등의 자연재해로 갑자기 피해를 겪은 주민들을 위한 생활용품과 복구에 필요한 물자 등의 보장에도 사용했다.[33] 2020년 8월 태풍 피해를 겪은 황해북도 은파군의 인민병원과 대청리 주민들에게 의약품을 보냈

32 조성렬, 『김정은 시대 북한의 국가전략-DIME 분석과 삼벌 구상』, 백산서당, 2021, 74쪽.
33 "조선로동당 제8차대회에서 조선로동당 중앙검사위원회 사업총화보고," 『로동신문』, 2021.01.10.

고[34] 이외에도 육아원, 애육원 등 고아시설이나 양로원 등에 수십 톤의 식료품과 수십만 점의 의약품을 전달하는 등 취약계층을 지원하는 사업에도 소요됐다.[35] 의약품과 같은 보건의료와 관련한 물자도 당의 예산을 활용했던 것이다. 물론 그 양이 충분한지, 또는 정기적으로 제공한 것인지는 확인할 수 없으나 국가예산 외에 조선로동당의 예산도 보건의료와 관련한 부문으로 이전됐다.

당의 자금은 지도자의 교시나 당중앙위원회의 결정을 더욱 빠르고 완벽하게 완수하도록 추동하는 매개로 활용했다. 앞에 언급한 과일군과 같이 과업 실행 과정에서 가장 모범을 보인 당조직에 원하는 물자나 특별성금을 인센티브로 제공했다. 그리고 이는 아버지인 김정일 시대에도 마찬가지였다. 김정일은 사망 2개월 전인 2011년 10월 "사회주의 보건제도의 우월성을 높이 발양해야 한다"고 교시했다. 함경남도 당및 정권기관 간부들은 이 교시를 관철하기 위해 함경남도 내의 보건의료기관들을 적극 도와주는 방안을 논의하면서 함경남도의 대표적인 병원인 함흥시인민병원과 은덕산업병원에 많은 양의 담요 제공과 보건의료인들의 생활 조건 보장을 위한 조치를 결정했다. 또한 당시 확장을위해 재건축 중이던 함흥정형외과병원에 필요한 자재 보장을 직접 맡기로 했다.[36] 이때 필요한 자금을 당의 예산에서 충당했다.

조선로동당의 당조직은 당원이 존재하는 모든 기관에 포진했다. 이는 당 규약에 따른 원칙으로 가장 말단의 기층조직인 당세포는 당원이 5명에서 30명 사이일 경우 조직해야 했고 초급당의 경우 당원이 61명

---

34 "경애하는 최고령도자 김정은동지께서 은파군인민병원과 대청리주민세대들에 의약품을 보내시였다," 『로동신문』, 2020.08.17.

35 "당의 은정을 전하는 가슴뜨거운 화폭," 『로동신문』, 2012.08.15.

36 "사회주의보건제도의 우월성을 과시할 불타는 열의," 『로동신문』, 2012.09.14.

이상일 때 구성했다. 당세포와 초급당은 당중앙위원회의 노선과 정책을 관철하는 실행단위였다. 그리고 이 조직들은 자력갱생의 모토로 소속 기관의 운영을 주도했다. 원산의학대학의 초급당에서는 원산의학대학의 후방공급을 위해 태양열 온실과 버섯생산기지, 축사 등을 자체적으로 만들어 운영했다. 이에 필요한 자금도 당조직에서 맡았다. 후방공급을 위해 설치한 시설에서 생산한 물자를 교직원과 학생들에게 공급했다. 기숙사를 이용하는 학생들에게는 식사를, 교직원들에게는 꿀과 보약이, 제대군인학생을 위해서는 학용품 등을 제공했다.[37]

또한 규모가 큰 도당위원회의 경우 후방공급기지에서 생산한 물자를 도(道) 산하의 공무원에게 제공하기도 했다. 자강도당위원회는 도 산하의 시·군에 축산시설을 구축해 생산한 고기와 달걀 등을 도내의 교원과 보건의료인들에게 매달 공급했다.[38]

이렇게 보건의료에 필요한 자금에는 국가예산에 포함하지 않은 지출이 존재했고 당에서 조성한 자금 중 일부가 보건의료 부문으로 흘러갔다. 이는 자력갱생의 시스템의 하나로 특히 보건의료기관에 포진한 당조직은 자금을 활용해 그 기관 내의 사람들을 원활하게 움직이기 위해 가장 기초적인 의·식·주를 책임지는 구조였다. 문제는 제공하는 물자의 종류와 수량 등이 일정하지 않다는 점이었다. 시기마다 또는 책임자에 따라 지원 물자와 규모가 수시로 달라졌기 때문에 안정성을 확보할 수 없었다. 이는 오히려 신뢰도를 떨어뜨렸고 계획적인 사업 진행을 불가능하게 했다. 이러한 예측가능성이 떨어지는 지원은 보건의료계의 발전을 저해하는 요소로 작용했을 가능성이 크다.

---

37 "투철한 복무관점에서 커다란 실리가 얻어진다," 『로동신문』, 2014.02.13.
38 "자력갱생을 생명선으로 틀어쥘 때 전변이 이룩된다, 자강도당위원회 사업경험 (3)," 『로동신문』, 2021.12.07.

제3절 민간 차원의 후원

충분한 국가예산을 확보할 수 없고 일관된 당의 자금을 활용할 수 없는 상황에서 여전히 부족한 보건의료 분야의 재정은 주민들의 지원과 후원이 담당했다. 2020년 평양종합병원 건설을 위해 신의주압록강건설사업소 노동자 정상철은 온 가족이 마련한 물자를 병원 건설 현장에 보냈다. 비단 정상철의 가족뿐 아니라 각계각층의 인민이 이러한 모습을 보였다. 지원 물자에는 건설자재나 설비 등은 물론이고 건설에 참여하는 사람들에게 필요한 공구와 노동보호물자도 포함했다.[39]

물자 지원 외에도 노동력을 직접 제공했고 이들 중에는 당연히 보건의료인들도 존재했다. 만수대지구 건설 현장에는 평양의학대학병원 의사 한윤철과 평양시제1인민병원 의사 조명순이 야간지원돌격대원으로 참여했다.[40] 전체 인민들은 김정은 집권 이후 국가가 호소하는 중요한 건설을 완료할 수 있도록 다양한 방법으로 지원을 이어갔다.

또한 주민들은 영예군인이나 전쟁노병, 고아, 노인 등을 대상으로 한 지원 활동도 담당했다. 특히 김정은 정권에서는 주민들의 지원 및 후원 활동을 "사회주의 대가정"의 모습이라며 이를 적극적으로 조장했다. 이러한 활동은 개인적 차원과 함께 각 기관 및 기업소에서 조직적으로 이뤄졌다. 이 또한 국가가 담당해야 할 우선 대상자와 취약계층의 서비스에 필요한 재정을 인민에게 이전하는 방법이었다.

전쟁노병이나 영예군인은 수시로 치료가 필요했기 때문에 치료 및

---

39 "경애하는 최고령도자 김정은동지께서 평양종합병원건설을 성심성의로 지원한 일군들과 근로자들에게 감사를 보내시였다." 『로동신문』, 2020.07.01.
40 "경애하는 김정은동지께서 만수대지구건설을 성심성의로 지원한 일군들과 근로자들에게 감사를 보내시였다." 『로동신문』, 2012.05.08.

요양하는 과정에서 만난 보건의료인과 연계를 맺는 경우가 많았다. 이들과 우연 또는 자발적으로 인연을 맺은 보건의료인과 주민들은 간호를 담당하거나 필요한 의약품을 제공했고 장기간에 걸쳐 가족을 돌보듯 생활 전반을 책임졌다. 평양청년열차상업관리소의 노동자 김인옥은 같은 동네에 사는 영예군인을 7년 동안 지원했다. 휠체어를 마련해 주고 입원 치료를 받을 때마다 영양식과 의약품을 담당했다. 고원군농촌자재공급소 소장의 부인은 18년 동안 영예군인을 돌봤다. 매달 필요한 식료품과 보약, 땔감 등을 전달했다. 이외에도 수십 차례 수술을 받을 때마다 간호를 도맡았고 요양을 떠날 때도 생활필수품을 챙기는 등 가족이나 다름없었다.[41]

인민들의 후원 활동은 그것이 자금이 됐든 물자가 됐든 간에 국가의 지출을 대신하는 역할은 분명했다. 또한 후원이 가능한 계층이 존재한다는 의미도 내포했다. 김정은 정권이 사회주의체제를 유지하며 평등을 지향한다는 언사가 곧 평등한 사회를 의미하는 것은 아니었다. 더욱이 김정은 집권 이후 시장경제 요소를 반영한 사회주의기업책임관리제를 도입하면서 경쟁을 부추겼고 그 결과, 계층 간 격차와 특성이 뚜렷하다는 평가가 존재했다. 이러한 환경에서 타인을 도울 수 있는 중산층이 대두했을 가능성이 높았다.[42] 또한 김정은 정권이 중산층을 표적으로 후원과 지원 활동을 강조하는 이면에는 주민들 사이의 경제적 격차를 줄이는 방법이자 갈등의 요소를 사전에 줄이려는 방편일 수도 있었다. 더불어 2017년 12월 채택한 정면돌파전은 장기적인 버티기 전략으로 이를 실현하기 위해 사회로부터 자원을 축적하려는 시도이기도 했다.[43]

41 "뜨거운 친혈육의 정으로," 『로동신문』, 2012.05.02.

42 정은미 등, "북한의 중산층," 『KINU 연구총서』 22-08, 통일연구원, 2022, 52쪽.

43 임수호, "대북 경제제재와 북한의 적응력," 『이슈브리프』 384호(2022.09.06.), 국가안보전략연구원, 2022, 5쪽.

이러한 차원에서 당국의 자발적 후원 강조는 보건의료 부문에 한정하지 않고 국가의 재정적 지원이 필요한 모든 분야에서 벌어졌다. 그리고 이를 위해 일정한 시기를 정해 독려하는 정책을 시행했다. 매해 3월과 10월을 "학교지원월간"으로 운영했다. 이 시기에 주민은 물론이고 후원단체와 각계각층의 조직에서는 컴퓨터, 액정TV를 관련 학교에 기증했고 시멘트와 목재, 유리 등 학교 현대화에 필요한 설비 및 건축 자재도 제공했다. 이는 해당 부문의 물질 및 기술적 토대 강화에 이바지하는 활동이자 국가의 부담을 줄이는 행위로 평가받았다.[44] 어떤 부문이든 국가의 부담을 줄이는 행위는 애국으로 간주했다. 남흥청년화학연합기업소는 2023년 3월 21일부터 국가로부터 공급받던 유제품을 받지 않고 자체적으로 생산한 유제품을 기업의 유치원에 공급하기 시작했다. 자체적인 해결 전에는 국가의 "젖제품공급체계"를 이용했으나 "당과 국가의 짐을 조금이나마 덜기 위해 스스로 택한 길"이라고 의미를 부여했다. 이러한 보도를 통해 전국의 기관들도 이를 모범으로 삼아 국가의 지출을 줄이는 방법을 모색하라고 강제했다.[45]

심지어 조직과 집단에 소속된 일원과 그 가족들의 건강도 그 조직 자체에서 해결하고 책임지는 사례가 많았다. 돌격대원으로 이루어진 함경북도여단의 경우 지휘관들이 돌격대원의 어머니가 병에 걸린 사실을 확인하고 치료에 필요한 약재를 구하기 위해 멀리 출장을 다녀오기도 했다. 대원이 아플 경우에는 수십 리 밤길을 걸어 약재를 구해서 돌아왔다.[46] 돌격대는 국가의 중요한 시설을 건설하는 인력으로 이들의

---

44 "전반적12년제의무교육을 실시함에 대한 법령집행총화에 대하여," 『로동신문』, 2017.04.12.

45 "당의 육아정책을 진심으로 받들어간다," 『로동신문』, 2023.05.12.

46 "동지애로 가슴을 불태우며," 『로동신문』, 2012.07.16.

건강은 국가의 재정으로 담당해야 했다. 하지만 현실은 지휘관을 비롯한 각 조직의 간부가 담당했다. 건강을 담보하고 필요한 물자의 확보도 간부가 챙겨야 할 업무 중 하나였다.

이러한 환경의 폐해는 앞에서도 지적했듯이 책임자의 성향에 따라 천차만별의 서비스가 제공된다는 점이었다. 또한 지휘관은 질병에 대한 비전문가로 어렵게 수급한 의약품은 그저 상관의 따뜻한 마음을 전하는 도구에 그칠 가능성이 컸다. 특히 구할 수 있는 의약품의 대부분은 고려약으로 건강을 해칠 위험성이 높았다. 이는 오히려 환자의 치료를 더디게 하고 의료비를 증가시키는 요인으로 우려스러운 모습의 단면이었다.

제4절 국제사회와의 협업을 통한 자원 확보와 활용

북조선은 의료기구 및 의료장비는 물론이고 백신, 치료제 등 자국 내에서 충분하게 생산할 수 없는 물자들이 많았다. 이러한 물자는 필연적으로 해외에서 들여와야 했다. 그리고 무역은 국가 주도로 수행하는 구조로 계획에 따라 행해졌기 때문에 재정적 지원에 포함해 살펴봤다.

국가 간 무역은 의정서를 조인해 추진했다. 김정은 집권 이후 관련한 의정서를 맺은 국가로는 몽골, 러시아, 중국, 쿠바 등으로 이전 시기부터 사회주의 우방이라고 일컬었던 대상이었다.

2012년 12월 12일에 쿠바와 "2013년 경제 및 과학기술 협조발전을 위한 회의의정서"와 "2013년 상품교류에 관한 의정서"에 대한 조인식을 평양에서 개최했다. 조인식에는 북조선 대표로 리룡남 무역상이, 쿠바에서는 쿠바대사관의 특명전권대사인 헤르만 에르민 페라스 알바레스가 참석했다.[47] 쿠바와는 2015년과 2017년도에도 의정서 조인 소식을 전해[48] 2년마다 갱신하는 의정서였고 양국은 이를 기반으로 수출입에 대한 계획을 수립해 상품을 수급했다. 이외에 2013년 4월 "2013-2016년도 문화교류계획서"를 쿠바 아바나에서 조인하기도 했다.[49]

김정은 정권은 중국과도 경제·무역·과학기술협조위원회를 구성해 양국의 관련 분야의 관계 확대 및 발전을 위한 협의를 지속했다. 2013년 1월 이 위원회 제7차 회의를 평양에서 개최했고 중국의 구본태 무역성 부상과 리금조 상무부 부부장을 단장으로 하는 중국정부경제무역대표단 성원들이 참석했다. 회의에서는 양국의 경제협조와 무역 부문에서 이룩한 성과와 경험을 평가하며 향후 이를 확대, 발전 및 강화하는 문제를 토의했다. 그리고 이를 토대로 양국은 경제기술협조에 관한 협정을 조인했다. 더불어 라선경제무역지대와 황금평경제구관리위원회 사무청사 건설 등의 문건에도 합의했다.[50] 또한 2013년 10월 8일에는 문화교류집행계획서를 조인했다.[51]

북조선은 우방국들과의 경제 관련 협정과 보건의료 등의 교류를 포

---

47 "조선과 꾸바정부사이의 2013년 경제 및 과학기술협조발전을 위한 회의 의정서와 2013년 상품교류에 관한 의정서 조인," 『로동신문』, 2012.12.14.
48 "조선과 꾸바정부사이의 의정서들 조인," 『로동신문』, 2014.12.30; "조선과 꾸바정부사이의 의정서들 조인," 『로동신문』, 2017.02.14.
49 "조선민주주의인민공화국 정부와 꾸바공화국 정부 사이의 2013-2016년도 문화교류계획서 조인," 『로동신문』, 2013.04.17.
50 "조중 두 나라 정부사이의 경제기술협조에 관한 협정 조인," 『로동신문』, 2013.01.10.
51 "조중 두 나라 정부사이의 새 계획년도 문화교류집행계획서 조인," 『로동신문』, 2013.10.09.

괄하는 문화협정을 맺어 관련한 교류협력을 진행했다. 이를 토대로 2012년 9월 중국의 위생부가 북조선 보건성에 협조물자를 기증했고 이에 대한 기증식을 개최했다. 기증식에는 강하국 보건성 부상 및 관련 간부들과 평양을 방문 중인 중국 보건협조대표단과 중국대사관 성원 등이 참석했다.[52] 협조물자가 무엇인지는 구체적으로 언급하지는 않았으나 양국은 보건의료 부문의 협조도 이뤄지고 있었다.

2013년 3월은 북조선과 러시아 간에 경제적 및 문화적 협조에 관한 협정을 체결한 지 64주년이 되는 해였다. 첫 협정은 1949년 3월 22일에 당시 소련과 맺었고 협정 체결을 기념하는 행사가 김정은 집권기에도 이어졌다.[53] 2015년 4월에는 러시아와 무역·경제 및 과학기술협조위원회 제7차 회의를 진행해 의정서를 조인했다. 조인서의 서명은 리룡남 대외경제상과 알렉산드르 갈루슈카 원동발전상이 양국을 대표했다.[54] 제8차 회의는 2018년 3월 21일에 개최해 의정서를 채택했다. 러시아와의 수출입 관련 합의는 3년마다 갱신하는 구조였다.[55] 이 협조위원회 산하에는 다양한 분과위원회가 있어 관련 논의를 지속했다. 2013년 10월에 무역·경제 및 과학기술협조위원회 임업분과위원회 제18차 회의를 진행했고 회의 이후 의정서를 조인했다.[56] 보건분과위원회와 관련한 보도는 확인하지 못했으나 존재의 개연성이 전혀 없다고는 할 수 없다.

52 "보건성에 중국위생부에서 협조물자 기증," 『로동신문』, 2012.09.27.

53 "조로 두 나라사이의 경제적 및 문화적협조에 관한 협정체결 64돐에 즈음하여 로씨야주재 우리 나라 대사관에서 연회 마련," 『로동신문』, 2013.03.23.

54 "조로정부간 무역, 경제 및 과학기술협조위원회 제7차회의 의정서 조인," 『로동신문』, 2015.04.28.

55 "조로정부간 무역, 경제 및 과학기술협조위원회 제8차회의 의정서 조인," 『로동신문』, 2018.03.22.

56 "조로정부간 무역, 경제 및 과학기술협조위원회 림업분과위원회 제18차회의 의정서 조인," 『로동신문』, 2013.10.05.

몽골 정부와는 2013년 9월 24일과 25일 양일에 걸쳐 경제·무역 및 과학기술협의위원회 제9차 회의를 진행했다. 리룡남 무역상이 단장으로 참석했고 몽골에서는 공업 및 농업상이 단장을 맡았다.[57] 2014년 4월에는 "조선-몽골친선공동회사 설립에 관한 양해문"을 조인했다. 이 조인식에는 경제·무역 및 과학기술협의위원회의 위원인 리룡남 무역상과 황민 농업성 부상 겸 세포지구 축산경리위원회 위원장, 할트마긴 바뜨톨가 공업 및 농업상 등이 참석했다. 양국에서 참석한 대표가 같은 것으로 보아 경제·무역 및 과학기술협의위원회 차원의 사업이었던 것으로 보인다.[58]

북조선은 이렇게 우방국들과 2년 또는 3년 주기로 갱신하는 경제·무역 및 과학기술협의(조)위원회를 구성해 관련 협의를 추진하면서 서로 필요한 물자들을 확보하는 통로로 활용했다. 다만 『로동신문』 보도로는 구체적인 보건의료 관련 물자의 수급 현황을 파악할 수 없었다.

북조선이 보건의료와 관련한 물자를 확보하는 방법 중에는 국제사회로부터의 인도적 지원, 즉 원조도 포함했다. 특히 보건의료 물자는 인도적 지원으로 많은 부분을 충당했다. 하지만 『로동신문』에는 이에 관한 보도를 거의 하지 않았다. 김정은 집권 10여 년 동안 관련 기사는 단 2건에 불과했다. 스위스 정부가 세계식량계획(WFP: World Food Programme)을 통해 제공하는 우유가루(분유)가 2016년 12월 12일 남포항에 도착했다는 소식을 단신으로 처리했다.[59] 그리고 2017년 6월 27일 평양에 주재하는 국제기구, 즉 WFP, WHO, UNICEF, 유엔식량농업

---

57 "조선과 몽골 정부사이의 경제,무역 및 과학기술협의위원회 제9차회의 진행," 『로동신문』, 2013.09.26.

58 "우리 나라와 몽골 정부사이의 량해문 조인," 『로동신문』, 2014.04.03.

59 "우리 나라에 스위스정부가 제공하는 협조물자 도착," 『로동신문』, 2016.12.14.

기구(FAO: Food and Agriculture Organization of the United Nations), 유엔인구기금(UNFPA; United Nations Population Fund), 유럽동맹협조대표부, 스위스연방외무성협조사무소, 적십자 및 적반월회국제연맹대표단 등의 성원들이 가뭄피해 상황을 조사하기 위해 황해남도 은율군, 안악군, 삼천군의 협동농장을 방문했고 피해의 심각성을 확인해 이에 필요한 협조를 제공할 의향을 표시했다고 보도했다.[60] 하지만 북조선 현지에서 활동하던 국제기구의 주재원들은 2020년 코로나19 팬데믹으로 인해 모두 철수한 상태로 2023년 현재까지 대북 인도적 지원 활동은 중단된 상태이다.

해외의 지원을 받는 것과 함께 김정은 정권은 저개발 국가에 보건의료 관련 원조를 제공하기도 했다. 대상국은 콩고였다. 2017년 3월 콩고의 보건 및 인구상을 단장으로 대표단이 평양을 방문했다. 이들의 방문 목적은 북조선과 콩고 사이 보건 분야의 협조에 관한 의정서를 맺기 위함이었다. 조인식은 3월 24일에 개최했다.[61] 콩고 대표단은 방문 기간 옥류아동병원, 류경안과종합병원, 고려의학연구원 등을 방문해 북조선의 무상치료제와 양질의 의사 확보 현황 등을 확인했고 그 경험을 콩고에 적극 구현하는 방안을 논의했다.[62]

한편 김정은 집권기 보건의료 관련 물자를 해외에서 확보하는 방법으로 각종 상품전람회 또는 전시회를 활용했다. 관련 행사에 참여하는 국가와 기업들은 다양했고 단순히 상품의 전시에만 그치는 것이 아니라 무역거래가 이뤄졌다. 그 현황을 정리해 [부록 13]에 실었다.

---

60 "주조 국제기구대표부, 협조기구 성원들 가물피해상황 료해," 『로동신문』, 2017.06.29.
61 "조선과 꽁고 두 나라 정부사이의 의정서 조인," 『로동신문』, 2017.03.25.
62 "조선의 훌륭한 경험을 적극 구현할 것이다," 『로동신문』, 2017.03.31.

국제상품전람회는 평양과 라선, 청진에서 개최했다. 평양국제상품전람회는 1년에 2차례 5월과 9월에 각 4일에 걸쳐 진행했다. 2012년의 평양봄철국제상품전람회는 제15차, 평양가을철국제상품전람회는 제8차로 김정일 집권기부터 시작한 행사였다. 2012년의 봄철 행사에는 다양한 국가에서 참여했다. 네덜란드, 독일, 말레이시아, 몽골, 불가리아, 스위스, 영국, 호주, 오스트리아, 이탈리아, 에티오피아, 중국, 핀란드, 폴란드, 대만 등에서 270여 개 기관이 참가했다. 물론 북조선 기업도 참여했다. 기업들이 내놓은 물자는 보건의료 물자를 포함해 건설·건재, 금속, 기계, 전기, 전자, CNC공작기계, 화학, 농업, 식료 및 일용품 등 2,100여 종에 달했다. 북조선 당국은 전람회를 통해 무역, 경제, 과학기술 분야의 교류협력에 기여한다고 의미를 부여했다.[63] 2012년의 가을철 행사의 규모도 봄과 크게 다르지 않았다. 네덜란드, 독일, 러시아, 말레이시아, 스위스, 영국, 호주, 이탈리아, 프랑스, 폴란드, 중국 등에서 210여 개 회사들이 참가해 보건 등 1,390여 종의 제품들을 출품했다.[64] 이 행사의 개막식에는 강석주 내각 부총리와 리용남 무역상, 김성덕 평양시인민위원회 부원장 등 국가의 주요 인사들이 참석해 국가적인 관심을 나타냈다.[65]

2012년 8월에는 라선시에서 제2차 라선국제상품전시회가 열렸다. 이 행사는 2011년부터 시작했고 제2차 전시회에는 대만, 러시아, 스위스, 중국, 체코, 프랑스, 호주 등에서 온 110여 개의 회사들이 전기 및 전자제품, 경공업제품, 의약품 등을 전시했다.[66] 라선시는 러시아 국경

63 "제15차 평양봄철국제상품전람회가 진행된다," 『로동신문』, 2012.05.06.
64 "제8차 평양가을철국제상품전람회가 진행된다," 『로동신문』, 2012.09.18.
65 "제8차 평양가을철국제상품전람회가 개막," 『로동신문』, 2012.09.25.
66 "제2차 라선국제상품전시회가 진행된다," 『로동신문』, 2012.08.04.

과 인접한 도시로 행사는 라선경제특구에서 주최하면서 경제특구에서 활동하는 외국인들과 기업이 참여했고 북조선 북동지역 기업들의 관심이 높았다. 북조선 당국은 전시회 개최 기간 참여 기관 간에 과학기술 교류 및 무역 거래를 장려했고 라선경제특구 투자토론회도 개최하는 등 무역을 활성화하기 위해 노력했다.[67]

2019년 10월에는 제1차 청진가을철국제상품전람회를 진행했다. 보도에 따르면 중국 등에서 210여 개 기관이 참여해 경공업제품과 의약품 등을 주로 전시했다고 밝혔다.[68] 하지만 이 행사를 마지막으로 전람(시)회는 중단됐다. 2020년 코로나19 여파로 2023년 12월 현재까지 재개하지 못했다.

전람(시)회라는 형태의 국제행사는 북조선 기업에 질 높은 현대적인 제품들을 직접 접할 기회를 제공했고 필요한 물자를 확보하는 창구였다. 또한 자신들이 생산한 물자를 전시해 해외 인사 또는 자국민의 관심도를 높이는 계기로 활용했다. 실제로 행사에 참여한 외국인들은 북조선을 이해하는 기회이기도 했다.[69] 하지만 [부록 13]에서도 확인할 수 있듯이 해를 거듭할수록 참여국의 숫자는 눈에 띄게 줄었다. 이는 김정은 정권의 핵개발에 따른 대북 제재에 기인했다. 여기에 더해 북조선과의 무역 거래에 큰 이점을 발견하지 못한 결과이기도 했다. 외국 기업들의 참여 저조는 북조선 기업들로 채워졌다. 2018년 제8차 라선국제상품전시회에서는 전시회 참가 기업 중 절반 이상이 북조선 기업으로 약 52개였고 처음으로 참여한 신규업체가 많았다. 그리고 이들이

---

67 "제2차 라선국제상품전시회 개막,"『로동신문』, 2012.08.21; "제2차 라선국제상품 전시회 진행,"『로동신문』, 2012.08.24.

68 "제1차 청진가을철국제상품전람회 개막,"『로동신문』, 2019.10.15.

69 "구면친구가 되고싶다,"『로동신문』, 2014.09.25.

주요하게 전시한 제품군은 건강보조식품과 의약품으로 52개 기업 중 약 20개 사가 이와 관련한 제품을 전시하며 판매했다.[70]

이 밖의 국제사회와의 협조로는 친북인사가 조직한 후원기금으로 북조선의 보건의료기관을 지원하는 움직임도 포착됐다. 2012년 11월 30일 "진달래아동기금" 설립 대표단이 방북했다. 대표단 단장은 진달래 싸피리니로 팔레스타인 출신이었다. 외교관이던 부모가 평양에 상주했을 때 평양산원에서 태어났다. 부모의 불임으로 어렵게 태어났고 김정일은 직접 진달래라는 이름까지 지어주며 생일 때마다 선물을 전달했다고 한다. 이러한 인연이 작용해 북조선을 돕기 위한 기금을 설립했고 향후 의료봉사와 어린이들을 위한 사업을 전개할 계획을 피력했다.[71] 하지만 이 기관의 구체적 활동 소식은 없어 단순한 선전을 위한 보도일 가능성도 있다. 다만 김정은 정권은 자국에 우호적인 해외 인사나 조직을 통해 보건의료 부분의 자원을 확보하려는 움직임은 여전히 유효하다고 판단된다.

---

70 KOTRA 독일 함부르크무역관, "제8회 북한 라선 국제상품 전시회 개최," 『해외시장뉴스 북한정보』, KOTRA, 2018년 9월.

71 "조선의 어린이들을 위한 사업에 적극 기여할 것이다," 『로동신문』, 2012.12.04.

북조선은 국영 보건의료체계를 갖췄으므로 보건의료에 투입하는 재정은 주로 국가예산에서 충당했다. 김정은 정권은 매년 초에 최고인민회의를 개최해 전년도 예산의 집행 결산과 차기년도 예산을 심의 및 승인하는 절차를 밟아 보건의료 항목에 관한 수치를 발표했다. 하지만 수치는 구체적이지 않고 전년 대비 증가율만 공개했다. 또한 공개 항목도 일정치 않아 자료 수집에 한계였고 세부적 상황을 확인하기가 불가능했다. 그럼에도 김정은 집권 이후 보건의료 예산의 증가율은 이전 시기보다 높았다. 하지만 코로나19 팬데믹의 여파로 인한 경제적 어려움으로 증가율은 2021년 2.5%에서 2022년 0.7%, 2023년 0.4%까지 떨어졌다. 다만 이 시기 코로나19 방역을 위한 특별예산을 편성했으므로 이를 보건 예산에 포함하면 오히려 증가율은 어떤 시기보다 높았다고 평가할 수 있다.

국가예산의 공개 내역 중에는 중앙과 지방예산 비율도 발표했다. 이 지표에 의미를 둔 이유는 자력갱생에 따라 지방예산제를 실시했고 그 기본단위는 군(郡)으로 전국의 모든 군에서는 자체적으로 수입을 확보하고 확보한 재정으로 해당 지역의 경제건설은 물론이고 보건, 교육, 문화 등에 필요한 자금을 충당하는 구조였기 때문이었다. 하지만 지방예산에 대한 수치도 공개하지 않았기 때문에 현황 파악은 불가능했다. 그럼에도 지방예산 비율이 높아진다는 것은 지출 항목의 예산도 확대 가능성이 높다고 판단된다. 김정은 집권 초반인 2015년까지 중앙과 지방예산 비율은 8:2 수준을 유지했고 2016년 제7차 당대회를 거치며 약 7:3으로 수렴했다. 중앙 정부가 책임져야 할 보건의료 부문의 예산을 지방으로 전가할 수밖에 없는 경제 형편은 근본적으로 보건의료 서비스의 질적 확대를 제약하는 요인이다. 지방정부는 예산을 확보하기 위해 생산 활동에 우선 투자가 필요했고 대표적인 비생산 분야인 보건의료 부문은 후순위로 밀릴 수밖에 없었다. 이러한 구조적 한계는 책임자의 인식, 의지, 능력에 따라 보건의료의 예산에 차이가 발생해 지역마다 인민들에게 돌아가는 보건의료 혜택은 다를 수밖에 없어 격차를 벌어지게 했다. 이러한 폐해를 근본적으로 해소하기 위해 김정은 정권은 국영 무상치료제를 보건보험기금에 의한 의료보장제로의 변화를 시도하고 있다. 하지만 구체적인 내용 파악은 불가능해 그 변화를 예의주시하며 새로운 정책의 안착을 지켜볼 필요가 있다.

국가예산 외에도 『로동신문』 보도에는 자금이나 물자가 보건의료 부문으로 유입되는 정황을 목격했다. 대표적으로 지도자 이름으로 전달하는 각종 선물이었다. 주로 김일성과 김정일 생일에 제공했다. 물자는 병원의 입원 환자를 위한 꿀과 고기, 달걀, 어류, 과일, 설탕, 식용유 등이었고 각종 의료설비를 지원하기도 했다. 특히 평양산원은 다른 병원과 달리 특별한 기념일이 아닐 때도 물자를 제공받았다. 이때 제공하는 물자는 목록과 수량이 정해진 것이 아니라 국가의 생산계획에서 초과 달성한 생산물을 이용한 것으로 짐작된다.

김정은 집권 직후 평양에 새롭게 건설한 전문병원에도 김정은의 이름으로 전해진 의료장비가 많았다. 이때에는 현대적인 첨단장비와 운영설비, 액정TV와 냉장고, 구급차, 컴퓨터와 통신설비까지 그 규모가 컸다. 이 자금의 출처는 조선로동당이었다. 당의 자금은 당비와 자체적으로 운영하는 기업으로부터 확보했다. 김정은 집권기 당원은 배로 늘었고 중요한 수입원 중 하나인 출판인쇄 부문의 경영 활성화로 수입이 증가해 목적사업과 다양한 활동에 지출하고도 여유 자금까지 조성했다. 조선로동당 예산에서 지원하는 특별자금 등은 당의 총비서인 김정은이 비준했고 국가예산의 지출은 최고인민회의 상임위원회 결정을 통해 승인했다. 하지만 지도자 선물 비용의 출처가 모두 조선로동당인지는 확인이 어렵다. 하지만 보건의료계에 필요한 물자를 확보하는 중요한 통로임에는 분명했다.

당의 자금은 지도자의 교시나 당중앙위원회의 결정을 더욱 빠르고 완벽하게 완수할 수 있도록 추동하는 매개로 활용했다. 가장 모범을 보인 당조직에 원하는 물자나 특별성금을 인센티브로 제공했다. 이외에도 홍수나 태풍 등의 자연재해로 갑자기 피해를 겪은 주민들을 위한 생활용품과 복구에 필요한 물자 등의 보장에도 사용했다. 이때는 의약품을 주로 전달했다. 이렇게 국가예산 외에 조선로동당의 예산도 보건의료와 관련한 부문으로 이전됐다.

충분한 국가예산을 확보할 수 없고 일관된 당의 자금을 활용할 수 없는 상황에서 여전히 부족한 보건의료 분야의 재정은 주민들의 지원과 후원이 담당했다. 병원을 건설할 때도 건설자재나 설비, 건설 노동자에게 전달할 공구와 노동보호물자도 각계각층의 인민이 지원이라는 이름으로 제공했다. 인민의 후원 활동은 그것이 자금이 됐든 물자가 됐든 간에 국가의 지출을 대신하는 역할은 명확했다. 이와 함께 후원이 가능한 계층이 존재한다는 의미도 내포했다. 김정은 정권이 중산층을 표적으로 후원과 지원 활동을 강조한 이면에는 주민들 사이의 경제적 격차를 줄이고 갈등의 요소를 사전에 줄이려는 방법이었다. 더불어 2017년 12월의 정면돌파전 선언 이후 장기적인 버티기 전략을 실행하는 차원에서 사회로부터 자원을 축적하는 방안이기도 했다.

북조선은 의료장비는 물론이고 백신, 치료제 등 자국 내에서 충분하게 생산할 수 없는 물자들이 많아 필연적으로 해외에서 들여와야 했다.

무역을 통해 보건의료 관련 물자를 확보하는 방법으로 사회주의 우방국들과의 무역, 경제, 과학기술과 관련한 협조(의)위원회를 구성해 의정서를 맺어 서로의 물자를 수급했다. 수출입에 대한 구체적인 물자는 확인하기 어려웠으나 자체 생산이 어려운 의약품을 수입하거나 약초 등을 활용한 고려약이나 건강제품을 수출했을 것으로 짐작된다. 김정은 집권기에 의정서를 맺은 국가로는 몽골, 러시아, 중국, 쿠바 등이었다. 이는 김일성 시대와 비슷한 외부 물자 수급 방식으로 사회주의 체제를 유지하고 있는 국가 간의 물자 수급 방식을 여전히 유지하고 있음을 확인할 수 있었다.

물론 보건의료와 관련한 물자 수급을 우방국가에만 기댄 것은 아니었다. 특히 보건의료와 관련한 물자를 확보하는 방법 중에는 국제사회로부터의 인도적 지원, 즉 원조도 포함했다. 하지만 『로동신문』에는 이에 대한 보도는 거의 없어 인민들에게 알리고 싶은 소식은 아니었다. 이외에 평양, 라선, 청진 등에서는 매해 봄과 가을에 전 세계의 다양한 회사들이 참여하는 국제상품전람회를 개최해 현대적인 물자를 확보하는 통로로 활용했다. 이들이 출품한 제품 중에는 의약품과 의료설비 등도 포함했다. 하지만 이 행사는 2019년 10월을 마지막으로 중단했다. 이는 코로나19 여파로 2023년 12월 현재까지 재개되지 못했다.

제7장

결론

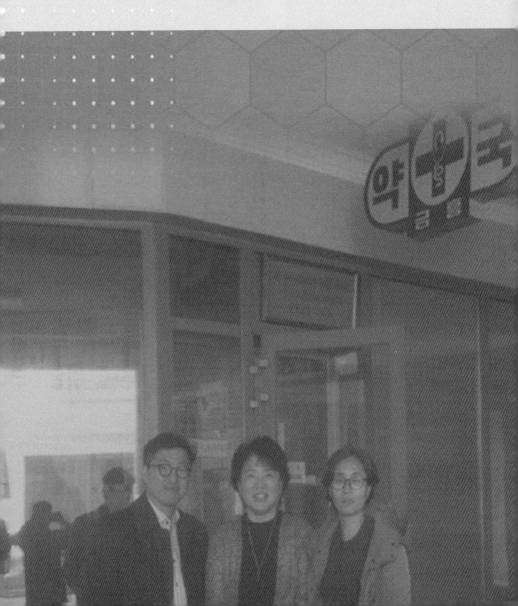

김정은 정권이 10여 년 동안 추진한 보건의료 정책의 방향은 할아버지 김일성이 구축한 북조선식 사회주의 보건의료체계의 복구와 아버지 김정일 시대에 붕괴한 질서의 재개 및 재정비였다.

김정은은 집권 5년 만에 개최한 제7차 당대회에서 북조선의 지향점이 여전히 사회주의임을 천명했고 선대 수령들이 구축한 보건의료제도를 가장 인민적인 제도로 확증했다. 이에 향후 5년 동안 1980년대까지 추진했던 사업을 다시 불러내 전개할 것을 제시했다. 물론 그대로의 답습이 아닌 과학기술, 지식경제 등을 접목해 보건의료기관, 보건의료인, 보건의료 서비스 등에서 전반적인 질을 높이겠다는 포부도 밝혔다.

3대 세습으로 집권한 김정은은 가난에 지치고 미래를 상실한 인민에게 희망을 보여줘야 했다. 이는 김정은 자신의 권력 공고화에도, 자신이 사망까지 이끌 자국의 발전을 위해서도 필요한 행보였다. 그러한 차원에서 국가의 대표적인 시혜 정책인 무상치료제의 복구는 새로운 정권이 단기간에 보여줄 수 있는 변화 중 하나였다. 또한 집단주의와 계획경제를 운영하는 북조선에서 경제발전의 주요 동력은 전체 인민의 동원체제였고 건강한 노동력의 확보는 필수적이었다. 그렇기 때문에 보건의료 부문의 정비와 정상화는 절실했다.

김정은 정권은 희망의 미래비전으로 사회주의 강성국가를 내세웠다. 이는 강력한 국방력, 발전하는 경제 그리고 사회주의 문명국을 그 내용으로 담았다. 사회주의 문명국은 높은 문화지식과 건강한 체력, 고상한 도덕적 품성을 지닌 인민이 문명한 환경에서 문화생활을 마음껏 누리는 상태라고 정의했다. 이를 실현하기 위해 보건의료 부문은 건강한 체력을 지닌 인민을 담보해야 했고 사회주의 문화, 즉 보건을 포함해 교육, 문학·예술, 체육, 도덕 부문의 업그레이드를 요구했다. 이의 실현은 과학과 기술의 시대, 지식경제시대로 인해 가능성을 높였고 비약적인 발전이 가능하다는 자신감을 불어넣었다. 김정은 정권은 이러한 인식과 방향을 토대로 보건의료 정책을 펼쳤다.

북조선 보건의료체계의 전체적 변화를 확인하기 위해 WHO의 국가 보건의료체계 모형 5가지 구성 요소를 검토했고 우선 보건의료 자원 중 보건의료 시설의 개발 현황을 살펴봤다. 김정은 정권은 병원 건설부터 시작했다. 물론 새로운 병원은 평양에 집중적으로 건립했다. 그리고 5년 뒤 개최 예정이던 제7차 당대회를 겨냥해 평양산원 유선종양연구소, 옥류아동병원, 류경치과병원, 류경안과종합병원 등 전문병원을 신축했다. 그 결과 제7차 당대회에서 36년 동안의 보건의료 부문 최대 성과로 김정은 집권 이후 건설한 현대적인 의료기관들을 내세울 수 있었다.

김정은은 평양에 전문병원을 건설하면서 다양한 메시지를 전달했다. 첫째, 선대 수령의 유훈을 관철하는 모습이었다. 평양산원 유선종양연구소는 김정일이 사망 한 달 전에 지시한 과업으로 정책의 연속성을 보여주며 할아버지와 아버지의 사회주의 보건의료 정책이 이어질 것이라는 점을 명확히 했다. 둘째, 친인민적 모습의 새로운 지도자로 부각했다. 인민들의 건강을 염려해 대규모 병원 건설을 먼저 시작한 지도자의 이미지는 북조선 주민들에게 향후 좀 더 나은 삶이 기다리고 있음을 기대하게 했다. 셋째, 사업의 집행력과 추진력을 보여줬다. 규모가 큰 전문병원들이었으나 10개월도 안 걸려 완공했다. 그리고 각 병원의 건설 현장을 2차례 이상 방문해 추진 현황을 점검하며 사업을 확실하게 집행하도록 이끌었다. 결국 지도자가 밝힌 인민생활 향상의 약속을 확실하게 이행하는 모습으로 신뢰도를 높일 수 있었다. 네 번째로는 건설한 병원은 김정은 시대의 대표적인 건축물로 선전하며 중요한 참관 장소로 활용했다. 지방의 주민들은 물론이고 평양을 방문한 남한 인사나 국제기구 인원, 해외 여행객 등이 병원을 둘러보며 폭압의 독재자가 아닌 정상적인 지도자라는 이미지를 심는 데 일조했다.

김정은이 건립한 평양의 전문병원들은 새 시대의 표준이자 사회주의 문명국을 향해가는 모범적인 건축물로 상정하며 전국의 보건의료기관은 이를 모델로 현대화에 돌입했다. 각지의 병원도 지역주민에게 정상적인 보건의료 서비스를 제공하기 위해서는 관련 시설의 정비가 필요했다. 하지만 자체적 자원으로 수행해야 했기 때문에 성과는 크지 않았다. 북조선 전역에서 보건의료기관의 현대화를 본격적으로 추진한 시기는 제7차 당대회 이후였다. 당대회에서 국가경제발전 5개년 전략을 채택했고 이에 따른 보건의료 전략을 수립해 시행했다. 특히 기존의 개별단위를 넘어 지역마다 중요하게 추진할 건설 대상에 병원을 포함해 2016년 8월부터 일명 "시·군인민병원꾸리기"사업인 병원 현대화를 시작했다. 그러나 이 또한 순조롭지 않았다. 2020년 야심차게 추진한 평양종합병원은 현재까지 완공하지 못하고 중단한 상태이다. 또한 첨단 설비를 갖춘 대표적인 기관으로 홍보하던 묘향산의료기구공장의 현실은 마구간을 방불케 하며 완전한 재건축이 불가피할 지경이었다. 수령의 교시와 당중앙위원회의 정책 명령이 현장에서는 실현되지 않았던 것으로, 김정은 정권은 허풍방지법을 제정해 관료들의 허위 보고와 형식적 사업 태도를 감시하기 시작했다. 또한 맥을 못 추고 동면하는 보건의료 부문에 경종을 울리기 위해 당이 마음먹고 지은 병원이라며 삼지연시인민병원을 완공해 이를 지방인민병원의 표준 및 본보기로 삼을 것을 제시했다. 김정은 정권은 2021년 제8차 당대회를 개최하며 제7차 당대회에서 채택한 국가경제발전 5개년 전략의 실패를 자인했고 보건의료 시설의 현대화를 5년 전처럼 다시 전개할 것을 결정했다.

보건의료기관의 현대화와 함께 보건의료 인력의 재정비도 추진했다.

우선 김정은이 집권 초에 보건의료인에게 강조한 사항은 최신의 의학기술을 빠르게 받아들여 다양한 치료법들을 도입하라는 것이었다. 이는 과학기술을 앞세운 김정은 정권의 정책과도 연동하는 것으로 북조선 내부의 인터넷망인 인트라넷을 활용해 해외의 자료를 보건의료인에게 공유하면서 실현 가능성을 높였다. 해외의 선진의학기술은 정권을 위협하지 않는 유용한 정보로 국가는 관련 자료를 대량으로 확보해 네트워크로 공개했고 보건의료인들은 이를 번역하고 연구하며 선진의술을 익혔다. 특히 보건 당국은 각종 전시회와 토론회 등을 개최해 보건의료인들의 노력을 고무하는 동시에 서로의 지식을 공유하고 우수한 성과에 대해서는 특허, 발명증서, 창의고안증서 등을 수여해 그 공을 인정했다. 더불어 연구 결과는 논문으로 작성해 학위 취득으로 이어졌다. 이렇게 배출한 지식노동자에게는 확실한 인센티브를 제공했다. 20대 의학박사는 한 연구소의 실장으로 바로 배치됐고 연구를 통해 개발한 신약이나 엑스레이 업그레이드 기술 등은 실적으로 인정해 정치적 보상뿐 아니라 금전적 이득도 제공했다.

물론 김정은 정권이 보건의료인들에게 기대한 것이 실력만은 아니었다. 북조선 보건의료인들에게 빠질 수 없는 자질인 환자에게 정성을 쏟는 헌신성이었다. 그리고 그 정성의 표상은 1960년부터 이어온 환자에게 자신의 피와 피부를 제공하는 모습이었다. 1960년 11월 흥남비료공장병원에 전신 48%에 3도 화상을 입은 방하수 어린이가 입원했고 당시로서는 치료 불가능 상태였으나 이 병원의 의료진과 병원에 실습 온 함흥의학대학 학생 등 38명이 피부를 이식하는 극진한 정성으로 결국 환자를 살려냈다. 60여 년 전의 이 전설 같은 미담을 김정은 정권은 다시 소환했다. 심지어 코로나19 팬데믹 기간이던 2020년부터는 6·25 전쟁 당시의 군의와 간호원까지 불러냈다. 이들은 전쟁이라는 엄혹한 시련 속에서도 사회주의가 승리한다는 희망을 버리지 않고 한 사람의 인민군을 살리기 위해 목숨을 바쳤다며 현재의 보건의료인들에게 이들처럼 사고하고 행동할 것을 강제했다. 김정은 정권은 유엔 대북 제재가 여전한 상황과 코로나19 팬데믹으로 국경조차 막힌 정세를 전쟁에 빗대어 인식할 정도로 심각한 위기의식을 드러냈다. 동시에 자발적 봉쇄로 외부로부터의 모든 접근을 차단한 정세를 활용해 한눈을 팔지 못하도록 위기의식을 높이기도 했다. 이러한 환경에서 고난의 행군을 거치며 수령과 당을 향한 충성심과 인민에 대한 헌신성을 잊고 살던 간부와 보건의료인들을 대상으로 정신개조를 단행했다. 이러한 강제로 보건의료인들은 피부이식과 헌혈, 심지어 자신의 결막까지 제공해 환자를 완치하는 붉은 보건전사로 변해가고 있었다.

보건의료 자원 중 의약품을 비롯한 보건의료 물자의 현황은 더욱 드라마틱한 변화를 보였다. 특히 의약품은 보건의료 서비스를 제공하기 위한 가장 기본적인 물자로 그 수급 방법이 이전 시기와 달랐다. 물론 김정은 정권에서도 합성의약품보다 약초 등 천원자원에 의한 고려약을 주로 사용한 점에는 변화가 없었다. 하지만 이를 생산하는 고려약공장이 대거 증가했다. 김정은 집권 초기인 2012년과 2013년에는 그 수가 백 수십 개였던 것이 2017년에는 200여 개로 늘었고 2021년에는 수백 개가 넘었다. 이는 자력갱생을 기반으로 자국 내에서 확보 가능한 자원을 활용해 의약품을 생산할 수밖에 없는 현실을 반영한 결과였으나 이보다는 의약품 판매의 활성화가 변화의 중요한 동기였다.

김정은 정권은 시장경제 요소가 포함된 사회주의기업책임관리제를 시행했다. 이는 공장이나 기업에 계획 수립에서부터 물자의 생산 그리고 생산품 및 수익의 처분에 대한 권한을 대폭 이양하는 정책으로 각 공장은 생산물의 품목, 가격, 판매 방법 등을 자체적으로 정할 수 있었다. 고려약공장은 적은 인원의 종업원과 작은 규모의 설비로 의약품 생산이 가능했고 원료의 확보가 수월했다. 고려약공장에서 생산한 고려약과 건강식품 등을 건강에 관심이 높은 인민에게 판매했고 판매의 활성화로 확보한 자금으로 다시 설비 및 신약 개발에 투자하면서 확대재생산이 이루어졌다.

사회주의기업책임관리제를 의약품 생산에 도입하면서 첫째, 의약품의 종류와 수량을 확대할 수 있었다. 둘째, 의약품의 질을 개선했다. 주민들에게 잘 팔리는 의약품을 생산하기 위해 생산 공정에 GMP 인증이 필요했고 포장에도 신경을 썼다. 셋째, 이를 판매하는 공간인 약국의 증설로 이어졌다. 이는 의약품의 판매가 일상화했음을 의미했다. 이를 반영하듯 2022년 판매 규정을 포함한 의약품법을 채택해 법적 담보도 마쳤다. 김일성 시대에는 무상치료제가 전면화하면서 주민들이 무료로 의약품을 공급받았다. 그 부작용 중 하나가 의약품의 낭비 현상이었다. 보건의료 부문의 관료들은 김일성에게 일부 약값을 받자고 제안하기도 했다. 물론 김일성은 받아들이지 않았다. 김정일 집권기에는 고난의 행군을 거치며 의약품 수급에 심각한 문제가 발생했다. 이의 해결책으로 의약품을 약국에서 구매하도록 유도했다. 하지만 필수의약품조차 공급하지 못하는 형편이었고 판매할 수 있는 의약품도 충분치 않아 약국의 활성화는 현실화하지 않았다. 하지만 김정은 시대에 와서 주민들은 의약품을 약국에서 구매하는 시대에 살고 있다. 물론 병원 의사에게 처방받는 필수의약품은 여전히 무료라고 주장하고 있으나 국내외의 어려운 조건 속에서 의약품의 질과 공급을 정상화하는 방법으로 북조선이 현재 선택할 수 있는 유일한 길은 의약품 판매라고 판단한 것으로 보인다. 이는 북조선 보건의료의 역사에서 중요한 전환점이라고 평가할 수 있다. 물자를 충분히 담보하지 못하는 시혜는 언제든 흔들릴 수 있고 무의미하다는 것을 통감한 변화였다.

두 번째로 보건의료 서비스 제공을 정상화하는 과정을 살펴봤다. 현대화한 병원, 선진의술 및 헌신성을 갖춘 정성의 의료인, 보다 풍족해진 의약품 등으로 김정은 정권은 보건의료 서비스 제공을 본격화했다. 김정은 집권 초기에는 서비스 정상화 매개로 노동자 및 농민을 위한 현장치료와 전쟁노병, 영예군인 등 우선 대상자의 치료를 활용했다. 이는 1차의 진료소부터 평양의 4차급 병원까지 전체 보건의료기관에서 행해졌고 다양한 방법을 구사했다. 매년 초에 병원은 현장치료대를 조직해 국가 계획을 수행하는 중요한 공장이나 기업소를 방문해 며칠 동안 머물며 전체 노동자에게 건강검진을 실시했다. 또한 대규모 건설 공사가 진행되는 현장에도 의료인을 파견해 건설 노동자와 현지 주민들을 대상으로 몇 개월씩 의료 서비스를 제공했다. 주민들과 직접 접촉해 서비스를 제공하는 보건의료인들의 활동은 중요한 의미를 내포했다. 주민들은 열성적으로 활동하는 보건의료인들의 모습을 통해 새로운 정권의 변화를 실감했다. 정권 입장에서는 국가가 내세운 목표 달성을 담당하는 노동자들의 건강을 사전에 파악하고 증산의 속도를 내는 과정에서 발생하는 사고에 즉각적 대응을 위해서도 필요했다. 이에 보건의료인들은 탄부의 탄광 막장, 농부가 있는 논과 밭, 어부들의 선박 등의 현장을 누비며 활동을 재개했다.

또한 보건의료 서비스는 큰 비용을 들이지 않으면서도 변화를 보여줄 수 있는 분야였다. 하지만 이를 실행하려면 담당 인력의 변화가 선행돼야 했다. 보건의료인들은 정성을 다해 환자를 치료할 수 있는 마음가짐이 필요했고 이때 내세운 대상이 혁명의 선배인 전쟁노병과 나라를 위해 자기 몸이 망가진 영예군인들이었다. 이들은 김일성과 김정일 때에도 존경의 대상으로 선대 수령의 유산을 잇는다는 의미도 부여했다. 그리고 국가에 헌신한 애국자에게 먼저 서비스를 제공하면서 인민에게 주는 애국적 메시지로도 나쁘지 않은 선택이었다. 보건의료인들은 담당지역에서 대상자들을 찾아 검진과 치료, 의약품을 제공했다.

보건의료 서비스 제공을 정상화하면서 보건의료인들이 많이 수행한 서비스는 화상 환자 치료였다. 화상 치료는 『로동신문』에 가장 많이 보도됐고 의료인들이 제공한 피부로 피부이식수술을 진행해 환자가 소생했다는 전형적인 소식이 이어졌다. 김정은 정권은 고난의 행군으로 흐트러진 보건의료인들을 이전 시기 가장 당성이 높았다고 평가한 1960년대의 붉은 보건전사로 재탄생하길 기대했다. 이는 보건의료인은 물론이고 남의 아픔을 자기 아픔으로 여기는 사회주의 대가정이라는 집단주의 지향을 확대하는 매개이기도 했다. 이런 차원에서 화상 치료의 강조는 부족한 인프라로 화재 발생이 많은 현실과 높은 의술 없이도 치료 효과가 높은 질환의 특성, 보건의료인의 정성을 확실하게 보여줄 수 있는 특징으로 인해 권장됐다.

물론 김정은 정권이 보건의료 서비스 제공에 과거의 방법만을 고집한 것은 아니다. 집권 초부터 과학기술을 중요한 국정 모토로 강조하면서 선진의술을 활용한 치료에도 관심이 높았다. 이는 평양의 4차급 병원이 주도하며 최신의 치료법을 도입해 환자를 치료했다. 어린이 심장수술, 임플란트 이식, 무통분만 및 복강경수술, 망막 절제술 등을 시행했다. 그리고 먼거리의료봉사체계를 활용해 4차급 병원의 치료법과 수술법, 선진의학 자료 등을 지방병원으로 공유하며 선진의술에 의한 서비스 제공을 확대했다.

먼거리의료봉사체계라고 일컬어지는 원격의료는 WHO의 지원으로 구축을 시작했다. 2012년에 이미 김만유병원과 각 도·시·군·구역인민병원을 먼거리의료봉사체계로 연결했고 이후 2016년까지 평양산원과 각 도산원, 옥류아동병원과 각 도소아병원 및 시·군·구역인민병원의 소아과, 고려의학과학원과 각 도고려병원의 연계를 마쳤다. 전국적 차원에서 기본적인 먼거리의료봉사체계의 구축을 완료하면서 김정은 정권은 이를 제7차 당대회의 2번째이자 마지막 성과로 평가했다.

먼거리의료봉사체계는 확진이 쉽지 않은 환자와 질환의 심각성으로 평양 이송이 힘든 중환자를 대상으로 했고 중앙병원과 지방병원의 의사가 영상협의와 협진으로 치료했다. 심지어 영상을 통해 임상경험이 풍부한 중앙병원 의료진의 도움을 받아 수술을 실시했다. 또한 영상 협진을 통해 직접적인 진료의 필요성이 제기되면 평양의 의료진은 지방을 방문해 해당 지역 보건의료인들과 공동으로 수술하며 환자를 치료했고 현지 의료인들에게 최신의 수술법을 교육하기도 했다. 이러한 직접적인 교육 외에도 먼거리의료봉사체계로 다양한 전문 강의를 제공해 의료인의 의술을 높였다. 이러한 성과로 먼거리의료봉사체계의 활용은 해를 거듭하며 확대됐고 제8차 당대회를 통해 이 체계를 리인민병원과 진료소까지 확대할 것을 결정했다. 하지만 사람의 목숨을 다루는 보건의료 부문의 특성상 선진 보건의료 시스템을 갖춘 국가에서도 전면적 시행을 주저하고 있다. 특히 인터넷을 포함한 네트워크 환경과 컴퓨터 등 기자재의 열악함, 전기 공급의 불안정 등 전반적인 인프라 부족을 겪고 있는 현실에서 북조선의 주장을 신뢰하기는 어렵다. 그럼에도 먼거리의료봉사체계는 과학기술을 접목한 대표적인 정책이고 심각한 도시와 농촌의 의료격차를 줄이는 방법으로 인식하면서 이를 확대하려는 의지는 강하다고 평가된다. 더욱이 먼거리의료봉사체계를 활용해 의사와 환자 간의 직접적인 상담과 의약품 구매까지 시행하고 있어 보건의료체계의 변화를 주도하는 모습을 확인할 수 있었다.

세 번째로 김정은 집권기 보건의료체계를 유지 및 운영하기 위한 재정은 기본적으로 국가예산에서 충당했다. 그리고 보건 항목의 예산 증가율은 이전 정부에 비해 큰 폭으로 상승했다. 북조선의 통상 보건 예산증가율은 2~5%대를 유지했다. 김정은 정권은 집권 첫해에 8.9%의 증가율로 시작했다. 2017년에는 13.3%까지 높아졌고 2020년까지는 통상의 비율보다 높은 증가율을 지속했다. 하지만 코로나19 팬데믹 시기에는 증가율이 큰 폭으로 낮아졌다. 2021년에는 2.5%, 2022년 0.7%를 기록했고 2023년은 이보다 더 낮은 0.4%였다. 그럼에도 감안할 점이 있는데, 북조선 당국은 비상방역사업을 위해 보건 예산에 포함하지 않은 별도의 특별예산을 편성했다. 이 수치까지 포함한다면 코로나19 팬데믹 기간 보건의료 예산은 줄지 않았다.

국가예산에는 중앙과 지방예산 비율을 공개했다. 북조선은 김일성 시대부터 자립적 경제와 자력갱생을 강조하며 군(郡)단위를 기본으로 하는 지방예산제를 채택해 운영했다. 이에 모든 군은 자체적으로 수입을 확보해 해당 지역의 경제건설은 물론이고 보건, 교육, 문화 등에 필요한 자금을 충당했다. 물론 지방예산에 대한 구체적인 수치는 공개하지 않아 현황 파악은 불가능했다. 그럼에도 지방예산 비율의 상승은 지출 항목의 예산도 증가했을 가능성이 높다. 김정은 집권 초반인 2015년까지 중앙과 지방예산 비율은 8:2 수준이다가 2016년 제7차 당대회를 거치며 현재까지 약 7:3으로 유지하고 있다. 지방예산을 확대하는 방향으로 나아가고 있었다.

재정과 관련해 김정은 정권의 특징 중 하나는 조선로동당의 예산 중 일부를 보건의료 부문에 투입했다는 점이다. 이는 지도자의 선물이라는 이름으로 제공했고 평양종합병원 건설과 같이 국가 차원의 중요한 사업에 필요한 자금을 지출하기도 했다. 이외에도 수재민들의 마음을 달래는 물자로, 고아와 노인 등 취약계층 지원에도 활용했다. 조선로동당이 다양한 분야에 자금 투입이 가능했던 배경은 김정은 집권 이후 당조직 정비 및 강화를 통해 당비를 내는 당원의 수를 대폭 확대했기 때문이었다. 또한 당이 자체적으로 소유하는 시설과 기업의 운영을 활성화해 자금 확보가 가능했다.

보건의료 분야에 이전되는 재정 중에는 개별 주민들의 후원 및 지원을 포함했다. 주민들은 김정은 집권 이후 국가가 호소하는 중요한 건설을 위해 다양한 방법으로 지원을 이어갔다. 2020년 평양종합병원 건설 당시에도 건설에 필요한 물자를 준비해 전달했고 건설 노동자들에게 필요한 공구나 음식물도 제공했다. 직접 노동력을 투여하기도 했다. 또한 김정은 정권은 전쟁노병, 영예군인과 같은 우선 대상자는 물론이고 취약계층에 대한 주민들의 자발적 후원을 계속 강조하며 이들의 선행을 애국심으로 부각했다. 보건의료 분야의 주민 후원은 그것이 자발적이든 강요에 의한 것이든 국가가 지출할 예산을 대신한 것은 분명했다. 한편으로는 후원이 가능한 계층이 존재한다는 의미도 내포했다. 결국 유엔 대북 제재와 코로나19 팬데믹으로 인한 피해를 전체 사회에 전가하는 동시에 2019년 12월 당중앙위원회 제7기 제5차 전원회의를 통해 정면돌파전을 선언하며 시작한 '장기적 버티기 전략'의 성공을 위해 인민으로부터 자원을 추출하고 있었다.

네 번째로 김정은 정권에서 추진한 보건의료 자원의 조직적 배치는 조선로동당이 주도한다는 점에서 이전 정권과 큰 차이가 없었다. 하지만 김정일 정권 때 한 번도 개최하지 못한 당대회를 5년마다 개최해 정규성을 담보한 점과 당원의 규모를 대폭 확대하고 당조직의 정비 및 강화를 추진했다는 측면에서 당에 의한 조직적 배치의 강도는 훨씬 세졌다. 김정은 정권은 당대회뿐 아니라 당중앙위원회 관련 각종 당회의와 최고인민회의 개최도 정상화했다. 당중앙위원회 회의 이후 채택한 결정들은 최고인민회의 상임위원회를 통해 그 실행을 담보하는 법령 제정의 과정을 거쳤다. 이는 김정은 집권 초기부터의 움직임으로 각 조직의 역할에 따른 절차를 확실히 정해 애매한 규정에 따른 자의적 해석을 방지하면서 특권이나 부패를 해소하려는 노력이었다. 이에 보건의료 분야와 관련한 법령의 제정과 개정도 많았다. 법령의 정비는 법조문을 세분화하고 구체화하는 것에 중점을 뒀다. 특히 법의 위반행위에 대한 처벌 규정을 새롭게 포함해 법질서를 강화하는 방향으로 정비했다. 이러한 방향은 원칙적인 법 집행을 빌미로 주민들을 통제하는 방편이기도 했다.

조선로동당을 중심으로 한 보건의료 자원의 배치는 수령이 정점에서 제시한 방향을 정부와 내각에서 구체적인 사업으로 채택해 보건의료기관과 가장 말단의 보건의료인까지 하달하는 수직적이며 일원적인 방식이었다. 국가가 제시한 사업의 실행은 각 단위에 조직된 당조직이 전면에 나섰고 기관의 모든 인력이 실제 행동에 나설 수 있도록 홍위병 역할을 했다. 그리고 사업 실행 현황은 당중앙위원회 회의를 이전 시기보다 촘촘히 배치해 하나하나 점검하며 오류를 수정하는 절차를 밟았다. 특히 2019년 12월 전면돌파전 선언과 2020년 코로나19 팬데믹으로 내치에 집중할 시간이 주어지면서 당조직을 중심으로 보건의료 자원을 효과적으로 관리하는 체계를 끊임없이 강화했다. 그 결과 2023년 12월에 있었던 당중앙위원회 제8기 제9차 전원회의 확대회의에서 2023년처럼 경이적인 승리와 사변들로 충만한 해는 없었다며 사업 집행에서 승리를 선언했다. 더불어 2023년 한 해에 보건의료 시설을 이렇듯 많이 건설한 사례가 없었다고 평가하기도 했다. 하지만 이는 북조선 당국의 주장일 뿐 그 현실을 확인할 길은 없다. 더구나 김정은 정권은 남북관계를 언제든 전쟁이 가능한 적대적 국가관계로 명확하게 정립하면서 북조선의 이면을 엿볼 기회의 창은 더욱 좁아졌다.

김정은 정권은 집권 10여 년간 보건의료 부문의 정상화를 도모했다. 그 정상화 방안에는 체계의 계승과 함께 완전히 새로운 정책을 도입하며 다양한 시도를 전개 중이었다.

우선 계승의 차원으로는 첫째, 이미 구축한 자신들의 보건의료체계가 인민을 위한 가장 최선의 제도임을 확증하면서 그 기본적인 골격을 유지했다. 행정구역을 기준으로 1차에서 4차급 보건의료기관을 대상으로 건물을 개선하고 시설을 확충하는 현대화부터 시작했다. 김정은은 2012년 집권 초부터 2016년 제7차 당대회 전까지 지도자로서 자질을 드러내고 본보기병원을 구축하기 위해 평양에 전문병원을 신축했다. 그리고 제7차 당대회 기간인 2016년부터 2020년까지 5년 동안 자신이 새롭게 건설한 전문병원을 모범으로 전국의 병원을 현대화하는 사업을 추진했다. 하지만 제7차 당대회에서 제시한 전략은 실패했다. 김정은은 2021년 제8차 당대회에서 향후 5년 동안 추진할 국가경제발전 5개년 계획을 채택하며 다시 전국적 차원의 병원 현대화를 재설정했다. 이는 병원뿐 아니라 제약공장, 의료기구공장 등 전체 보건의료기관을 대상으로 했다. 이 계획은 2023년 말 현재 일부 성과가 있다고 주장했다. 이에 보건의료 부문의 정상화는 당대회를 매개로 체계적인 사업을 본격화했고 실제로 성과 있게 사업을 추진한 것은 2021년부터라고 할 수 있다.

두 번째 계승적 차원은 보건의료인들의 정신개조였다. 1960년대 자신의 피와 피부를 제공해 환자를 살린 정성의 붉은 보건전사를 소환하며 과거 선배 보건의료인과 같은 삶을 살라고 집권 내내 강조했다. 그리고 이는 당원의 확대와 당조직 재건과 연동했다. 모든 보건의료기관에 포진한 당조직의 당원들은 국가 정책을 가장 먼저 나서서 수행해야 하는 모범인사였다. 이들을 다시 당의 명령에 절대적으로 복종하며 무조건 수행하도록 강제해야 했다. 김정은은 이를 위한 시스템을 구축 중이었다.

세 번째는 고려약의 활용이었다. 재개한 보건의료 서비스의 대부분은 고려약을 제공하는 것이었다. 이를 합리화하기 위해 합성의약품의 부작용과 후유증을 여전히 강조하고 있다. 이는 2019년 12월 정면돌파전을 선언하며 다시 자력갱생이라는 자급체계를 대두하면서 더욱 강화했다. 그렇기 때문에 합성의약품을 생산하는 제약공장에서도 자국에서 확보가 가능한 약재로 고려약을 생산했고 합성의약품을 대체할 수 있는 신약 개발을 독려했다. 더불어 대표적인 합성제약공장인 흥남제약공장과 평양제약공장을 완공하며 합성의약품을 확보하려는 노력도 보였다. 하지만 선대 수령들이 실패한 제약산업을 일으키기 위해서는 넘어야 할 산은 많고 높았다.

기존 보건의료체계의 계승만으로 붕괴한 보건의료체계를 정상화할 수는 없었다. 김정은 정권은 많은 정책을 제시하고 추진했으나 변화는 더뎠다. 그러한 가운데 대북 제재는 강화됐고 남북 및 북미관계 개선은 실패했다. 설상가상으로 코로나19 팬데믹에 맞서야 했다. 그리고 코로나19에 대응하는 조치로 취할 방법은 완전한 봉쇄밖에 없었다. 10년 동안 수행한 보건의료 정책은 무용지물이었다. 코로나19 방어를 위해 자발적 봉쇄를 취한 3여 년 동안 김정은은 내치에 집중하며 보건의료 전반의 실질적 변화를 모색했다. 보건의료 분야에서 근본적인 변화의 필요성을 명확하게 인식하는 계기가 됐다. 더욱이 미국과의 대결은 장기화할 가능성이 컸고 국제사회의 대북 제재 속에서 자력갱생을 수행하며 경제를 살려야 하는 김정은 정권 입장에서는 피할 수 없는 조치였다.

첫 번째 변화는 집권 첫해부터 강조한 과학기술의 적극적 활용 전략이었다. 인터넷망과 네트워크를 토대로 구축한 먼거리의료봉사체계를 확대 적용했다. 이는 도시와 농촌 간의 의료격차가 큰 북조선의 실정에서 지방의 주민들에게 서비스의 접근성을 높이고 격차를 줄이는 중요한 방법이었다. 특히 인터넷망의 적극적인 활용은 의료진 간의 협진을 넘어 환자와 의사의 직접적인 상담도 가능하도록 운영 중이었고 심지어 사이트를 통한 의약품 판매와 서비스의 유료화까지 나아갔다.

두 번째 변화는 사회주의기업책임관리제의 도입으로 보건의료 관련 물자 생산에 시장경제원리를 작동했다. 국가로부터 기업 운영의 권한을 대폭 이양받은 제약공장 등에서는 판매의 활성화로 확보한 자금을 다시 설비 투자와 신약 개발에 투입해 확대재생산하도록 강요받았다. 이를 통해 상품의 종류와 수량을 늘리고 질을 개선하는 한편, 지방산업을 활성화해 지방예산을 늘리는 매개로 활용하고자 했다. 특히 고려약 공장의 증가는 생산한 고려약을 판매하는 약국의 증대를 가져왔고 약 5천 개의 약국에서 의약품을 판매했다.

세 번째 2022년부터 병원과 위생방역소의 명칭을 완전히 변경했다. 도(道)인민병원을 도종합병원으로, 그 산하의 시·군·구역인민병원은 '인민'을 완전히 삭제하는 조치를 단행했다. 위생방역소는 질병예방통제소로 명명하며 평양에 중앙질병예방통제소의 새 청사가 들어섰고 각 지역의 질병예방통제소를 새롭게 건설하고 있었다. 보건의료기관의 명칭 변경은 보건의료체계의 근본적 변화를 알리는 시작이었다.

네 번째는 국가예산에 의한 국영 보건의료체계가 아닌 보건보험기금에 의한 의료보장제를 추진하고 있다. 이에 관한 구체적인 내용을 공개하지 않아 무상치료제와 어떻게 병행하는지, 무상치료제까지 손대는 대대적 개혁을 단행한 것인지 좀 더 연구가 필요하다. 하지만 김정은 정권은 정상적으로 움직이지 않은 말뿐인 시혜 정책보다 실질적 서비스의 개선을 선택한 것으로 판단된다. 이는 고난의 행군을 거치면서 물자가 전혀 없는 상태보다 돈을 지불하더라도 정상적인 서비스를 받고자 하는 인민의 선택이기도 했다. 김정은 정권은 이러한 선택의 논리로 '사회주의 과도기론'을 들고 나왔다. 즉 공산주의라는 유토피아를 향하는 과정에서 북조선은 공산주의와 시장경제 정책을 동시에 발현할 수밖에 없다는 것이었다. 결국 김정은 정권은 10여 년의 집권기간 무상치료제의 변화를 모색하며 보건보험기금에 의한 의료보장제를 향한 빌드업 과정이었던 것이다.

본 연구는 김정은 정권의 보건의료 발전 전략을 추적하기 위해 『로동신문』을 중심으로 WHO의 국가 보건의료체계 모형의 5가지 구성 요소를 전반적으로 검토했다. 연구를 마감하며 애초 목표에 비해 많이 부족함을 느낀다. 자료의 한계 속에서 확보한 자료라도 최대한 잘 정리하고자 했다. 시계열적으로 잘 정돈한 기초자료를 확보하는 것만으로도 의미가 있다고 자위했다. 김정은 정권 10년의 변화를 정리하는 것만으로도 긴 시간이 필요했다. 물론 이 또한 충분치 않다. 다만 북조선은 보건의료체계의 근본적 변화를 모색하고 있는 정황을 파악했다는 것에 위안을 삼고자 한다. 하지만 그 변화의 깊이는 더 확인할 필요가 있다. 특히 사회주의 우방국이라는 러시아와 중국과의 교류를 강화하는 상황에서 이들 국가의 보건의료제도를 참고했을 가능성이 크다. 이에 대한 연구를 추가할 필요가 있다. 또한 당 기관지인 『로동신문』의 보도는 현실과의 괴리가 분명하다. 이에 추가 자료를 검토해 비판적 분석이 필요하다. 더 나아가 김일성과 김정일 시대와의 비교 연구도 추진해야 한다. 이런 아쉬움은 차후 연구 과제로 남기며 지속적인 연구를 약속하며 글을 맺는다.

부록 및 참고문헌

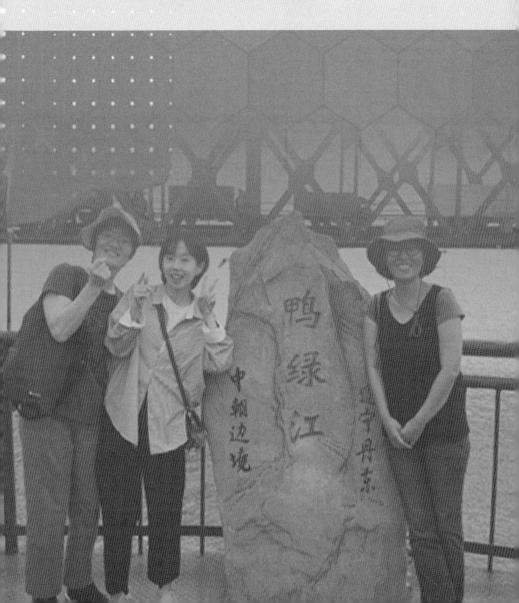

회의 (개최 날짜)	주요 내용

최고인민회의
제12기 제5차 회의
(2012.04.13.)
	• 2012년 계획:
	  – 사회주의 보건제도의 우월성을 높이 발양하기 위해 의과
	    학 발전, 보건의료 서비스 개선 및 강화, 의약품과 의료기
	    구 생산 증대

당중앙위원회
정치국회의
(2013.02.11.)
	• 결정서 "조선민주주의인민공화국 창건 65돐과 조국해방전쟁
	  승리 60돐을 승리자의 대축전으로 맞이할데 대하여" 채택
	  – 의학정보자료봉사망과 먼거리의료봉사체계 확립
	  – 아동병원과 치과병원, 기능회복중심 건설
	  – 흥남제약공장 현대화 1계열 공사 완료

당중앙위원회 전원회의 (2013.03.31.)	• 경제건설과 핵무력건설 병진노선 채택

최고인민회의
제12기 제7차 회의
(2013.04.01.)
	• 2012년 평가:
	  – 먼거리의료봉사체계 성과적으로 실현
	• 2013년 계획:
	  – 보건 등 문화건설의 모든 분야에서 새로운 전진 이룩해 사
	    회주의 문명국으로 향할 것

최고인민회의 제13기 제1차 회의 (2014.04.09.)	• 박봉주 내각총리, 강하국 보건상 임명

최고인민회의
제13기 제3차 회의
(2015.04.09.)
	• 2014년 평가:
	  – 당의 인민적 시책들이 더욱 높은 수준에서 실현
	  – 우리식 사회주의제도의 우월성을 더욱 높이 발양
	• 2015년 계획:
	  – 흥남제약공장 개건 완료

제7차 당대회
(2016.05.06.~09.)
	• 평가:
	  – 평양산원 유선종양연구소와 옥류아동병원, 류경치과병원
	    등 현대적인 의료기관들의 신규 건설, 전국적인 먼거리의
	    료봉사체계 수립으로 보건의료 서비스 개선
	• 향후 보건의료 발전 방향:
	  – 수령들이 구축한 우리식 사회주의 보건제도는 가장 인민
	    적인 제도로 확증
	  – 보건사업 발전시켜 평균수명, 전염병 예방률 등 보건지표
	    세계 선진수준으로 향상, 위생문화적인 생활조건과 환경
	    제공
	  – 예방의학적 방침의 철저한 관철, 위생방역기관들의 현대
	    화를 통해 전염병 예방 정상화와 이병률 크게 낮출 것, 의
	    사담당구역제의 강화로 인민들의 건강관리에 책임성 강화

회의 (개최 날짜)	주요 내용
	– 의료 서비스의 질 개선, 이를 위해 현대적인 선진의료의 적극적 수용, 신의학과 고려의학의 밀접한 배합, 먼거리의 료봉사체계 완비, 구급의료봉사 체계 구축 – 의학기술의 빠른 발전 추구, 보건 부문의 물질적 보장사업 개선 – 보건실천에서 요구되는 새로운 의학기술 개척, 고려의학의 과학화, 최신의학기술 적극 수용 – 제약공장과 의료기구공장들 현대화, 효능 높은 의약품과 첨단의료설비, 기구, 의료용 소모품 등 생산 보장 – 군인민병원을 해당 지역의 의료봉사거점답게 다시 건설, 리인민병원과 진료소 등에 물질적 보장 관심 확대
최고인민회의 제13기 제5차 회의 (2017.04.11.)	• 2016년 평가: – 류경안과종합병원 등 준공 – 선진의학기술을 임상에 적극 도입 – 함경북도 피해복구를 200일 전투의 주타격 방향으로 정하고 짧은 기간 1만 1,900여 세대의 주택과 100여 개의 진료소, 병원 등 건설 • 2017년 계획: – 보건 부문에 조건보장사업 확실하게 추진
최고인민회의 제13기 제6차 회의 (2018.04.11.)	• 2017년 평가: – 평양치과위생용품공장 건설 – 제약공업의 현대화 추진 – 인민의 건강증진에 이바지 • 2018년 계획: – 보건의료 서비스 수준 개선
최고인민회의 제14기 제1차 회의 (2019.04.11.)	• 김재룡 내각총리, 오춘복 보건상 임명 • 김정은 시정연설을 통해 보건의료 서비스 더욱 개선, 의학기술 첨단수준으로 발전, 보건의료 부문의 물질, 기술적 토대 강화 등을 수행해 사회주의 보건의료제도의 혜택을 확실하게 제공
당중앙위원회 제7기 제5차 전원회의 (2019.12.28.~31.)	• 보건의료는 사회주의제도의 우월성을 인민들에게 직접 보여줄 수 있는 주요한 징표 • 수령들이 구축한 사회주의 보건의료제도 수호 • 보건의료 부문의 물질, 기술적 토대 강화 • 모든 의료인을 무한한 인간애와 높은 의학적 자질을 갖춘 당의 붉은 보건전사로 양성
비상설 중앙인민보건 지도위원회 (2020.01.29.)	• 코로나19 위험성이 없어질 때까지 위생방역체계를 국가비상방역체계로 전환 선포 • 평양과 도·시·군·구역에 비상방역지휘부 조직 • 각 지휘부는 국경, 항만, 비행장 등 국경 통과 지점에서 검사·검역 보다 철저히 시행, 외국 방문자와 주민들에 대한 의학적 감시와 검병·검진 전수 진행, 환자와 의진자들에 대한 조기 적발 및 격리 치료, 검사·진단시약·치료약 확보, 위생선전 강화

회의 (개최 날짜)	주요 내용
당중앙위원회 정치국 확대회의 (2020.02.27.)	• 세계적으로 급속하게 전파되는 바이러스 전염병 방어를 위한 초특급방역조치 개시, 이를 엄격히 실시하는 문제 상정 - 비상방역에 관한 법률 수정, 보완 - 국가 위기관리 규정들 정연하게 재정비 - 최고인민회의 상임위원회와 내각 등은 방역역량 더욱 강화, 방역 수단 및 체계, 법률 등을 보완하는 사업 적극 추진 - 중앙지휘부의 지휘와 통제에 나라의 모든 부문과 단위가 무조건 절대복종하고 철저히 집행하는 엄격한 규율 확립, 이에 대한 당적 장악, 보고 체계와 법적 감시를 보다 강화
당중앙위원회 정치국회의 (2020.04.11.)	• 첫 번째 안건으로 코로나19 대책 상정 - 당중앙위원회, 국무위원회, 내각 3자의 공동결정서 "세계적인 대류행전염병에 대처해 우리 인민의 생명안전을 보호하기 위한 국가적 대책을 더욱 철저히 세울데 대하여" 채택
최고인민회의 제14기 제3차 회의 (2020.04.12.)	• 2019년 평가: - 코로나19 방역을 위한 국가비상방역체계 가동 및 강력한 초특급방역조치로 인해 감염자 전무 - 당의 영도업적이 깃든 보건단위 등을 먼저 현대화 - 보건의료 부문의 물질, 기술적 토대가 더욱 튼튼해짐 • 2020년 계획: - 평양종합병원 건설 등 국가의 중요 건설대상들에 설비, 자재, 자금을 확실히 보장해 목표일에 완료 - 각급 치료예방기관들을 보건학적 요구에 맞게 개건 - 제약공장, 의료기구공장들을 개건 및 현대화 - 보건의료 부문의 물질, 기술적 토대 강화 사업 진행 - 코로나19 예방을 위한 국가비상방역사업을 계속 강화
당중앙위원회 제7기 제14차 정치국 확대회의 (2020.07.02.)	• 2개 안건 모두 보건의료 관련 주제 • 6개월간의 코로나19 방역사업 평가와 국가비상방역사업을 강화해 현재의 방역형세를 더욱 공고화하기 위한 안건 - 6개월간 경내 침입을 철저히 방어하고 안정된 방역형세 유지, 이를 부단히 공고화해 국가의 안전, 인민의 안녕을 백방으로 보장하고 담보 - 주변국과 인접 지역에서 코로나19의 재감염, 재확산 추이 지속, 그 위험성이 해소될 전망 불투명, 자만하거나 해이함 없이 최대의 경계 태세 유지, 방역사업을 재점검하고 더욱 엄격히 실시 - 비상방역사업이 장기성을 띠면서 간부 중에 방심과 방관 등 만성화 현상들과 비상방역 규율 위반 사례 발현, 이에 대한 강력한 비판 - 방역조치의 완화는 상상할 수도 만회할 수도 없는 치명적인 위기 초래, 긴장성을 늦추지 말고 전염병 유입 위험성이 완전히 소실될 때까지 비상방역사업 더욱 강화

회의 (개최 날짜)	주요 내용
	• 평양종합병원 건설을 다그치고 의료봉사를 위한 인적 및 물 적, 기술적 보장 대책 강구 — 어렵고 불리한 조건 속에서도 평양종합병원 건설자들의 강한 정신력과 헌신적인 노력으로 건축공사 계획대로 추진 — 평양종합병원이 인민들에게 최상의 선진의료 서비스를 제 공하도록 세계적 수준으로 완공하는데 제기되는 문제를 국가가 담보
당중앙위원회 정치국 비상확대회의 (2020.07.25.)	• 개성시의 국가비상방역체계를 최대비상체제로 이행 결정 • 당중앙군사위원회는 탈북자의 재입북 사건 발생에 책임 있는 부대를 집중 조사 및 결과 청취, 이를 토대로 엄중한 처벌 적 용 등 대책 강구
당중앙위원회 제7기 제4차 정무국회의 (2020.08.05.)	• 국가최대비상체제에 따라 완전히 봉쇄된 개성시 주민들의 생 활 안정을 위해 식량과 생활보장금 특별지원 결정
당중앙위원회 제7기 제16차 정치국회의 (2020.08.13.)	• 세계적인 보건위기 상황의 요구에 따라 국가비상방역체계를 더욱 엄격하게 유지 • 정연한 방역사업지휘체계 완비 • 개성시 등 봉쇄지역 해제
당중앙위원회 제7기 제17차 정치국 확대회의 (2020.08.25.)	• 국가비상방역태세 점검하고 방역사업 더욱 개선 및 강화 • 국가적 비상방역사업에서 나타난 일련의 결함 평가 및 점검, 결함을 근원적으로 종식하기 위한 적극적인 대책 마련 ※ 같은 날 당중앙위원회 제7기 제5차 정무국회의 진행
당중앙위원회 제7기 제18차 정치국회의 (2020.09.29.)	• 코로나19 방역사업에 나타난 결함 지적 • 비상방역사업의 강도 높은 시행을 위한 문제에 관한 연구 및 토의
당중앙위원회 제7기 제19차 정치국 확대회의 (2020.10.05.)	• 2021년 1월 제8차 당대회까지 80일 전투 추진 결정 — 80일 전투 기간에도 비상방역 전선을 철통같이 강화할 것 강조
당중앙위원회 제7기 제20차 정치국 확대회의 (2020.11.15.)	• 세계적인 보건위기가 계속 악화하는 상황 대비해 국가비상 방역체계를 더욱 보강하는 문제 논의 — 코로나19에 대한 초긴장 상태 계속 견지 — 완벽한 봉쇄장벽 구축 및 비상방역전 더욱 강도 높게 전개 • 비사회주의적 행위들에 대한 자료 통보 — 엄중한 범죄행위를 감행한 평양의학대학 당위원회와 이에 대한 당적 지도와 신소 처리, 법적 감시와 통제를 강화하 지 않고 범죄를 비호, 묵인, 조장한 당중앙위원회 해당 부 서들, 사법검찰, 안전보위기관들의 무책임성과 극심한 직 무태만에 대해 신랄한 비판 — 각급 당조직을 각성시켜 반당, 반인민적, 반사회주의적 행 위들을 뿌리 뽑는 전당적인 투쟁을 강도 높게 전개 — 특히 법기관의 법적 투쟁을 높여 사회주의적 미풍이 철저 하게 고수되도록 집행

회의 (개최 날짜)	주요 내용

제8차 당대회
(2021.01.05.~12.)
	• 평가:
	 – 보건의료 부문에 물질 및 기술적 토대 한층 강화
	 – 코로나19 방어를 위한 선제적이며 강력한 비상방역사업을
	   통해 위생방역 부문 정연한 사업체계, 토대 확립
	• 향후 보건의료 발전 방향:
	 – 사회주의 보건제도 발전시켜 인민들에게 더 좋은 의료 서
	   비스 제공
	 – 치료예방기관, 제약 및 의료기구공장들의 개건 진행
	 – 양질의 보건의료인 양성
	 – 어떤 세계적인 보건위기도 대처할 수 있는 방역 기반 튼튼히
	   축성
	 – 사회주의 보건제도의 우월성을 인민들이 피부로 느낄 수
	   있도록 혜택 제공

최고인민회의 제14기 제4차 회의 (2021.01.17.)	• 2020년 평가: – 당의 선견지명으로 코로나19로부터 국가 및 인민의 안전 을 수호하며 안정적인 방역형세 유지 – 위생방역 부문에 정연한 사업체계와 토대 확립

당중앙위원회
제8기 제2차
전원회의
(2021.02.08.~11.)
	• 2021년 보건의료 부문에서 뚜렷한 성과 획득
	 – 다양한 전염성 질병을 결정적으로 없애는 사업 우선적으
	   로 추진
	 – 새로운 보건의료 시설과 현재 진척 중인 제약공장, 의료기
	   구공장, 의료용 소모품공장들의 건설을 일정대로 추진

당중앙위원회 제8기 제3차 전원회의 (2021.06.15.~18.)	• 국가적으로 방역 태세 완벽하게 견지, 동시에 경제지도기관 들은 비상방역이라는 불리한 환경 속에서 그에 맞는 경제사 업을 치밀하게 조직해 경제 전반 유지, 인민들의 의식주 보장 을 위한 노력 추진 • 어린이들의 건강을 위한 육아정책 개선 및 강화
당중앙위원회 제8기 제3차 정치국 확대회의 (2021.09.02.)	• 코로나19 상황이 개선되지 않고 오히려 악화한다고 평가하며 국가적인 방역 대책을 더욱 강화할 것 제시 – 국가방역체계와 이 부문의 사업을 재점검, 방역전선을 다 시 한번 긴장 및 각성할 수 있는 사업 전개 필요 – 방역 강화에 필요한 물질, 기술적 수단을 충분히 완비 – 방역인력의 전문성 및 역할 상향을 위한 방안 모색 – 우리식의 방역체계 더욱 완성
최고인민회의 제14기 제5차 회의 (2021.09.28.~29.)	• 김정은, "사회주의건설의 새로운 발전을 위한 당면투쟁방향에 대하여"의 제목으로 시정연설 • 인민의 건강증진을 실질적으로 보장하는 보건제도 마련 – 보건의료 부문의 물질·기술적 토대 높은 수준에서 축성 – 의료봉사의 질 향상을 위한 결정적 대책 수립

회의 (개최 날짜)	주요 내용
	• 비상방역사업은 현재 정부가 최대로 중시하고 완벽성을 기해야 할 사업이므로 방역 대책 더욱 강화 – 방역체계를 보다 믿음성 있고 발전된 방역으로 이행 – 방역 규정과 질서 수호가 대중 자신의 사활적 요구이자 생활 습관으로 자리매김 – 방역 기반을 과학적 토대 위에 수립 – 비상방역사업에서 인민성을 철저히 구현 • 당의 새로운 육아정책 집행을 위한 사업 전개 – 전국적인 젖제품(유제품) 생산량을 현재의 3배 이상으로 증가 – 젖 가공기술 발전 – 유제품의 질을 철저히 보장
당중앙위원회 제8기 제4차 전원회의 (2021.12.27.~31.)	• 인민들에 대한 의료봉사의 질을 더욱 높일 수 있는 확실한 담보 구축, 보건의료 부문의 물질, 기술적 토대 일층 강화 • 비상방역사업을 국가의 제1순위로 놓고 사소한 해이나 빈틈, 허점도 없이 강력하게 전개할 최종대사로 다시금 설정 – 나라의 방역 기반을 과학적 토대 위에 확고히 수립 – 방역 부문의 물질, 기술적 토대를 튼튼히 확보 – 우리의 방역을 선진적, 인민적인 방역으로의 이행에 필요한 수단과 역량을 보강, 완비하는 사업 적극 전개 • 우리식 사회주의 농촌발전사업 전개 – 농촌발전 전략에서 특별히 중시할 과업으로 전국의 농촌마을을 새롭게 변모 – 농촌주민들에게 훌륭한 생활환경 제공(교육과 의료봉사 수준 향상)

출처: 2012~2021년 『로동신문』 검토해 저자 정리.

[부록 2] 김정은 집권 이후 채택 및 수정·보충한 보건의료 관련 법령

구분	법령	채택	내용과 수정 · 보충 등 개요
1	공중위생법	1998.07.15. 최고인민회의 상설회의 결정 제123호	• 1998.12.10. 최고인민회의 상임위원회 정령 제251호 수정 • 2014.05.22. 최고인민회의 상임위원회 정령 제36호 수정·보충
2	금연법	2020.11.04. 최고인민회의 상임위원회 정령 제456호	• 31개 조문 • 담배생산 및 판매, 흡연에 대한 법적, 사회적 통제 강화를 통한 인민의 생명과 건강 보호 • 문화, 위생적인 생활환경 마련을 위한 모든 기관, 단체, 공민들이 지켜야 할 준칙 규제

구분	법령	채택	내용과 수정·보충 등 개요
			• 금연 장소는 정치사상교양장소, 극장, 영화관 등의 공공장소, 어린이보육교양기관, 교육기관, 의료보건시설, 상업, 급양편의봉사시설, 공공운수수단 등 • 질서를 어긴 행위에 처벌 규정
3	담배통제법	2005.07.20. 최고인민회의 상임위원회 정령 제1200호	• 2009.12.22. 최고인민회의 상임위원회 정령 제537호 수정·보충 • 2012.11.20. 최고인민회의 상임위원회 정령 제2808호 수정·보충 • 2016.06.24. 최고인민회의 상임위원회 정령 제1176호 수정·보충
4	마약범죄 방지법	2021.07.01. 최고인민회의 상임위원회 정령	• 2003년 8월 13일에 채택한 마약관리법과 별개로 새롭게 채택
5	비상방역법	2020.08.22. 최고인민회의 상임위원회 정령 제369호	• 전시(戰時)와 같은 엄격한 통제와 처벌 내용 포함 • 2020.11.26. 최고인민회의 상임위원회 정령 제467호 수정·보충 • 2021.02.25. 최고인민회의 상임위원회 정령 제542호 수정·보충 • 2021.10.19. 최고인민회의 상임위원회 정령 제747호 수정·보충 • 2022.05.31. 최고인민회의 상임위원회 정령 수정·보충 • 최대비상방역체계의 수립과 소독, 비상방역질서 위반에 대한 법적 책임 규제, 내용 더욱 구체화
6	사회보험 및 사회보장법	2021.03.03. 최고인민회의 상임위원회 정령 제544호	• 90개 조문 • 인민들의 건강 보호, 안정되고 행복한 생활조건 마련 • 사회보험금의 보장과 지출, 사회보험기관의 조직과 운영, 임무 등 구체적 명시 • 사회보장 수속과 사회보장기관의 조직 및 운영, 공로자들에 대한 특별우대 • 사회보험 및 사회보장사업에 대한 지도통제 등 해당 법의 준수와 실행에 대한 원칙적 문제 규정
7	수입물자 소독법	2021.03.03. 최고인민회의 상임위원회 정령 제545호	• 국경 통과 지점에서 수입물자 소독과 관련한 제도와 질서 엄격히 수립 • 국가의 안전 수호와 인민의 생명 철저히 보호 • 수입물자의 소독 절차와 방법, 소독 질서 위반에 따르는 처벌 내용 규정 • 2021.05.25. 최고인민회의 상임위원회 정령 제626호 수정·보충

구분	법령	채택	내용과 수정·보충 등 개요
8	식료품 위생법	1998.07.22. 최고인민회의 상설회의 결정 제124호	• 1998.12.10. 최고인민회의 상임위원회 정령 제251호 수정 • 2005.12.13. 최고인민회의 상임위원회 정령 제1437호 수정·보충 • 2008.07.08. 최고인민회의 상임위원회 정령 제2778호 수정·보충 • 2011.12.21. 최고인민회의 상임위원회 정령 제2052호 수정 • 2013.04.04. 최고인민회의 상임위원회 정령 제3104호 수정·보충
9	육아법	2022.02.07. 최고인민회의 법령	• 1976년 채택한 어린이보육교양법의 부속법 성격, 이를 단독법으로 채택 • 총 4개 장과 61개 조문 • 미래세대인 어린이들을 튼튼하게 잘 키우기 위해 유제품 생산을 늘려 국가 부담으로 공급 시작 • 2021년 6월 당중앙위원회 제8기 제3차 전원회 의에서 6번째 안건으로 당의 육아정책을 개선, 강화하는 문제를 의정으로 상정해 토의
10	의료감정법	2022.05.31. 최고인민회의 상임위원회 정령	• 의료감정에서 나서는 원칙적 문제들과 의료감정 기관들의 활동 준칙, 의료감정의 절차와 방법, 지도통제에 관한 내용
11	의료법	1997.12.03. 최고인민회의 상설회의 결정 제103호	• 1998.12.10. 최고인민회의 상임위원회 정령 제251호 수정 • 2000.08.10. 최고인민회의 상임위원회 정령 제1693호 수정·보충 • 2012.11.20. 최고인민회의 상임위원회 정령 제2808호 수정·보충 • 2023.03.21. 최고인민회의 상임위원회 상무회의 정령 수정·보충 • 법적 담보를 위해 더욱 구체화
12	의약품법	2022.08.07. 최고인민회의 상임위원회 결정	• 판매 규정 포함
13	인민보건법	1980.04.03. 최고인민회의 법령 제5호	• 1999.03.04. 최고인민회의 상임위원회 정령 제488호 수정·보충 • 2001.02.01. 최고인민회의 상임위원회 정령 제2054호 수정·보충 • 2008.08.19. 최고인민회의 상임위원회 정령 제2841호 수정·보충 • 2012.04.03. 최고인민회의 상임위원회 정령 제2303호 수정·보충 • 2023.03.21. 최고인민회의 상임위원회 상무회의 정령 수정·보충 • 법적 담보를 위해 보다 구체화

구분	법령	채택	내용과 수정·보충 등 개요
14	인삼법	2018.11.19. 최고인민회의 상임위원회 정령 제2539호	• 2021.07.01. 최고인민회의 상임위원회 정령 제639호 수정·보충 • 인삼의 생산과 수매, 가공, 판매, 수출 등에 대한 규제를 세분화, 구체화 • 법위반 행위의 엄중성 정도에 따르는 처벌과 형사적 책임 조항 보충
15	전염병 예방법	1997.11.05. 최고인민회의 상설회의 결정 제100호	• 1998.12.10. 최고인민회의 상임위원회 정령 제251호 수정 • 2005.12.13. 최고인민회의 상임위원회 정령 제1437호 수정·보충 • 2014.05.22. 최고인민회의 상임위원회 정령 제36호 수정·보충 • 2015.01.07. 최고인민회의 상임위원회 정령 제315호 수정·보충 • 2019.11.07. 최고인민회의 상임위원회 정령 제154호 수정·보충 • 2020.03.15. 최고인민회의 상임위원회 정령 제249호 수정·보충 기존 제5장 45조를 제6장의 53개 조문으로 확대 • 2020.08.22. 최고인민회의 상임위원회 정령 제370호 수정·보충

출처: 통일부 북한정보포털의 북한법령정보와 2012년부터 2023년까지의 『로동신문』를 토대로 저자 정리.

[부록 3] 김정은의 보건의료 분야 현지지도 현황

보도 시기	방문지 등 언급 및 활동 내용
2012.05.	• 완공을 앞둔 창전거리 현장 방문 • 창전거리에 건설한 약국과 보건의료기관 직접 확인하며 만족감 표시
2012.07.	• 평양산원 유선종양연구소 건설 현장 방문 • 2012년 1월 착공해 반년도 안돼 공사를 거의 마감한 성과 치하 • 건설 현황 세세하게 점검 • 유선종양연구소는 단순한 연구소가 아니라 여성의 유방질환을 예방하고 철저하게 치료대책을 세우는 시설임을 강조, 이에 임상경험이 풍부하고 능력 있는 의사 및 연구사들 배치할 것, 세계적 수준의 필요한 첨단설비들을 모두 갖출 것 지시 • 10월 10일 당창건 기념일까지 완공 목표 제시, 이에 필요한 설비 보장 언급하며 내부 벽면을 채울 고급벽지와 디지털 엑스레이, CT 등 의료장비 직접 제공 약속
2012.11.	• 평양산원 유선종양연구소, 10월 완공 직후 방문 • 내시경실, 입원실 등 시설물을 돌아보며 건설 현황과 의료설비의 성능과 특성, 연구소의 관리 운영 실태 파악

보도 시기	방문지 등 언급 및 활동 내용
	• 엑스레이와 CT 등 첨단의료설비의 철저한 관리와 이를 활용해 여성들의 정기검사와 조기 발견 및 치료를 강조하는 동시에 유방질환에 대한 치료예방과 과학연구사업의 수준을 높이라고 주문 • 환자들이 생활하는 데 불편함이 없도록 입원실마다 액정TV와 냉장고 배치를 지시하며 물자는 자신이 책임지고 공급할 것을 언급 • 건설에 참가한 군인 건설자들에게 감사를 전함
2013.01.	• 완공단계에 이른 인민군 관련 시설인 대성산종합병원 방문 • '약내주는 곳' 간판에 국제공용표기도 함께 넣으라고 주문 • 대성산종합병원 건설 경험을 계획하고 있는 아동병원과 치과병원, 기능회복센터 등에 활용해 훌륭하게 건설하라고 지시 • 내각과 보건성 등 해당 부문에 대성산종합병원을 정상 운영 및 가동할 수 있는 필요한 대책을 철저히 세울 것을 당부 • 의학 부문에서 과학화, 정보화 수준을 높이려면 김일성종합대학 평양의학대학에 국가적인 의학정보 자료기지를 구축해 병원, 진료소와 같은 말단보건기관들에서도 그 자료들을 이용할 수 있는 종합적인 망체계를 확립하라고 언급 • 완공되면 다시 찾겠다는 약속을 하며 잘 마무리할 것 당부
2013.07.	• 아동병원과 치과병원 건설에 구체적 성과 보인 7월 16일 현장 방문 • 건설 현장을 꼼꼼히 살피며 설계의 요구대로 시공을 질적으로 진행하고 있는지 점검, 우선 짧은 기간 골조공사를 마치는 등 건설 속도가 빠른 것에 만족감 표시 • 현대적인 의료장비 등으로 선진적 보건의료 서비스를 제공할 것 강조, 병원에 필요한 다목적 렌트겐과 CT, 구강종합치료기 등 첨단의료설비를 충분히 갖출 것을 언급
2013.09.	• 완공단계에 이른 치과병원 재방문 • 평양의 문수지구에 평양산원과 유선종양연구소, 고려의학과학원, 김만유병원이 위치해 있고 치과병원과 아동병원을 새롭게 건설하면서 일명 병원촌으로 면모를 완벽하게 갖추게 됐음을 언급 • 모든 것이 마음에 든다고 커다란 만족감을 표시하며 병원명을 '류경구강병원'으로 결정
2013.10.	• 10월 초 완공을 앞둔 아동병원 재방문 • 전체를 점검한 김정은은 평양산원 유선종양연구소와 치과병원, 아동병원이 전문병원으로서의 체모를 훌륭히 갖추었다며 사회주의 보건제도의 우월성을 과시하는 병원이라고 평가 • 대동강 맑은 물이 구슬처럼 흐르는 문수지구에 자리 잡은 아동병원의 이름을 '옥류아동병원'으로 명명
2014.03.	• 류경구강병원과 옥류아동병원을 예고 없이 방문 • 류경구강병원의 진단치료실, 구급치료실, 기공실, 보철실 등을 돌아보며 의료봉사 실태와 관리 운영 상태 점검(하루 환자 방문 수, 설비 상태, 의약품 보장 현황 등) • 대기실의 환자 및 가족들과 입원 환자 등에게 무슨 치료를 받으러 왔는지, 어디가 아픈지 등을 질문

보도 시기	방문지 등 언급 및 활동 내용
	• 병원의 물질, 기술적 토대와 환자 치료에서 제기되는 문제들에 대해 구체적으로 점검하며 치료사업의 정보화 실현과 관리 운영에 필요한 컴퓨터와 윤전기재 등을 당에서 마련해주겠다고 언급 • 의료인들에게는 기술기능 수준을 부단히 높일 것, 의료설비와 기재들을 아끼고 관리를 잘해야 한다고 강조 • 옥류아동병원의 병원 관계자들에게 관리 운영, 의료봉사에 애로사항이 없는지 문의하며 제기되는 문제들을 즉석에서 풀어줌
2014.05.	• 리설주와 함께 대성산종합병원 방문 • 엑스레이과, 초음파과, 병리해부과, 피부과, 집중치료실 등을 돌아보며 치료와 병원의 관리 운영 상황 점검(당이 마련해준 설비들의 상태는 어떤지, 의약품 보장은 제대로 되는지, 입원 환자는 몇 명인지 등) • 병원 건설에 만족할 것이 아니라 치료사업과 관리 운영을 잘할 것을 당부하며 병원의 물질, 기술적 토대와 환자 치료에 제기되는 문제를 당에서 모두 풀어주겠다고 언급 • 병원 의료인들에게 기술기능 수준을 부단히 높이며 의료설비와 기재들을 애호 관리할 것을 강조 • 병원 내 공원을 둘러보고 나무도 많이 심고 산책길도 만들어 병원으로서의 체모가 더 잘 갖추었다고 만족감 표시
	• 과학자휴양소 건설장을 현지지도 • 2014년 1월 국가과학원 방문하며 인근의 연풍호를 방문해 과학자휴양소 위치를 최종적으로 확정, 설계와 자재 보장 대책을 직접 수립하는 동시에 건설에 인민군 267군부대 투입 지시 • 5월 초부터 과학자휴양소 건설 시작, 20여 일 사이 총공사의 30%를 진행하는 기적 창조, 267군부대의 사업 치하 • 휴양소를 최상의 질적 수준에서 건설하라고 강조 • 과학자 휴양생들이 오가는 데 불편함이 없도록 가까운 곳에 철도역 건설 지시, 냉난방체계, 가구비품제작도 추진하면서 휴양소 운영 준비도 지시
2014.08.	• 완공단계에 이른 연풍과학자휴양소 건설장 재방문 • 267군부대 군인건설자들이 역시 다르다며 치하 • 종합봉사소, 휴양각 등 여러 곳을 돌아보며 건설 정형을 구체적으로 점검하며 커다란 만족 표시 • 완공단계에 이른 만큼 운영에 필요한 설비, 비품, 기자재 등을 완벽하게 갖추는 사업, 지열냉난방체계 도입을 위한 사업 등 마감단계 과업 제시
2014.10.	• 연풍과학자휴양소 재방문 • 건설이 성과적으로 끝났다는 보고 이후 김정은은 휴양소 관리 운영에 필요한 수많은 설비와 비품들, 체육 및 문화, 오락기재와 윤전기재까지 일식으로 전달 • 종합봉사소, 휴양각, 휴식터, 산보길, 다용도 야외운동장 등을 돌아보면서 시공 정형 구체적으로 점검, 자랑스러운 기념비 탄생 축하

보도 시기	방문지 등 언급 및 활동 내용
2014.11.	• 정성제약종합공장 현지지도 • 2011년 2월 김정일과 함께 공장을 찾았다며 회고 • 공장에서 만든 여러 가지 약품들을 본 다음 의약품검정소, 수액공장 등을 돌아보며 생산 및 경영활동 상황을 구체적으로 점검 • 효능 높은 약들과 간편하면서도 쓰기에 편리한 다양한 휴대용 의약품 생산에 큰 만족을 표시, 특히 의약품 품질을 담보하는 현대적인 의약품검정소 설치와 최첨단 설비로 제품검정을 엄격하게 실시함을 평가 • 더불어 수액공장 등 전반적인 생산 공정의 자동화, 무균화, 무진화가 높은 수준에서 실현, 생산한 모든 제품이 WHO가 규정한 GMP에 도달한 것은 자랑할 만한 일이라고 치하 • 사회주의 보건제도의 혜택을 인민들이 실제로 느끼도록 해야 한다며 다양한 약품 대량적 생산, 의약품 효능을 보다 높이려는 노력 당부 • 위생성, 문화성, 실용성을 보장할 수 있게 약품포장과 사용자들의 편의를 최대한 도모하도록 약품사용설명서 제작 지시 • 제약공업의 발전은 과학기술에 의해 담보되므로 과학기술 역량을 튼튼히 꾸리는 사업에 깊은 관심을 돌리라고 제시 • 의약품 생산 정상화는 원료보장이 관건이므로 공장의 생산과 경영활동에서 제기되는 문제를 자신이 모두 풀어주겠다고 언급
2015.09.	• 정성제약종합공장 재방문 • 2014년 11월 방문 당시 김정은은 모든 생산 공정의 현대화를 더욱 높은 수준에서 실현, 새 세기 요구에 맞게 생산 및 생활문화 확립, 새로운 의약품의 연구 및 개발, 의약품 생산량 대폭 증가 등의 과업 제시 • 공장의 일군, 노동자, 기술자 등이 힘을 합쳐 과업 완수, 특히 수액공장을 연간 1,000만 개 생산능력을 가진 생산기지로 확장하고 수액팩 포장 공정을 자동화하는 성과 이룩 • 수액공장이 현대적으로 확장됨으로써 지난 시기보다 10배에 달하는 다양한 수액약품을 생산한다는 보고를 기쁘게 받았고 이를 치하하기 위해 다시 방문했다고 언급 • 약품포장을 잘하면서도 포장 원가를 낮추어야 한다고 제시, 약품포장에서 새로운 개선을 가져왔고 포장용기들의 위생성, 문화성, 실용성이 높은 수준에서 보장, 또한 약품설명서도 사용자들의 편의를 도모할 수 있게 만들었다고 칭찬 • 현대적으로 확장된 수액공장이 다양한 수액약품을 대량 생산할 수 있는 생산 공정들을 갖추고 생산하는 현실에 큰 만족 표시 • 국제적인 의약품 생산 및 품질관리기준(GMP)에 부합하는 수액약품 생산은 자랑할 성과 • 건강증진과 병치료, 예방에 필요한 의약품 생산을 정상화하기 위해 설비관리를 잘하고 원료보장 대책을 빈틈없이 세우며 원료의 국산화 비중을 높이는 사업 적극 전개 필요 • 상비약품의 종류를 늘이고 효능을 더욱 높이는 것과 함께 모든 의약품의 안전성과 신뢰성을 철저히 담보하기 위한 사업에 특별한 관심을 지시하며 이를 위해 약품 생산과 검정, 보관, 취급에서 엄격한 규율과 질서를 세우라고 강조, 더불어 현대과학 기술에 정통한 능력 있는 인재들로 공장의 기술역량을 튼튼히 꾸리며 선진기술을 받아들이기 위한 사업을 계속 전개하라고 지시

보도 시기	방문지 등 언급 및 활동 내용
	• 10월 10일 당창건 70주년을 맞아 대단한 성과를 이룩했다고 정말 만족하다고 높이 평가, 이 공장의 모범을 제약공장들을 비롯한 전국의 모든 단위에서 따라 배워야 한다고 언급 • 자랑찬 성과들이 이룩되는 모습을 볼 때마다 혁명하는 보람을 느낀다며 일을 많이 하는 사람들을 업어주고 싶은 심정이며 그들에게는 아까울 것이 없다며 함께 기념사진을 찍음
2016.05.	• 류경안과종합병원 건설 현장 방문 • 현대적인 안과종합병원 건설 직접 발기, 형성안에 대한 지도와 건설역량 투입, 자재 보장 대책 등도 직접 수립 • 류경안과종합병원의 배치도와 평면도를 보며 건설장 점검 • 병원 건설에서 중요한 것은 눈치료를 하는 전문병원이면서도 안경 제작까지 하는 다기능, 종합적인 의료봉사기지이므로 그 특성이 살아나게 내외부 시공 잘할 것을 당부 • 병원 건설 촉진과 함께 병원 운영을 잘하기 위한 준비도 지시 • 가장 발전된 안과전문병원으로 만들어야 한다며 현대적인 의료설비와 각종 비품을 당에서 전적으로 맡아 해결하겠다고 언급, 더불어 안경 상점 또한 과학적인 진단과 처방에 따라 안경을 제작하고 사람들의 기호와 성별, 연령별 특성에 맞게 다양한 형태와 기능을 가진 안경을 만들어 봉사할 수 있는 물질, 기술적 수단을 갖추라고 제시 • 당창건 기념일인 10월 10일 전으로 병원 완공에 대한 기대 표명
	• 보건산소공장 건설장 현지지도 • 보건의료 부문에 절실한 현대적인 보건산소공장 건설 직접 발기 • 4월 초 착공 이후 건설자들과 일군들의 밤낮없는 노력으로 짧은 기간 골조공사를 마감단계에 추진 중, 목표 기일보다 공사를 앞당겨 진행한 건설자들 치하 • 공장의 배치계획안과 설계안을 구체적으로 검토하며 점검 • 공장 건설에서 중요한 것은 전문적인 의료용 산소를 생산, 공급하는 기관이므로 현대적인 설비들과 기술공정을 완벽하게 갖춰야 한다며 산소분리기장, 액체산소충진장, 기체산소충진장 등 모든 생산 공정을 자동화하고 공장의 관리 운영에 필요한 통합조종체계를 최상의 수준에서 구축하라고 지시 • 전국의 모든 병원에 의료용 산소를 충분히 공급하기 위해 현 보건산소공장과 같은 시설을 여러 지역에 건설하라고 제시 • 국가 창립일인 9월 9일까지 공장 완공 기대
2016.09.	• 보건산소공장 건설장 재방문 • 해당 부문의 일군들과 건설자들의 노력으로 짧은 기간에 손색없는 보건산소공장 완공, 모든 생산 공정이 자동화 및 컴퓨터화된 현대적인 의료용 산소생산 및 공급기지라며 만족감 표시 • 당에서 정해준 날짜에 공장을 훌륭히 완공, 건설을 끝내느라 그동안 수고가 많았던 건설자들 치하 • 산소분리기장, 기체산소충진장, 산소공급소 등 공장의 여러 곳을 돌아보면서 건설 정형과 관리 운영 계획에 대해 구체적으로 점검 • 공장의 관리 운영에 필요한 통합생산체계를 훌륭히 구축, 생산 공정마다 현대적인 설비들을 완벽하게 갖췄고 산소를 운반하는 전용차까지 마련해 모든 게 마음에 든다고 평가

보도 시기	방문지 등 언급 및 활동 내용
	• 종업원들의 기술기능 수준과 책임성을 최대한 높여 생산을 정상화하는 문제, 설비 및 기술관리 문제, 시설물의 애호관리 문제, 질 좋은 산소 공급을 위한 검사체계 수립 문제 등 향후 과업 제시 • 공장을 건설하면서 얻은 성과에 기초해 전국에 현대적인 의료용 산소 생산기지 건설을 지시
	• 대동강주사기공장 현지지도 • 지난 기간 해마다 공장 앞에 맡겨진 생산과제를 어김없이 수행한 위훈을 높이 평가 • 종합지령실, 사출기실, 조립장 등을 돌아보며 생산 정형과 제품의 질에 대해 구체적으로 점검한 뒤 과업 제시 • 공장의 임무가 대단히 중요하다며 생산을 높은 수준에서 정상화, 제품의 질 담보, 주사기의 다종화 실현을 지시, 이를 위해 공장의 현대화가 필요하다고 언급 • 공장을 의료기구공장의 본보기가 되도록 현대화하자는 것이 당의 의도라며 경영활동의 정보화, 과학화를 위한 통합생산체계 구축, 원료 투입부터 제품 포장에 이르는 모든 생산 공정을 자동화, 무인화, 무균화해 세계적 수준의 주사기공장으로 전변하자고 강조 • 대동강주사기공장의 일군들과 종업원들이 당의 의도에 맞게 맡겨진 책임과 본분을 다할 것에 대한 기대와 확신을 표명했고 공장의 관계자들은 바쁜 속에서도 자기들의 일터에 와서 나아갈 바를 밝혀준 지도자의 영예로운 과업을 빛나게 관철할 것을 결의
2016.10.	• 새로 건설한 류경안과종합병원 현지지도 • 바쁜 속에서도 병원 건설 상황을 수시로 점검, 병원 운영에 필요한 현대적인 설비들과 각종 비품, 안경상점의 물질, 기술적 수단들을 직접 맡아 해결 • 5월 현지지도에서 제시한 당창건 기념일까지 건물 완공을 위해 8건설국의 일군들과 건설자들의 밤낮 없는 노력으로 짧은 기간에 세계적 수준의 현대적인 안과전문병원 완공했다며 당의 의도대로 병원 건설을 훌륭히 완공한 8건설국과 설계 부문의 일군들, 건설자들의 위훈을 높이 평가 • 병원이 집중된 문수지구에 현대적인 류경안과종합병원까지 건설되면서 병원촌으로의 면모가 더 완벽하게 갖추었다고 기뻐함 • 외래병동과 입원병동을 돌아보며 시공 정형과 설비들의 기술적 특성에 대해 구체적으로 점검 • 당의 의도대로 설계, 시공, 운영단위의 3자가 협업으로 건설한 결과 미학성, 편리성, 실용성이 철저히 보장돼 흠잡을 곳이 없는 의료봉사기지가 건설됐다고 평가, 또한 의료설비들이 첨단수준으로 세상에서 제일 좋은 안과치료설비들을 모두 갖췄다고 언급 • 병원 관계자들에게 책임성과 실무적 자질을 부단히 높여 의료봉사를 잘할 것과 병원을 항상 위생, 문화적으로 깨끗이 관리하고 설비와 비품들을 애호하는 등 병원 관리 운영에 나설 과업 제시 • 인민들이 병원 문이 열리는 날을 손꼽아 기다리고 있다며 개원 준비를 더 착실히 해 10월 말 개원식 진행, 11월 1일부터 운영 개시 지시

보도 시기	방문지 등 언급 및 활동 내용
2017.06.	• 치과위생용품공장 현지지도 • 직접 발기하고 건설에서 나서는 문제들을 하나하나 해결 • 바쁜 속에서도 건설 상황을 수시로 점검하고 공사가 마감단계에 도달했을 때 현대적인 생산설비들을 일식으로 전달 • 생산 공정도와 조감도 앞에서 해설을 들은 뒤 통합생산지령실, 치약생산 공정, 함수약생산 공정, 치과위생용품생산 공정, 분석실 등을 돌아보며 건설 정형과 생산 실태를 구체적으로 점검 • 모든 생산 공정의 감시 및 자동조종체계 수립, 통합생산체계의 완벽한 구축으로 생산 지휘와 경영활동을 과학적으로, 입체적으로 진행할 수 있게 되었다고 평가, 특히 함수액생산 공정과 함수약병생산 공정의 자동화 수준이 대단히 높다고 만족감 표시 • 치과위생용품의 종류를 더 많이 늘리는 문제, 치과위생용품 연구 및 개발하는 연구그룹을 튼튼히 꾸리고 조건을 보장하는 문제, 원료보장 대책, 생산 환경과 생산 공정의 무균화, 무진화, 무인화를 더 완벽하게 실현하는 문제, 종업원들의 기술기능 수준을 높이고 설비 및 기술 관리 잘하며 시설물을 애호하는 문제 등 공장의 관리 운영에서 지침으로 삼아야 할 가르침 제공 • 생산을 높은 수준에서 정상화해 질 좋은 치과위생용품을 중단 없이 인민들에게 보장해야 한다며 생산에서 제기되는 문제는 모두 풀어주겠다고, 걸린 문제가 있으면 보고하라고 언급
2018.01.	• 리설주와 함께 평양제약공장 현지지도 • 포장재직장, 신약직장, 고려약직장 등 공장의 여러 곳을 돌아보며 생산실태 점검 • 공장에서 생산하는 신약과 고려약들의 종류가 많고 약효도 높다며 GMP에 맞게 생산과 품질관리를 엄격히 진행해 의약품의 질을 담보했다고 평가 • 제약공업 부문에서 처음으로 GMP 요구에 맞는 통합생산체계를 자체의 힘과 기술로 잘 구축했다고 만족 표시 • 신약과 고려약들의 제품검사를 정상적으로 할 수 있는 종합분석실도 잘 꾸려놓았는데 약품 분석을 과학적으로 할 수 있는 현대적인 분석 설비를 더 갖추라고 지시 • 평양제약공장에서 다양한 의약품의 정상 생산을 위해 연관 부문에서 원료, 자재, 기술 등을 정확하게 보장할 것을 강조 • 의약품 종류를 늘이고 효능을 높이기 위한 노력이 필요하고 사람들의 생명과 관련한 약품을 생산하는 곳이므로 최상의 위생 조건과 환경을 보장해야 한다며 의약품의 안전성과 신뢰성을 철저히 담보하기 위해 생산과 검정, 보관, 취급에서 엄격한 규율과 질서 구축 강조 • 세계적인 제약공업 발전 추세에 관심, 선진기술 적극적인 수용 강조, 더불어 포장 용기의 위생성, 문화성, 실용성을 높은 수준에서 보장하는 것과 함께 사용자들의 편의를 도모할 수 있도록 상표도안도 국제적 기준에 부합하도록 지시 • 평양제약공장을 제약공업 부문의 본보기공장, 표준공장으로 건설하고 이곳을 본보기로 전국의 제약공장들을 모두 현대적으로 개선하자는 것이 자신의 구상이라고 언급 • 평양제약공장을 세상에 자랑할 만한 현대적인 제약공장으로 전변시킬 수 있다며 9월 9일 국가 창건 70주년까지 완료 강조

보도 시기	방문지 등 언급 및 활동 내용
	• 평양제약공장의 일군과 종업원들이 당의 의도에 맞게 맡겨진 책임과 본분을 다해감으로써 사회주의 보건제도의 우월성과 위력을 최대로 높이는 데 적극적으로 이바지하리라는 기대와 확신을 표명하고 그들과 함께 기념사진 찍음
2018.06.	• 평안북도 신도군 현지지도 • 군인민병원 방문해 도시의 큰 병원 못지않게 현대적으로 잘 꾸려 자체적으로 치료할 수 있게 해야 한다고 언급, 더불어 병원에서 기본적 수술이 가능하도록 의료설비를 일식으로 갖추라고 지시 • 인민군대의 강력한 건설역량을 동원해 보건 및 교육 부문의 표준단위가 되게 훌륭히 건설하도록 필요한 자재 보장을 즉석에서 조치
2018.07.	• 함경북도 경성군의 온포휴양소 현지지도 • 휴양소의 역사가 깊고 규모가 가장 큰 휴양소, 건강과 치료에 좋은 유명한 온천으로 전국에 소문난 장소 • 휴양소의 목욕탕을 잘 관리하지 않아 치료 욕조가 어지럽고 침침하고 비위생적이라고 지적, 또한 탈의실도 온전히 꾸려져 있지 않고 환기가 잘되지 않아 습하고 불쾌한 냄새가 난다며 소독은 제대로 하는지, 이런 환경에서 치료가 되겠느냐며 너절하다고 심각하게 비판 • 경성군당위원장에게 온천의 용출 양과 용출구의 온도, 욕탕의 온도, 휴양소의 수용 능력, 현재 휴양생의 수 등에 대해 상세히 묻고 온포휴양소를 현대적으로 새로 건설할 과업 지시 • 인민군대가 2019년까지 건설해 인민들에게 선물할 것을 약속
2018.08.	• 묘향산의료기구공장 현지지도 • 혁명사적교양실, 과학기술보급실과 공장의 여러 생산 현장을 돌아보면서 의료기구 생산 정형 점검 • 제7차 당대회 이후 묘향산의료기구공장 등 중요한 단위들을 개건하고 현대화해 본보기로 건설하라고 여러 차례 방침 하달, 하지만 현장에 와보니 도대체 무엇을 개건, 현대화했는지 알 수 없다며 매우 우려스럽고 실망했다며 비판 • 현 공장의 상태는 농기계 창고, 정확히는 마구간을 방불케 한다며 보건성 의료기구공업관리국 등 보건의료 부문은 벌써 몇 해째 동면하면서 빈 구호만 외치고 있냐고 지적, 보건의료 관련 책임자들이 대단히 만성적이고 무책임하게 사업을 집행하고 있음을 강하게 비판 • 뒤떨어진 것은 개변하고 앞서나가면 된다며 낙심하지 말 것을 주문하며 건물이나 몇 군데 보수할 것이 아니라 생산환경을 국제적 기준에 맞게 꾸리고 최신 과학기술에 기초해 생산 공정을 현대화하며 국제규격에 부합하고 품질을 담보한 성능 높은 의료설비와 기구들을 생산할 수 있는 최첨단공장으로 건설하자고 제시 • 묘향산의료기구공장을 개건한 뒤 이 경험을 토대로 보건성 의료기구공업관리국 산하의 의료기구공장들을 전반적으로 모두 현대화, 활성화하고 기술장비 수준을 개선해 보건 부문의 물질, 기술적 토대를 결정적으로 높이자고 호소 • 의료기구생산에서 정밀가공장비들을 충분히 갖추고 부속품가공의 정밀도와 용접, 도금의 질적 수준을 높여 의료설비들을 보기도 좋고 깨끗하며 기능도 담보하게 만들어야 한다며 선진국의 의료기구들을 참고, 분석, 평가해 반영할 것을 제시

보도 시기	방문지 등 언급 및 활동 내용
	• 현재 생산하는 치과종합치료기와 치과일반치료기, 안과치료기, 이비인후치료기 등을 발전하는 현실에 맞게 설계하고 질도 높이면서 대량 생산해 전국의 병원에 공급하며 의료설비, 기구의 품종을 확대하기 위한 사업도 적극적으로 추진하라고 지시 • 의료기구공업의 전망적 발전을 위해 3~4년 기간 연차별, 단계별 계획을 현실성 있게 수립하고 집행상황을 엄격히 평가하면서 강한 추진 제시 • 공장의 개건, 현대화를 자신이 직접 맡겠다며 그와 관련한 관련 부문들의 과업에 대해 구체적인 방향 제시
2019.10.	• 2단계 공사를 성과적으로 마감한 삼지연군 내의 건설 현장 방문 • 도시를 방불케 하는 읍지구의 모든 건축물을 백두산의 천연수림과 어울리면서도 현대미를 잘 살려 건설했다고 평가 • 삼지연군 읍이 교양구획, 군급기관구획, 살림집구획, 지방공업구획, 상업봉사구획, 체육문화구획, 교육보건구획, 관광구획으로 명백히 구분되고 모든 구획이 이 지대의 자연지리적 특성과 환경에 잘 어울리게 건설했다고 칭찬 • 교육보건구획의 삼지연군인민병원과 치과전문병원 건설사업 지도 • 삼지연군인민병원은 당이 마음먹고 특별조치를 한 대상, 새 세기 보건의학적 요구를 완벽하게 구현한 지방인민병원의 본보기라고 언급 • 병원구내에 녹지면적을 더 조성하고 수종이 좋은 나무들도 심어 환자들이 휴식할 수 있는 장소로 잘 꾸릴 것을 지시 • 삼지연군인민병원 의료집단의 실태와 준비상태 점검해 의료설비들은 이미 약속한 대로 당에서 전적으로 맡아 마련할 것이고 현대적인 의료설비들을 다루고 운영할 수 있는 실력 있는 의료인력 준비 지시
2019.10.	• 묘향산의료기구공장 현지지도 • 건설은 인민군대가, 설비 제작은 군수공장이 담당, 당중앙위원회와 해당 부문 일군들을 포함한 지도소조와 건설상무 조직해 파견 • 개건공사 마감단계에서 진척, 국산화된 현대적인 설비들을 갖추고 의료기구 시제품을 만들면서 본격적인 생산준비 중에 현지 방문 • 공장의 내외부가 본보기공장답게 꾸려졌고, 건축형식도 좋고 주변 환경도 깨끗해졌으며 공간 배치도 잘했다며 건축 미학 면에서, 기술적 면에서 나무랄 것이 없다며 만족 표시 • 수술대, 해산대, 진찰침대, 환자운반밀차, 이비인후과종합치료기, 치과종합치료기 등 성능이 좋은 각종 의료기구를 대량 생산할 수 있는 첨단공장이 꾸려졌다며 높이 평가 • 공장에서 생산한 의료기구 시제품들을 하나하나 작동하며 성능 점검 • 진찰침대와 치과종합치료기에 직접 앉아본 뒤 좀 딱딱하다며 환자들이 치과치료를 받을 때 오랜 시간 머리를 뒤로 젖히고 있으므로 머리판을 부드럽게 만들 것을 주문, 환자 운반 밀차의 측면 틀의 정밀도가 미숙하다며 의료기구들을 세세히 작동시키며 결함을 모두 퇴치하라고 강조 • 의료기구들이 금속 재료들을 많이 쓰고 도장하는 방법으로 마감하는데 이 방법은 낡은 방법이라며 골격 부분을 제외하고는 모두 수지로 만들라고 제시하며 프레스화 하고 수지 제품의 비중 확대 주문

보도 시기	방문지 등 언급 및 활동 내용
	• 공장에서 생산하는 모든 의료기구를 선진국에서 생산하는 수준으로 만들어야 한다며 최신 자료들을 충분히 연구하고 실정과 환자들의 체질에 맞게 설계하고 혁신적으로 갱신해 품질을 철저히 담보한 성능 높고 실용적인 의료기구 생산을 지시 • 공장의 현대화 공사에서 일부 결함도 있다며 일부 건물들의 외부 벽체 타일 면의 마감공사가 섬세하지 못함을 지적, 이는 건설자들의 전문성 부족이 원인이라며 기능공을 추가로 동원하는 문제까지 자신이 현지에 나와 직접 점검하고 대책을 세워야 하냐며 일군들의 무책임성을 강하게 질책 • 건설기능이 높은 부대를 시급히 파견해주겠으니 그들과 함께 시공과정에 나타난 결함을 바로잡고 공장을 연말까지 완공하라고 지시
2020.07.	• 평양종합병원 건설장 현지지도 • 어려운 환경 속에서도 공사를 비상히 빠른 속도로 진척했다며 건설자들의 위훈을 높이 평가 • 평양종합병원 건설연합상무로부터 공사 전반에 대한 구체적인 보고를 받고 건설과 관련한 경제조직사업에서 나타난 심중한 문제점을 엄하게 지적 • 건설연합상무가 아직까지 건설예산도 수립하지 않고 마구잡이식으로 경제조직사업 진행, 인민들을 위해 종합병원 건설을 발기하고 건설 작전을 구상한 당의 의도와는 배치되게 설비와 자재 보장에서 정책적으로 심히 탈선, '지원사업'을 장려해 인민들에게 오히려 부담을 준다며 호되게 질책 • 건설연합상무 행태를 이대로 내버려 두면 당의 숭고한 구상과 의도가 왜곡되고 당의 이미지에 심각한 영향을 줄 수 있다고 비판, 당중앙위원회 해당 부서들에서 평양종합병원 건설연합상무 사업 정형을 전면적으로 검토해 책임 있는 일군들을 전부 교체하고 단단히 문제를 제기하라고 지시

출처: 2012~2021년 『로동신문』 검토해 저자 정리.

[부록 4] 내각총리 등 지도급 인사들의 보건의료 분야 현지요해 현황

보도 시기	방문지, 언급 및 활동 내용
2012.05.	• 최영림 내각총리 경제 현황 파악을 위해 함흥시 방문 • 함흥시 내의 흥남제약공장 방문, 의약품 생산 증대 문제와 개건공사를 빨리 끝내기 위한 대책 강구
2012.12.	• 최영림 내각총리 평양산원 방문 • 치료실, 입원실 등을 돌아보고 관리 및 운영 상황 점검, 병원 관계자들과 협의회를 진행하며 평양산원을 현대적으로 정비하는 문제 논의
2013.07.	• 김정은의 아동병원, 구강병원 현지지도에 동행한 박봉주 내각총리 며칠 뒤 다시 같은 건설 현장 방문 • 김정은 지시 관철을 위해 현장 책임자들과 협의회 진행 • 박봉주는 김정은 '말씀'의 의도를 다시 설명하며 정확한 집행 강조 • 내각과 국가계획위원회, 성, 중앙기관들에서 건설에 필요한 원료와 자재 보장을 위한 조직사업 진행 중임을 언급

보도 시기	방문지, 언급 및 활동 내용
2014.07.	• 박봉주 내각총리 함흥시의 중요한 공장과 기업소 현지요해 • 흥남제약공장 방문해 공장의 현대화 공사 강력 추진과 더 많은 의약품 생산 강조
2018.02.	• 박봉주 내각총리 평양치과위생용품공장 현지요해 • 김정은의 신년사와 현지지도에서 제시한 과업 완수를 위해 혁신을 일으키고 있는 공장 성원들 격려 • 협의회 진행, 적극적인 경영활동과 다양한 제품을 더 많이 생산하기 위한 대책 논의 • 국가과학원 과학전시관과 평양제약공장도 현지요해 • 보건의료 부문 공장들에 원료와 자재 원만한 보장 강조
2018.05.	• 박봉주 내각총리 평양제약공장과 평양치과위생용품공장 방문 • 인민들의 건강증진에 이바지할 일념을 안고 자력갱생, 견인불발의 의지로 공사속도를 높이고 있는 관련자들 적극 고무 • 협의회 진행, 건물의 질을 최대한 높이고 연관 단위들이 건설에 필요한 자재 원만히 보장, 경영활동 적극적인 전개 강조
2018.09.	• 박봉주 내각총리 평양시 안의 여러 단위 현지요해 • 평양치과위생용품공장과 평양제약공장 방문 • 인민들의 건강증진에 이바지하는 다양한 제품들을 더 많이 생산하기 위해 노력하는 과학자, 기술자, 노동자들의 활동 고무 • 새로 짓는 건물을 용도에 맞게 질적으로 건설하라고 강조 • 협의회 진행, 국가경제발전 5개년 전략 수행의 세 번째 해인 2018년 목표를 무조건 수행하기 위한 대책 논의 • 건설에 필요한 자재의 원만한 보장 강조
2018.10.	• 박봉주 내각총리 함경남도의 여러 단위 현지요해 • 흥남제약공장과 함흥영예군인교정기구공장 방문 • 협의회 진행, 생산 정상화에 필요한 과학기술적 문제 해결과 이를 담당하는 과학자, 기술자들의 사업 의욕을 높이는 대책 강구
2018.11.	• 박봉주 내각총리 평양전자의료기구공장 건설 현장 현지요해 • 생산 공정의 현대화를 적극적으로 추진하기 위한 대책 강구
2018.12.	• 박봉주 내각총리, 평안북도의 여러 단위 현지요해 • 신의주마이신공장 방문 • 당의 영도업적 단위답게 면모 일신, 과학기술에 기초한 설비들의 기술개건 추진, 제품의 질 담보 강조
2019.03.	• 박봉주 내각총리 현대화 공사 중인 평양제약공장 현지요해 • 진행 상황 점검, 과학자·기술자들의 책임성과 역할을 높여 통합생산체계 더욱 완비, 위생안전성 철저한 보장 등 강조 • 평양치과위생용품공장도 방문해 질 좋은 치약, 위생도구 등의 생산에 이바지한 공장 관계자들 치하 • 협의회를 통해 현대화 공사에 지장 없게 자재 보장 문제와 새로운 기술혁신안들을 적극적으로 받아들여 치과위생용품 생산계획을 완수하는 문제 등 토의

보도 시기	방문지, 언급 및 활동 내용
2019.07.	• 내각총리 김재룡 평양제약공장과 평양치과위생용품공장 현지요해 • 건설과 경영활동에서 제기되는 문제의 해결을 위한 대책 강구
2019.08.	• 김재룡 내각총리 삼지연군 현지요해하며 삼지연군인민병원 방문 • 당이 중시하는 건설 대상들을 정해진 기간에 완공하기 위해 노력하는 건설자들 적극 고무 • 협의회를 통해 삼지연군 건설에 필요한 자재를 우선 보장하며 수송과 지휘를 면밀히 펼치는 문제 등 토의 • 김재룡 내각총리는 바로 다음 날 함흥시의 여러 단위 현지요해 • 보건의료 시설로 흥남제약공장 방문
2019.09.	• 김재룡 내각총리 평안북도 내의 여러 단위 현지요해 • 신의주마이신공장 방문, 현실 발전의 요구에 맞게 설비와 생산 공정 등을 기술집약형, 노력절약형으로 개조, 새 제품 개발과 생산 강조
2019.12.	• 김재룡 내각총리 평양전자의료기구공장 현지요해 • 개건 현대화 공사에 필요한 자재를 보장하고 노동자들의 생산 및 생활 조건 보장에 관심을 돌릴 것 강조
2020.02.	• 김재룡 내각총리 평양과 평안남도, 황해북도, 남포시의 비상방역지휘부사업을 현지에서 요해 • 중앙비상방역지휘부에서 진행한 협의회에서 각 분과의 책임과 역할을 결정적으로 높일 것, 국경 통과지점들에서의 검사·검역을 더욱 철저히 진행, 방역규율을 엄격히 지키도록 장악·지도하라고 강조 • 모든 일군이 코로나19를 막기 위한 사업을 국가의 안전, 인민의 생명과 관련한 중요한 사업임을 명심하고 신속히 대응할 수 있게 만단의 준비 강조, 격리 및 치료조건을 충분히 갖추고 약품 보장과 검사·검역을 강화하는 등의 전염병 방역 대책 문제 강구
2020.03.	• 김재룡 내각총리 평양치과위생용품공장과 평양제약공장 개건 현대화 공사장 현지요해 • 박봉주 국무위원회 부위원장 남포의료기구공장 현지요해 • 공장의 개건 현대화를 적극적으로 다그치며 질 좋은 제품 생산을 늘리기는 문제 강조 • 박봉주 국무위원회 부위원장와 김재룡 내각총리가 함께 평양종합병원 건설장 현지요해 • 중기계와 운전기재 등을 집중시키고 역량과 기재를 합리적으로 이용, 공사속도에 맞춰 연관 단위에서 건설자재와 설비들을 제때 생산 보장하기 위한 실무대책 강구
2020.04.	• 김재룡 내각총리 남포의료기구공장 현지요해 • 인민들의 건강증진에 이바지하는 질 좋은 의료기구의 생산을 대폭 증대하기 위한 문제 토의 • 치료에 필요한 의료기구 지표들을 더 많이 개발, 생산설비의 효과성을 보다 높일 것 강조
2020.05.	• 김재룡 내각총리 함경남도 여러 부문 사업을 현지요해 • 흥남제약공장 방문, 의약품 생산에 물질·기술적 토대 더욱 완비 당부

보도 시기	방문지, 언급 및 활동 내용
2020.05.	• 김재룡 내각총리 남포항의 여러 곳 점검, 전염병 방역사업이 장기화하는 상황에서 긴장을 늦추지 말고 검사검역체계 더욱 완비 강조 • 협의회 진행, 소독사업을 철저히 과학적 토대 위에서 진행, 소독약 공급을 확실히 전개해 방역사업에서 사소한 빈틈도 나타나지 않도록 하기 위한 문제 토의
2020.07.	• 김재룡 내각총리 평양제약공장의 개건 현대화 현황 요해 • 당의 보건정책 관철에서 대상 공사가 가지는 중요성 명심, 생산 공정의 무균화, 무진화와 건설의 질을 높은 수준에서 보장, 공사를 빨리 끝내기 위한 대책 강구
	• 김재룡 내각총리 천리마제강연합기업소를 현지요해하며 의학연구원 의학생물학연구소와 국가과학원 생물공학분원 방문
	• 박봉주 국무위원회 부위원장 평양종합병원 건설장 현지요해
	• 최고인민회의 상임위원회 위원장 최룡해 개성시 비상방역 현황 점검 • 당중앙위원회 정치국 비상확대회의 결정 집행을 위해 최룡해는 개성시와 인접 지역에 긴급하게 구축한 방역초소들을 돌아보면서 방역 및 물자반입 실태 구체적으로 파악 • 개성시민들의 생활에 필요한 식료품, 의약품 등의 물자 보장이 집중적으로 진행되므로 소독과 검역을 방역학적 요구대로 엄격히 진행할 것을 강조 • 협의회 진행, 방역사업에 동원된 일군들과 방역성원들이 충실성과 책임성, 헌신성을 갖고 당중앙의 지시와 조직사업을 정확히 집행, 해당 기관 간의 긴밀한 협동 하에 철저하고 안정적인 대책 수립 강조
2020.08.	• 김덕훈 내각총리 평양종합병원 건설 정형 현지에서 요해
	• 박봉주 국무위원회 부위원장 남포항의 방역사업 정형 현지요해 • 최대비상체제의 요구에 맞게 사고와 행동의 일치성 보장, 항만작업에서 방역규정 엄격히 시행해 악성전염병의 유입 철저한 차단 강조
2020.12.	• 김덕훈 내각총리 순천제약공장의 생산 공정을 돌아보면서 제약공업 발전에 깃든 당의 영도업적을 길이 빛내며 의약품 생산을 결정적으로 확대할 것을 강조 • 원료, 자재를 국산화해 제약공업의 자립화, 현대화 실현, 대중약품과 상비약품 생산에 힘을 넣으며 생산 공정 일신하는 대책 강구
2021.05.	• 김덕훈 내각총리 삼지연시꾸리기 3단계 공사가 진행되는 현장을 방문하면서 삼지연시인민병원 현지요해
2021.06.	• 김덕훈 내각총리 신의주마이신공장의 원료보장에서 나서는 문제를 현지에서 요해하고 대책 수립
2021.07.	• 김덕훈 내각총리 순천제약공장 현지요해 • 과학기술의 잠재력을 적극적으로 발동해 원료, 자재의 국산화와 생산 공정의 현대화를 적극적으로 추진해 인민의 건강증진과 치료예방사업에서 절실히 요구되는 의약품 생산 확대 강조

보도 시기	방문지, 언급 및 활동 내용
2021.09.	• 김덕훈 내각총리 묘향산의료기구공장 현지요해 • 현대적인 의료설비와 기구들을 더 많이 생산해 당의 인민적 보건시책을 실천적 성과로 나타내라고 강조
2021.10.	• 김덕훈 내각총리 함경북도와 함경남도 현지요해 • 방문한 제약공장을 특정하지 않았으나 제약공업 등 인민경제 여러 부문에 필요한 기초화학제품들의 원만한 생산, 보장 강조

출처: 2012~2021년 『로동신문』 검토해 저자 정리.

[부록 5] 보건성이 매해 발표한 보건의료 정책 개요

보도 시기	보건성 고위 책임자 언급 내용
2012.10.	• 부상 강하국: 평균수명과 해산방조율 등을 최대한 빨리 세계보건지표 수준으로 향상하는 목표 수립, 그 실현을 위해 인민보건사업에서 결정적 전환 필요, 혁신을 위해 사업의 기본단위인 병원 등을 보건의학적 요구에 맞게 정비·개건해 치료거점으로의 면모 갖춰야 함 • 국장 장준상: 치료방법 끊임없이 개선 및 발전, 같은 병이라도 성별, 나이, 체질에 따라 그 증상이 서로 다르게 발현되므로 의료인들은 다양하고 풍부한 치료법 체득, 이를 위해 집체적 협의 강화하고 복강경수술, 유전자치료 등 선진 치료법 적극 수용 필요 • 부상 김명철: 의약품과 의료기구는 치료예방사업의 기본수단이며 의료봉사수준은 그것을 어떻게 보장하는가에 크게 좌우, 제약공업 부문에서는 상비약품, 대중약품 생산을 늘려 인민들의 수요를 충족해야, 더불어 질 좋고 효능 높은 새로운 의약품 연구 및 개발해 널리 이용, 현대적인 의료설비와 기구 등을 질적으로 생산하기 위한 혁명적 대책 필요, 의료기구 부문의 책임자들은 현존 생산시설을 최대한 효과적으로 이용하면서도 의학과학원, 국가과학원 연구사들과 협동해 현대적 의료설비들을 연구, 개발, 생산하기 위한 사업 적극적으로 전개 • 국가위생검열원 원장 박명수: 사회주의 의학의 본질은 예방의학, 예방의학은 인민이 국가와 사회의 주인인 사회주의 사회에서만 실현 가능, 이런 의미에서 예방의학은 보건의료 분야에서 사회주의와 자본주의의 본질적 차이를 특징짓는 중요한 징표, 이에 당의 예방의학적 방침을 관철하는 기본은 위생방역사업 강화에 있으므로 위생방역체계를 정연하게 세우고 위생방역기관들의 기능과 역할을 높여 노동환경과 생활조건을 위생, 문화적으로 꾸리며 질병예방사업 더욱 강화, 특히 세계적으로 널리 퍼지고 있는 전염병의 침습방어사업 계속 전개 • 국장 박성철: 의학기술을 전면적으로 빨리 발전시키는 사업 추진 필요, 의학과학연구기관은 의학과학 분야에서 제기되는 중요한 과학기술적 문제들 해결, 특히 첨단의학 과학기술를 연구 및 개발해 치료예방사업에 수용, 치료방법의 과학화와 효능 높은 의약품에 대한 연구, 의료설비의 현대화 등 첨단을 돌파하기 위한 연구에 역량 집중, 먼거리의료봉사체계 더욱 완비, 가까운 기간 의료봉사활동의 정보화 실현, 병원관리운영을 높은 수준에서 과학화

보도 시기	보건성 고위 책임자 언급 내용
	• 부상 강하국: 10월에 여성을 위한 종합적인 의료봉사기지, 과학연구 기지로서의 사명을 지닌 평양산원 유선종양연구소 준공, 중앙으로부터 각 도·시·군·구역인민병원을 연결하는 먼거리의료봉사체계 수립, 이는 김정은 시대에 이룩한 결실
2013.01.	• 부상 김형훈: 2013년 김정은의 신년사 발표 이후 인민보건사업을 사회주의 문명국 건설의 요구에 맞게 전환하기 위한 열의에 넘쳐있다며 지도자가 밝혀준 보건의료가 나아갈 방향을 위해 일하고 사회주의 보건제도의 우월성을 고수하며 전례 없는 기적을 창조하겠다고 다짐 • 국가위생검열원의 원장 박명수: 위생방역사업의 과학화와 정보화를 강력히 추진, 세계적으로 유행하는 전염성 질병과 토착 전염병을 철저히 예방, 위생방역사업을 군중적 운동으로 전개, 급양봉사 부문의 소독사업 강화, 주민들에 대한 예방접종 추진, 평양의 16세 미만 청소년에 대한 수두예방접종 빠른 기일 내 완료 • 장준상 국장(치료사업 담당): 중앙에서부터 각 도·시·군·구역인민병원까지 수립된 먼거리의료봉사체계의 운영을 정상화하기 위한 목표 수립, 먼거리의료봉사체계에 의한 수술지도사업 성과적으로 결속, 이를 통해 의료 서비스의 질을 결정적으로 높일 것을 제시, 100만 명에 대한 보철과 5천 명의 백내장수술, 여성들의 유방암 등의 조기 발견을 위한 검진사업 보장, 경막외 마취에 의한 무통분만의 질 상향을 위한 사업 각 도산원과 시·군·구역인민병원들에서 전개 • 강응찬 국장(의약품 및 의료기구 담당): 의약품과 의료기구는 사회주의 보건제도의 우월성을 담보하는 중요한 물질적 기초, 최고 생산년도 수준을 연이어 기록한 신의주마이신공장의 성과와 경험을 전국의 제약공장에 일반화하는 사업 전개, 2013년 의약품 생산을 결정적으로 높여 상비약품과 대중약품의 수요 보장, 고려약공장들에서 현대적인 추출설비를 완비한 성과에 기초해 고려약 엑스생산 정상화 추진, 효능 높은 의약품 더 많이 생산, 전국의 의료기구공장들에서 심전계, 뇌파계, 구강종합치료기 등 현대적인 의료설비와 소공기구 생산에 혁신 • 김형훈 부상: 김정은의 과학기술 강조에 맞춰 보건의료계도 2013년 줄기세포기술과 3세대항생제, 종합감기예방약, 생물소편기술에 의한 연구 기본적으로 완료, 이를 토대로 치료예방사업과 생산에 적극 수용해 인민들의 건강증진에 실질적으로 이바지, 지식경제시대의 요구에 맞게 의료인과 연구사들의 자질을 높이기 위한 사업 전격적으로 추진
2015.01.	• 국가과학기술위원회 간부들과의 인터뷰, 2015년 과학기술 분야 계획 중에 보건의료 부문의 사업도 언급 • 고려의학을 과학적 토대 위에 수립, 고려약 생산 공정의 GMP 실현, 생물소편에 의한 진단기술, 줄기세포에 의한 재생치료기술 등 적극 도입 • 이를 위해 과학기술 보급거점인 과학기술전당 건설에 집중, 과학기술 자료 확보, 과학자·2월17일과학자·기술자돌격대·3대혁명소조원 등의 활동 강화와 실력을 높이기 위한 사업 본격 추진
2017.11.	• 연말 보건성 관료들의 인터뷰를 통해 2017년 추진한 사업 성과 공유 • 제7차 당대회에서 제시한 과업 중 시·군인민병원들을 해당 지역의 의료봉사거점으로 꾸리는 사업 대대적으로 전개

보도 시기	보건성 고위 책임자 언급 내용
	• 국장 김경철: 시·군인민병원 꾸리기사업은 항시적으로 진행했으나 최근 그 어느 때보다 활발히 진행, 보건성은 2016년 8월부터 사업 전개 • 부국장 최경철: 보건성 간부들로 상무역량 조직, 시·군인민병원 꾸리기 목표와 단계별 계획, 꾸리기 기준 등 작성해 도인민위원회에 시달, 단계별 계획이 세워지는데 맞게 보건성 인력 시·군인민병원에 파견, 옥류아동병원 등 새롭게 건설한 병원을 소개하는 영상물을 각 도인민위원회에 전달, 3단계로 진행하는 사업이 마감단계에 이름, 평양시, 라선시, 함경남도, 남포시 등 많은 시·군인민병원들을 완전히 일신, 8월 사업에 대한 중간 평가회의 진행, 앞선 단위와 뒤떨어진 단위들에 대한 영상자료 각 도인민위원회에 전달
2018.01.	• 부상 김형훈: 지도자는 신년사를 통해 의료봉사사업의 철저한 인민성 구현과 의료설비, 의약품의 생산 증대 제시, 보건성의 일군들은 신년사 과업 관철을 위한 투쟁에서 전례 없는 혁신을 이룩해갈 열의에 충만한 상태 • 국장 김경철: 의료봉사사업의 철저한 인민성 구현은 모든 보건의료인이 당과 수령, 조국과 인민에 대한 무한한 충실성과 인간에 대한 지극한 사랑, 붉은 정성을 지니고 인민의 건강을 전적으로 책임진다는 의미, 지도자가 제7차 당대회에서 선진 진단과 치료법의 적극 수용, 신의학과 고려의학 밀접한 결합, 먼거리의료봉사체계 완비, 구급의료봉사 등 서비스 질을 높이라고 교시, 의료봉사의 질을 결정적으로 높이는 것은 의료봉사사업에서 인민성을 철저히 구현하기 위한 담보, 여기서 중요한 것이 보건의료인의 환자에 대한 지극한 정성과 높은 실무적 자질을 갖추는 것임 • 부상 리금희: 올해 추진할 사업은 지난해 이룩한 성과와 경험을 더욱 공고히 하고 일반화하는 것임, 모든 병원의 치료조건과 환경을 본보기 수준으로 높이는 사업 추진, 김일성종합대학 평양의학대학병원과 평양산원, 류경안과종합병원 등은 의료봉사와 병원관리에 항상 앞장서면서 현직 보건일군 재교육사업을 더욱 강화해 의료인들의 자질을 향상하는 사업 본격 진행 예정, 임상에 비약물성 치료의 비중을 높이고 의학과학 연구 성과를 더욱 확대하기 위한 사업도 적극 추진 • 국가위생검열원 원장 박명수: 2018년은 김일성 수령의 노작 "전염병과의 투쟁을 강화할데 대하여" 발표 50주년이 되는 해로 위생방역사업에서 새로운 혁신 추진, 삼지연군위생방역소를 전국의 표준단위로 최상의 수준으로 건설하고 황해북도위생방역소를 보건의학적 요구에 맞게 현대적으로 개건, 그 모범을 전국의 모든 위생방역기관에 일반화하기 위한 사업 진행, 각급 위생방역기관의 역할을 최대로 높여 질병발생률 저하에 힘쓰고, 3·4월과 9·10월 위생월간을 대대적으로 전개해 인민이 언제나 깨끗하고 위생적인 환경에서 생활하도록 더 큰 박차 • 부상 김형훈: 제약공장, 고려약공장, 의료기구공장들에서 생산 활성화, 과학기술에 의거해 원료, 자재의 주체화 실현, 고려약 생산에서 염주고려약공장, 덕천고려약공장 등에서 생산 공정에 대한 GMP 실현, 효능 높은 고려약 개발 및 생산, 의료기구공업 부문에서 묘향산의료기구공장을 비롯한 여러 의료기구공장들을 보다 현대적으로 개건, 생산한 의료기구들의 질 향상에 노력, 보건의료인의 사상 관점과 태도를 근본적으로 개선

보도 시기	보건성 고위 책임자 언급 내용
2018.03.	• 봄철위생월간을 앞두고 주무부서인 보건성 국가위생검열원 간부들 인터뷰 • 원장 박명수: 봄철위생월간은 단순히 거리와 마을, 일터와 가정을 알뜰히 꾸리는 실무적인 사업만이 아님, 생활환경을 문화적으로 꾸리는 사업은 사람들의 사상을 개조하고 조국을 사랑하는 정신으로 키우기 위한 하나의 중요한 사상사업, 모든 부문, 단위들에서 위생문화사업을 대중 자신의 사업으로 전환해 질병의 발생 근원을 철저히 없애고 인민들이 보다 위생, 문화적인 환경에서 생활하도록 사업 추진 • 처장 리진: 겨울의 흔적을 말끔히 가시는 사업, 건물들에 대한 보수와 환경개선, 수종이 좋은 나무 등 식수, 거리와 마을, 일터와 가정 등 환경개선, 상하수도에 대한 개선대책 수립, 공장 및 기업소는 생산문화, 생활문화를 세우는 사업 전개해 인민의 건강에 피해를 주거나 환경을 오염시키는 현상 종식, 문화후생시설 개건 전개, 급양 및 편의봉사기관에서도 시설과 비품, 도구 등의 보수, 정비, 소독사업 진행 • 책임부원 량현철: 봄철위생월간에 정치사업, 위생선전 활동 대대적으로 전개, 책임자들은 강연과 해설담화 등 다양한 형식과 방법으로 정치 및 위생선전 활동 추진, 국가 차원의 꾸리기사업과 관련한 사회주의 경쟁요강을 정확히 작성하고 직관선동을 배합한 선전선동 전개 • 원장 박명수: 시기성을 띠고 진행하는 사업이므로 봄철위생월간의 성과여부는 책임자들이 어떻게 작전하고 방법론 있게 사업을 추진하느냐에 달려있음, 성과 달성을 위해 보건성을 비롯한 각급 보건의료 부문 간부들과 해당 단위 책임자들이 단계별 사업정형을 구체적으로 파악 및 장악하고 지도사업을 더욱 강력히 추진해야 함, 책임자들부터 사업에 앞장서며 자기 단위에서 위생문화사업의 본보기를 창조하고 그 경험을 일반화하며 사회주의 경쟁 열풍을 일으켜야 함, 특히 도·시·군·구역의 책임자부터 자기 고장을 더욱 아름답게 개선하는 사업에 관심을 돌리고 작전과 지휘 추진 • 서기장 송인범: 위생월간의 단계별 계획을 수립했으므로 이를 완수하는 것에 집중하면 성과 달성 가능, 해당 단위 간부들은 위생문화사업을 적당히 하려는 모습을 버려야 함
2020.01.	• 당중앙위원회 제7기 제5차 전원회의 이후 보건의료 부문의 결정 사항을 완수하기 위한 과업에 관한 보건성 간부들 인터뷰 • 부상 김형훈: 지도자의 전원회의 보고에서 보건은 사회주의 이미지의 주요 징표라고 언급, 이 가르침을 받고 여러 차례에 걸치는 협의회 진행, 보건의료 부문에 내재하고 있던 결함을 심도 있게 분석, 해당 부서들이 패배주의와 수입병에 빠져 나라의 경제 형편이 풀리거나 다른 나라에서 설비와 약품을 들여와야 치료에서 좋은 성과가 이룩된다는 편향을 극복하지 못함, 이에 빈 구호나 외치며 말단치료예방기관들을 강화하고 시·군마다 세워져 있는 고려약공장의 운영을 활성화하는 방안을 적극적으로 수행하지 않음, 이러한 구태의연한 사업 방법, 사상관점과 완전히 결별하고 인민보건사업에서 혁명적인 전환을 일으킬 실질적인 목표 수립, 2020년 의료기구, 제약, 의료용 소모품공장들에 대한 개건 대대적으로 전개, 보건의료인들이 환자 치료에 정성을 발휘하기 위한 사업 추진, 선진기술을 적극적으로 수용해 서비스의 질을 높이기 위한 대책 추진

보도 시기	보건성 고위 책임자 언급 내용
	• 부상 박성철: 의료기구, 제약공장들의 현대화 추진, 의료기구공업의 맏아들공장, 본보기공장으로 전변되는 묘향산의료기구공장과 평양전자의료기구공장, 평양제약공장, 흥남제약공장 등의 현대화 공사가 마감단계, 현대적인 종합병원과 의료용 소모품공장들 건설, 장수고려약공장 등 시·군들에 있는 고려약공장에 대한 현대화 사업 전개 중 • 국장 정원룡: 의료설비, 의료기구의 국산화 실현을 위해 자체의 과학기술역량을 튼튼히 구축, 첨단기술제품생산기지 마련, 기술교류사업 강화, 특히 개발한 시제품들을 생산에 도입해 인민의 건강증진에 활용할 수 있는 정연한 체계 수립 • 부상 방인철: 보건의료인들의 인간에 대한 사랑과 헌신적 복무정신을 체질화하기 위한 사업 대대적으로 전개 예정, 당의 붉은 보건전사로 준비, 이를 위해 1960년대 천리마 시대 의료인들의 사상정신과 전국 보건일군정성경험토론회의 모범적인 의료인들을 본보기로 사상교양사업을 강도 높게 진행, 모범적 소행의 의료인들을 찾아 이를 일반화하는 사업 예정, 의료인의 정성은 높은 의술을 기초할 때 빛을 발함, 의학교육에 대한 지속적인 관심으로 튼튼한 기초의학지식과 높은 임상기술을 지닌 능력 있는 보건의료인 배출, 학습열풍을 일으켜 선진 진단과 치료법을 습득하고 실천에 구현, 전문기술을 소유한 의료인으로 양성하는 사업 조직 • 부상 김형훈: 위생방역기관들의 역할을 높이기 위한 사업과 지난 시기 구축해놓은 먼거리의료봉사체계 더욱 공고히 하고 확대, 자체의 자원을 활용한 의약품과 의료용 소모품, 여러 가지 시약생산기술 개발, 의료 서비스의 지능화, 정보화 전개, 모든 애로와 난관을 정면돌파전으로 뚫고 나가 역사적인 전원회의 결정을 결사 관철
2021.05.	• 2021년을 보건의료 부문의 물질, 기술적 토대를 완비하기 위한 도약기로, 뚜렷한 개선을 가져오는 해로 설정, 그 일환으로 추진하고 있는 각급 치료예방기관 현대화에 대한 보건성 간부들 인터뷰 • 보건성 국장 김경철: 치료예방기관들을 현대적으로 꾸리는 사업은 실무적인 문제가 아니라 사회주의를 옹호 및 고수하고 전진하는 정치적 사업 • 부국장 한석철: 치료예방기관들의 면모를 일신하기 위한 사업계획을 분기별, 월별, 주별로 구체적으로 세워 각 도·시·군·구역들에 하달, 단계별 사회주의 경쟁요강도 발표, 도·시·군·구역에서도 자체의 실정에 맞게 계획을 수립해 그 집행을 위한 조직사업 전개 • 부원 송명철: 도인민병원들을 현대적으로 건설하기 위한 기술 준비 끝내고 자재, 자금 확보 등 공사에 필요한 조건보장대책 수립, 삼지연시인민병원을 본보기로 시·군인민병원들을 꾸리는 사업 전개, 수백 개의 리인민병원, 종합진료소, 리진료소들의 면모를 개선하는 사업을 올해 내로 완료, 이를 위해 삼지연시인민병원에 대한 보여주기사업 진행, 리인민병원, 종합진료소, 리진료소들에는 문덕군 룡중리인민병원과 양덕군 온정리진료소, 중평남새온실농장병원의 모습을 담은 영상자료 전달해 본보기로 삼도록 함, 본보기를 내세우고 그 경험을 일반화하는 것은 집단적인 경쟁을 고조시켜 다 같이 빠른 발전을 이룩하기 위한 중요한 방도

460 북조선 보건의료체계 구축사 Ⅱ (2012~2023)

보도 시기	보건성 고위 책임자 언급 내용
	• 부원 송명철: 2020년 함경남도와 평천구역이 보건의료사업을 모범적으로 전개, 하지만 일부 지역에서는 외장재나 칠하는 것으로 이 사업을 적당히 넘기려는 편향들 확인, 이는 단순히 간부들의 실무능력의 차이, 조건상 차이가 아니라 복무관점의 문제 • 부국장 한석철: 함경남도가 2021년 경쟁에서 앞설 가능성이 높음, 앞선 지역에서는 계속 전진하고 뒤떨어진 지역은 분발해야 함, 치료예방기관들의 면모는 이 사업을 대하는 해당 지역 일군들의 관점과 입장을 비치는 거울이므로 그 결과가 복무관점에 대한 평가가 될 것임
2021.07.	• 보건성 보건전략연구소 실장 한정옥: 예방과 치료는 모두 의학의 기본내용이나 사람들의 건강보호증진에서 가지는 의의는 다름, 선차적인 의의는 예방을 잘해야 함, 치료는 일단 생긴 질병으로부터 사람들의 생명과 건강을 보호하기 위한 사업, 예방은 질병의 근원 자체를 없애는 적극적인 대책, 어느 쪽을 우선하느냐는 결국 사회주의와 자본주의의 본질적 차이를 특징짓는 중요한 징표, 의학이 하나의 돈벌이 수단으로 되는 자본주의 사회에서는 예방을 생각할 수 없음 • 보건성 보건전략연구소 연구사 최창식: 사회주의 보건의료의 역사는 질병이 발생하지 않도록 예방하는 것을 기본사명으로 함, 이러한 체계의 구축은 수령들의 인민사랑을 나타내는 영도사임 • 보건성 국가위생검열원 처장 류덕수: 전 세대의 모범적인 보건의료인, 예를 들어 불치병으로 입원 치료를 받으면서도 전염병 예방을 위한 예방약 접종에 나서 수천 명에게 접종하고 현장에서 순직한 보건의료인, 외진 공해감시초소에서 눈이 오나 비가 오나, 남들이 다 쉬는 명절날, 휴일에도 인민의 건강을 위해 묵묵히 자신의 역할을 하는 보건의료인, 자재와 원료를 배낭으로 나르면서 위생방역기관에 예방약 생산시설을 설치하는 데 앞장서고 정전으로 생산에 지장 받을 때 자전거 바퀴를 활용해 발전기를 돌리면서 생산을 보장한 전 세대의 보건의료인, 이들의 숭고한 정신적 풍모와 자력갱생의 정신을 현재의 보건의료인들이 배우고 구현해야 함, 당의 예방의학적 방침 관철을 위해 헌신적 복무정신, 자력갱생, 결사 관철의 정신을 더욱 높게 발휘해야 함 • 평천구역위생방역소 소장 김명일: 위생방역기관의 역할에 따라 당의 예방의학적 방침 관철의 성과 여부가 결정, 이러한 인식하에 방역소 건물의 면모를 본보기가 될 수 있게 일신, 기술혁신운동을 전개해 위생방역사업에 적극적으로 활용할 설비와 기구 등 창안하고 제작, 아직도 보완해야 할 부문이 많음, 매일 사업을 평가해 교훈을 찾으며 위생방역사업의 개선 및 강화하는 방안 모색 • 중구역 신암종합진료소 소장 리명순: 당중앙위원회 제8기 제3차 전원회의 결정을 관철하기 위해 모든 호담당의사가 담당구역 주민들에 대한 건강을 전적으로 책임진다는 관점을 확고히 하는 사업 전개, 의료인들의 긍정적 소행을 적극적으로 발굴해 소개 및 선전하는 사업 진행, 주민들에 대한 건강검진과 치료에 책임성 강화, 담당구역 분담 정형을 다시 점검하고 의사들의 능력과 업무량에 따라 합리적으로 전개하는 대책도 수립

보도 시기	보건성 고위 책임자 언급 내용
2021.09.	• 보건경영학연구단위의 연구사인 후보원사 교수 박사 최창식 인터뷰 • 치료예방기관에서 기강을 바로 세운다는 것은 인민에 대한 의료봉사에서 강한 규율과 질서의 확립을 의미, 이를 위해 첫째, 의료봉사의 질 개선, 의료봉사의 질은 의료봉사 환경과 진행 과정, 그 결과에 대한 만족과 믿음, 실리의 종합적인 평가, 의료봉사의 질은 의료인들의 고상한 정신, 도덕적 풍모와 높은 의학지식에 기초한 풍부한 임상경험, 조건보장의 유기적인 결합으로 담보, 두 번째는 병원 운영의 정규화, 규범화가 필수적인 요구, 모든 사업을 제정한 규범과 준칙에 따라 진행, 세 번째는 의료사고 발생에 대한 해결도 중요한 문제 • 의료봉사사업에서 강한 규율과 질서를 확립하기 위한 중요한 요구는 첫째, 병원의 모든 의료인이 철저히 구현할 수 있는 규범과 준칙 설정, 당 정책의 요구에 맞게 진단 및 치료지도서, 기술규정서 등 각종 활동 규범과 준칙들을 잘 정립하는 것은 규율과 질서를 확립해나가는 선결 조건, 더불어 발전하는 현실과 의료봉사에 대한 높아진 인민의 요구에 맞게 규범과 준칙들을 부단히 갱신하며 수정, 보충하는 사업도 필요, 또한 의료인에게 활동 규범과 준칙에 대한 학습 강화 • 병원에서 모든 의료인이 진찰과 치료, 투약 등의 질서를 철저히 지키며 환자 치료에 온갖 정성을 다 쏟도록 강제, 특히 간호원들에 대한 교양사업 강화, 모든 간호원이 제정된 규율과 질서를 자발적으로 지키도록 해야 함, 사업계획을 명확히 수립하고 계획에 따라 진행하면서 모든 소속원이 매일 자기가 한 사업내용을 평가 및 점검하는 것을 제도화해야 함

출처: 2012~2021년 『로동신문』 검토해 저자 정리.

[부록 6] 26호모범기대영예상 수상 보건의료기관 현황

수여 시기	수상 보건의료기관
2012.01.	• 중구역인민병원, 천리마구역의약품관리소, 재령군인민병원
2012.04.	• 단천시약공장 • 2중 영예상: 평안북도산원
2012.06.	• 회령시제1인민병원
2012.10.	• 2중 영예상: 대동강구역병원
2012.12.	• 김일성종합대학 평양의학대학, 삼수군인민병원 • 2중 영예상: 라남제약공장 2직장
2013.03.	• 2중 영예상: 만경대구역인민병원, 의학과학원 약학연구소 중간시험공장
2013.05.	• 와우도구역인민병원 • 2중 영예상: 김일성종합대학 평양의학대학 유전의학연구소, 평양일용품공장 칫솔직장, 평양제약공장 신약직장, 평양제약공장 포장재직장, 조선적십자종합병원 종합진료소
2013.08.	• 함흥시인민병원

수여 시기	수상 보건의료기관
2014.04.	• 함흥시 흥덕구역 은덕산업병원 • 2중 영예상: 평양산원, 회창군의약품관리소
2014.12.	• 달천영예군인료양소
2015.04.	• 황해남도소아병원, 남포수출입품검사검역소
2015.06.	• 2중 영예상: 김일성종합대학 평양의학대학 위생학부, 강계고려약가공공장
2015.08.	• 2중 영예상: 김일성종합대학 생명과학부
2015.10.	• 희천고려약공장, 라선시수출입품검사검역소 • 2중 영예상: 조선적십자종합병원 호흡기전문병원
2015.12.	• 함흥시인민병원 • 2중 영예상: 라선시인민병원
2016.04.	• 삭주군의약품관리소 • 2중 영예상: 김일성종합대학 평양의학대학 기초의학부, 보건성 1월25 일제작사
2016.06.	• 평양전자의료기구공장, 평성의학대학 제1의학부 • 2중 영예상: 김일성종합대학 평양의학대학 치과의학부, 의학과학원 환경위생연구소
2016.09.	• 2중 영예상: 김일성종합대학 평양의학대학병원, 의학과학원 방사선의 학연구소, 의학과학원 약학연구소
2016.12.	• 함흥정형외과병원 • 2중 영예상: 의학연구원 의학과학정보기술사
2017.04.	• 해주의학대학, 마전관광휴양소 • 2중 영예상: 봉학식료공장 샘물가공직장, 인구연구소, 보건성 수혈원
2017.06.	• 2중 영예상: 조선적십자종합병원 위생전문예방원
2017.08.	• 2중 영예상: 평양의학대학 고려의학부, 평양의학대학 일반기초학과
2017.11.	• 토성제약공장 • 2중 영예상: 조선고려약기술사
2018.02.	• 김만유병원 전자계산단층촬영장치(CT) • 2중 영예상: 의학연구원 미생물연구소, 의학연구원 의학생물학연구 소, 평양친선병원
2018.04.	• 평천고려약공장 • 2중 영예상: 김만유병원, 평양제약공장 고려약직장, 의학연구원 종양 연구소
2018.06.	• 평성의학대학 제2의학부
2018.08.	• 평양의료기술대학 • 2중 영예상: 동대원구역인민병원, 남포수출입품검사검역소

수여 시기	수상 보건의료기관
2019.01.	• 라선시 선봉지구 선봉인민병원 • 2중 영예상: 모란봉구역인민병원, 선교구역인민병원 치과분원
2019.04.	• 청진시 송평구역인민병원 • 2중 영예상: 조선적십자종합병원 정형외과전문병원 전자계산단층촬영장치(CT)
2019.08.	• 우시군인민병원 • 2중 영예상: 혜산시제1인민병원
2019.12.	• 2중 영예상: 토성제약공장
2020.01.	• 대동군인민병원, 철도성치과병원
2020.03.	• 김정숙평양방직공장병원, 평성의학대학, 보건성제3예방원, 송림영예군인교정기구공장
2020.06.	• 청진의학대학 제1의학부, 청진의학대학 치과의학부
2020.09.	• 2중 영예상: 조선적십자종합병원 소화기전문병원
2020.12.	• 류경안과종합병원, 평천구역인민병원, 봉천군인민병원, 남포시산원 • 2중 영예상: 만년제약공장
2021.01.	• 청진의학대학 의학연구소
2021.03.	• 정주시인민병원 • 2중 영예상: 국가과학원 미생물학연구소 • 3중 영예상: 조선적십자종합병원 심장전문병원, 조선적십자종합병원 외래종합진료소
2021.07.	• 평양안과병원, 락랑구역인민병원, 태천군인민병원, 남산샘물사업소, 천리마구역인민병원 • 2중 영예상: 함경남도치과병원, 흥남제약공장 1합성직장
2021.10.	• 옥류아동병원, 장수인삼가공공장
2021.12.	• 류경치과병원 • 2중 영예상: 조선적십자종합병원 종합림상검사소
2022.02.	• 회창군위생방역소, 청진의학대학 제2의학부, 청진의학대학 위생학부, 라선시치과병원
2022.03.	• 송림시의약품관리소 • 2중 영예상: 평천고려약공장
2022.06.	• 2중 영예상: 평양시치과병원 • 3중 영예상: 조선적십자종합병원 신경전문병원 컴퓨터단층촬영장치(CT)
2022.08.	• 사동구역제3예방원
2022.12.	• 보건성 제약공업관리국 보건산소공장, 국가과학원 국가균주보존연구소 • 2중 영예상: 평성의학대학 제3의학부 • 3중 영예상: 국가과학원 생물공학분원 미생물유전자공학연구소, 국가과학원 생물공학분원 동물유전자공학연구소

수여 시기	수상 보건의료기관
2023.02.	• 세포군고려약공장, 회령시고려약공장 • 2중 영예상: 평성의학대학 제1의학부, 신양군영예군인고려약공장 • 3중 영예상: 신의주제약공장 항생소직장, 의학연구원 종양연구소
2023.04.	• 동대원고려약공장, 평안북도질병예방통제소 • 2중 영예상: 회창군병원
2023.06.	• 청진시 청암구역병원
2023.10.	• 평양의료기구기술사 • 3중 영예상: 김책공업종합대학 나노물리공학연구소

출처: 2012~2023년 『로동신문』 검토해 저자 정리.

[부록 7] 3대혁명붉은기 수상 보건의료기관 현황

수여 시기	3대혁명붉은기 수상 보건의료기관
2012.01.	• 강원도소아병원
2012.02.	• 강계고려약공장, 함주군농민휴양소
2012.04.	• 시중호료양소
2012.06.	• 양강도제2예방원
2012.08.	• 서성구역 장산종합진료소, 와우도구역인민병원 • 2중 붉은기: 평양산원 3부인과 • 3중 붉은기: 보건성 제약공업관리국 종합약국
2012.10.	• 정평군 제3료양소 • 2중 붉은기: 함경남도의약품관리소
2012.11.	• 김만유병원, 평안북도소아병원, 묘향산휴양소, 만포시인민병원, 천리마구역위생방역소 • 2중 붉은기: 천리마구역의약품관리소
2012.12.	• 황해남도소아병원, 희천고려약공장, 영광군 제3요양소 • 2중 붉은기: 서성구역인민병원, 평안북도산원, 해주의학전문학교
2013.01.	• 중구역위생방역소, 모란봉고려약공장, 연안군인민병원, 라선시인민병원 • 2중 붉은기: 대동강구역 옥류종합진료소, 조선적십자종합병원 심장전문병원
2013.04.	• 모란봉구역인민병원 • 2중 붉은기: 신의주의학전문학교, 국가과학원 생물공학분원 미생물공학연구소
2013.06.	• 남포수출입품검사검역소, 의학과학원 방사선의학연구소
2013.07.	• 김일성종합대학 평양의학대학병원
2013.09.	• 순천제약공장 아스피린직장, 안악군인민병원, 위원림산병원, 내곡온천료양소, 혜산의학전문학교

수여 시기	3대혁명붉은기 수상 보건의료기관
2013.11.	• 사리원시제1인민병원
2014.01.	• 강원도산원, 보천군인민병원
2014.02.	• 강동고려약공장, 중구역인민병원 내과, 함흥시 흥남구역의약품관리소 • 2중 붉은기: 김만유병원 순환기내과
2014.04.	• 평성의학대학 제2의학부, 회령고려약공장
2014.07.	• 2중 붉은기: 국가과학원 생물공학분원 줄기세포연구소
2014.11.	• 평안남도인민병원 종합실험 검사과, 세포군의약품관리소
2014.12.	• 함흥시인민병원, 국가과학원 함흥분원 실험기구공장
2015.01.	• 중구역 신암종합진료소, 서성구역 중신종합진료소 • 2중 붉은기: 회창군의약품관리소, 조선적십자종합병원 비뇨기전문병원 • 3중 붉은기: 보건성 1월25일제작사
2015.04.	• 동대원구역인민병원, 증산군인민병원, 의학과학원 의학과학정보기술사
2015.10.	• 평안북도인민병원 고려치료 부문, 온성군의약품관리소 • 2중 붉은기: 함흥화학공업종합대학 약학대학 약제학부, 함흥시 흥덕구역 은덕산업병원 • 3중 붉은기: 강계고려약가공공장
2016.02.	• 국가품질감독위원회 중앙수출입품검사검역소 • 2중 붉은기: 덕천시의약품관리소
2016.04.	• 2중 붉은기: 토성제약공장
2016.05.	• 2중 붉은기: 평양산원
2016.06.	• 인포탄광병원, 보건성 수혈원 • 2중 붉은기: 흥남비료공장병원
2016.11.	• 2중 붉은기: 남포수출입품검사검역소
2017.01.	• 2중 붉은기: 신의주마이신공장 마이싱직장
2017.02.	• 김일성종합대학 평양의학대학, 해주의학대학 제2의학부
2017.04.	• 봉천군인민병원
2017.08.	• 평양전자의료기구공장 • 2중 붉은기: 룡악산샘물공장, 평천고려약공장
2017.10.	• 2중 붉은기: 의학연구원 방사선의학연구소
2017.11.	• 모란봉구역위생방역소 • 2중 붉은기: 평양시위생방역소
2018.01.	• 2중 붉은기: 조선적십자종합병원 신경전문병원
2018.02.	• 동대원고려약공장, 은하지도국 증산휴양소
2018.04.	• 강계시위생절공장, 자강도소아병원 • 2중 붉은기: 은파군의약품관리소

수여 시기	3대혁명붉은기 수상 보건의료기관
2018.06.	• 평천구역인민병원 • 2중 붉은기: 황해남도소아병원
2018.09.	• 대동강구역 릉라종합진료소 • 2중 붉은기: 대흥고려약공장, 룡천군인민병원
2019.04.	• 강계의학대학 제1의학부 • 2중 붉은기: 모란봉구역인민병원
2019.06.	• 옥류아동병원
2019.09.	• 모란봉구역 긴마을종합진료소, 평양정보기술국 신평휴양소, 마전휴양소
2019.10.	• 만경대구역 축전종합진료소, 평천구역 륙교종합진료소
2019.11.	• 우시군인민병원
2020.02.	• 류경치과병원, 마전관광휴양소 • 2중 붉은기: 조선적십자종합병원 호흡기전문병원
2020.06.	• 연풍과학자휴양소 • 2중 붉은기: 강원도의약품관리소 • 3중 붉은기: 순천시약공장
2020.10.	• 송림영예군인교정기구공장 • 2중 붉은기: 강계시고려약공장
2020.11.	• 무진대청년탄광병원, 신천군인민병원, 무산군의약품관리소 • 2중 붉은기: 평양시제2인민병원
2020.12.	• 천내탄부휴양소, 고려의학종합병원 고려생명수기술교류사 • 2중 붉은기: 조선고려약기술사
2021.04.	• 연산군인민병원 • 2중 붉은기: 안주시인민병원 , 청진의학대학 제2의학부
2021.07.	• 선교구역인민병원, 대동군인민병원 • 2중 붉은기: 라선시인민병원
2021.09.	• 라선시치과병원 • 2중 붉은기: 흑령탄광병원
2021.10.	• 3중 붉은기: 토성제약공장
2022.06.	• 2중 붉은기: 희천시고려약공장, 회령시제1인민병원
2022.08.	• 선교구역위생방역소
2022.09.	• 2중 붉은기: 평천구역 안산종합진료소
2022.10.	• 모란봉구역 개선종합진료소 • 2중 붉은기: 평천구역위생방역소
2022.11.	• 류경안과종합병원, 남산샘물사업소 • 2중 붉은기: 남산병원 내과, 룡흥제약공장 • 3중 붉은기: 신양군영예군인고려약공장

수여 시기	3대혁명붉은기 수상 보건의료기관
2022.12.	• 북창군제3예방원, 보건성 달천영예군인료양소
2023.03.	• 2중 붉은기: 남산병원 외과
2023.04.	• 2중 붉은기: 고원탄광병원
2023.06.	• 강서분무기공장 • 2중 붉은기: 평양전자의료기구공장
2023.08.	• 2중 붉은기: 영광군의약품관리소
2023.10.	• 대성구역병원, 북창지구청년탄광련합기업소 탄부휴양소 • 3중 붉은기: 염주군고려약공장, 량강도수혈소

출처: 2012~2023년 『로동신문』 검토해 저자 정리.

[부록 8] 모범준법단위칭호 보건의료기관 현황

수여 시기	모범준법단위칭호 쟁취 보건의료기관
2012.01.	김정숙군고려약공장, 김만유병원 내과병동, 개성영예군인의료기구공장, 개성인삼가공공장, 함흥영예군인의료기구공장
2012.09.	승호고려약공장, 라선시 신흥인민병원
2014.04.	개성시의약품관리소, 모란봉구역 개선종합진료소, 묘향산휴양소, 은률군위생방역소
2014.06.	신암고려약공장, 신천군의약품관리소, 황해북도제3예방원
2014.12	희천고려약공장
2015.06.	철산영예군인고려약공장, 황해남도간호원학교
2015.08.	신양고려약공장, 신의주마이신공장 마이싱직장
2015.10.	회창군의약품관리소, 삭주군의약품관리소
2015.12	조선고려약기술사, 만포고려약공장
2016.04.	회령고려약공장
2016.06.	보건성 고려약생산관리국 자재상사
2016.09.	평양친선병원
2016.10.	염주고려약공장, 라남제약공장2직장
2016.12	토성제약공장, 보건성 건강합작회사, 신의주시 본부지구종합진료소, 평강군인민병원
2017.02.	명간군의약품관리소
2017.04.	시중호료양소, 순천지구청년탄광련합기업소 휴양소
2017.08.	흥남영예군인의약품용기공장, 평천고려약공장, 삼천군의약품관리소, 세포고려약공장

수여 시기	모범준법단위칭호 쟁취 보건의료기관
2018.05.	김일성종합대학 평양의학대학병원 성천온정료양소
2018.06.	평안북도산원, 동림고려약공장, 세포군의약품관리소
2018.07.	강계고려약공장, 우시군인민병원
2018.09.	대흥고려약공장
2018.10.	라선시산원
2019.03.	형제산구역 서포종합진료소
2019.04.	은정구역 광명종합진료소, 만년제약공장
2019.05.	의학연구원 천연물약품연구소, 보건성 수혈원
2019.06.	순천철도병원
2020.07.	무진대청년탄광병원, 운산료양소
2019.10.	무산군의약품관리소, 자강도소아병원, 시중휴양소, 강원도의약품관리소, 내곡온천료양소
2019.12.	천리마구역의약품관리소
2020.01.	평양의학대학 기초의학부, 은정구역 위성종합진료소, 함흥시 흥덕구역 은덕산업병원, 연산군영예군인고려약공장
2020.02.	동림군의약품관리소, 백마수의생물약품연구소 수의생물약품직장, 삼천온천철도료양소
2020.03.	연풍과학자휴양소, 천내탄부휴양소
2020.11.	평천구역위생방역소, 창성군고려약공장
2021.03.	대동강구역 동문종합진료소, 국가과학원 나노공학분원 나노재료연구소, 국가과학원 물리학연구소, 최경태내분비연구소, 류경안과종합병원, 평양 치과위생용품공장
2021.04.	창성군약초관리소, 대화봉샘물공장
2021.05.	개천시 철강동종합진료소, 청진샘물공장, 룡원광산휴양소
2021.06.	은률군종합진료소, 국가과학원 미생물학연구소, 보건성제2예방원
2021.07.	동대원구역 삼마종합진료소, 력포구역인민병원, 력포구역 력포종합진료소, 고원군제2예방원, 국가과학원 국가균주보존연구소, 국가과학원 력학연구소
2021.09.	의학연구원 미생물연구소, 조선적십자종합병원, 안과전문병원, 대성구역인민병원, 사동구역제3예방원, 옹진광산병원, 금강군인민병원
2021.10.	김일성종합대학 첨단과학기술교류사, 송화온천료양소, 묘향산의료기구공장 의료기구직장, 평천구역의약품관리소, 성간군제3예방원, 송원군고려약공장, 원산시수의방역소, 원산시 평화종합진료소, 량강도의약품검정소

수여 시기	모범준법단위칭호 쟁취 보건의료기관
2021.10.	평양영예군인약품공장, 구장군의약품관리소, 회창군 읍종합진료소, 맹산군인민병원, 벽성군수의방역소, 남산샘물사업소
2021.12.	천리마제강련합기업소 15일정양소, 경성온천료양소, 신양군의약품관리소, 회창군위생방역소, 금강군제2예방원, 경성군인민병원, 김형직인민병원, 개성시보건자재관리소
2022.01.	의학연구원 약초재배연구소, 박천군인민병원, 황해북도수혈소, 장풍군고려약공장, 연안군인민병원, 천내군고려약공장, 천내군 문천탄광병원, 항구구역위생방역소
2022.03.	로동성 휴양관리국 휴양물자교류사, 보건성 의료기구공업관리국 의료기구연구소, 오산대성인삼사업소 제1작업반, 회령시제1인민병원
2022.04.	증산군제3예방원, 청남군의약품관리소, 토산군인민병원, 장풍군제3예방원, 황해남도제3예방원, 고원군보건직업기술학교, 고원군인민병원, 보건성 만년보건회사
2022.05.	김일성종합대학 첨단기술개발원 생물산업연구소, 김일성종합대학 첨단기술개발원 정보기술연구소, 김일성종합대학병원, 김책공업종합대학 교육정보화연구소, 김책공업종합대학병원, 모란봉구역 긴마을종합진료소, 대성구역제3예방원, 대성구역위생방역소, 형제산구역인민병원, 력포구역의약품관리소, 남포고려약공장, 보건성 제약공업관리국 보건산소공장, 의학연구원 의학생물학연구소
2022.07.	의학연구원 의학과학정보연구소, 대성산샘물공장, 평양시치과병원, 평양시의약품검정소, 삼천군고려약공장, 자강도의약품관리소
2022.08.	동대원구역의약품관리소, 대동강구역 사곡종합진료소, 대동강구역 옥류종합진료소, 장연군의약품관리소, 어랑군 어대진수산병원, 고원군 읍종합진료소
2022.09.	평천구역 안산종합진료소, 옹진군수의방역소
2023.01.	북창군제3예방원, 강건사리원의학대학 박사원, 이천군고려약공장, 라선시전쟁로병보양소, 강서분무기공장
2023.01.	강건사리원의학대학 의료기술학부, 국가과학원 나노공학분원, 의학연구원 기생충연구소, 담배련합기업소 위생용품직장
2023.03.	맹산군의약품관리소, 맹산군영예군인고려약공장, 은덕제약공장, 삼지연시병원, 평양제약공장 평스합영회사
2023.04.	평안북도의약품검정소, 강원도수혈소, 원산시의약품관리소, 문천시의약품관리소, 옥류아동병원, 평양전자의료기구공장
2023.06.	평안북도질병예방통제소
2023.08.	국가과학원 생물다양성연구소
2023.09.	모란봉구역의약품관리소, 평안남도수혈소, 안악군병원, 신천군병원

출처: 2012~2023년 『로동신문』 검토해 저자 정리.

[부록 9] 김정은 정권이 내세운 뛰어난 실력의 보건의료인

보도 시기	보건의료인	전문 분야 및 성과
2017.10.	황해남도인민병원 의사 오만석	• 15여 년간 연구 • 안구 피로 질환에 치료 효과가 탁월한 "눈방울약" 개발 • 전국보건부문과학기술성과전시회에서 우수한 평가
2017.11.	보건성치과종합병원 미용외과 의사 황성혁	• 30대 젊은 보건의료인 • 미용외과 수술도감 제작, 피부조직확장술, 줄기세포-미세지방이식술 등 첨단 수술법 도입 • 3D프린팅을 이용한 미용성형 수술지원체계 개발 및 도입
2017.11.	남신종합진료소 의사 장미란	• 10여 년 전 약재로 홍역 치료제 연구 • 호흡기 전염병 치료약인 "우웡항비루스물약" 개발 • 보건성과 여러 연구그룹의 협력 속에 치료제의 과학성을 최종적으로 검증
2018.01.	강원도인민병원 종양예방과 과장 리동운	• 종양세포감별진단지원체계 프로그램 개발 • 암을 조기에 정확하게 진단할 확률 80% 이상 • 프로그램을 도내의 시·군인민병원에 도입
2018.07.	룡천군인민병원 기술부 원장 김두철	• 대퇴골두무균성괴사 치료 전문의로 백 수십 명 치료 • 연구를 통해 과학기술성과등록증 등 30여 건의 각종 증서 수령
2018.08.	평양산원 3부인과 과장 허봉철	• 복강경수술 전문가 • 복강경수술 방법을 많은 후배에게 전수해 전문가 배출 • 「복강경하부인과수술」 등 다수의 논문 집필과 관련 의료기구 제작
2018.09.	김일성종합대학 평양의학대학 의학과학기술교류소 소장 박사 림창호	• 효능 높은 의약품과 의료기구 등 첨단제품 개발, 의약품 가운데서 20여 종이 특허 제품 • 2017년 국가최우수과학자·기술자, 사회주의 애국공로자로 선정
2018.09.	외서리진료소 소장 박기남, 군인민병원 약제사 권명희 부부	• 20여 가지 약초로 생당쑥시호주사약, 생당쑥시호단물약을 만들어 간경변증 등 간기능 장애 치료, 석사학위와 특허증서 수상
2018.10.	원산시제1인민병원 원장 박명석	• 소속 보건의료인의 자질향상에 앞장서 전례 없는 학위논문 집필 열풍 주도, 해마다 두세 명의 학위자 배출, 수십 명의 학위자 병원 근무
2018.11.	황해제철소병원 의사 박춘섭	• 연구 개발한 고려약물로 치료 성과 높임 • 전국보건일군정성경험토론회에 참가 • 과학기술축전, 의학과학토론회 등에 참가해 수령한 표창장, 창의고안증서 등이 7개, 소논문 10여 건

보도 시기	보건의료인	전문 분야 및 성과
2019.08.	선교영예군인 철제일용품공장 진료소 의사 최창석	• 낮에는 환자를 치료하는 의사로 밤이면 약학 연구사, 의학대학에 이어 약학대학까지 졸업 • 난치성 부인병·신경병·다발성 신경염 등 치료, 뇌성마비 어린이의 언어·기억력·운동장애 완치
2019.09.	라선시인민병원 과장 김현일	• 여러 권의 도서 집필, 수십 건의 창의고안 및 논문 발표, 5개의 발명증서 수령 • 2018년 전국의학과학토론회와 전국보건부문 과 학기술성과전시회에서 발표한 빈혈 진단치료체계 프로그램 등으로 1등과 특등 수상 • 2018년 라선시 최우수과학자·기술자로 선정
	김일성종합대학 평양의학대학병원 의사 고문식	• 30대의 보건의료인으로 전국발명 및 새기술전 람회, 전국적인 보건부문 과학기술성과전시회 등에서 수십 개의 증서 수령 • 여러 권의 참고도서 집필 • 2건의 소논문 국제학술지에 발표해 높은 평가 • 석사 등 여러 명의 학위소유자 교육
2019.12.	천리마구역인민병원 사지외과 과장 김영철	• 선진 수술법을 적용해 대퇴골두무균성괴사 환 자에 대한 첫 수술 도입 • 특발성괴저 치료에 인공뼈이식수술법 도입해 수십 명의 환자 완치 • 수술과 치료에 필요한 기구와 도구들 자체적으 로 해결, 그 과정에 10개가 넘는 치료기구 창안 및 제작으로 국가발명증서 수상
	청진철도국 청진철도병원 고려내과 의사 석동수	• 고려의학으로 류머티즘 관절염 치료법 확립 • 재발성아프타성궤양, 급성단핵구성백혈병 등 난치성 질병 환자 치료 성공 • 전국보건일군정성경험토론회에서 논문 발표
2020.03.	함경북도인민병원 실장 박사 부교수 김석송	• 면역성혈소판감소증에 관한 학위논문으로 질병 치료에 전환적 돌파구 마련 • 연구를 심화해 혈소판감소성자반병의 여러 형 태를 밝히고 그에 맞는 고려의학적 치료법 새롭 게 완성해 박사학위 취득 • 재생불량성빈혈에 대한 연구로 수입의약품이 아닌 고려약재에 의한 새로운 방법 제시, 이 치 료법을 임상에 도입해 전국의 환자가 찾는 명의 로 불림
2020.04.	청진의학대학 강좌장 부교수 석사 라성근	• 유능한 교수로 의학 참고서『척주교정수법』완성 • 척추장애로 인한 장기질병에 새 치료법 제시 • 고려의학으로 말초성안면신경마비의 치료 효과 를 높이는 치료법 연구 및 완성 • 침자수법용 인체모형 등 여러 실습기재 제작 • 많은 교육프로그램 개발해 유능한 인재 육성에 기여 • 전국적 범위에서 진행된 실험기구 및 교편물 전 시회와 토론회들에서 좋은 평가

보도 시기	보건의료인	전문 분야 및 성과
2020.07.	강원도산원 종합실험검사과 과장 전영옥	• 실험검사의 과학성과 신속성 보장하는 연구로 여러 건의 창의고안 개발 • 2019년 전국보건부문 과학기술성과전시회에서 우수한 평가
	강계의학대학 외상정형외과학강좌 강좌장 류명철	• 난치성 질병에 대한 수술 및 치료법 연구, 이에 필요한 의료기구 창안 및 제작해 도입 • 인공골두는 비싸고 치료에 제한성이 있으므로 환자의 골두를 보존하는 방안 연구 • 대퇴골두무균성괴사에 저침습성 골두보존화 수술법 연구 및 완성해 임상에 적극 도입, 값비싼 의료설비 없이 치료 가능 • 국가과학기술성과로 등록, 도(道)의 최우수과학자·기술자 선정
2020.12.	평안북도소아병원 의사 김철규	• 30대의 젊은 의료인 • 약초로 피부병 등 다양한 질병에 특효가 있는 고려약 제조 • 의료기구도 자체적으로 제작해 활용
	남포시고려병원 물질대사과 과장 최철남	• 물질대사질병 치료에 성과를 거두면서 다른 지방의 환자들까지 찾는 명의사 • 물질대사질병은 신의학 치료가 기본이라는 인식을 깨고 고려치료법을 임상에 적극 도입해 성과를 거둠 • 신의학적인 진단에 기초해 고려의학적인 치료법 완성
2021.08.	함경남도고려병원 실장 김창근	• 특발성혈소판감소성자반병으로 확진된 두 어린이를 고려의학으로 완치, 전례 없는 사례 • 이외에도 소화기계통과 호흡기계통의 질병, 알레르기성 피부염과 뇌타박 후유증 등 난치성 질병의 완치율 대폭 향상
2021.09.	평양산원 혈관조영치료과 과장 리명혜	• 혈관인터벤션치료술을 산부인과계에서 연구하고 도입해 성과를 거둠
	평양의학대학병원 간장과	• 간장과는 평양의학대학병원 차원의 본보기단위로 과의 의료인 전원이 학위소유자 • 간장질환 치료에 특효가 있는 여러 의약품 자체 개발, 의학과학토론회 등에서 우수 평가
2021.10.	혜산의학대학 미세성형외과연구실 실장 박현	• 현미경눈, 로보트손이라는 별칭으로 불리는 양강도의 소문난 의사 • 외과 부문의 난치성 질병 치료에 미세수술방법 도입해 수백 명의 환자 치료 • 수천 번의 모의훈련의 결과

보도 시기	보건의료인	전문 분야 및 성과
2021.11.	류경안과종합병원 과장 김만석	• 망막박리, 당뇨병성망악증 등 유리체망막질병 등에 대한 수술치료법 확립
	평양의학대학병원 과장 채병철	• 식도정맥류결찰술, 비장동맥부분전색술 등 선 진 치료법 탐구 및 도입
	조선적십자종합병원 신경전문병원 과장 김혁철	• 내시경하뇌하수체종양수술법 연구 완성
	평양시고려병원 박사 박송실	• 약침요법으로 척주질병, 슬관절, 경추질병 등 난치성 질병 치료에 뚜렷한 성과 이룩

출처: 2012~2021년 『로동신문』 검토해 저자 정리.

[부록 10] 김정은 집권 이후 현대화를 추진한 병원 개요

보도 시기	기관명 (지역)	현대화 형태 및 개요
2012.01.	함흥정형외과병원 (함경남도 함흥시)	• 재건축 • 2011.12.31. 개원식

2012.04.	황해북도산원
	(황해북도 사리원시)
		• 재건축
		• 2014.07.29. 개원식
		• 1만여㎡의 부지면적, 4층의 입원병동과 3층의 외
		  래병동이 이어진 구조
		• 산과, 부인과, 유선종양과 등 전문과, 수십 개 치
		  료실 및 입원실로 구성
		• 평양산원과 시·군인민병원들과 먼거리의료봉사
		  체계 구축

2012.05.	강원도소아병원	• 재건축 • 접수실, 입원실 정문 수리 • 종합실험검사과, 종합수술실, 의사실, 치료실, 입원실 등 현대화

2012.09.	함흥철도국병원	• 기존 자리에 신축
		• 4층 건물, 연건평 수천㎡
		• 외래환자호동에는 구강분원, 종합실험검사실,
		  회복치료실 등이, 입원환자호동에는 수술장, 약
		  국 등 배치
		• 병원에는 초음파진단기와 내시경 등 현대적인 의
		  료장비 개비

2012.10.	평안북도산원	• 재건축 • 치료실, 입원실, 종합수술실 개건

보도 시기	기관명 (지역)	현대화 형태 및 개요
2012.12.	함경북도인민병원	• 재건축 • 외부 차단, 내부에서의 부문 간 격폐 • 종합실험검사과 등 전문과와 입원실 및 치료실 개건, 현대적 의료설비 개비 • 주사약제제과에 약물생산기지 설치 • 병원구내에 휴식터 설치, 병원 주변 원림화
2013.03.	선봉인민병원 (라선시)	• 재건축 • 실내온도 보장을 위한 온수난방체계 공사, 식당과 주방 개건, 수술실과 구강분원 개건
2014.07.	고산과수농장병원 (강원도 고산군)	• 신축 • 연건축면적 1700여㎡, 2층 병원과 보조건물, 병원구내 공원화 • 각종 가구는 물론이고 국산화한 종합수술대, 복부초음파진단기, 심전계, 위내시경, 구강종합치료기, 이비과종합치료기, 해산대와 보육기 등 50여 종에 150여 점의 의료기구와 설비 완비 • 외과, 내과, 소아과, 산부인과, 구강과 등 10여 개의 전문치료과와 종합수술실, 집중치료실, 해산실, 입원실, 주사약제조실, 고려약제조실 등 설치, 먼거리의료봉사체계 도입
2014.10.	위성종합진료소 (평양)	• 신축 • 위생과학자주택지구 내 개원
2015.02.	자강도 내의 보건의료 시설	• 시중군, 위원군인민병원 신축 • 성간군, 자성군, 초산군, 우시군인민병원 등 재건축 • 동신군 읍종합진료소, 만포시 건상리진료소 등 재건축 • 시·군인민병원 먼거리의료봉사실 설치 • 강계, 희천, 전천, 동신군 등 시·군인민병원에 복부초음파기, 심전도 등 의료설비 개비 • 도소아병원 개건
2015.06.	자강도 만포시 내의 보건의료 시설	• 등공리, 삼강리인민병원, 연포리진료소 등 7개 시설 신축, 30여 개 보건의료기관 재건축 • 만포시인민병원 등에 먼거리의료봉사에 필요한 설비를 비롯한 현대적인 의료설비 개비 • 리인민병원, 진료소에 구강종합치료설비 개비
2015.07.	장천리인민병원 (평양)	• 신축 • 2015.06.30. 개원

보도 시기	기관명 (지역)	현대화 형태 및 개요
2015.10.	동흥산구역 양지종합진료소 (함경남도 함흥시)	• 재건축 • 치료실을 갖춘 2층 건물 • 의약품 생산설비 개비
	안악리인민병원 (황해남도 안악군)	• 재건축
2015.12.	창성군인민병원 (평안북도)	• 재건축 • 2015.12.25. 개원식
2016.04.	강원도 내의 보건의료 시설	• 재건축 • 세포군, 평강군, 이천군인민병원의 산부인과의 입원실, 수술실, 해산실 개건 • 복부초음파기, 조명설비 등 개비
2016.05.	동신흥리인민병원 (황해남도 재령군)	• 신축 • 2층 건물, 10여 개의 치료실, 입원실, 약국, 식당 설치 • 의료기구, 실험기구 등 개비 • 태양빛 전지판 설치해 동력, 조명 사용 • 먼거리의료봉사체계 구축
	좌위리인민병원 (황해북도 수안군)	• 신축 • 외과, 내과, 소아과 등 전문과 및 입원실 구축

2016.06.	남흥청년화학연합
	기업소병원
	(평안남도 안주시)
		• 신축
		• 기존 외래병동과 입원병동으로 이뤄진 2층 건물,
		  건물이 협소하고 소음이 심해 병원 위치를 아예
		  옮겨 새롭게 건설
		• 엑스레이, 치과종합치료기, 전자위내시경 등 현
		  대적인 의료설비 개비

2016.10.	평안남도 안주시 내의
	보건의료 시설
		• 안주시인민병원, 수천㎡의 병원 복도, 천정에 대
		  한 미장공사, 500여㎡의 외부벽체에 대한 연마
		  작업, 입원실·수술실·치료실과 위생문화시설들의
		  개건, 온실과 축사, 양어장 등 후방시설 설치
		• 안주시제3요양소 건설
		• 연풍리인민병원, 남천동종합진료소 등 개건

2017.01.	모란봉구역 제3예방원 (평양)	• 재건축 • 엑스레이실 등 각종 치료실, 실험실과 입원실 개건 • 수림화, 원림화된 구내길 • 환자 식사보장이 가능한 후방시설 완비
	풍산리진료소 (함경북도 무산군)	• 신축(태풍으로 인한 북부피해복구 때 건설) • 접수실, 약내주는 곳, 해산실, 주사실, 치료실, 의사실 설치 • 위생 및 세척 시설, 의약품과 설비 개비

보도 시기	기관명 (지역)	현대화 형태 및 개요
2017.03.	신포시인민병원 (함경남도)	• 외래 및 입원병동, 치료실 및 후생시설 등을 외부 차단, 내부 격폐 원칙에 따라 개건 • 수술실 무균화 및 무진화 실현
	영광군인민병원 (함경남도)	• 치료실과 입원실 개건 확장 • 입원실 전기난방공사 • 양어장, 휴식각 개비
2017.05.	평안남도인민병원	• 내외부 일신한 병동, 입원실, 식당, 후생시설 개건, 병원구내 공원화
	평천구역인민병원 (평양)	• 재건축
	상원군인민병원 (황해북도)	• 재건축(50일 만에 사업 완료) • 4층 외래병동, 입원 병동, 식당 등 연건축면적 8천여㎡나 되는 병원 내부 일신
	모란봉구역인민병원 (평양)	• 수십 개의 입원실, 의사실, 치료실 및 각 종 후생시설 등 수천㎡나 되는 병원 내부 개건 • 엑스레이실 내부 격폐와 외부 차단 실현 • 엑스레이실, 검사실, 대기실 등 공기정화공사 • 수십 개의 세면장, 화장실 수도공사 • 형광안내판, 복도 의자, 위생선전판 등 개비
	남천동종합진료소 (평안남도 안주시)	• 재건축 • 고려치료과, 치과 등 치료실과 실험실, 의사실 등 개건
2017.09.	평안북도인민병원	• 재건축 • 2층이던 낡은 건물을 4층의 외래치료병원으로 개건
2017.10.	청진시 송평구역 내 보건의료기관 (함경북도)	• 송평구역인민병원 재건축 • 송평구역제3예방원의 치료병동에 세면장 설치, 무동력보일러 시공해 식당과 입원병동 난방 보장
2017.11.	만경대구역인민병원 (평양)	• 수만㎡나 되는 내외부 벽체공사 • 의사실, 입원실, 식당, 취사장, 제약실 등 개건
	개성시인민병원	• 재건축
	김정숙군인민병원 (양강도)	• 입원실 개건, 식당 및 구내 야외 휴식터 신축
	함경남도인민병원	• 재건축 • 지붕 및 건물 내외부 개건 • 수백㎡의 양수장 건설, 승강기 보수 • 빨래집 운영, 축사 건설
2018.02.	평양시제2인민병원	• 연건평 수만㎡에 달하는 십여 개의 치료 및 입원병동과 보조건물 개건 • 병원 구내의 수림화, 원림화 실현 • 병원 관리 운영의 정보화 실현
	덕성탄광병원 (평안남도 덕천시)	• 기존 단층 병원건물을 4층 건물로 이전 • 치료에 필요한 설비 개비

보도 시기	기관명 (지역)	현대화 형태 및 개요
2018.04.	금야군제1인민병원 (함경남도)	• 재건축 • 수술실 의료설비 개비, 고려약생산기지 구축 • 먼거리의료봉사실 조성
2018.06.	맹산군인민병원 (평안남도)	• 재건축 • 병원 안팎을 위생, 문화적으로 개건 • 현대적 의료설비 개비, 수술실 무균화 실현
	평강군인민병원 (강원도)	• 재건축(3개월 소요) • 병원 내외부는 물론이고 공원, 구내 도로 포장과 울타리공사 추진
2018.07.	강원도산원	• 재건축(2017년 5월 개건공사 결정) • 연건평 수천㎡에 달하는 건물 전체가 외부 차단, 내부 격폐 공사 완료
2018.08.	자강도인민병원	• 여러 수술실 개건해 무균화 보장 • 종합병원정보체계 구축해 병원의 정보화 실현 • 지붕공사와 입원병동의 세면장과 위생실 개건, 상하수도망 보수 • 태양열을 이용하는 2동의 온실과 축사 설치
	평원군인민병원 (평안남도)	• 재건축 • 종합수술실 개건으로 무진화, 무균화 실현 • 이비인후과에 2대의 종합치료설비 등 의료설비 개비, 먼거리의료봉사체계 도입 • 태양빛 전지판 설치로 3중전원체계 수립
2018.10.	평안북도 염주군 내의 보건의료 시설	• 염주군인민병원, 산하의 리진료소들 개건
2018.11.	평안남도제3예방원	• 재건축 • 건물 개건, 후방기지 완비
	황해북도 내의 보건의료 시설	• 송림시인민병원 상수도공사 포함 4층 본청사와 구급병동 등 개건 • 도인민병원, 산업병원, 연산군, 승호군, 린산군, 서흥군, 신평군, 연탄군 등 시·군인민병원의 종합수술실 무균화하는 현대화 • 서흥군 범안리인민병원 신축
	통천군인민병원 (강원도)	• 재건축 • 종합수술실 개건, 병실 및 치료실 등 모든 호실에 대한 보수공사, 목욕탕 건설 • 2016년 수천㎡에 달하는 외래병동과 입원병동에 대한 외부벽체미장 재시공, 수천 백㎡에 달하는 구내 포장 시행 • 2017년 호실의 내부 천정 장식 및 천정등 교체, 창가 화분 정비

보도 시기	기관명 (지역)	현대화 형태 및 개요
2018.12.	남포시산원	• 재건축 • 모든 치료실과 종합수술실을 위생학적 기준에 부합하게 개건
	천리마구역병원 (남포시)	• 종합수술실 개건, 무진화, 무균화 실현 • 입원실 및 치료실의 상수도공사, 백 수십 개의 창문 교체 공사
	평안남도고려병원	• 환경개선을 위한 재건축 • 입원실에 보온장치, 상하수도설비 구축
2019.01.	운산군인민병원 (평안북도)	• 재건축 • 외래, 입원병동 등에 대한 외벽보온재 설치 및 외장재공사, 창문 교체, 복도의 수십 개 직관선 전물 새로 계시, 종합수술실, 여러 치료실 및 입원실 내외부 일신
	홍원군인민병원 (함경남도)	• 재건축 • 외장재공사, 수술실 무균화, 무진화 실현, 치료실과 입원실 정비 • 종합축사(미꾸라지, 버섯 등 생산) 설치
2019.03.	황해남도소아병원	• 재건축 • 수술실, 입원실 현대화. 단층외래병동과 관리청사를 2층으로 증축
	강원도 원산시 내의 보건의료 시설	• 원산시제1인민병원, 원산시제2예방원, 명석종합진료소 등 30여 개 보건의료기관 개건
2019.05.	룡천군인민병원 (평안북도)	• 재건축 • 내외부 벽체공사, 수술실 개건, 의약품생산시설 구축, 입원환자들의 식사 제공을 위한 후방토대 구축
	남중리인민병원 (평안북도 벽동군)	• 재건축
	대청리인민병원 (황해북도 은파군)	• 재건축
2019.07.	북창화력발전련합기업소병원	• 수술실 개건. 엑스레이, 전자현미경 등 현대적 의료설비 개비
	장평리인민병원 (자강도 희천시)	• 재건축(2층 건물) • 외과, 내과, 산부인과, 소아과, 약국, 보철실 등 구성
2019.10.	남중지구종합진료소 (평안북도 신의주시)	• 재건축
2019.11.	선천군인민병원 (평안북도)	• 재건축 • 병동들 개건, 병원 구내 공원화

보도 시기	기관명 (지역)	현대화 형태 및 개요
2019.11.	남포시고려병원	• 신축 • 남포시에서 드넓은 면적에 병원터를 새롭게 결정해 외래병동 건설
	순천구두공장진료소 (평안남도 순천시)	• 재건축 • 치료실, 세면장, 복도 등 개건
2019.12.	중평리인민병원 (함경북도 경성군)	• 신축(2층 건물) • 외과, 내과, 소아과, 산부인과, 치과 등 치료실, 엑스레이실, 초음파실, 소수술실, 입원실
	평안남도제3예방원	• 치료실과 입원실 환경개선 및 의료설비 개비 • 축사, 온실, 버섯생산기지 등 후방기지 구축
	선교구역인민병원 (평양)	• 재건축 • 외래치료실, 주방 등 개건
2020.02.	연산군인민병원 (황해북도)	• 먼거리의료봉사실의 설비, 복부초음파, 이동용 엑스레이 등 의료설비와 기구 개비 • 여러 병동의 벽체 미장공사와 아크릴계 내외장재 설치, 창문 및 출입문 교체, 수술장 벽체 항균성 페인트 시공, 바닥도 항균성 마루 시공으로 무균화 보장, 식당과 위생시설 개조 • 축산 토대 구축
	만경대구역인민병원 (평양)	• 구급소생과, 치료실, 검사실, 입원실 등 개건 • 축사 및 양어장 설치
	황해남도인민병원	• 종합수술실의 무균화, 무진화 실현 • 종합실험검사과, 구급소생과, 소생 및 집중치료과 등 개선 • 남새온실 등 후방토대 구축
2020.03.	청진철도병원 (함경북도)	• 재건축 • 연건평이 수천㎡나 되는 4층짜리 입원병동 개건, 위생실 물탱크 개조
2020.05.	강원도인민병원	• 수술실, 종합실험검사과 등 각종 전문과에 현대적 의료설비 개비
2020.06.	라선시인민병원	• 재건축 • 외래, 입원병동 개건, 종합실험검사과 등에 국산 의료설비와 시약 개비, 수술실 자동문 설치 및 밀폐 보장, 약국호동에 주사약, 고려약 생산설비 무균화, 무진화 공정 설치
	고보리인민병원 (자강도 위원군)	• 재건축
2020.08.	포태동종합진료소 (남포시)	• 신축

보도 시기	기관명 (지역)	현대화 형태 및 개요
2020.10.	남포시인민병원	• 외래 및 입원병동 등 여러 건물 개건 • 치료설비, 소독설비 개비 • 주차장 새롭게 건설, 병원 주변 녹지 조성
	삼지연군인민병원 (양강도)	• 신축 • 2020.10.15. 삼지연시인민병원 개원식 • 내과, 외과, 소아과, 산부인과 등 모든 과에 최신 의료설비와 기구 등 개비, 먼거리의료봉사체계 구축, 의료 서비스의 정보화 실현
2021.04.	장진군인민병원 (함경남도)	• 재건축 • 입원 및 외래병동, 수술실 개건, 입원실 난방공사 • 중앙병원 수준의 의료설비와 비품 개비 • 먼거리의료봉사실 설치
	평안북도인민병원	• 재건축
2021.05.	함경남도인민병원	• 재건축 • 2021.05.19. 개원식
2021.11.	공귀동지구진료소 (자강도 강계시)	• 신축

출처: 2012~2021년 『로동신문』 검토해 저자 정리.

[부록 11] 김정은 집권기 개발 및 생산한 신약 개요

보도 시기	개발 및 생산 주체	개발 신약(효능 등)
2012.07.	평천고려약공장	참나무무좀물약, 록사향(뇌 및 심장혈관계통 질병치료에 효과), 어료토칼시움알약, 그동안 버려졌던 기름밤나무열매껍질로 질병 치료에 효과 높은 고려약 생산
2013.02.	만년제약공장	정맥주사용비타민B_{17}(첨단의약품으로 인정받는 비타민 B_{17} 생산, 원료는 살구씨로 강한 항암작용을 하는 아미그달린 물질 많이 포함, 부작용 없고 고지혈증과 암 치료와 예방에 사용, 암성동통이 없어지고 종물이 작아지면서 치료, 특히 정상세포에는 아무런 작용이 없고 암세포에만 선택적으로 작용, 더불어 높아진 중성지방과 콜레스테롤 함량을 정상 수치로 되돌리고 순환기 질병과 고혈압 치료에도 효과, 또한 알레르기성 질병에도 효과, 이 주사약을 항산화제인 비타민C, E 등과 함께 쓰면 보다 큰 노화방지 작용)
2013.05.	김일성종합대학 평양의학대학 새기술개발진단	옥쌀리플라틴주사약(3세대 항암제, 항암제 중 안전하고 효능 높음, 임상에 도입하며 그 효능을 높이기 위한 사업 본격 진행)
2014.09.	과학자들	에이코사펜타엔산린지질주사약(물고기에 함유된 불포화지방산인 에이코사펜타엔산과 인지질 결합)
	김일성종합대학 연구사들	푸코이단(바다에 풍부한 다시마로부터 푸코이단 분리, 고지혈증, 암, 당뇨병 효과)

보도 시기	개발 및 생산 주체	개발 신약(효능 등)
2014.10.	김일성종합대학 평양의학대학병원	천연고활성영양알(수십 종의 유기미량원소)
2014.12.	평안북도인민병원 새제품개발교류소	카르씰방울알약, 단삼은행심장방울알약(간 및 심장질환 예방 및 치료)
	김일성종합대학 평양의학대학 구강학부 의학과학기술교류소	불소피틴산알약(골다공증 치료, 알약에 포함된 불소 성분으로 구강질병 예방 및 치료에도 효과)
2015.03.	김일성종합대학 평양의학대학	세신정유신경통주사약(원료 족두리풀(세신), 기존 좌골신경통 치료에 써온 진통제(졸론 등)보다 위통증이나 골다공증과 같은 부작용 전무, 치료기일도 짧고 효능도 훨씬 높음, 더불어 말초신경계통 질병 치료에서도 진통 효과 높음, 특히 대상포진 치료 효과가 아주 좋음, 연구자료에 의하면 국제적으로 공인된 항바이러스제, 항생제, 소염진통제 병합요법으로 치료기일이 15~30일 정도 걸리는 대상포진을 이 주사약으로 7~10일이라는 짧은 기간에 완치)
2015.05.	희천고려약공장	너삼건위알약, 베르베린알약, 삼향우황청심환, 령신환
2015.06.	의학과학원 합성제약연구소	항진균약(진균에 대한 살균작용이 센 부테나핀, 부테나핀의 총거둠률 상승에 성공, 자체의 자재와 원료, 기술에 의해 항진균약제조 방법 확립, 무좀과 전풍 등의 치료 효율은 95%이고 재발률 적음, 연구사들은 해당 단위와 연계 하에 항진균약 생산의 공업화를 실현하기 위해 노력)
	동양고려약공장	천연심장교갑약, 천연소화교갑약, 천연간장알약, 천연간장교갑약
2015.08.	김일성종합대학 평양의학대학 의학과학기술교류소	세레브로리진주사약(제조기술 확립해 완전한 국산화 성공, 뇌기능강화제, 노인성치매증, 혈관장애성치매증, 뇌타박후유증, 탄가스중독후유증, 뇌졸중 치료에 효과)
	만년제약공장	황금아연기관지염교갑약(황금과 황백에서 성분 분리 및 정제해 필수미량원소의 하나인 아연을 유기복합체로 결합해 새로운 항균성고려약 개발, 천연항균항염증제, 만성호흡기감염증치료에 효과), 살브카인주사약(각종 신경통과 근육통, 관절 통증 치료에 효과)
2015.12.	강계고려약 가공공장	삼지구엽초엑스, 찔광이엑스, 가시오갈피엑스, 생당쑥엑스, 미나리엑스
2016.03.	의학과학원 종양연구소 항암제연구실	너삼항암주사약(2008년 개발 성공), 황금두릅항암알약(너삼, 두릅, 속썩은풀(황금) 등을 원료로 활용, 전국의 시·군·구역고려약공장에서도 광범히 생산할 수 있어 제약 부문에서 호평)
2016.04.	김일성종합대학 평양의학대학 의학과학기술교류소	삼바리영양알(불가사리 원료)
2016.06.	강계고려약공장	탁솔주사약, 키토잔액, 다우레노이드알약, 달맞이꽃씨기름, 포도씨기름, 달맞이꽃씨기름, 탁솔주사약, 탁산항암주사약, 키토잔액(포도씨, 살구씨 등에서 추출, 항산화제, 항암제)

보도 시기	개발 및 생산 주체	개발 신약(효능 등)
2016.08.	김일성종합대학 평양의학대학	세레브로리진교갑약(간질세포 생성을 억제하는 대표적 약물, 세레브로리진 제조기술 확립, 단삼의 유효성분을 첨가해 의약품 개발)
2016.09.	김일성종합대학 평양의학대학 의학과학기술교류소	인삼나노백금수(백금나노화기술 개발, 이 기술을 이용한 나노백금교질용액으로 건강에 좋은 다양한 음료 개발, 나노 백금교질용액을 인삼의 추출물에 첨가해 제조한 인삼나노백 금수를 암, 당뇨병과 같은 난치성 질병 치료에 적용한 결과 좋은 효과)
		구운명반부인질염알약(항균, 항진균작용, 더불어 몸 안 의 피흐름 강화, 여성호르몬 환경을 더욱 좋게 하는 작용)
	남신종합진료소 의사 장미란 등	항비러스제인 우웡항비루스물약
2016.10.	고려나노기술개발사	천연나노광물질종합영양수(소화불량, 설사, 당뇨병, 동맥경화, 피부병, 탈모, 비뇨기 계통 질병 등 다양한 질병 에 뚜렷하고도 놀라운 치료 효과)
2017.01.	김일성종합대학 평양의학대학	심장아민주사약(심장근육 재생 및 낮아진 기능 회복 효과, 건강회복을 촉진하는 활성유효성분들을 동물 심장에서 추출 및 분리하기 위한 연구를 여러 해 동안 진행, 그 과정에서 해당 유효성분들을 심장근육세포에 침투시키는데 필요한 나노화 방법 확립, 이 주사약을 심장신경증, 협심증, 부정맥, 심근증, 심부전 환자들에게 일정한 기간 적용한 결과 현저한 치료 효과)
2017.03.	조선인민군 송철소속부대 산하 종합식료 가공공장병원	레베린주사약, 베르베린혈전주사약(천연간치료약, 황경나무껍질에 들어있는 베르베린이라는 물질을 주성분으로 해 만든 강력한 천연간치료약, 광폭항생제로 2013년 1월 특허 등록, 제13·14차 전국발명 및 새 기술전람회 등에 레베린주사약 출품해 금메달 수상, 각종 과학기술발표회와 전람회에서도 1등, 지적제품전람회에서도 1등 쟁취)
	의학연구원 약학연구소	실리아무렌보간단알약(실리마린과 황경피나무잎플라보노이드, 황금플라보노이드를 주성분, 100% 국산화 실현, 식물성 간염치료 및 간보호제)
2017.05.	김일성종합대학 평양의학대학 의학과학기술교류소	살로크림(붓나무정유성분인 살리칠산메틸[일명 살로메틸]은 수입제품에 못지않을 정도로 질이 높은 제품 개발, 근육의 피흐름을 촉진해 긴장성 해소, 염증과정을 억제할 뿐 아니라 강한 진통작용과 함께 아픔의 원인까지 제거, 관절 통증과 근육통, 신경통, 타박상, 손목이나 발목의 뼈접질리기 등에 대한 예방과 치료 효과 뚜렷)
2017.06.	명성제약공장	히알루론산나트리움주사약(히알루론산은 1934년에 소눈알의 유리체에서 처음으로 분리, 재생의학 분야에서 연구 심화, 많은 난치성 질병을 치료, 협심증, 심근경색, 뇌혈전 등 예방, 재발 방지, 빠른 회복, 완치기일 단축)
	은파산제약공장	안궁우황주사약, 에다라본주사약, 은행잎동맥경화알약, 복합성장촉진막알약, 젖풀갑상선종주사약(뇌출혈을 비롯한 뇌졸중의 치료와 예방 효과)
2017.07.	평천고려약공장	익모초협심증단알약, 쓴부루(치커리)잎간염알약, 비아환

[부록 11] 김정은 집권기 개발 및 생산한 신약 개요 **483**

보도 시기	개발 및 생산 주체	개발 신약(효능 등)
2017.08.	실장 배정금, 약제사 김문일, 의사 김분옥 등 연구자들	키토잔올리고당주사약(골관절증, 류마토이드관절염 등 골관절 계통 질병에 대한 치료에 효과, 여러 해 동안의 임상을 통해 확증)
	김일성종합대학 평양의학대학 치과의학부	피틴산을 활용한 틀니 세척제, 은나노강모사를 이용한 틀니 세척솔 등 치과위생용품의 다종화, 다양화하기 위한 연구
2017.10.	구장군 의약품관리소 소장 신정화	식물의 뿌리에서 추출한 성분으로 신석증 치료약 개발, 수입약을 활용하는 수술법에 종지부를 찍음
2018.01.	만년제약합영공장	바이칼주사약(원료는 황금으로 바이칼린, 플라보노이드, β-시토스테롤, 수지, 정유 등의 성분 포함, 항바이러스, 항염증, 간경변으로 인한 황달 치료 등에 효과)
	김일성종합대학 평양의학대학 의학과학기술교류소	두뇌영양알(수년간의 연구 과정에 개발한 100% 천연성분으로 이루어진 건강식품, 뇌영양 보충 작용 뚜렷, 학생들의 기억력, 속셈능력 개선과 중년기의 사고력과 사무처리 능력을 높이는 효과)
	강계고려약공장	은행잎동맥경화알약
2018.02.	의학연구원 약학연구소	실리아무렌보간단알약(간세포에 직접 작용하는 실리마린과 항바이러스 작용이 강한 황경피나무잎플라보노이드, 황금플라보노이드가 주성분)
2018.04.	의학연구원 약학연구소	로발간염수액(4세대 간기능부전 치료용 아미노산수액제)
	보건성 만년보건회사	비피두스효모가루약(만성소대장염 등 소화기계통 질병 치료에 효과, 특히 젖먹이 어린이들에게 이 약을 사용하면 소화불량에 걸리지 않음)
2018.05.	보건성 만년보건회사	송-B-다당체주사약(천연비타민, 항산화 물질이 풍부히 포함, 자체의 원료와 기술에 의해 개발, 평양산원 등 여러 단위의 임상을 충분히 검토, 의료인과 환자들에게 좋은 평가, 감기나 기관지염, 급성 또는 만성간염을 비롯한 세균 및 바이러스 감염증, 암 질환에 낮아진 면역을 높이는 작용)
	김일성종합대학 평양의학대학	미꾸라지영양액(노화방지, 고혈압, 동맥경화, 당뇨병 치료에 효과. 칼슘 등을 많이 포함해 어린이의 키 성장, 칼슘 부족 질병 치료에서도 효과)
	의학연구원 의학생물학연구소	노이트로핀주사약(백혈구감소증 치료), 프로파게르마니움단알약(간염비루스의 증식을 억제하고 방사선피해 치료), 재조합사람성장호르몬약물(어린이들의 키 성장에 효과), 바이오트로핀좌약(재조합사람성장호르몬주사약의 편리한 좌약형태 약물)
2018.06.	의학원구원 청진림상의학연구소	유문라선균감염증예방약(종전의 위궤양 치료 약물 대신, 수입에 의존하던 히알루론산 생산용균주의 갑작변이제를 자국의 원료로 생산)

보도 시기	개발 및 생산 주체	개발 신약(효능 등)
2018.06.	해주시 의약품관리소	류미환, 우황청심환, 찔광이강심알약과 피로회복 활성알약
2018.07.	어느 한 단위의 연구사	유청단백칼시움교갑(칼슘 보충이 필요한 임신부, 산모들과 골다공증을 앓고 있는 노인들에게 효과, 알레르기성 피부염이나 구루병, 다발성신경통, 갱년기장애 치료에 좋은 영향, 만년제약공장에서 유청단백칼시움교갑을 생산하기 위한 전투)
	평천고려약공장	염산베르베린알약, 오령산
2018.08.	국가과학원 생물공학분원	미소교갑(줄기세포 이식 치료의 효과를 더욱 높일 수 있음)
2018.09.	김일성종합대학 평양의학대학 유전의학연구소	재조합살모사독혈전주사약(혈전용해제. 혈전성 질병 치료에 효과)
2018.11.	약학연구소 첨단기술제품개발실	생물활성인삼수액(암세포증식억제 등 항암작용과 면역 조절작용이 2~3배가 높다고 과학적으로 증명)
	의학연구원 미생물연구소	복합열물간염알약(돼지열과 생당쑥, 녹두와 대황 등 천연약재가 주성분. 급성 및 만성간염, 간경변증 치료에 특효)
	평양의학대학	생당쑥황금간염주사약(생당쑥과 황금의 유효성분인 바이칼린을 이용, 간장질병)
2018.12.	조선부강제약회사	혈궁불로정(혈전용해제)
2019.05.	조선어린이후원협회	노가지열매밤오줌증교갑약(천연원료인 노가지 열매, 항균, 항염증 작용이 있으므로 방광염이나 요도염이 합병된 환자들에게 효과)
	김일성종합대학	살비아놀산동맥경화주사약(단삼으로부터 분리, 정제한 살비아놀산 주성분, 분류성동맥경화증 치료 및 예방에 효과)
	평안북도인민병원	실리마린간염방울알약, 단삼은행심장방울알약, 마늘젖제항균분무약(감기예방 및 치료), 안궁우황방울알약(간과 심장 질환의 예방과 치료에 효과)
2019.11.	평양예방약공장	메셸청담알약(간기능장애 치료제)
	명신기술개발소	카밀론주사약(뇌대사부활제인 피카밀론에 대한 제조기술 확립, 뇌혈관 확장과 고지혈증 치료, 뇌신경전 개선 작용 뚜렷, 조선적십자종합병원을 비롯한 여러 의료기관 일군들과 만성뇌순환 부전증, 뇌혈액순환 장애질병의 환자들로부터 호평)
2021.04.	강계시고려약공장	단나무열매정액, 단나무열매차, 단나무잎엑스(가시오갈피와 찔광이, 미나리 등의 천연산물을 이용한 새 제품 개발, 은행나무잎은 동맥경화증, 동맥경화성심장병, 심근경화증 등에 효과, 은행나무잎에 들어있는 플라보노이드 등 여러 가지 성분은 말초혈관 장애 등을 치료하거나 예방하는 데 효과)

출처: 2012~2021년 『로동신문』 검토해 저자 정리.

[부록 11] 김정은 집권기 개발 및 생산한 신약 개요 **485**

[부록 12] 김정은 집권기 의료설비 생산기관(생산물) 개요

년도	생산기관(생산물)
2012	국가과학원 413연구소(먹는 물 소독수제조기) / 김정숙평양제사공장·신의주법랑철기공장·평양편직바늘공장·평양연마석공장·귀성제염소(봉합실, 봉합침, 소석고 등 의료용 소모품, 구강재료) / 남포의료기구공장(주사기, 체온계) / 동림의료기구공장 / 만경대렌트겐공장(복부초음파진단기, 근전계, 뇌파계, 심전계) / 묘향산의료기구공장(구강치료기) / 선천영예군인교정기구수리공장 / 신의주구강재료공장(수지이형타(다양한 이발 모양의 수지 틀), 수지이빨(수지분말재료 생산), 보철물) / 신의주의학대학 의학과학연구소(가정용 음악침치료기) / 청진영예군인교정기구수리공장 / 평양영예군인교정기구수리공장 / 평양의료기구공장 / 그 외 보도된 생산물(안과용미세수술기구, 프로그램식 인공심장박동조종기, 인공대퇴관절, 다리골절수술기구, 고려전자지압치료기, 부항치료기, 복부대동맥압박기)
2013	개성영예군인의료기구공장 / 국가과학원 정보과학기술연구소(레이저눈치료기 복구) / 남포의료기구공장(유리주사기, 체온계) / 묘향산의료기구공장(치과유닛체어) / 신의주구강재료공장 / 신의주전자기구공장(오존소독기) / 평양의료기구공장(수술용 가위, 칼, 핀세트) / 함흥영예군인의료기구공장(수십만 켤레의 수술용 고무장갑)
2014	개성영예군인의료기구공장(고려침, 봉합침, 주사바늘) / 남포의료기구공장 / 묘향산의료기구공장 / 평양의료기구공장 / 평양전자의료기구공장(뇌파계, 근전계, 심전계, 복부초음파진단기, 고압김소독기) / 함흥금속의료기구공장(정온기, 건열멸균기) / 그 외 보도된 생산물(복부초음파진단기, 심전계, 근전계, 혈청원심분리기, 중유를 전혀 사용하지 않는 중주파유도가열기)
2015	개성영예군인의료기구공장 / 김일성종합대학 평양의학대학 의학과학기술교류소(공기음이온발생기) / 김책공업종합대학(라선식뇌CT) / 묘향산의료기구공장 / 북청군제2인민병원 의사 김광춘(이온반응치료기) / 평양전자의료기구공장(뇌파계, 근전계, 심전계, 복부초음파진단기, 전자위내시경) / 함흥영예군인의료기구공장(수술용 고무장갑, 혈압계)
2016	개성영예군인의료기구공장(주사바늘) / 국가과학원 종이공학연구소(고성능공기여과장치) / 김만유병원·국가과학원 경공업과학분원(심장판막협착 시술에 사용하는 벌룬 카테터) / 김일성종합대학 평양의학대학 치과의학부(치과임플란트 생산을 위한 CNC 소형만능선반 제작 완료로 치과임플란트치료에 필요한 수십 종의 기구 및 공구 생산) / 남포의료기구공장(유리주사기) / 묘향산의료기구공장(치과종합치료기, 고속원심분리기) / 송림영예군인교정기구공장(석고붕대, 교정기구) / 순천시인민병원(전자위내시경) / 의학과학원 의료기구연구소(휴대용 장시간심전계) / 평안북도인민병원(휴대용 자동인공호흡기) / 평양의료기구공장(가위, 핀셋, 집게류) / 평양의료기구기술사(휴대용 건강검진기) / 평양전자의료기구공장(종합소독기, 전자위내시경, 복부초음파진단기) / 함경남도인민병원(소독수제조기) / 함흥영예군인의료기구공장(수술용 고무장갑, 교정기구)
2017	각지 교정기구공장 및 교정기구수리공장 / 김일성종합대학 평양의학대학 의학과학기술교류소·평양의학대학병원 안과·김책공업종합대학 전자공합부(눈전기생리검사기) / 김일성종합대학 평양의학대학 약학부(의약품발열원시험기) / 대동강주사기공장 / 남포의료기구공장 / 묘향산의료기구공장 /

년도	생산기관(생산물)
2017	신의주전자기구공장(고농도 오존수발생기) / 청진의학대학(이비인후과용 미세흡인파쇄기, 휴대용 코내시경, 고막성형용 미세수술기구, 관절강직치료용 공기고압기구, 생체신호측정기구) / 평양전자의료기구공장 / 평양치과위생용품공장 / 함흥정형외과병원 복합외상외과(대퇴견인정복기, 창외고정기) / 그 외 보도된 생산물(휴대용 치과종합치료기, 뇌파계, 전자위내시경, 주사바늘 등 수십 종의 의료기구)
2018	개성영예군인의료기구공장 / 김일성종합대학 평양의학대학·평양기계종합대학 등(고주파전기수술칼) / 동림의료기구공장 / 묘향산의료기구공장 / 청진영예군인교정기구수리공장 / 평양영예군인교정기구수리공장 / 평양의료기구공장 / 평양전자의료기구공장(소독설비, 렌트겐, 고압김소독기) / 평양치과위생용품공장(치과종합치료기) / 함흥금속의료기구공장 / 함흥영예군인의료기구공장(수술용 고무장갑과 혈압계, 청진기를 비롯해 10여 가지의 의료기구)
2019	고려의학종합병원 고려생명수기술교류사(오수정화용 차아염소산나트륨 소독수제조기) / 국가과학원 111호제작소(공기정화소독기) / 김만유병원·고려의학연구원(키크기활성머리띠) / 김일성종합대학 첨단기술개발원(강력초음파처리기) / 평양의료기구기술사(이동식 렌트겐) / 평양치과위생용품공장 / 함경남도인민병원 새제품개발교류소(소독수제조기, 생물전기치료붙임알, 생물전기치료기, 호광치료기) / 황해북도인민병원 복부외과(LED식 직류복강경)
2020	강서분무기공장 / 남포의료기구공장 / 대동강주사기공장 / 보건성 제2예방원(다기능건열멸균기) / 와우도구역인민병원(안과전자종합진단기) / 평양치과위생용품공장 / 황해북도인민병원
2021	강서분무기공장 / 대동강주사기공장 / 대성건강제품교류소(편광치료기) / 묘향산의료기구공장(치과종합치료기, 이비인후과종합치료기, 만능수술대, 해산대 등 40여 종의 의료기구) / 송림영예군인교정기구공장 / 평양의료기구기술사 / 평양전자의료기구공장 / 함흥영예군인의료용소모품공장 / 희천입원침대공장(10종의 입원침대)

출처: 2012~2021년『로동신문』검토해 저자 정리.

[부록 13] 김정은 집권기 진행한 국제상품전람(시)회 개요

행사명	일시	참여 국가	물자
제15차 평양봄철 국제상품전람회	2012. 05.14.~17.	네덜란드, 독일, 대만, 말레이시아, 몽골, 중국,불가리아, 스위스, 영국, 오스트리아, 이탈리아, 에티오피아, 핀란드, 호주, 폴란드 등 270여 개 기관	CNC공작기계, 금속, 기계, 전기, 경공업,전자, 화학, 식료일용, 농업, 건설건재, 운수, **의료** 등 2,100여 종 제품
제16차 평양봄철 국제상품전람회	2013. 05.13.~16.	독일, 대만, 말레이시아, 몽골, 스위스, 싱가포르, 이탈리아, 인도네시아, 중국, 폴란드, 호주 등	CNC공작기계, 기계, 전기 및 전자, 경공업, 식료, **의료기구, 의료**, 건재, 화학, 운전기재 등

행사명	일시	참여 국가	물자
제17차 평양봄철 국제상품전람회	2014. 05.12.~15.	뉴질랜드, 독일, 대만, 말레이시아, 몽골, 베트남, 스위스, 싱가포르, 이탈리아, 중국, 태국, 쿠바, 폴란드, 호주 등 300여 개 기관	전자, 기계, 금속, 건재, 운수, 식료, 일용, 경공업
제18차 평양봄철 국제상품전람회	2015. 05.11.~14.	뉴질랜드, 독일, 대만, 러시아, 말레이시아, 몽골, 베트남, 스위스, 싱가포르, 중국, 캄보디아, 프랑스, 폴란드, 호주, 이탈리아, 인도네시아 등 300여 개 기관	전자, 기계, 금속, 건재, 운수, 식료, 일용
제19차 평양봄철 국제상품전람회	2016. 05.23.~26.	뉴질랜드, 독일, 대만, 러시아, 루마니아, 말레이시아, 몽골, 베트남, 싱가포르, 이란, 이탈리아, 인도네시아, 중국, 캄보이다, 쿠바, 태국, 호주 등 220여 개 기관	전자, 기계, 금속, 건재, 운수, 식료, 일용공업
제20차 평양봄철 국제상품전람회	2017. 05.22.~25.	대만, 벨라루스, 베트남, 중국, 이란, 이탈리아, 인도네시아, 쿠바 등 230여 개 기관	전자, 기계, 금속, 건재, **의학**, 운수, 경공업, 식료일용
제21차 평양봄철 국제상품전람회	2018. 05.21.~	중국, 이란 등 260여 개 기관	전자, 기계, 건재, 운수, **보건**, 경공업, 식료일용공업
제22차 평양봄철 국제상품전람회	2019. 05.20.~	러시아, 중국, 파키스탄, 폴란드 등 450여 개 기관	금속, 전자, 기계, 건재, 운수, **보건**, 경공업, 식료일용공업
제8차 평양가을철 국제상품전람회	2012. 09.24.~27.	네덜란드, 독일, 러시아, 대만, 말레이시아, 영국, 스위스, 이탈리아, 중국, 프랑스, 폴란드, 호주 등의 210여 개 기관	CNC공작기계, 금속, 기계, 전력, 농업, 경공업, **보건**, 식료일용 등 1,390여 종의 제품
제9차 평양가을철 국제상품전람회	2013. 09.23.~26.	독일, 대만, 러시아, 말레이시아, 몽골, 싱가포르, 이탈리아, 중국, 쿠바, 터키, 폴란드, 호주 등 220여 개 기관	CNC공작기계, 금속, 기계, 전자, 전기 및 전자, 경공업, 식료일용제품, 자동차, 트렉터, 각종 타일, **의료기구**, **의약**, 화학, 윤전기재 등

행사명	일시	참여 국가	물자
제10차 평양가을철 국제상품전람회	2014. 09.22.~25.	뉴질랜드, 대만, 독일, 러시아, 말레이시아, 몽골, 베트남, 불가리아, 스위스, 싱가포르, 알제르, 이탈리아, 이집트, 중국, 폴란드, 프랑스, 쿠바, 호주 등 300여 개 기관	전자, 기계, 금속, 운수, 식료, **의약**
제11차 평양가을철 국제상품전람회	2015. 09.21.~24.	독일, 대만, 루마니아, 말레이시아, 몽골, 베트남, 스위스, 싱가포르, 중국, 이탈리아, 인도네시아, 폴란드 등 300여 개 기관	금속, 기계, 전자, 건재, 경공업, 농업, **의약품**
제12차 평양가을철 국제상품전람회	2016. 09.05.~08.	뉴질랜드, 독일, 대만, 러시아, 말레이시아, 몽골, 베트남, 싱가포르, 중국, 태국, 이란, 이탈리아, 인도네시아, 호주 등 280여 개 기관	전자, 기계, 금속, 건재, 운수, **의학**, 농업, 경공업
제13차 평양가을철 국제상품전람회	2017. 09.25.~28.	대만, 베트남, 시리아, 중국, 쿠바, 이탈리아, 인도네시아, 이란 등 250여 개 기관	(첨단과학기술을 도입해 생산한) 전자, 기계, 건재, 운수, **의학**, 경공업, 식료일용제품
제14차 평양가을철 국제상품전람회	2018. 09.17.~21.	이탈리아, 중국, 쿠바, 호주 등 320여 개 기관	전자, 기계, 금속, 건재, 경공업, 식료일용공업
제14차 평양가을철 국제상품전람회	2019. 09.23.~	베트남, 몽골, 인도네시아, 이탈리아, 중국 등 350여 개 기관	전기전자, 건재, 기계, 경공업제품 등
제2차 라선 국제상품전시회	2012. 08.20.~23.	대만, 러시아, 스웨덴, 중국, 체코 등 110여 개 기관	전기 및 전자제품, 운전기재, 경공업제품, **의약품** 등
제3차 라선 국제상품전시회	2013. 08.19.~23.	독일, 대만, 러시아, 미국, 일본, 중국, 호주 등 120여 개 기관	기계설비, 강철제품, 전기 및 전자, 경공업제품, 식료일용품, **의약품**, 건재 및 화학제품
제4차 라선 국제상품전시회	2014. 08.18.~21.	러시아, 이탈리아, 중국, 태국 등 100여 개 기관	전자제품, 운전기재, 경공업제품, 식료일용품, **의약품**, 공예품 등 70여 종에 6만4천여 점

행사명	일시	참여 국가	물자
제5차 라선 국제상품전시회	2015. 08.20.~23.	도미니카공화국, 독일, 러시아, 이탈리아, 중국, 캐나다 등 90여 개 기관	전기전자제품, 경공업제 품, 식료품, 일용품, **의 약품**, 농수산물가공품, 가정용품, 윤전기재 등 600여 종
제6차 라선 국제상품전시회	2016. 08.08.~	독일, 러시아, 이탈리아, 영국, 중국 등 100여 개 기관	기계설비, 자연에너지 이 용제품, 전기전자제품, 경공업제품, 식료품, **의 약품**, 건재 및 화학제품, 윤전기재
제7차 라선 국제상품전시회	2017. 08.07.~	세계 여러 나라의 110여 개 기관	기계설비, 경공업, 화학, 전기전자제품, 건재, 식 료일용품, **의약품**, 윤전 기재 등
제8차 라선 국제상품전시회	2018. 08.20.~23.	러시아, 중국, 독일, 일 본, 캐나다, 영국 등 120 여 개 단위(이 중 52개가 북 조선 기업)	**의약품**, 경공업, 전기 및 전자제품, 건재, 식료품, 차량부품 등
제9차 라선 국제상품전시회	2019. 08.12.~	독일, 러시아, 중국 등 110개 기관	건재품, **의약품**, 경공업 제품, 식료일용품 등
제1차 청진가을철 국제상품전람회	2019. 10.14.~	중국 등 210여 개 기관	경공업제품, 식료일용품, **의약품** 등

출처: 2012~2021년 『로동신문』 검토해 저자 정리.

참고문헌

1. 국내문헌

가. 단행본

국가정보원, 『北韓法令集 下』, 국가정보원, 2020.

대북협력민간단체협의회·엄주현, 『기후 위기와 감염병으로 읽는 남북한 교류 협력 이야기』, 열린책들×통일부 국립통일교육원, 2023.

박후건, 『북한 경제의 재구성』, 도서출판 선인, 2015.

서동만저작집간행위원회, 『북조선 연구 서동만 저작집』, 창비, 2010.

송두율, 『역사는 끝났는가』, 당대, 1995.

어린이의약품지원본부, 『2012년도 북한 보건의료 연차 보고서』, 어린이의약품지원본부, 2012.

_____, 『2013년도 북한 보건의료 연차 보고서』, 어린이의약품지원본부, 2013.

_____, 『2016년도 북한 보건의료 연차 보고서』, 어린이의약품지원본부, 2016.

엄주현, 『북조선 보건의료체계 구축사Ⅰ』, 선인출판사, 2021.

조성렬, 『김정은 시대 북한의 국가전략-DIME 분석과 삼벌 구상』, 백산서당, 2021.

조성은 등, 『남북한 보건복지제도 및 협력 방안』, 한국보건사회연구원, 2018.

차문석, "북한의 붉은 공장과 노동일상세계 '아우라' 없는 노동일상에 관한 접근," 『북한의 일상생활세계』, 도서출판 한울, 2010.

통일부 국립통일교육원 연구개발과, 『북한지식사전』, ㈜늘품플러스, 2021.

펠릭스 아브트, 『평양자본주의』, 한국외국어대학교 지식출판원, 2015.

나. 연구논문

KOTRA 독일 함부르크무역관, "제8회 북한 라선 국제상품 전시회 개최," 『해외시장뉴스 북한정보』, KOTRA, 2018.

강영실, "코로나19에 대한 북한의 기술적 대응," 『북한경제리뷰』 9월호, KDI, 2020.

김대식 등, "국내 연구원들의 생물안전 개념에 대한 현황," 『대한임상검사과학회지』 Vol.50 No.1, 대한임상검사과학회, 2018.

김수연·김지은, "「비상방역법」 제정을 통해 본 북한의 코로나-19 대응과 향후 협력 방안," 『통일과 법률』, 법무부, 2021.

김일환, "북한 식량현황과 농업 과학기술," 『겨레하나평화포럼 발표 자료집』, 겨레하나, 2023.

김종수, "포스트 코로나 시대 남북관계 추진 방향," 『세계지역연구논총』 38집 3호, 한국세계지역학회, 2020.

김종욱, "북한의 간료부패와 지배구조의 변동: '고난의 행군' 기간 이후를 중심으로," 『통일정책연구』 제17권 1호, 통일연구원, 2008.

김지은, "김정은 정권의 의료법제와 실태 연구," 『국민대학교 법무대학원 통일융합법무전공 석사학위 논문』, 2019.

김진숙, "북한 '약학부문사업'과 보건의료 연구," 『북한대학원대학교 북한학 박사 학위 논문』, 2012.

김호홍, "북한의 신종 감염병 대응과 남북협력 추진 방안," 『INSS 전략보고』 No.72, 국가안보전략연구원, 2020.

남성욱 등, "북한 행정구역 개편의 함의와 행정통합에관한 연구," 『통일정책연구』 제27권 1호, 통일연구원, 2018.

류지성, "남북 보건협력을 위한 법제 정비 방향- 공동 방역을 중심으로," 『보건복지포럼』 Vol. 285, 한국보건사회연구원, 2020.

박서화, "「비상방역법」 수정·보충과 「의료감정법」 채택의 의미," 『IFES 브리프』 NO.2022-15, 경남대 극동문제연구소, 2022.

사진환, "북한의 원격교육 동향," 『북한포커스』, KDB 미래전략연구소, 2020.

서장원, "북한 보건의료정책의 변화과정에 관한 연구 : 정책의 지속과 변화를 중심으로," 『인제대학교 대학원 보건행정학과 박사학위 논문』, 2020.

신희영 등, "김정은 시대 북한 보건의료체계 동향 전달체계와 조직체계를 중심으로," 『통일과평화』 8집 2호, 서울대학교 통일평화연구원, 2016.

안경모, "정치제도화론을 통한 당-국가체제 정상화론의 재검토 : 김정은시대 북한정치 변화를 중심으로," 『국가안보전략연구원-북한연구학회 공동학술회의 자료집』, 2022.

엄주현, "김정은 정권의 보건의료 자원 확보 방안 연구," 『국가전략』 제29권 2호 여름호, 세종연구소, 2023.

_____, "북한 먼거리의료봉사체계(원격의료시스템)의 구축과 활용에 관한 연구," 『수은북한경제』 2023 가을호, 2023.

엄주현·박혜경, "북한 의약품 생산체계의 형성과정," 『약학회지』 제62권 제4호, 대학약사회, 2018.

이규종, "북한의 재정 충격, 경제적 영향은," 『북한경제리뷰』 1월호, KDI, 2021.

이규창 등, "감염병 공동대응을 위한 남북인도협력: 코로나19를 중심으로," 『KINU 정책연구시리즈』 20-01, 통일연구원, 2020.

이요한, "포스트 코로나 시대, 북한의료 및 보건실상 진단," 『한반도 의료발전을 위한 보건의료 차세대 네트워크 형성』, 2023년도 카톨릭대학교 한반도의료연구소 심포지엄, 2023, 16쪽.

이유진, "북한의 품질인증제도 운영 현황," 『북한포커스, Weekly KDB Report』 2021년 8월 17일, KDB 미래전략연구소, 2021.

이정철, "사회주의 북한의 경제동학과 정치체제," 『서울대학교대학원 정치학 박사학위논문』, 2002.

이춘근 등, "북한 김정은 시대의 과학기술정책 변화와 시사점," 『STEPI INSIGHT』 제173호, 과학기술정책연구원, 2015.

이해정, "김정은 시기 북한의 지방경제 활성화 정책 분석과 시사점," 『북한경제리뷰』 2022년 12월호, KDI, 2022.

이혜경, "북한의 약사교육 시스템과 시험제도(국가면허) 연구," 『한국임상약학회지』 제25권 제4호, 한국임상약학회, 2015.

임수호, "대북 경제제재와 북한의 적응력," 『이슈브리프』 384호(2022.09. 06.), 국가안보전략연구원, 2022.

임을출, "북한의 코로나19 대응과 보건의료 현황 및 남북협력 방안," 『KDB 북한개발』 여름호, KDB산업은행, 2020.

정은미 등, "북한의 중산층," 『KINU 연구총서』 22-08, 통일연구원, 2022.

조성은, "북한 보건의료 분야의 변화와 전망," 『보건복지 ISSUE & FOCUS』 제361호, 한국보건사회연구원, 2019.

조정아, "북한 중등학교 규율과 '반학교문화'," 『교육사회학연구』 제14권 제1호, 한국교육사회학회, 2004, 125쪽.

조창익, "북한 보건의료체계의 현황과 남북한 협력의 방향 고찰," 『여성경제연구』 제17집 제2호, 2020.

조한범, "코로나 19와 남북 보건안보공동체," 『Online Series』 CO20-04, 2020.

조한승, "4차 산업혁명 시대 대북 보건안보와 남북 보건협력 거버넌스," 『평화학연구』 제19권3호, 한국평화연구학회, 2018.

주경일, "남북한 보건의료 및 방역체계에 대한 비교 연구," 『인문사회21』 제11권 2호, 아시아문화학술원, 2020.

최성경, "통일 대비 탈사회주의 체제전환국가의 보편적 건강보장에 관한 법제도 연구," 『연세대학교대학원 보건학 박사 학위 논문』, 2018.

최장호·최유정, "2021년 북중 무역 평가: 경제난과 무역 정상화," 『KIEP 오늘의 세계정제』 Vol.22 No.5, 대외경제정책연구원, 2022.

다. 기타

『법제처 국가법령정보센터』 (온라인).

『보건복지부 홈페이지 보도자료』 (온라인).

『북한보건의료네트워크』 (온라인).

『질병관리청 예방접종도우미』 (온라인).

『질병관리청 홈페이지』 (온라인).

『통일부 북한정보포털』 (온라인).

『통일부 북한지식사전』 (온라인).

『DAILY NK』, 2020.09.15.

『NK경제』, 2022.08.16.

『rfa | 자유아시아방송』, 2016.01.20.

『rfa | 자유아시아방송』, 2016.12.21.

『rfa | 자유아시아방송』, 2023.10.09.

『SPN 서울평양뉴스』, 2021.07.11.
『SPN 서울평양뉴스』, 2021.08.24.
『SPN 서울평양뉴스』, 2021.12.26.
『SPN 서울평양뉴스』, 2022.09.26.
『VOA』, 2012.10.11.
『VOA』, 2021.04.15.
『동아일보』, 2022.11.12.
『연합뉴스』, 2010.04.27.
『연합뉴스』, 2020.02.11.
『의사신문』, 2019.02.01.
『중앙일보』, 2020.09.24.
『통일뉴스』, 2014.12.08.
『통일뉴스』, 2023.04.28.
『한겨레』, 2022.11.27.
『한국일보』, 2018.09.18.

2. 북조선문헌

가. 단행본

과학·백과사전출판사, 『정치사전 1』, 평양: 과학·백과사전출판사, 1985.
과학·백과사전출판사, 『정치사전 2』, 평양: 과학·백과사전출판사, 1985.
백과사전출판사, 『광명백과사전 5』, 평양: 백과사전출판사, 2010.
백과사전출판사, 『광명백과사전 19』, 평양: 백과사전출판사, 2010.
조선민주주의인민공화국 보건성 등, 『조선민주주의인민공화국 보건부문발전
　　　중기전략계획 2016-2020』, 평양: 조선민주주의인민공화국 보건성,
　　　2017.
조선화보사, 『조선』, 평양: 조선화보사, 2020.
DPRK, "Democratic People's Republic of Korea Voluntary National
　　　Review on the Implementation of the 2030 Agenda", National
　　　Partners in the Democratic People's Republic of Korea, 2021.

나. 기타

「조선말대사전」(온라인).

『로동신문』, 2012.01.01.~2023.12.31.

『로동신문』, 2024.01.13.

『로동신문』, 2024.01.16.

『민주조선』, 2021.01.12.

『민주조선』, 2022.01.13.

『민주조선』, 2022.03.15.

『민주조선』, 2023.06.28.

2021년 제8차 대회 이후 조선로동당 규약 전문 입수 자료.

3. 외국문헌

Kleczkowski BM, Roemer MI, van der Werff A. "National health
　　　systems and their reorientation towards health for all:
　　　guidance for policy-making", World Health Organization,
　　　1984.

저자소개

엄주현

- (사)어린이의약품지원본부 사무처장
- 북한학 박사
- 북한대학원대학교 북한학 석사 졸업
- 동국대학교 북한학 박사 졸업
- 2002년부터 평양 어린이영양관리연구소, 대동강구역병원, 철도성병원, 만경대어린이종합병원 등 대북 보건의료 협력 사업 책임자로 50회 이상 북측 방문

논문 및 저서

- 북한 보건의료체계 구축 과정 연구
- 『김일성저작집』을 통해 본 북한의 보건의료 인식과 체계의 구축
- 『경제연구』 분석에 기초한 남북 협력 방안 연구
- 북한 의약품 생산체계의 형성과정에 대한 고찰
- 조선의 의학 학술지를 통해 본 북한의 보건의료 이해, 공동집필
- 한국 감옥의 현실 : 감옥 인권실태 조사보고서, 공동집필